U0245863

中国医药教育协会介入微创治疗专业委员会推荐用书

磁共振导引微创诊疗学

（第2版）

主　编　李成利　肖越勇

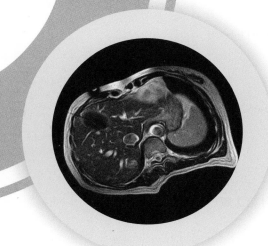

人民卫生出版社

·北京·

图书在版编目（CIP）数据

磁共振导引微创诊疗学 / 李成利，肖越勇主编. —

2 版. —北京：人民卫生出版社，2024.1

ISBN 978-7-117-35988-7

Ⅰ. ①磁… Ⅱ. ①李…②肖… Ⅲ. ①磁共振－应用

－显微外科学 Ⅳ. ①R616.2

中国国家版本馆 CIP 数据核字（2024）第 012347 号

| 人卫智网 | www.ipmph.com | 医学教育、学术、考试、健康，购书智慧智能综合服务平台 |
| 人卫官网 | www.pmph.com | 人卫官方资讯发布平台 |

磁共振导引微创诊疗学

Cigongzhen Daoyin Weichuang Zhenliaoxue

第 2 版

主　　编：李成利　　肖越勇

出版发行：人民卫生出版社（中继线 010-59780011）

地　　址：北京市朝阳区潘家园南里 19 号

邮　　编：100021

E - mail：pmph @ pmph.com

购书热线：010-59787592　　010-59787584　　010-65264830

印　　刷：北京瑞禾彩色印刷有限公司

经　　销：新华书店

开　　本：889 × 1194　1/16　印张：24

字　　数：710 千字

版　　次：2010 年 3 月第 1 版　　2024 年 1 月第 2 版

印　　次：2024 年 2 月第 1 次印刷

标准书号：ISBN 978-7-117-35988-7

定　　价：246.00 元

打击盗版举报电话：010-59787491　　E-mail：WQ @ pmph.com

质量问题联系电话：010-59787234　　E-mail：zhiliang @ pmph.com

数字融合服务电话：4001118166　　E-mail：zengzhi @ pmph.com

编　者（按姓氏汉语拼音排序）

陈　锦　福建医科大学附属第一医院

陈　强　包头医学院第一附属医院

陈宝莹　西安国际医学中心医院

丁　婷　寿光市中医院

符　艳　中国医学科学院肿瘤医院

谷　涛　北京医院

郭晓彤　山东大学

何祥萌　山东第一医科大学附属省立医院

何晓峰　中国人民解放军总医院第一医学中心

焦德超　郑州大学第一附属医院

李　懋　飞利浦有限公司

李　肖　中国医学科学院肿瘤医院

李忱瑞　中国医学科学院肿瘤医院

李成利　山东第一医科大学附属省立医院

李康安　上海交通大学医学院附属第一人民医院

林征宇　福建医科大学附属第一医院

刘　冰　吉林省人民医院

刘　超　泰安市中心医院

刘凤海　沧州市中心医院

刘永波　北大医疗潞安医院

柳　明　山东第一医科大学附属省立医院

鲁　东　中国科学技术大学附属第一医院

鲁伦博　上海交通大学医学院附属第一人民医院

马　丽　中国人民解放军总医院第一医学中心

邱本胜　中国科学技术大学

宋冬梅　山东第一医科大学附属省立医院

王立刚　烟台毓璜顶医院

王晴文　山东第一医科大学附属省立医院

韦　兴　北京大学航天中心医院

魏颖恬　中国人民解放军总医院第一医学中心

肖越勇　中国人民解放军总医院第一医学中心

许玉军　山东第一医科大学附属省立医院

鄢行畅　成都市青白江区人民医院

杨　坡　哈尔滨医科大学附属第四医院

叶晓华　北京医院

于经瀛　北京医院

张　琛　山东第一医科大学附属省立医院

张　肖　中国人民解放军总医院第一医学中心

张　欣　中国人民解放军总医院第一医学中心

张啸波　中国人民解放军总医院第一医学中心

张学彬　上海交通大学医学院附属仁济医院

赵　磊　北京新博医疗技术有限公司

智德波　安徽硕金医疗设备有限公司

朱华彬　苏州众志医疗科技有限公司

朱丽平　寿光市中医院

朱统寅　浙江大学医学院附属第一医院

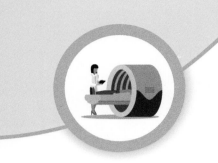

作为介入治疗基础技术的影像导引活检和血管造影始于 20 世纪初期，为介入放射学的形成奠定了基础。随着医学影像设备的飞速发展，尤其 MRI、超声及 CT 等先进设备的应用，使介入技术如虎添翼。超声成像因其无辐射、多维度扫描、操作便捷等优势而广泛应用于临床；CT 扫描速度快，显示组织结构清晰、操作方便。但是 CT 存在一定的放射性损伤；超声因存在肺部和骨骼内部等不可及的缺陷而使其应用受限。相比较而言，MRI 介入诊疗的优势更大一些，其优势主要在于无辐射损伤，图像分辨率高、解剖结构清晰，甚至还可以代谢成像和功能成像等，MRI 导引下介入诊疗无疑进一步拓宽了介入放射学的范畴。但是它对设备要求高，需要磁兼容器材设备及较大的操作空间。大孔径 CT 及开放式 MRI 都是针对介入导引应用研发的设备，空间的加大也使医师操作起来更加方便。可以说，介入医学是医学史上的一次革命，它不仅创新了医学技术，更挑战了传统医学理念，改变了医师应对疾病的方法和手段。

MRI 介入诊疗在国际上已有 30 多年的历史，作为国内最早从事 MRI 介入诊疗的医师之一，李成利教授是 MRI 介入医学的领军人物，他学术功底扎实，精于临床而又善于在实践中进行变通和创新，有着丰富的临床知识和实操经验，2010 年出版的《磁共振导引微创诊疗学》就是他对国内外介入医学发展的归纳和从事 MRI 介入诊疗多年临床经验的总结。欣闻他再版这一专著并邀我作序，我于是有了先睹为快之福利。

第 2 版与第 1 版比较，该书的结构有明显的变化，对 MRI 介入诊疗技术的国内外现状及工作进展内容进行了优化；另外配以插图和临床操作规范，在内容方面做了全面的更新升级。全书内容通俗易懂，文字简洁流畅，在融合相关学科知识的同时，更加详细且系统地介绍了 MRI 介入诊疗技术，是一本不可多得的实用工具书。"医贵乎精，学贵乎博，治贵乎巧，效贵乎捷"。这本书是一本载道之书，它承载了这些美好的愿望。

MRI 介入诊疗作为介入医学的重要内容，是连接现在与未来医学的桥梁。作为一名介入医学的"老兵"，我诚意推荐本书给临床各科医师，因为介入诊疗与大多数临床学科都是密不可分的。工欲善其事，必先利其器，器利而后工乃精，医者，舍方书何以为疗病之本啊！

滕皋军

2023 年 12 月

序 二

介入放射学于 20 世纪 70 年代末传入我国，以放射科医师为主体的介入放射学从业者经过数十年的不懈努力，已经开创出了介入学科发展的大好局面，随着其他学科研究者的纷纷加盟，介入放射学的发展基石日益牢固。

我在 20 世纪 90 年代去德国参观，看到他们在磁共振机的直视下进行操作，非常羡慕。回国后也呼吁，希望有人把这个领域的介入开展起来。很钦佩李成利教授，他成为了国内磁共振介入手术第一人。他曾两次赴美国与芬兰跟随国外著名教授学习，回国后又在山东第一医科大学附属省立医院（原山东省医学影像学研究所）率先组建了磁共振介入科室和病房，多次开展了全国性的学术交流大会，写了自己的专业参考书，培养了一大批年轻医师，把我国的介入放射学推上了一个新的台阶。

我与李成利教授相识是在他主办的磁共振介入诊疗学术大会上。那一次的学术大会，让我非常震动。为此，我在国内学术大会上以"我国介入放射学的新里程碑——磁共振介入"为题在不同地区介绍了他们团队，还在国际学术会议上以"*The new milestone of interventional radiology in China*"为题做了详细介绍。

相比于 X 线、超声等影像学，磁共振介入有它独特的优点，但是在国内还是开展得非常不够。我希望李成利教授出版的新书，能够进一步推动我国的磁共振介入诊疗技术。这是一本权威、规范的专业书籍，用它来指导我国介入的实践是非常必要的。我希望这本书能成为我国介入医师的必修读本，无论你是否从事磁共振介入，你都必须懂得。

高明的医术总是伴随着巧妙、创新的思维，恩格斯说过："思维是地球上最美丽的花朵。"愿大家仔细去看这本书，你会像欣赏一朵花一样，欣赏磁共振介入医学的原创思维，美丽而让人感动！感动于李成利教授的严谨务实精神，感动于他精益求精的认真态度，感动于他勇于挑战的创新精神，更感动于他在中国大地上为介入医学立下的里程碑式的功勋。

我相信，未来磁共振介入医学的发展会更快速，会有更多的知识和人才充盈到我们的医学队伍中。因为，时代在前进，人类在进步。

李麟荪

2023 年 12 月

介入医学是近年来迅速发展起来的一门临床学科。它将影像诊断和临床治疗融为一体，成功地在影像医学和临床医学之间架起了一道桥梁，对临床患者的诊疗意义非常重大。精确的影像导引与监控是介入治疗的关键。MRI 具有软组织对比度高、任意方位成像、血管流空效应、无电离辐射损伤等优点，特别是在颅脑、肝脏、胰腺等诸多部位更具成像优势，理论上是上述部位最理想的影像导引工具。

磁共振介入技术最早在 2000 年引入国内，由李成利教授率先开展了国内第 1 例磁共振介入手术，他曾先后两次奔赴美国印第安纳大学医院与芬兰奥卢大学医院学习实践，回国后又组建了实验室和病房进行更深的技术探索和实践。他的认识不仅仅来自书本，更多的是自己在临床实践中实实在在的体验和感悟，而且他的这种体悟一直贯穿着一种平和的心态，一种平常心，不唱高调，不走极端，这是我最欣赏的。

近年来，随着科学技术的飞速发展，介入医学也较之前有了质的飞跃。李成利、肖越勇教授集结全国磁共振介入相关专家学者，融合临床治疗经验及技术，又重新丰富了第 1 版《磁共振导引微创诊疗学》，不仅对影像导引的微创介入治疗技术进行了全面的回顾和分析，而且详细阐述了具体疾病、具体案例的操作方法，同时还配有高质量说明性的实例附图。读者不仅可以轻松地洞悉书中所展示的医学知识，而且学习起来更系统、更规范，避免了知识的碎片化，具有较强的实用性和指导性，不失为一部介入医学从业者及相关课题研究者的重要参考著作。

各位编者都是常年工作在磁共振介入诊疗第一线的介入医学专家和基础物理科学家，既有磁共振介入医学的实践者，也有磁共振介入医学新技术和新设备的发明者。在国家推进大健康战略的时代背景下，各位编者能够秉持医者的仁心和学者的谨心，携手合作再版该书，将更新、更尖端的医学知识普及惠众，确实是一件值得称颂的美事。

张金山

2023 年 12 月

介入性磁共振，是近年发展起来的新技术，最早在 2000 年引入国内，由我和我的团队率先完成了国内第 1 例手术操作，本来只想进行一个新的技术探索，做做科研而已，没想到这却成了我一生都弃之不去的热爱。

有幸受恩师 武乐斌 教授的培养与提携，2002 年开始，我先后两次奔赴美国印第安纳大学医院与芬兰奥卢大学医院学习深造，在更高层面，以更广阔的视野来体验介入医学。特别是在跟随芬兰奥卢大学医院的著名磁共振介入专家 Roberto Blanco Sequeiros 教授一年的学习实践中，让我更深刻地体会到了磁共振导引下微创介入技术的深邃。2003 年归国后，我在山东第一医科大学附属省立医院（原山东省医学影像学研究所）组建了全国首个专业性磁共振介入科室，收治了大量各类、各系统疾病患者，并在此契机上建立和完善了介入病房。自此，开启了我的技术探索之路。

一个理论知识的铸成，需要无数次实践的锤炼、补充、滋润和蕴化，在治疗过程中，我细心把握每一位患者身体状况的变化趋势，抓住病情的主要本质，攻补寻机，从哪攻，从哪放，找到最恰当的点，当机立断或择机而行。通过不断摸索和钻研，同时结合中外专业医学书籍，在 2010 年，我主编了《磁共振导引微创诊疗学》；2017 年参编了国家卫健委"十三五"研究生规划教材《介入放射学》，我所主笔的"磁共振介入"内容被首次纳入。

道在日新，艺亦须日新也。现实中的创新往往是面临的一个个临床需要解决的难题，然后经过不停的迭代而最终得到的最佳结果，这个过程是非常艰难的，但我和我的团队深信，我们是在做一项利他的事业，辛苦播种必将迎来欢呼收获！20 年间，我们发明了 3 项创新性关键技术，荣获了 14 项创新专利，填补了 10 余项国内空白，设计了 4 项创新性磁共振导引微创介入技术；建立了高场 MRI 介入技术应用于颅脑肿瘤性病变微创诊疗体系、高场 MRI 介入技术应用于胸部肿瘤性病变微创诊疗体系、高场 MRI 介入技术应用于肝脏膈顶部与胰腺等腹部肿瘤性病变微创诊疗体系，创新性地解决了很多临床中的各类实际难题。

为更好地推广磁共振介入技术，2014 年我牵头成立了"国家肿瘤微创治疗产业技术创新战略联盟磁共振介入专业委员会"，2019 年又牵头成立了"中国医师协会介入医师分会磁共振介入学组"。目前，"磁共振介入技术临床应用"已被纳入国家卫健委与中国医师协会主办的肿瘤微创诊疗规范化培训课程。我国介入放射学奠基人之一的李麟荪教授还曾在《介入放射学杂志》中以"我国介入放射学的新里程碑——磁共振介入"为题发表了述评，进一步推动了磁共振介入技术的普及，彰显了磁共振介入技术的重要性。

伴随介入医学的发展，磁共振介入已逐步在国内多个省市生根发芽，并形成了以青年专家及学者为主要力量的专业医学团队。特别是中国人民解放军总医院第一医学中心肖越勇教授团队、福建医科大学附属第一医院林征宇教授团队已是功名远扬。"同舟共济扬帆起，乘风破浪万里航"，相信在不远的将来，中国的磁共振介入技术会发展得更快速，必将屹立于世界之林。

知识就是力量，学习是无止境的。任何知识都不是凭空冒出来的，在两年断断续续的笔耕下，终于完成了《磁共振导引微创诊疗学》（第 2 版），希望能借此书，与大家一起进行有益的医学探索，为人类的健康事业贡献自己的一份力量。

2023 年 12 月　于济南

在我从事影像学诊断与介入治疗 40 余年的历程中，做磁共振介入工作相对起步较晚。初次接触磁共振介入是 2006 年在美国波士顿哈佛医学院附属 BWH 医院，在 Ferenc Jolesz 教授率领的团队学习介入性磁共振技术，那时他们的 MRI 介入手术室采用的是 double-donut 双磁体 0.5T 专用介入手术系统，此手术室作为一个微创介入手术平台向全院开放，每周安排各种手术，所涉及的项目包括肿瘤消融术、肿瘤放射性粒子植入术和 MRI 导引下脑瘤切除术等，特别是 MRI 导引下的冷冻消融治疗在肝肿瘤和肾肿瘤的治疗中显示出巨大的优势。

2007 年回国后，我便筹备开展磁共振介入手术，因当时国内相关的设备和耗材稀少，工作开展遇到了很大的困难。我首先采用 0.35T 永磁型开放式磁共振系统，结合红外线导航设备进行了肝脏、肾脏、骨骼和软组织肿瘤的活检及氩氦刀冷冻消融手术，进行了磁共振介入的初步尝试。后来，经过几年的临床实践，我发现低场强磁共振介入系统成像速度慢、缺乏许多介入治疗至关重要的功能性序列，难以发挥磁共振介入应有的优势。经过认真思考和多方筹备，我们于 2018 年 7 月建成了国内首个 3T 磁共振介入手术室，采用了 Discovery 750W 3T 大孔径、短磁体设备，配合红外导航仪、磁兼容生命监护仪、磁兼容微波和冷冻消融治疗仪等，将多种技术联合应用，使现代医学与高新技术融合，达到疗效叠加的理想效果，将磁共振介入的优势充分展现。

纵观国内磁共振介入的发展现状，目前应用和普及远远落后于欧美发达国家，除了缺乏相关的设备和耗材之外，临床介入医师没能熟练掌握 MRI 原理及各种序列的灵活应用也是重要原因。近几年来，我与李成利教授在国内通过各种学术活动为磁共振介入的发展和普及做了不懈的努力。我们意识到，磁共振介入的开展需要培养复合型人才，除了掌握相关专业介入知识外，MRI 原理、介入扫描序列的开发与应用、磁共振影像诊断等培训内容亦不可缺少。因此，在第 1 版的基础上重新编写了本书。相信此书的再版将为新一代介入医师开展磁共振介入提供更有力的帮助。

2023 年 12 月　于北京

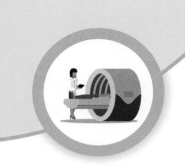

介入医学是一门集医学影像学和临床治疗于一体的新兴学科，于20世纪70年代末传入我国，因创伤轻、痛苦小等诸多优点得以迅速发展。目前已广泛应用于人体系统多种疾病的诊断和治疗。

随着现代医学影像学的进步，人们对疾病治疗的理念也在发生革命性的变革，介入医学的建设性治疗模式得到了更多的认可和应用。国家"八五"科技规划提出，介入医学是与内科学、外科学并驾齐驱并日益壮大的第三大支柱性临床医学。X线、超声及CT导引的介入诊疗已在我国普遍开展，且在众多疾病的诊治中发挥了重要作用。磁共振介入诊疗在我国仍处于继续探索与推广阶段。

鉴于磁共振介入的无电离辐射、任意方向定位、高软组织分辨率、易于显示血流以及特异性温度实时监测等优势，其在穿刺活检、肿瘤冷热消融、神经系统肿瘤根治性治疗，以及心血管介入治疗等方面拥有着独特的优越性和极强的不可替代性。为更好地推广磁共振介入技术，将更多的医学知识普及惠众，我们集结了全国磁共振介入的相关专家学者，融合了近10年来磁共振介入诊疗的临床经验和技术，同时结合国内外相关文献，共同再版了《磁共振导引微创诊疗学》（第2版）一书，期盼继续与广大同仁共同探讨。

本书的特点是：

1. 积极响应《"十四五"国家临床专科能力建设规划》战略，秉承更现代、更实用、更经典、更有特色的理念，推广介入医学知识。

2. 本书采用生动的语言、形象的图片及实用的案例，对医学知识进行了深入浅出的描述，书中配有高质量说明性实例，附图近200幅，以图文并茂的方式使内容更加直观且通俗易懂。读者不仅可以轻松地了解书中所展示的医学知识，而且避免了知识的碎片化，学习起来更系统、更规范。

3. 内容全面，具有较强的实用性和指导性。本书总结了近10年来磁共振介入诊疗的具体方法和经验，主要涵盖了磁共振介入诊疗的适应证、禁忌证、术前准备、操作过程、术后并发症处理及护理和治疗评价等多项内容；另外，本书对国内外磁共振介入诊疗的最新进展也进行了较为全面的介绍和综述，便于从业人员及相关课题研究者翻阅。

在本书编写过程中，各位领导、老师及同行均给予了积极支持和热心帮助，在此真诚感谢！由于时间仓促、水平有限，书中不可避免地存在错误和不足之处，衷心希望读者及同仁给予批评、指正，以便进一步修订提高。

李成利　肖越勇

2023年12月

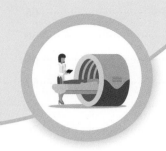

目 录

第二章 • 磁共振导引经皮路径穿刺活检术 / 72

第三章•磁共振导引经皮路径良性病变与晚期癌痛的介入治疗 / 139

第五章 • 磁共振导引恶性肿瘤近距离放疗 ／ 312

第一章 总 论

X线发现后不久即出现了介入放射学，介入放射学是以影像诊断学为基础，并在影像设备的导引下，利用经皮穿刺技术和导管技术等对一些疾病进行治疗或用以取得组织学、细菌学、生理和生化材料，以明确病变性质的科学。影像导引的活检和血管造影始于20世纪初。1929年Forssmann利用导管经肘静脉插入右心房；1953年Seldinger发明了经皮穿刺股动脉，用导丝导引、导管插入的血管造影技术。20世纪70年代出现了计算机断层成像（CT）和超声导引的介入技术；20世纪80年代出现了磁共振成像（MRI）导引的介入技术。随着科学技术的发展与现代医学影像学的进步，介入医学也得以迅速发展应用。介入放射学在数字减影血管造影（DSA）、超声、CT与MRI导引下，已经可以替代完成许多外科手术不能完成的操作，从而使介入放射学成为与内科和外科相并列的临床治疗方法。

介入放射学早期采用的影像监视设备仅有X线机一种，随着新的成像设备的出现，超声介入、CT介入也应运而生。物理消融肿瘤时，良好的导引和监控手段是确保术中最大限度杀灭肿瘤细胞、减少损伤、提高疗效的关键。超声和CT均可用于冷热消融过程中的导引和监控，他们各有优势和不足，应根据不同的临床需要进行选择。CT导向下治疗是指在CT的导引下所从事的治疗手段。该种治疗方法通常分两步：第一步，先行CT导向下穿刺，过程同穿刺活检；第二步，待穿刺针到达指定部位后，再根据病变的特点及所选择的治疗手段进行治疗。CT具有较高的密度分辨率，物理性消融治疗时治疗区密度减低，平均CT值约为1.0Hu，而正常软组织的CT值约为45Hu，因此消融区在CT图像上显示为边缘清晰的低密度区。目前的CT机均有多平面重建（multi-planner reformation，MPR）功能，可实现一次扫描能在任意方位观察消融治疗区和病变之间关系。CT图像上解剖关系显示清晰，便于对病变的观察和对比；定位精确，导引穿刺成功率高。CT介入的不足之处是：①金属刀杆可形成伪影，影响局部结构和病变的显示；②导引穿刺步骤繁琐，时间较长；③扫描架孔径狭小，常无法实时监测消融全过程；④电离辐射损伤。

超声导向下治疗是指在超声的导引下所从事的治疗手段，治疗方法同前述CT。由于消融组织与周围正常组织的声阻抗存在明显的差异，超声能准确地监测消融靶区的范围，连续发射脉冲，则可得到动态的向边界面的移动图。在用超声导引进行肿瘤消融治疗时，应注意选择适当频率的探头和超声波转换器。超声监测的优势在于：①超声仪器体积小，重量轻，移动方便，可用于外科手术中的消融监测；②实时成像，多角度探测；③利用超声的多普勒效应，可观测局部血流变化，探测消融界面或复温时融化界面的移动速率。不足之处是：在消融区后方形成的噪声伪影常常掩盖真实消融界面的变化，从而影响治疗的有效性，增加并发症发生的可能。而且超声空间分辨率低且对深部病灶的导引价值有限，对于肥胖的患者其分辨率差。

正电子发射断层显像（positron emission tomography，PET）作为无创性功能代谢显像技术的先进代表，能有效显示肿瘤的代谢、增生、乏氧和细胞凋亡状态，精确显示解剖结构，对于肿瘤患者的诊疗指导、肿瘤分期、疗效监控、预后评价等具有十分重要的作用。目前临床上使用最广泛的PET显影剂仍然是反映葡萄糖代谢的^{18}F-氟代脱氧葡萄糖（^{18}F-flurodeoxyglucose，^{18}F-FDG）。PET对胰腺癌的分期优于其他影像检查方法，有利于发现CT或MRI不易识别的腹腔、盆腔淋巴结转移灶，同时可发现腹部以外包括肺、脑、骨髓等远处转移灶，以提高临床分期的准确性，对指导临床治疗方案的选择具有极为重要的意义，PET 还能够为正确制定或调整后续治疗方案提供客观、敏感和准确的依据，并能有效地判断胰腺癌患者的预后，具有重要的临床价值。

正电子发射计算机体层显像仪（PET/CT）导向下的微创介入治疗具有功能显像和高空间分辨率双重优势，对于残存肿瘤病灶及转移性肿瘤具有较高的价值，治疗的准确率可达 90%～100%，且能在循证医学上为肿瘤的根治性治疗取得更好的支持和评价。现代医学影像学是肿瘤介入治疗精确导向的"眼睛"。先进的诊断与定位技术使肿瘤微创治疗日益趋向精确定位、精确治疗。

CT 和超声等传统影像技术的局限性主要集中在：①有限的术中医学图像信息。一般的医学成像技术参数都是单一的，如 CT 的成像参数只是 X 线吸收系数，大多仅能反映解剖结构信息，其信息量、对比度、及时性均不足。②有限的手术器械空间定位信息，难以达到完整的实时影像显示。③ C 型臂 X 射线机、CT 与 PET/CT 均有放射线损伤，长期手术会造成术者与患者电离辐射伤害。基于这些局限性，CT 和超声等传统影像技术常常会造成术中定位不准、手术疗效不佳、术后并发症发生等不良后果。

磁共振设备和各种技术的发展、检查领域的拓宽、图像显示能力的改进、图像显示方式的开发以及诊断水平的提高均与设备和技术的更新密切氟代脱氧葡萄糖相关。更新则主要是围绕缩短成像时间和提高图像分辨力，改善图像质量，以能清楚显示感兴趣器官及其病变为目标。改善图像分辨力和适宜开发与完善新技术，如功能成像和微结构成像等是近期 MRI 研究的重点。多参数 MRI 对人体中氢原子分布状态进行研究，以组织的二维、三维高分辨力图像加以显示，从理论上来讲，它还是一个多核素的成像。由磁共振导向、调节和控制的各种微创介入技术已经由设想变为现实，使介入放射学进入了一个更高的层次。良好的软组织对比分辨率，无需对比剂的血管成像，无电离辐射以及多方位、多平面扫描均是磁共振导引的介入治疗的优势所在。

20 世纪 90 年代初出现的开放式磁共振已成为更符合介入操作要求的导引设备，磁共振除没有电离辐射外，还具备相当高的时间和空间分辨率，可提供最大的肿瘤与毗邻组织间的对比度，真正的多平面成像和三维导航，可对被检组织的物理、生化及功能特性进行评价，这些优点都是其他成像手段所不可比拟的。进行组织弥散和灌注成像可以更准确地评价治疗效果及确定治疗"终点"。磁共振独特优势在于使用长效肿瘤特异性对比剂［如钆塞酸对比剂（MnDPDP）］可更加清晰显示病灶，最重要的是能进行靶组织的实时温度检测。磁共振因其成像敏感性和弛豫机制的温度依赖性特别适用于显示及控制组织的热能蓄积，这也是磁共振介入在肿瘤微创治疗中的应用基础。磁共振能够显示热消融中组织 T_1、T_2 加权像信号的变化，T_2 加权信号减低是凝固性坏死的标志。钆对比增强磁共振图像与病理结果相关良好，且病理对照研究表明磁共振可显示 2～3mm 的凝固性坏死区。

因而，磁共振介入刚一面世，将其作为理想的介入导引和监控手段就是放射工作者的最大愿望。随着开放式磁体（开放式低场强、开放式中场强、混合式高场强）的出现，磁兼容性设备（包括监视器、麻醉机、手术显微镜、头架、穿刺针、导管等）的开发以及快速成像技术的发展，配有先进器械定位和用户界面的新的开放式磁共振设备使得几乎所有介入操作都能在近乎实时成像检测下进行，目前有条件的医疗中心多以磁共振作为导引消融手术的首选。

MRI 具有高软组织对比度、任意方位成像、功能成像、血管流空效应及无电离辐射损伤等优势，理论上是非常理想的影像导引工具。但由于常规设备与器械难以支持磁共振的强磁环境，导致 MRI 技术仅在乳腺、前列腺等少数部位得到了应用，其巨大的应用潜力没有得到有效释放。山东第一医科大学附属省立医院（原山东省医学影像学研究所）在我国率先开展磁共振介入微创诊疗技术，20 年来致力于磁共振介入技术常态化和全身化临床应用的研发，并专注于磁共振过程中高磁环境下所需医疗设备与器械的自主创新与设计研发。磁共振介入技术是在强磁场环境下开展的，介入用磁共振设备应符合 WS/T 263—2006 及 YY/T 0482—2010 的要求，设备、器械应具有磁兼容性或能够在强磁场下工作，且不对 MRI 造成干扰，但目前无论是国内还是国际上缺少相关产品，因此相关设备与器械的研发是支撑磁共振介入技术开展的基础。针对磁共振介入技术的强磁场环境背景，面对设备、器械的磁兼容性行业难题，山东第一医科大学附属省立医院（原山东省医学影像学研究所）的李成利团队、解放军总医院肖越勇团队、福建医科大学附属第一医院林征宇团队、中国科技大学邱本胜团队、安徽硕金医疗设备有限公司等对磁兼容穿刺针、磁共振介入用骨钻、磁共振介入手术用器械车、防磁医用阅片灯、磁共振室医用照明灯、磁共振用转运床等一系列手术室设备与器械进行研发与转化，使磁共振介入手术室的建立具备了硬件基础。因强磁场下介入手术的特殊性，介入用磁共振设备所在环境应符合 GB 15982—2012 的相关规定，需要对磁共振介入手术室的场地、磁体、设备、器械、人员组成及空间布局等关键要素进行了标准化的规定，才能常态化开展磁共振介入。

在临床上，磁共振导引微创诊疗，也被称为"磁共振介入"，即融介入诊疗与 MRI 技术于一体，是指在磁共振成像导引和监控下利用磁共振兼容性设备与器械进行的微创性诊断与治疗的介入手术操作；它需要快速成像，以获得微创性诊断（获得病理组织学及细胞学结果）与治疗。MRI 与其他的导引手段（如 CT、US 等）相比，有着不可比拟的优势：① MRI 有更好的软组织对比度，明确显示和分辨与病变相邻的重要血管和神经，了解病变和相邻组织的特性；②可显示和分辨出 CT 扫描时难以显示的等密度病灶；③ MR 扫描可提供多平面图像，不仅在横轴位，还可在冠状位及斜位导引穿刺诊疗；④磁共振介入可显示被治疗组织的药物弥散、灌注和病变温度变化等功能性改变，有利于监控微创治疗；⑤不用对比剂即可显示血流信号，在经血管内途径进行介入治疗方面也有着广阔的前景；⑥无放射性损害。MRI 是具有前景的微创性无放射损伤的诊疗手段之一。随着开放式磁场的不断改进（如专用于颅内病变微创诊疗的局部小磁场）、各种超高速扫描序列的开发和各种磁兼容性更好的器材的发明，使得磁共振介入技术得到日益发展，从而成为当今介入医学中的一大热点。目前，磁共振导引微创诊疗已成功应用于全身各系统病变的诊断和治疗领域。低场磁共振导引下的介入技术相对较早地应用于临床，随着科学技术的发展，高场磁共振介入技术也得以逐步发展并推广应用。

磁共振介入始于 1986 年 Mueller 等报道的磁共振导引下抽吸活检术。国内自 2000 年始，山东第一医科大学附属省立医院（原山东省医学影像学研究所）率先开展磁共振导引下介入诊疗，成功地将磁共振介入应用于临床。目前我国开展的磁共振介入手术主要包括：穿刺活检，抽吸引流，囊肿硬化，神经阻滞，消融术（射频、微波、冷冻、激光、高强度聚焦超声和无水乙醇注射等），近距离放疗，血管内介入（血管成形术、主动脉瓣置换术、腔静脉滤器置入、血管支架植入等）。磁共振介入手术存在的不足包括：所有设备和仪器必须是 MRI 兼容的，大部分相关器材国内尚不能生产且进口价格昂贵，故治疗费用相对较高；患者体内不能有金属性植入物（非钛合金）或心脏起搏器等；不适宜幽闭恐怖症患者和过于肥胖患者等。

第一节　磁共振导引微创技术概况

磁共振导引下的介入手术操作（MRI-guided procedures，MRIGP）开始于 20 世纪 80 年代中期。2001 年，MRIGP 被收录进美国医学会负责编撰的常用手术术语代码（current procedural terminology，CPT），推动了 MRIGP 从研究领域向临床应用的转变。CPT 给出的 MRIGP 定义是：用于穿刺器械定位（可进行穿刺针抽吸、注射、局部装置放置等）的影像学监控和显示的磁共振导引。MRIGP 的临床应用分为术中磁共振和介入性磁共振两个大的方面。术中磁共振要求在手术室的环境中整合 MRI 系统，具有在术中方便确定肿瘤的边缘、获得手术造成形态改变后的解剖信息等优势，目的就是对手术进程进行实时的影像监控；介入性磁共振侧重于对 MRI 兼容的介入性手术器械的实时导引，主要在介入放射学手术室实施。

一、影像导引微创技术的现状及发展

介入诊疗学按照介入途径分为两大类，即血管介入和非血管介入，后者是在影像学导引下经皮穿刺病变进行的诊疗活动。除了超声介入可以达到实时的导引之外，CT 和磁共振介入大部分手术是定位穿刺，只是部分情况下进行 CT 或 MRI 透视导引，原因是低场强磁共振导引无法达到实时透视功能，而 CT 透视下近台操作的介入医师无法摆脱放射线的暴露。目前在临床上 CT 和 MRI 导引穿刺多采用定位"盲穿"，穿刺过程中对术者的临床穿刺经验有很大的依赖性，尤其是病灶位置随生理运动，如心跳和呼吸运动而变化或病灶邻近重要的脏器和血管。这样需要反复进行多次扫描确认和穿刺，产生了正常组织的穿刺损伤增加和手术时间延长等临床问题。如何实现精准穿刺，是临床医师探索的永久课题。

随着计算机技术和器械设备的发展，诞生了各种导航设备和机器人，大大提升了人类的生产力。因此，临床医师和工程师联合推动了导航和机器人的应用。本节就辅助 CT、MRI 导引穿刺的各种导航设备和机器人的应用和技术问题进行总结。

（一）导航设备和机器人的应用

1. 简易定位装置 简易定位装置是简便的穿刺介入辅助设备，利用机械的机架或机械臂读取刻度的方法确定穿刺针的空间位置。如导向器是将穿刺针固定在导向器支架上，根据 CT 或 MR 图像上规划的进针路径，测量穿刺的进针角度，然后调节导向器的支架角度与 CT 或 MR 图像上测量的角度一致。这样减少了估算的误差，使穿刺更为精准。这种辅助设备最为简便，但功能比较单一。

2. 导航设备

（1）电磁导航设备：电磁导航设备只能用于 CT 导航，无法在磁环境下应用，其原理类似于 GPS 导航，代表产品为 Veran 导航系统，具体方法是将场频发生器置于患者上方，将数据采集贴片粘贴于胸壁上，CT 扫描获取三维影像，将位置传感器模块安装在穿刺针柄上，当进行穿刺时，通过计算机计算接受磁场强度信号可以实时显示针尖在断层扫描图像上的进针深度（图 1-1-1）。但该图像是术前 CT 扫描重建的虚拟图像并非实时图像，当穿刺完成再次 CT 扫描时可获取真实的针尖位置。同时该导航系统还具有呼吸运动监控功能，这有助于进一步提高穿刺精度。

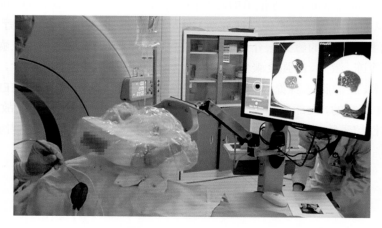

图 1-1-1　中国人民解放军总医院第一医学中心 CT 介入采用导航设备之一：电磁导航 IG4

（2）光学导航设备：此导航设备可以用于磁共振介入导航，也可以用于 CT 介入导航，具体方法是通过采集固定的点与追踪点的位置关系计算进针路径，目前国内已应用于临床的是红外导航仪。具体方法是：将目标点固定在机架、患者体表及穿刺针柄上，通过追踪器获取针柄上目标点与其他位置目标点的空间位置关系进行计算，从而获取穿刺的进针深度和角度。可将进针的虚拟影像显示在 CT 扫描获取的断层图像上（图 1-1-2）。

（3）机械臂定位导引穿刺设备：这种机械臂一般具有 3 个以上自由度，如 KUKA LWR robot 及已应用于临床的 Perfint 导航系统。KUKA LWR robot 是运用通用的关节式机器人 KUKA 作为基础，将机械臂徒手移动到穿刺路径附近时，自动定位功能定位穿刺路径，然后借助机械臂的导引徒手进行穿刺。Perfint

导航系统的最新一代产品为 Maxio。具体方法是：将导航系统固定在检查床旁，将其与 CT 位置进行配准，然后 CT 扫描获取的图像传输至导航系统，在导航系统里规划穿刺路径，穿刺路径的信息参数通过计算机系统控制机械臂运动，当运动到位后，放置穿刺针，将穿刺针全部一次进针到位，然后机械臂恢复初始位置，CT 扫描确认进针的准确性（图 1-1-3）。

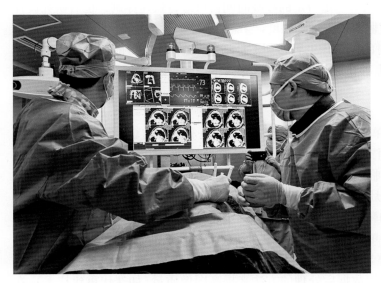

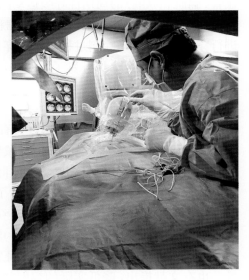

图 1-1-2 中国人民解放军总医院第一医学中心 CT 介入采用导航设备之一：红外导航

图 1-1-3 解放军总医院 CT 介入采用 Perfint 机器人辅助穿刺进行纳米刀消融治疗

以上 3 种设备很大程度上提高了穿刺的精度，但是也各自存在一些缺点：电磁导航定位系统易受电磁场干扰影响穿刺精度；光学导航易受光线的直线传播影响，医师的操作空间受限；机械臂定位通过借助 CT 扫描获取穿刺的角度和深度，但图像非实时图像，一步到位的穿刺方法在有运动的脏器如肺部病变穿刺时，存在一定的安全风险。

3. 自动穿刺机器人

（1）Acubot：一种可以远程遥控的穿刺进针系统，具体方法是：将机器人系统固定在扫描床上，CT 扫描确认进针点后，机器人的机械臂前端被动地移动到扫描层面内的进针点，然后通过远程控制系统控制机械臂前端的进针系统，在透视模式下实时查看 CT 透视图像内的靶点与穿刺进针的位置关系，调整进针的角度和深度。目前已成功应用于肾和脊柱活检、射频消融及肾造瘘管置入术的临床病例。

（2）三菱肺结节穿刺机器人（mitsubishi RV-E2）：它使用的是通用关节式机器人的机械手（三菱 RV-E2）。因机械臂在 CT 扫描后出现较强的金属伪影，严重影响了图像质量，因此，研究人员设计了一个 CT 兼容的夹持器，将它安装在机器人手臂上作为末端执行器，在针放置过程中可以固定活检针。由于该夹持器是机器人在 CT 机架内操作的唯一部分，因此可以避免此类成像伪影。穿刺过程中，通过类似射波刀呼吸门控技术追踪靶点，实现快速穿刺。当穿刺到位后，机器人控制器将向夹持器控制器发送信号，迅速自动释放穿刺针。目前仅用于模型实验，并未进行临床治疗。

4. 导航穿刺功能 这类设备兼具了导航定位和穿刺进针两项功能，如 Zerobot，通过空间算法进行立体定位，操控机械臂到达预设定穿刺点和穿刺方向，采用遥控设备驱动机械臂前端实现 CT 透视模式下实时导引穿刺进针。目前已初步应用于临床，由于采用了远程遥控操作穿刺进针，医师远离 CT 机架，其所受到的辐射为零。

（二）机器人系统相关问题

1. 运动控制 运动控制包括呼吸运动监测、控制和辅助固定患者设备。因 CT 导引的穿刺多在局麻下进行，患者的呼吸运动是很难完全一致的，因此当穿刺肺的下叶病灶时，病灶会随呼吸运动而位置发生变化，因此，针对如何控制患者的呼吸运动使其尽量呼吸到同一位置时进行穿刺，有些研究人员开发了呼吸门控技术。呼吸门控系统能捕获和记录患者在一系列 CT 扫描期间的呼吸数据。基于 CT 扫描与呼吸门控系统的时间同步，通过对 CT 扫描的回顾性分析，构造出与患者呼吸相对应的容积 CT 图像序列。从获得的相位标记容积 CT 图像中，可获得肺内病灶及其周围内部结构及器官（如胸腔、心脏、主要血管、膈肌和纵隔）的周期性呼吸运动路径，然后选定特定的呼吸时间窗口进行快速穿刺。也有研究设计胸廓的束缚带，通过记录束缚带的伸缩程度监测呼吸运动幅度，当监测到呼吸运动幅度到达同一位置时，进行穿刺。另外，当穿刺过程较长或穿刺时的体位让患者感到不舒适时，患者体位可能会发生轻微的变动，因此，也有研究人员开发了真空垫，使患者在穿刺过程中有真空垫的包裹，减少患者身体不自主的位置变动。

2. 辐射剂量

（1）常规扫描模式：在第 1 类（具有简单的角度辅助功能，如导向器）和第 2 类（具有导航定位功能，利用电磁原理、红外线和空间定位机械导引穿刺，如磁导航、红外导航、Maxio）辅助穿刺设备中，均采用间断扫描的模式进行导引穿刺。在实际的临床工作中，在穿刺操作前已获得比较高信噪比且符合影像诊断的常规 CT 扫描图像，清晰地显示了病灶的位置、大小、形态及与周边组织器官的位置关系等一般情况，透视扫描中仅需关注穿刺路径、针尖和靶点的位置关系以及周围组织形态改变，无需过度追求高质量的影像，因此，可降低 mAs（毫安秒，电流单位）、kV（千伏，电压单位）及增大螺距等，以降低辐射剂量。同时在进行靶点穿刺过程中，可在保证完整显示病灶的情况下缩小扫描范围，进一步减少患者的辐射剂量。也有文献提出，降低实际的辐射剂量，用数据后处理的方法来提高图像质量（如迭代重建技术），在进行多针穿刺时，可同时规划穿刺路径，减少重复预扫描次数。

（2）透视模式：在第 3 类（具备自动穿刺进针功能的机器人系统，如三菱肺结节穿刺机器人等）和第 4 类（具备导航和穿刺功能的机器人系统，如 Zerobot 等）辅助穿刺设备中，均提到了采用透视模式下进行导引穿刺。我们知道透视模式下真正实现了 CT 导引下的实时显示断层图像，达到了类似超声和 MRI 导引模式下的实时导引，其准确性和精确性明显高于第 1 类和第 2 类穿刺设备，但持续的透视会增加患者的辐射剂量。因此，如何降低患者的辐射剂量也是辅助穿刺过程中应该考虑的问题。在一项国家自然科学基金项目中，课题组负责人率先提出了"低剂量 CT 透视介入微创机器人的研究"，课题组成员在研究开发机器人辅助 CT 导引机器人的同时，对剂量控制进行了相关研究。相关文献也提到了介入过程中如何降低辐射剂量，主要包括以下几个方面：减少透视时间，降低管电压、管电流和准直器宽度等。

（3）散射剂量控制：不管是常规间断扫描导引穿刺模式还是透视扫描模式，除了直接的辐射剂量外还有散射线产生的辐射剂量。因此，在扫描野外可以用铅围裙等防护材料覆盖患者体表，减少散射线产生的辐射。

3. 力反馈功能 力反馈功能是为了更好地模拟人徒手穿刺的场景，当穿刺到不同的组织器官时，受到的阻力不同，然后可以据此调整进针的力度，这在自动进针系统和导航穿刺系统中具有重要的意义。而且力反馈功能可以减少术中意外的伤害。如 Mitsubishi RV-E2 肺结节机器人，安装在夹持器上的一组压力传感器会实时监测作用在针上的力，如果患者突然剧烈咳嗽或身体大幅度运动，当检测到相应的力不平衡时，夹持器会立即松开针头，保护患者不受严重伤害。

4. 机器人的安全控制 在工厂里，为了规避操作环境的复杂性，让机器人代替人类工作，人类尽可能远离机器人，但在医疗环境中，许多机器人系统的设计都是为了与附近的人一起工作，并且机器人的工作对象是人，因此，所有医疗机器人系统都必须确保机器人在工作区内安全工作。在上述几种机器人系统中，具有自主运动功能的系统均设定了急停功能，避免设备在运行过程中出现意外运动造成严重后果。其中，机械臂立体定向系统里的 Maxio 在软件系统中设定了"禁达区"功能，目的是通过软件监测重要的脏器如血管、心脏等，对这些组织器官进行标记，当规划的穿刺路径上有这些组织器官时，系统会自动提示风险。

（三）展望

CT 导引是利用 CT 扫描获取影像学图像来导引局部微创诊疗的一种方法，相对于超声、MRI 及 DSA 导引，它具有密度分辨率高、良好地显示解剖结构、不受气体影响及更好的设备兼容性等优点，在临床上获得了广泛应用。但由于 CT 扫描存在一定的电离辐射损伤，因此，不能像超声、MRI 导引一样进行持续实时的扫描导引穿刺。目前辅助 CT 导引穿刺的设备主要有 4 类：第 1 类是具有简单的角度辅助功能（如导向器）；第 2 类是具有导航定位功能，利用电磁原理、红外线和空间定位机械导引穿刺（如磁导航、红外导航、Maxio），但这些设备不能进行自动穿刺操作；第 3 类是具备自动穿刺进针功能的机器人系统（如 Acubot、三菱肺结节穿刺机器人等）；第 4 类是具备导航和穿刺功能的机器人系统（如 Zerobot 等）。

医疗用机器人系统无法单独靠医师或工程师完成开发，并且开发所用的器械比较昂贵，开发的过程比较复杂，开发出来后医师的接受程度不同。因此，医疗机器人系统目前是一个相对年轻且不太成熟的领域，上述人类已研发的 4 类系统各有优缺点，但医疗机器人系统会随着科学技术的发展而不断发展。我们相信，机器人辅助 CT 导引穿刺系统将是未来微创介入治疗的重要组成部分，但还需要更多的研究和临床试验。利用机器人辅助 CT 导引穿刺系统进行常规的医疗操作，能够给临床医师提供更好的医疗便利，服务更多的患者，减少患者的损伤和住院周期。甚至，机器人系统在未来可以执行人类难以实现或无法实现的新的临床操作，这或许是医疗机器人的最终目标。

目前虽然机器人系统的最终作用尚未确定，未来，工程师和医生应该共同合作，即医工结合，努力为解决患者疾苦创造更多便利。

二、磁共振导引技术的特点

医用导航是应用于定位和控制体内外医疗器械操作的过程。无论是微泡超声造影、三维超声，还是以 CT、磁共振为基础的三维成像，都是借助于病灶与正常组织之间的结构差异，建立更加真实具有三维空间结构的立体化病理器官图像。这些影像学设备的临床应用，不仅可帮助早期诊断疾病，更重要的是能帮助外科医师对病变进行定位，了解其与周围脏器、血管等重要结构的关系，有利于微创手术顺利进行，提高精度，改善治疗效果。自从 20 世纪 90 年代术中 MRI 概念出现以来，MRI 介入操作的导航系统极大地帮助实现了恰当的轨迹勾画，安全的体内器械调节以及精确的靶定病变区域。

新颖的开放式 MRI 系统已成功地将图像导引技术推广到入侵式微创过程。在这种系统中，医师可方便地在磁体旁的空间完成活检、治疗或手术过程。磁共振穿刺技术就是在 MRI 的导引下，利用穿刺针、导管、导丝等磁兼容性特殊器械直接达到病变部位，取活检或在病变内进行治疗。MRI 导引技术包括 MRI 导引经皮活检和微创治疗。MRI 导引与 CT 导引比较除了有相似的优点外，更具有其自身的优势：明确显示和分辨与病变相邻的重要血管和神经，了解病变和相邻组织的特性；MRI 有更好的软组织对比度，可显示和分辨出 CT 平扫时难以显示的密度病灶；MRI 扫描可提供多平面图像，不仅在横轴位，还可在冠状位及斜位进行穿刺活检与微创治疗；磁共振介入治疗时可显示被治疗组织的药物弥散、灌注和病变物理性消融的温度变化等功能性改变，有利于监控微创介入性治疗；无放射性损害，低场系统允许每天在磁场中暴露的时间达 7h，手术者一天可多次操作，从而为患者和操作人员提供一个比较安全的诊疗环境。安全实施磁共振介入操作的前提是在 MRI 时能够精确地观察到任何与介入有关的器械，但与 X 线相比，磁共振对介入器械的显示比较困难。应用 X 线时，高原子序数的金属如金或钨制成的器械与周围组织之间产生优良的对比，由于这些材料的 X 线衰减数值大，使得器械易于显示。介入器械在磁共振上显示的理想技术应当具有高空间分辨力和时间分辨力，并提供高信噪比，从而易于识别磁共振图像中的器械。

MRI 导引下的经皮穿刺不同于开放式和盲目的活检及其他穿刺方法，由于 MRI 具有灵活的三维定位能力，即可以利用 MRI 机器本身所带的激光定位灯决定纵轴方向上的坐标，同时又可使用扫描层面上的栅栏定位标志进行 X 轴和 Y 轴定位。MRI 图像病变信号分辨率高，对比度好，图像清晰，可清楚显示病变大小、外形、位置以及病变与周围结构的空间关系。MRI 的血管流空"黑血"技术和/或"亮血"技术特点,不需要注射对比剂即可清楚地了解病变的血供以及病变与血管的关系。用于磁共振介入实时显示穿刺器械的方法可分成被动显示和主动显示。患者体内器械的被动显示是指任何经一般成像即可显示介入器械的技术,一般不需要任何特殊扫描硬件和后处理。被动显示的技术可分为 3 类:①依靠器械本身置换水成分而产生的信号缺失;②利用各种器械材料和人体组织之间磁化率差异所形成的伪影,也是最常用的;③通过对比剂增强器械的信号强度,以形成其与组织间的对比。精确穿刺、最大限度地减少损伤、减少并发症、提高成功率、缩短操作时间、提高工作效率是推动磁共振介入开展的技术条件,仅仅利用磁共振透视,追踪针对伪影的被动导引方式已不能满足要求,尤其是对深部的比邻重要器官的细小结构或病灶(如半月神经节、脊神经根等)较为困难。主动显示则需要一个能被介入器械选择性接收或发射的信号,基于图像的导航系统是在两个不同位置坐标及距离的基础之上,根据患者的空间位置来确定图像位置的基本形式及实际物理位置。常被采用的是一种三维示踪系统,能够交互式控制 MRI 扫描层面,位标器通常以不同的坐标位置作为参考点并可同时用于物理和图像位置中的定位及追踪。

开放式磁共振结合导航系统对手术器械导引的精确性是最受关注的问题,目前认为其精确性受两个因素影响:第一,由于磁共振影像是通过检测由射频信号激发的共振氢核频率和相位的微小变化来获得的,所以主磁场均匀性或磁场梯度线性的任何偏差,都将导致影像的几何变形。体内不同组织固有的磁化系数哪怕只有一点微小的改变,就会产生在定性层面上不易觉察的扭曲。当依赖这个影像来导引精确的外科手术时,这一扭曲就是严重的:现代影像学已经开发出对主磁场均匀性自动匀场和对梯度场线性进行补偿的技术。在开展 MRIGP 手术时,操作者只需按步骤进行自动匀场和线性补偿,就能获得可用于精确导引的解剖影像。第二,由于导航系统计算出来的穿刺针的虚拟影像是由导航手柄上的 4 个红外反射球决定的,并以穿刺针沿直线插入为前提。如果术中发生穿刺针弯曲,则虚拟的穿刺针针尖位置与实际位置将发生偏差。这种偏离直线路径的可能性,随着使用较细的穿刺针或穿过较坚实的组织而增加。在脑穿刺术中,由于脑组织非常柔软,发生穿刺针弯曲并引起导引误差的可能性微乎其微。

传统 X 线导引的经皮血管内介入治疗所需器械不适用于 MRI 导航微创介入治疗,如塑料导管不能显影,金属移植物会产生伪影,金属导丝会在体内产热。解决此问题是将给予磁敏感性标记(阴性标记)的导丝或者是给予信号增强性标记(阳性标记)的导丝和导管与设备相连接,依此来获取探测能力,而不再需要其他硬件(被动性追踪技术)。1993 年 Dumoulin 等首先提出了主动追踪技术,进行磁共振导引与监控的经皮血管内介入操作,包括微型线圈、通电环路、自共振射频电路,利用设备主动检测或消除信号是其特点。磁共振介入操作导引方法较多,现仅介绍三大类常用的技术。

(一)自体参照物导引方式

1. 被动型显示 使用较微弱的顺磁性穿刺针或附带有稀土金属(rare earths)的工具,微创介入器械是通过磁化率效应所产生的微小金属伪影来识别的。该方法简单方便,缺点是伪影大小不易控制,与所用成像序列有关,微创器械的显示较实际尺寸要大,位置可能有轻微偏离。阳性标记是将顺磁性对比剂用于介入器械如穿刺针、消融探针、导丝、导管的表面或者导管管腔内,再结合 T_1 加权序列扫描,在活体内得到阳性对比。阴性标记是利用顺磁性环形物或者铁素体混合物引起局部磁场均匀性发生改变。标记物被包埋在绝缘性介入器械内,在活体内得到阴性对比。阴性标记物有一个缺点,在感兴趣层面,体内金属性植入物、钙化、肠腔气体会掩盖其造成的磁敏感性伪影。

经皮血管内介入的器械必须具有较高的柔性,因为人体内许多血管具有不同的曲度甚至弯折,比如髂动脉。这也就意味着大部分情况下需要较厚的层厚来显示血管解剖。但这存在了一个矛盾,要想增加磁敏感性伪影和周围结构的对比度必须尽可能减小层厚,并利用从蒙片中减影获得的图像突出器械造成的信号改变。由于场强、运动、器械方向、器械材料和序列参数的不同,磁敏感性产生的被动追踪技术利用减影显示的器械影像也缺乏连续性。2004 年 Bakker 等提出了选择性减影技术,自动从动态减影序列中选择感兴趣参考影像。为了同时监测导管尖和导管轴,有学者提出了结合背景减影技术的投影技术。

Omary 等利用蒙片方式减影来增加导管的可见度,在选择层面方向上利用投影零相位化来抑制背景信号,他们利用此技术在猪肾动脉血管成形术实验中显示了导管的全貌,并且导管与背景之间的对比得到加强。

2. MRI 透视技术(MRI fluoroscopy) 主要是通过 MRI 类实时成像(real-time imaging)来对整个动态过程进行透视监控。该技术是 MRI 介入中常用的一种技术,主要用于进行增强磁共振扫描中对比剂流入的监控和触发。

该技术是 MRI 介入中常用的一种技术,主要是通过 MRI 类实时成像来对整个动态过程进行透视监控。

MRI 透视技术原理并不复杂,主要是利用 MRI 快速动态扫描成像,在一段时间内连续多次采集图像。一般时间分辨率能达到 0.2～0.5s 一个动态,用后一个动态减去前一个动态图像,得到剪影图来观察。

MRI 透视技术可以用来进行 MRI 增强的对比剂流入监控,当对比剂逐渐进入监控层面时,由于其缩短 T_1 值的效应会导致图像增强。后一个动态图像减去前一个动态图像,就能看见对比剂逐渐流入的整个过程。在进行 MRI 导引下的介入手术时,同样可以利用这种技术进行监控,可以观察穿刺器械进入目标病灶的过程。

如图 1-1-4 所示,采用 MRI 透视技术,对某一个成像范围连续进行快速的动态扫描,近实时成像。采用后一个动态减去前一个动态的影像,可以监控对比剂进入的整个过程。

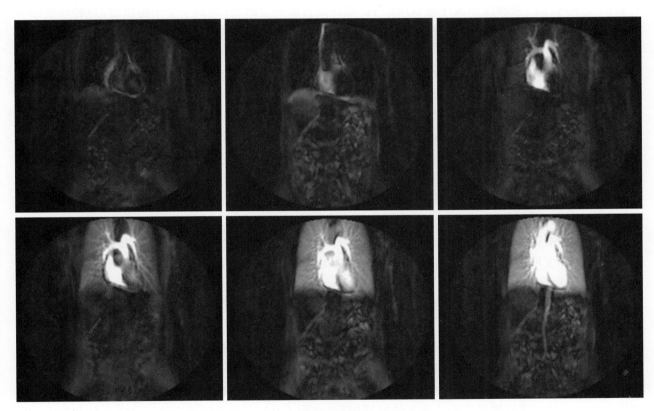

图 1-1-4 MRI 透视技术监控对比剂流入

对于 MRI 透视技术,首要满足的是时间分辨率,也就是扫描时间基本上要求至少 1s 一个动态。而且一般的透视技术扫描的层数都不多,大部分是单层连续扫描或者 3 层以内。

一般能够满足 1s 一个动态或者 0.5s 一个动态的序列是快速扫描序列,有以下几种:

(1)单激发快速自旋回波序列:既然一次射频脉冲后,可以采用多个重聚脉冲采集信号重建出图像,那么我们也可以仅一次激发就采集完所有信号,得到一幅完整的磁共振图像。

这种仅需要一次射频脉冲激发就能把整一幅图像的信号全部采集完的技术又叫单激发(single-shot)

技术, Shot 在这里的意思是代表射频脉冲的激发。单激发的快速自旋回波序列一般简称为 SS-TSE/SS-FSE。

单激发自旋回波序列一般用于 T_2WI, 这是因为 T_2WI 序列的 TR 比较长, 能够容纳足够多的回波链。采用单激发自旋回波序列进行单层扫描, 时间分辨率则取决于 TR, 比如 TR = 1 000ms, 则时间分辨率为 1s, 也就是 1 帧 /s。这种时间分辨率基本上可以满足动态监测和 MRI 透视了。

（2）磁化准备超快速梯度回波序列：梯度回波序列为了提高扫描速度主要是通过缩短 TR 来实现的, 如果需要再进一步提高扫描速度, 只有再次缩短 TR。但是 TR 太短会造成图像信噪比不足, 并且影响对比度。

在这种情况下, 磁化准备超快速梯度回波序列应运而生, 该序列主要是利用梯度回波序列达到稳态之后, 采用一组非常短的 TR 连续采集达到稳态的多个信号, 而在此之前施加一个磁化准备脉冲, 图像的对比度主要取决于磁化准备脉冲。所以该序列的结构可以分为两部分：磁化准备部分（产生所需要的对比度）和图像采集部分（快速读出信号）。

MRI 介入中主要用这种序列来进行 T_1 对比度成像, 比如 T_1-TFE 或者 Turbo FLASH 序列等, 其时间分辨率一般比较高, 可以达到 1~3 秒, 甚至更快。

（3）平衡稳态自由进动（steady state free precession, SSFP）序列 SSFP 是梯度回波序列的一种, 当设置合理的 TR、TE 及翻转角, 多个射频脉冲产生的各种回波［自由感应衰减序列（free induction decay, FID）、自旋回波序列（SE）及梯度回波序列（GRE）］都刚好融合成一个回波, 达到一个平衡状态, 这种梯度回波序列称为平衡稳态自由进动序列。

SSFP 序列采集的信号中含有 SE 和 GRE 信号, 所以该序列不是单纯的梯度回波序列。该序列的对比度既不是 T_1WI, 也不是 T_2WI 和 T_2^*WI, 而是 T_2/T_1。也就是说组织的 T_2 值比 T_1 值越大, 则在平衡稳态自由进动序列中信号强度越大, 图像上表现为越亮; 反之亦然。

由于 SSFP 序列具有良好的液体对比, 并且时间分辨率高, 因此常用于 MRI 介入进行透视监控。

（4）平面回波成像（echo planar imaging, EPI）：EPI 能够在几毫米完成对一幅图像的采集, 所以该技术是目前已知的最快信号采集方式。EPI 序列一般和单激发技术结合, 其成像速度非常快, 可以满足超高时间分辨率的要求。

EPI 序列采集信号方式的特点, 容易产生图像形变及严重的磁敏感伪影, 特别是在组织交界处。所以, 对于需要高空间分辨率或者几何形变要求精准的部位, EPI 序列不适合采用。

（5）GRASE（gradient and spin echo, GRASE）序列：最常见的混合序列, 一个序列能够同时采集自旋回波信号和梯度回波信号, 那么这种序列就被称为混合序列（mixture sequence）或者杂合序列（hybrid sequence）。

利用多个重聚脉冲可以产生自旋回波信号, 多个梯度场切换可以产生梯度回波信号, 那么把他们组合起来就可以形成这种混合序列。

MRI 透视技术对于扫描序列时间要求非常高, 所以临床中大部分使用快速或者超快速成像序列。使用频率比较高的两类序列则是：SSFP 序列和单激发的 T_2WI 序列。

进针点的定位是 MRI 导向介入手术中经常遇到的问题, 最简单的办法是利用 MRI 固有的"透视"选项将医师的手指与透视图像平面中患者的位置相对应（图 1-1-4）。磁共振透视导引通常与自由手技术配合, 采用单层快速序列扫描（1~3s）, 能够快速确定体表进针位点并设计进针路径。进针过程中, 在磁共振透视近实时的导引与监控下, 术者可以始终保持穿刺针的正确方向, 直至准确到达病变靶点。磁共振透视导引具有近实时导引与监控的优点, 利于提高穿刺的准确性并显著缩短穿刺时间。但磁共振透视成像存在图像信噪比低、空间分辨率差、易受穿刺针伪影干扰等缺点, 应用于肺内中央型病变及小结节（最大径≤2.0cm）时受呼吸运动所限。磁共振透视第一视角的扫描平面经调整包括穿刺点和靶点, 第二视角被定义为垂直第一视角。这种方式具有快速、可靠及安全的特点, 但需要技术人员和介入医师之间有很好的沟通配合。

3. 常规 MRI 导引 常规 MRI 导引采用鱼肝油矩阵体表定位或 MRI 对比剂栅栏格定位法,栅栏管状结构间距 1cm,固定于长胶布上制成栅栏管定位器放置在患者的身旁、准备穿刺区域,应用多层快速序列进行扫描(15～30s),在两个交互垂直的平面进行导引,分步进针直至穿刺针到达病变位置。与磁共振透视导引相比,常规 MRI 导引具有较高的图像信噪比、空间分辨率、软组织对比度及穿刺针伪影干扰小等优势,在体部病变穿刺活检中应用更为广泛。

(二)磁共振导航示踪技术

通过沿着单轴方向的梯度读出装置,介入器械的位置首先被检测到。沿其他轴线重复,介入器械的精确三维位置能够得到确定。不需要获取影像图像,检测到器械的位置可以叠合,对比剂增强的路标影像或实时成像可以即刻获取。基于当前器械位置进行的自动扫描平面和参数调整,相对于被动追踪技术,主动追踪技术在进行复杂解剖结构与血管内介入器械的追踪更节省时间。微型线圈被固定在导管的尖端或者围绕其周径并依此来追踪导管尖和导管轴,线圈与接收通道的关系是单对单,单个信号接收线圈提供的背景图像只能将导管显示为单一的信号点,不能显示器械的方位和构型。沿器械轴径排列的多个线圈在路标影像上以不同的颜色编码,这也相应增加了生产技术上的困难。活体内利用微型线圈能够较好地追踪导管的头端,并已在临床得以应用推广。

目前,用光作为定位信号的主动显示技术目前占据磁共振示踪的主导地位,光学示踪可以直接显示位于体外的器械,而对于体内器械的示踪,需要利用器械的光学标记与器械位于体内肉眼不可见的部分之间存在的固定几何关系,对体内器械进行光学跟踪。

1. 光学导引示踪技术 光学导引示踪技术也称为"虚拟仿真内镜",通过在穿刺中实时跟踪活检针及人体体位及呼吸状态并与磁共振三维影像融合,实时动态显示活检针包括针尖位置与人体磁共振影像中病灶靶点位置关系,辅助精准定位。该系统涉及光学三角系统,通过辨别固定在支架上的发光二极管来实施,主要包括红外线导航相机、定位示踪器、配有导航光球的持针器以及导航功能软件、手术规划软件等。

光学导航系统辅助 MRI 导引是将磁共振兼容的介入器械(穿刺针)固定在持针板上(安装有 2～4 个固定的发光二极管),介入器械的空间信息通过光学相机追踪其位置与方向并与磁共振图像实时融合,显示穿刺针针尖距离病变的信息;扫描平面可被自动化地定义为以实际针尖位置为中心的标准视图和以沿着或垂直于实际穿刺针方向来定向的斜视图(作为标准或斜侧视图称为在平面 0°,在平面 90° 及垂直平面),近乎实时地每 3～4s 图像更新,延迟 3～5s。在颅骨钻孔后进针导航过程中,连续进行两个交互垂直层面磁共振快速扫描,确定并及时纠正穿刺针的方向与深度;虚拟针的显示使得穿刺在近乎实时导航下进行,不易偏离目标。

空间定位导航系统的优势在于:通过对手术器械的实时跟踪和 MRI 图像的实时更新,扫描平面可以平行或垂直于手术器械,手术器械的空间定位与磁共振影像的伪影定位相比更加精准,且手术器械与病变图像能够同时显示在同一张 MRI 图像上,确保能够实时了解手术器械与靶区病灶位置关系的动态变化,实时调整手术器械的进针点与进针方向,确保穿刺范围精确无误,准确控制治疗范围,使副损伤更小、患者更安全。该项技术的缺点是对弯曲器械示踪困难,当穿刺针弯曲时也会造成示踪不当。

2. 内置式 MRI 示踪技术 有的技术是利用电磁感应测探针位置,用磁共振扫描硬件追踪示踪器内的小线圈来达到局部交互成像功能,是主动显示技术的一种。利用安置在介入器械尖端的微小线圈对射频信号通过器械选择性地接受或发射。当对接受的 MRI 信号进行频率分析时,在能量谱中会标记出单独的波峰,这个峰的频率指示出线圈在体内的位置,从而指明器械的位置所在。该项技术的缺点在于:①在 MRI 成像扫描时出现器械定位缺失;②会产生与光学示踪系统相似的问题,如由于器械弯曲可产生失真信号并需要独立的视线。

借助射频(radiofrequency,RF)信号的主动示踪是利用安装在介入器械内的小接收线圈进行示踪的方法。此方法使用与 MRI 同样的设备和物理学原理,因此能很好地利用磁共振图像来记录示踪信息。

通过安装于微创手术各种器械中的磁共振示踪线圈，建立一系列连续的三维坐标。这些三维坐标系统能应用于众多方面，并为临床提供了一些机遇。比如，一系列连续坐标能用来实时显示线圈的位置，这种显示可以是数字输出，也可以是叠加在图像上的图示符号。对于图示法来说，线圈的移动可即刻反映为参照图像上光标或轨迹影像位置的改变。针对这一点，任何图像都可以作为参照图像，可以是常规自旋回波或梯度回波磁共振图像、磁共振血管图像、CT 图像，甚至是患者现场的视频图像。磁共振示踪系统提供一系列坐标值的另一种用途是将磁共振扫描机的成像与示踪功能相结合，确定线圈的位置，然后磁共振扫描机根据这个位置来确定随后的扫描位置。整个过程可反复连续进行，这样当示踪线圈在患者体内移动时，始终可以得到包含有介入器械的磁共振图像。

该系统包括在由场射频发生器控制的低磁场中的动态传感线圈。有别于光学系统，不需要在传感器与发生器之间的视线内介入操作，特别适用于活检针的放置和运动关节的成像。商业化的电磁导航系统（如 MediGuide，美国圣犹达医疗）已经被用于人体内冠状动脉、磁共振兼容射频导管治疗心律失常的三尖瓣峡部消融介入的导航。

利用主动微型线圈的主动追踪技术的最大缺点是：①设备精密、价格昂贵；②微型线圈和外部设备间通过共轴电缆或光纤连接，射频脉冲会在体内产生热量。

3. 天线示踪技术 为了降低体内快速产热的危险性，人们设计了自共振射频电路。在介入器械上附加与 MRI 扫描仪相同拉莫尔频率的线圈或者是天线，不再需要与体表线圈直接的线缆连接，采用直襻天线作为信号接收装置，对很细的导丝结构也能清楚显示，其图像重建时间比 MRI 示踪法要长。该技术的缺点是不能进行自动层面复位以及对失谐非常敏感。与 MRI 系统间缺少直接联系，降低了快速制热的危险性，导致恒定的翻转角扩增，这样会在器械周围产生伪影。

（三）多种影像图像融合技术

近年来影像技术不断发展和进步，基于电磁导航系统的 CT/MRI-US 融合成像技术也应运而生。该技术是将已获得的 CT/MRI 的横断位图像与实时超声图像通过平面和点的精确配准进行融合，使实时 US 图像和融合的 CT 或 MR 图像能够并排或重叠显示。可以弥补单一模式成像的固有局限性，克服了单一影像视野受限、空间分辨率低等因素，提高了对病灶的检出率及导引的精准性。介入性磁共振中操作器、驱动器及机器人设备使用的不断增加，实现了从传统的立体定向术到现今导航系统的演进，特别是机器人技术使用的出现，在磁共振介入导引设备配置的发展中是一种自然的过渡。

（肖越勇 李成利 张 肖 魏颖恬 李 肖）

第二节 介入相关的磁共振物理技术

一、磁共振成像基本物理原理

磁共振成像（magnetic resonance imaging，MRI）是利用核磁共振（nuclear magnetic resonance，NMRI）原理，依据所释放的能量在物质内部不同结构环境中不同地衰减，通过外加梯度磁场检测所发射出的电磁波，即可得知构成这一物体原子核的位置和种类，据此按一定数学方法重建出物体内部的结构图像的成像方法。

（一）磁共振信号产生

在解释核磁共振物理原理前，首先介绍一下核磁的概念：带有正电的磁性原子核自旋产生的磁场叫作核磁，这也正是"核磁共振"中"核磁"的由来。人体内有许多种磁性原子核，理论上人体组织中所有的磁性原子核均可以作为 MRI 的对象，但一般用于人体 MRI 的原子核为氢原子核（^1H），^1H 仅有一个质子而没有中子，因此也被称为氢质子或直接简称为质子。人体组织中含有大量的氢质子，它们自旋会产生无数个小核磁（常规的临床磁共振信号主要来源于人体组织中的氢质子）。尽管如此，自然状态下人体内氢质子呈杂乱无章的分布，每个质子产生的磁化矢量相互抵消，因此人体不会有宏观磁化矢量产生，如图 1-2-1 所示。但 MRI 仅能探测到宏观磁化矢量的变化，为了产生宏观磁化矢量，简单的做法是把人体放入外磁场中。

无 B_0：

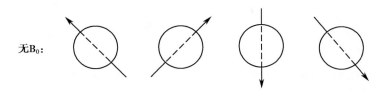

图 1-2-1 没有外加磁场时，产生的净磁场

当人体进入外磁场的环境时，氢质子会沿着外磁场的方向有序排列，由于氢质子自旋能级存在差异，一部分质子与外磁场平行同向分布，该部分质子能级较低；另一部分与外磁场平行反向分布，该部分质子能级较高。人体内低能级的质子数量略多于高能级的质子数量，人体就会产生一个与外磁场方向相同的宏观磁化矢量，如图 1-2-2 所示。

有 B_0：

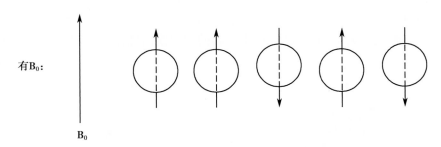

B_0

图 1-2-2 有外加磁场 B_0 时，产生的净磁场

但进入外磁场后，高能级质子和低能级质子的磁化矢量并不完全与外磁场平行，而是存在一定的角度，除了自旋外，质子还会以外磁场的方向为轴，按这个角度以一定角频率进行旋转，如图 1-2-3 所示，我们把这种旋转摆动称为进动。

质子绕着外磁场进动的速度叫作进动频率，又称为拉莫尔频率，其计算公式为：$\omega = \gamma B_0$。该式中，ω 为拉莫尔频率，γ 为旋磁比，是由原子核决定的常数，B_0 为外磁场的强度，B_0 越大，进动频率越快。

由于进动的存在，质子自旋产生的磁场可分解为两个部分，即纵向磁化分矢量和横向磁化分矢量。假定组织样本中存在 2 000 004 个处于低能级状态的质子和 2 000 000 个处于高能级状态的质子，它们各自绕外磁场方向进动，低能级状态质子与高能级状态质子的纵向磁化分矢量对立抵消，剩下了处于低能级状态的 4 个平行质子，最后产生一个与外磁场同向的宏观纵向磁化矢量，但是由于相位不同，横向磁化分矢量相互抵消，因此没有宏观横向磁化矢量的产生，如图 1-2-4 所示。至此可以得出，当人体进入外磁场后被磁化，只产生一个沿外磁场方向的净磁化矢量，但是该磁化矢量无法在接收线圈中产生有效的磁共振信号。如果此时施加一个匹配的射频脉冲，净磁化矢量将出现一个垂直于外磁场的横向分量。该横向磁化分量围绕外磁场方向进动将不断切割接收线圈从而引起线圈磁通量的变化，最后产生磁共振信号。

在图 1-2-4A 中左侧空白箭代表外磁场方向，每个质子都产生纵向磁化分矢量（纵向虚线黑箭）和横向磁化分矢量（横向实线黑箭）高能级质子的纵向磁化分矢量与外磁场相反，低能级质子的纵向磁化分矢量与外磁场相同。由于质子进动，各质子的横向磁化分矢量以外磁场方向为轴做旋转运动，其方向与质子进动方向一致（虚线圆圈箭头）。在图 1-2-4B 中，沿外磁场方向观察 XY 平面上的质子横向磁化分矢量

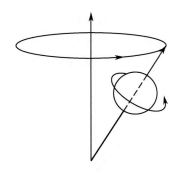

图 1-2-3　有外加磁场 B_0 时质子振动示意图

存在外加磁场 B_0 时，质子不仅绕自身轴旋转，
而且也绕 B_0 轴进行摇摆

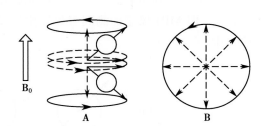

图 1-2-4　进动质子的纵向及横向磁化分矢量

（虚线黑箭）的分布，由于在圆圈中所处的位置不同（相位不同）而相互抵消，故无宏观横向磁化矢量产生，而为了使人体组织中产生一个可以被接收线圈测量的旋转的横向磁化矢量，我们对处于外磁场中的人体组织施加一个射频脉冲，该脉冲的频率与质子的进动频率相同，射频脉冲的能量将传递到低能级的质子，处于低能级的质子获得能量后跃迁到高能级，这就是磁共振现象的微观原理。从宏观角度来说，由于射频脉冲产生的射频磁场垂直于外磁场方向，使得宏观纵向磁化矢量发生翻转，并且由于射频脉冲的聚相位效应，质子群的横向磁化分矢量相互叠加，产生旋转的宏观横向磁化矢量，如图 1-2-5 所示。

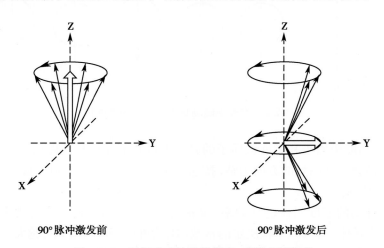

90° 脉冲激发前　　　　　　　　　　90° 脉冲激发后

图 1-2-5　射频脉冲的激发效应：翻转与聚相位

90° 脉冲激发前（即平衡状态），处于低能级的质子略多于处于高能级状态的质子（黑色实线箭头标示 6 个低能级状态的质子），从而产生与外加强磁场同向的宏观磁化矢量（向上空白粗箭头；90° 脉冲激发后，低能级超出高能级的质子有一半（3 个）获得能量跃迁到高能级，此时处于高能级和低能级的质子数完全相同，宏观纵向磁化矢量消失；同时由于射频脉冲的聚相位效应，这些质子的横向磁化分矢量相互叠加，从而产生了旋转（带箭头圆圈）的宏观横向磁化矢量（横向空白粗箭）。

　　如上所述，在射频脉冲的激发作用下，宏观磁化矢量会产生一定角度的翻转，若射频脉冲的能量正好使宏观磁化矢量偏转 90°，该脉冲称为 90° 脉冲；使宏观磁化矢量翻转 180° 时，该脉冲称为 180° 脉冲；使宏观磁化矢量翻转小于 90° 时，该脉冲称为小角度脉冲。射频脉冲能量的大小与脉冲强度及持续时间有关，当宏观磁化矢量的偏转角度确定时，射频脉冲的强度越大，需要持续的时间越短。

　　射频脉冲激发作用完成后，关闭射频脉冲，组织中的宏观横向磁化矢量会从最大逐渐缩小至完全衰退，而宏观纵向磁化矢量从零逐渐恢复直至最大即平衡状态，这个过程称之为核磁弛豫。

　　核磁弛豫分为纵向弛豫和横向弛豫，又称为 T_1 弛豫和 T_2 弛豫。T_1 弛豫指射频脉冲关闭后，在外磁场的作用下,宏观纵向磁化矢量逐渐恢复至激发前的状态。T_2 弛豫指宏观横向磁化矢量逐渐消失的过程,射频脉冲关闭后,同相位进动的质子群逐渐失去相位一致性,横向磁化矢量的叠加逐渐减弱,宏观横向磁化矢量逐渐消失(图 1-2-6)。

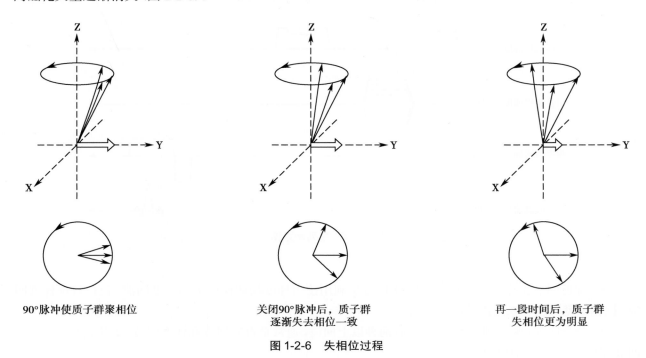

90°脉冲使质子群聚相位　　　　关闭90°脉冲后,质子群　　　　再一段时间后,质子群
　　　　　　　　　　　　　　　逐渐失去相位一致　　　　　　失相位更为明显

图 1-2-6　失相位过程

MRI 往往需要重复施加多个射频脉冲。对应的重复脉冲之间的间隔时间被称为重复时间(repetition time,TR);从开始施加的首个射频脉冲的峰值到接收到横向磁化返回信号峰值之间的时间间隔,被称为回波时间(time of echo,TE)。在 MRI 中,通过调整序列参数,如改变 TR、TE 值,使 MRI 图像主要反映组织的某一特性,抑制其他特性对图像的影响,最终实现区分不同组织的目的,该过程生成的图像称为加权像(weighted image,WI)。T_1 加权像(T_1-weighted imaging,T_1WI)指图像内信号强度的高低主要反映组织纵向弛豫的差别,T_2 加权像(T_2-weighted imaging,T_2WI)重点突出组织横向弛豫差别,而质子密度加权成像(proton density weighted imaging,PDWI)主要突出单位体积的不同组织间质子含量差别。通过改变 TR、TE 的数值,可以得到组织的 T_1WI、T_2WI 和 PDWI,如表 1-2-1 所示。

表 1-2-1　不同 TR 和 TE 时的组织对比

MRI 序列	TR	TE
T_1WI	短	短
T_2WI	长	长
PDWI	长	短

射频脉冲、梯度场信号采集时刻等相关各参数的设置及其在时序上的排列称为 MRI 的脉冲序列,一般脉冲序列由 5 个部分构成,即:射频脉冲、层面选择梯度场、相位编码梯度场、频率编码梯度场(也称读出梯度场)以及 MRI 信号(图 1-2-7)。

序列常按采集信号类型进行的分类:

(1)FID 类序列:采集到的 MRI 信号是 FID 信号,如部分饱和序列等。

(2)自旋回波类序列:采集到的 MRI 信号是利用 180° 相位重聚脉冲产生的自旋回波,包括常规自旋回波和快速自旋回波序列等。

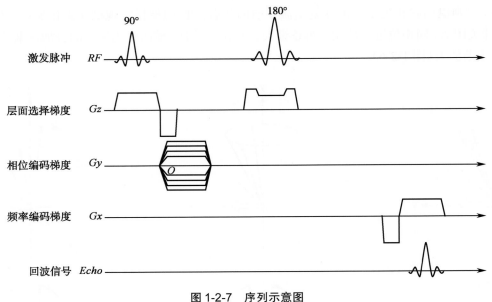

图 1-2-7 序列示意图

（3）梯度回波类序列：采集到的 MRI 信号是利用读出梯度场切换产生的梯度回波，包括常规梯度回波、扰相梯度回波和稳态进动成像序列等。

（4）杂合序列：采集到的 MRI 信号有两种以上回波，通常是自旋回波和梯度回波，如快速自旋-梯度回波序列和回波平面成像序列等。

（二）磁共振成像原理

射频脉冲激发后采集到的 MRI 信号包含患者检查部位的全部信息，但是信号中不包含空间位置信息，因此无法解析出信号的空间分布。这正是使用梯度磁场进行空间编码的意义。

当在磁场中施加梯度磁场时，磁场会随着位置的变化而发生改变，通常以线性方式变化。根据功能与方向，这些梯度磁场被分为层面选择梯度（G_z）、读出频率编码梯度（G_x）与相位编码梯度（G_y）。通过在外磁场上施加 3 个方向的梯度磁场，使得磁场强度在空间三个方向上线性变化，从而在信号中融入对应的空间编码信息。

首先介绍层面选择梯度的使用。假定对 Z 方向进行选层，即沿着 Z 轴方向得到横断切面，在 Z 轴方向上施加一个梯度 G_z，如图 1-2-8 所示，磁场强度从足部至头部逐渐增大。由于磁场强度在 Z 轴方向的线性分布，根据拉莫尔理论可以得出，Z 轴方向上不同层面质子的进动频率是不同的。由核磁共振原理可知，射频脉冲只能激发与其振动频率一致的质子群，故发射具有特定频率的射频脉冲，就可以选择性地激发特定层面的质子群，从而得到相匹配的单一层面的信号，实现层面的选择。

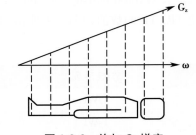

图 1-2-8 施加 G_z 梯度

在选择层面以后，还需确定二维层面的空间信息。为了进行层面内的空间编码，接收回波信号时在 X 方向上施加 G_x 梯度，称为频率编码梯度。由于 G_x 梯度是在接收回波信号时施加的，故又称为读出梯度。频率编码梯度施加后，层面空间上从左至右，质子的进动频率呈线性分布。虽然接收到的信号依然是层面内各个信号之和，但是由于频率编码梯度的作用，得到的信号实际上变成了 X 轴方向上各种频率信号分量的总和。如果对单一层面采集到的信号进行傅里叶变换，很容易根据频率与位置一一对应的关系，得出信号在 X 方向的空间分布信息。

举例说明，如图 1-2-9 所示，考虑一个具有 3 行和 3 列的层面，总共 9 个像素。在接收回波时施加 G_x

梯度，层面中 3 列像素内质子以递增的角速度进动，分别为 ω_1、ω_2、ω_3 并且速度不同，质子所在的列数不同，这使得它们通过各自速度和位置被区分开来，实现频率编码。

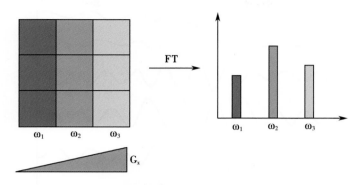

图 1-2-9　频率编码得出信号在 X 方向的空间分布信息

现只需要在 Y 方向上进行空间编码，即可实现对信号三维空间定位。Y 方向上的梯度 G_y，称为相位编码梯度，是通过相位差信息来实现的。

在打开 G_x 与 G_y 之前，质子以相同频率进动，保持同相位。如若在 Y 轴方向上打开 G_y，在此梯度磁场的影响下，沿 Y 轴方向的质子开始以不同的频率发生进动，质子之间开始产生相位差，如图 1-2-10 所示。一段时间后关闭 G_y，质子继续以相同频率进动，Y 轴方向上的质子产生的相位差被保留了下来。

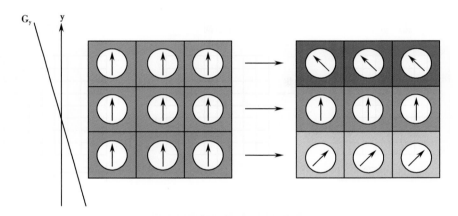

图 1-2-10　G_y 梯度下产生相位差

采集的信号经二维傅里叶变换之后，就可以解析出频率信息和相位信息，进而实现二维层面的空间定位。

频率编码数和相位编码数直接对应图像的分辨率，例如一幅分辨率为 256×256 的图像，其频率编码数为 256，相位编码数也为 256。并且相位编码数决定了 MRI 信号的采集次数，因为此图像相位编码数为 256，所以需要采集 256 次 MRI 信号。每次采集得到 MRI 模拟信号，并且每次这些信号都以一行的形式填充所谓的数据空间，如图 1-2-11 所示，模拟信号进行离散化采集得到数字信号，最后形成 K 空间数据。由此信号采集过程可以得出，每个层面的信号采集时间是 256×TR，有时为了改善成像质量需要对信号进行多次采集，重复采集次数被称为激励次数 N_{ex}，因此，序列总的采集时间为 256×TR×N_{ex}。

得到 K 空间数据后，我们需要进行傅里叶变换分离出不同频率、不同相位的 MRI 信号，不同的频率和相位代表不同的空间位置，而幅度代表 MRI 信号强度，将这些信息分配到相应的像素空间中，即可得到该层面上的 MRI 图像，整体过程如图 1-2-12 所示，对于一个切片（层面），MRI 的实际范围可以用视场（field of view，FOV）进行描述。

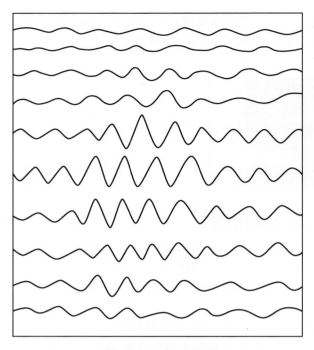

图 1-2-11 数据空间

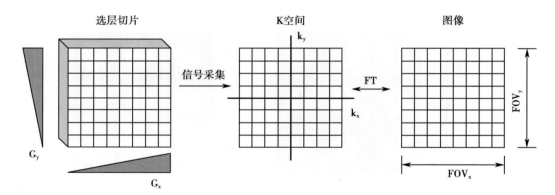

图 1-2-12 K 空间与图像重建

  MRI 的主要用途是解剖学诊断,图像质量是最值得关心的部分,以下简述了 MRI 图像质量的几个主要指标。

  图像质量标准主要是信噪比、对比度和空间分辨率。信噪比为主要的质量评估因素,其制约着对比度与空间分辨率。对比度体现了组织间的信号差异,而空间分辨率确定了可观测的最小空间尺寸。除这三者之外,伪影也会影响图像质量,可能会造成诊断结果的偏差。伪影的种类有很多,主要的伪影可以分为两大类:一类是与患者相关的伪影,包括金属伪影和运动伪影;一类是与磁共振系统设置相关的伪影,包括截断伪影、卷折伪影、化学位移伪影、交叉激励现象、磁敏感性伪影等。识别与设法消除或减小所生成的伪影,也是提高图像质量办法中重要的一环。

  上述评判标准相互制约,一般来说,在扫描时间相同的情况下,信噪比大小与图像分辨率高低成反比。提高信噪比和增加图像分辨率都要求延长扫描时间,但过长的扫描时间可能会引起患者身体不适,引入运动伪影的概率会相应增加,也会提高医院单次扫描的人力成本。因此我们常需要调整扫描参数,在信噪比、对比度和空间分辨率之间进行合理的折中,从而达到满足临床要求的图像质量。

二、磁共振介入系统的硬件设备要求

磁共振介入系统常需要开放式的主磁体结构，这样有利于在介入手术过程中医师灵活方便地接近患者，此外开放式磁共振系统成像空间大，手术可以在扫描区域内或区域外进行，如图 1-2-13～图 1-2-16 分别给出 3.0T 主磁体、1.0T 大孔径型磁体、0.55T 闭合大孔径短磁体和 0.35T 开放式 C 型磁共振磁体示意图。由于没有放射线辐射，术中可以随时进行磁共振扫描，医师无须回避，极大节省了时间与体力，便于实时观察术中情况，极大地提高了工作效率。

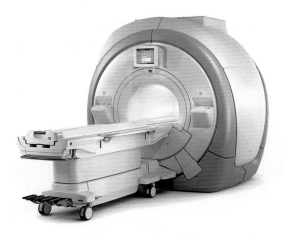

图 1-2-13 3.0T 主磁体

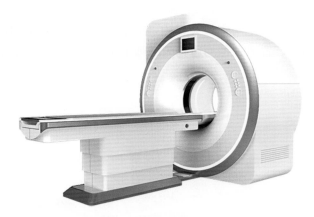

图 1-2-14 1.0T 大孔径型磁体，孔径 81cm，长度 125cm

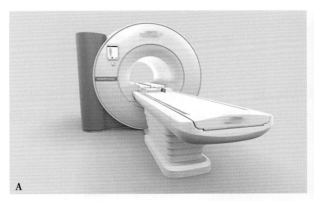

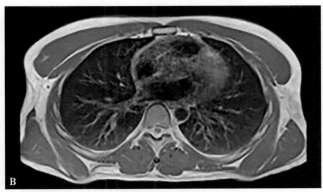

图 1-2-15 0.55T 介入专用与适宜肺扫描型磁共振
A. 场强为 0.55T 的大孔径 MRI 设备，孔径达 80cm；B. 实现高精度的肺部及植入物的成像

1. 介入性磁共振设备 推荐使用具有开放式磁体或封闭式短磁体及可移动治疗床，高场强磁共振设备是 1.0T 高场强水平开放式磁共振和 1.5T 高场强短轴宽口径磁共振。低场强磁共振推荐开放式 C 型磁体扫描仪，方便移动患者检查床进出 5 高斯（1T = 10 000 高斯）磁场。

（1）介入用磁共振设备应符合 WS/T 263—2006 及 YY/T 0482—2010 的要求。

（2）介入用磁共振设备所在环境应符合 GB 15982—2012 的相关规定。

与传统诊断用 MRI 不同的是，磁共振介入系统还常具有室内操作控制台和磁兼容室内显示屏。室内操作控制台要求体积小巧、移动方便，可以在扫描室内进行各种扫描操作，便于手术医师与操作技师随时沟通。磁兼容室内显示屏能够让术者在室内清晰观察术中扫描图像，既方便手术操作，又能实时监控手术全过程。图 1-2-16 是常用的开放式 C 型磁共振磁体。

2. 介入性射频线圈 射频线圈的性能直接关系到 MRI 的图像质量。而在介入治疗手术中，介入性治疗器械需要穿过射频线圈，再穿刺进入病灶区域。为了方便医师对病灶区域进行治疗手术，需要设计介入性磁共振系统专用的开放式射频线圈，该线圈通常需满足以下几点要求：①射频线圈须是开放式设计，从而为手术提供充足的操作空间，在收发脉冲信号的同时允许医务人员对病灶部位实时进行手术；②射频线圈可以固定病灶部位，防止由于患者的运动带来的手术误差；③射频线圈要具有高信噪比、信号分布均匀等成像优点，良好的图像质量是保证生成图像能准确反映手术器械与靶区病灶相对位置关系，以及准确控制治疗范围的基础。

以通过 MRI 介入治疗乳腺癌为例，为获得高质量乳腺扫描图像，且方便医师对乳腺病灶区域进行治疗手术，需要设计磁共振治疗专用的乳腺支架和线圈。图 1-2-17 所示是磁共振乳腺线圈，乳腺线圈集成在乳腺固定与定位装置内，有效提高了乳腺扫描图像的质量。并且在保证了牢靠固定乳腺的同时，乳腺固定装置大孔径的通孔为医师手术操作提供了足够的空间。

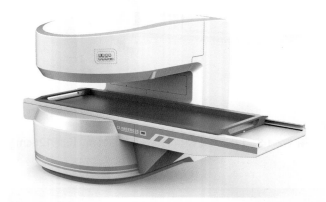

图 1-2-16　0.35T 开放式 C 型磁共振磁体

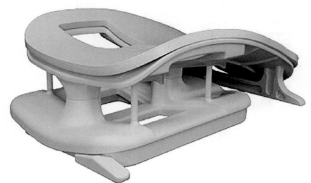

图 1-2-17　磁共振乳腺线圈

图 1-2-18 新型水平磁场正交膝线圈为上下开启式结构，用于人体膝关节组织扫描，图像清晰均匀，开放式的结构有利于进行膝部、颅脑磁共振介入治疗。此外，线圈市场中还有开放式头线圈、膝线圈（图 1-2-18）和腹部脊柱介入线圈（图 1-2-19）等。

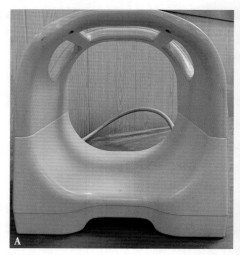
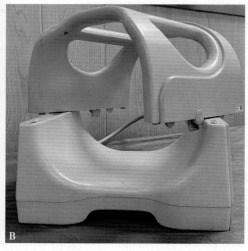

图 1-2-18　开放式头线圈（A）、膝线圈（B）

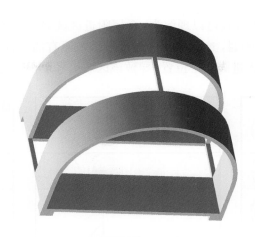

图 1-2-19 腹部脊柱介入线圈

三、磁共振金属伪影的产生和去除

介入手术主要包括活检、穿刺、消融等步骤。目前,临床中使用的大部分介入器械都带有金属材质。虽然利用一些特殊的材料如钛及其合金可以减小伪影程度,但无法达到完全消除。因此,本节将从金属伪影的产生原理出发,介绍目前主要的去除金属伪影的脉冲序列成像方法。

(一)金属伪影产生的物理原理

1. 金属伪影的产生原理 在 MRI 中,外加静磁场 B_0 对人体组织进行磁化,即原子、电子的磁矩会沿着外加恒定的静磁场方向进行排列,产生宏观磁化矢量,用于后续的脉冲激发。由于原子、分子自身有一定的电子分布,当电子按照静磁场方向排列时,自身也会产生一定方向的感应磁场 J,物质的感应磁场与外磁场的比值称为该物质的磁化率 x。对于金属物质,由于其外围电子较为活跃,故金属一般都拥有很高的磁化率,即在外磁场的作用下会产生很大的局部磁场,破坏成像区域的静磁场均匀性,进而改变金属附近区域的拉莫尔共振频率,如图 1-2-20 所示。

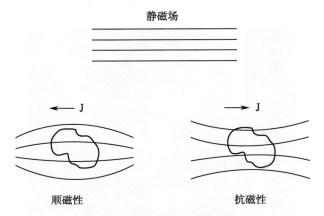

图 1-2-20 磁敏感示意图

在恒定静磁场 B_0 下,逆磁性(x<0)的物质产生与静磁场 B_0 方向相反的感应磁场,顺磁性/铁磁性(x>0)的物质则产生于 B_0 相同方向的感应磁场。

金属产生的局部磁场改变了质子的拉莫尔共振频率后,首先会导致脉冲选层激发时产生误差,实际激发的区域距离理想区域有一定的间隔,该间隔与金属导致的频率偏差及要激发的目标层厚成正比,与激发脉冲的带宽成反比。

对于读出方向上的误差，则大致可以理解为：金属附近区域的共振频率偏差导致了一部分像素拥有了错误的频率。因此在频率编码时，这些像素可能没被编入原有的位置，导致该区域信号空洞，对应的也可能有多个像素被错误地编入进同一个位置，导致该区域信号堆积而高亮，如图 1-2-21 所示。

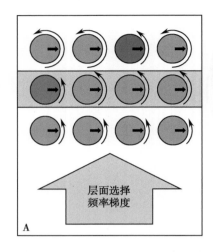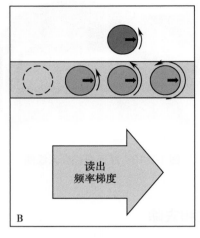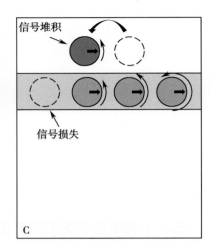

图 1-2-21　金属感应引起误差示意图

图 1-2-21 是金属感应磁场选层激发与读出编码时引起误差示意图。在图 A 选层时，黄色和绿色的自旋矢量的频率较低，导致绿色矢量未被选中激发，而在外层的黄色矢量则被错误地激发。在图 B 读出编码时，由于黄色的频率较低，因此在编码方向上又被错误地编进了其左边的位置，导致其信号叠加在左边的像素上，得到了图 C 最终出现信号损失与信号堆积的现象。

2. 金属伪影在磁共振图像上的具体表现　金属伪影产生的最主要原因是金属物体表面附近的静磁场变得不均匀，从而改变了拉莫尔自旋频率，这在图像上的具体表现为：由于自旋散相引起的信号损失，在金属植入物中会形成一片低信号的黑色区域。除此之外，不同像素的信号由于编码错误而堆积在一起，产生高亮的区域，这主要出现在选层方向和信号读出方向上，且常伴随几何畸变。上述的信号损失与信号堆积，在图像上常表现为在黑色区域的边缘外会伴有一些亮度溢出的现象，如图 1-2-22～图 1-2-24 所示。

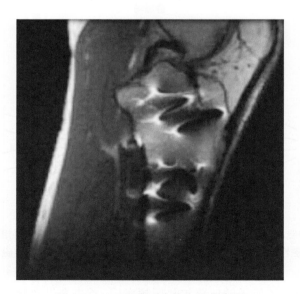

图 1-2-22　SE 序列人体小腿成像图

引自：Lu W，Pauly KB，Gold GE，et al. SEMAC: slice encoding for metal artifact correction in MRI[J]. Magn Reson Med，2009，62（1）：66-76.

使用 SE 序列对小腿中植入有多个不锈钢螺丝钉的人体扫描成像。图 1-2-23 可以较明显地看到，图中多个黑色区域外围的一圈亮信号伪影，同时在螺丝钉内部的信号由于自旋散相而在图像上显得很暗。

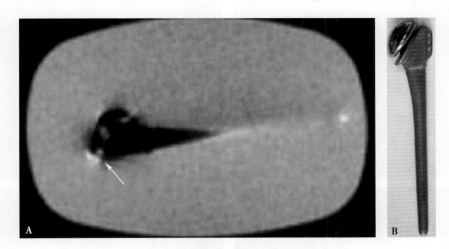

图 1-2-23　金属假肢磁共振成像伪影

A. 仿体成像结果图；B. 金属假肢实物图。图 A 为使用 SE 序列对植入了 B 图金属假肢的仿体进行成像的结果图，图 A 中箭头所指处能明显看到金属伪影，在图像外围有亮信号伪影，同时在物体内部信号较低。引自：Lu W, Pauly KB, Gold GE, et al. SEMAC: slice encoding for metal artifact correction in MRI[J]. Magn Reson Med，2009, 62（1）: 66-76.

比较导引线在不同磁体中心距离层面下的金属伪影，其中亮圆表示金属导引线，旁边小黑色圆表示其伪影。图 1-2-24 左下角的数字分别表示导引线与起点的距离、成像层面与磁体中心的距离。随着导引线在仿体距离的改变，其引起的金属伪影位置及形状会发生改变。

（二）基于磁共振序列的金属伪影去除

目前在去除磁共振金属伪影方面已有很多的研究成果，包括使用特殊材料以减轻金属伪影、根据成像原理设计优化去除金属伪影序列（metal artifact reduction sequences，MARS）、利用深度学习等图像后处理方法对含有金属伪影的图像进行处理等，本小节主要从序列实现中用到的一些特殊技术展开介绍。

MARS 指的是采用了一些改进技术、专门用于去除金属伪影的一大类序列，尽管金属在成像时引入的伪影有时很严重，但通过优化序列结构及参数或是引入新的成像步骤，往往能极大地改善图像质量，达到可以诊断的标准。MARS 用到的技术大致可以分为：从序列参数出发的基本金属伪影去除方法、减少同一层面内部的伪影、减少不同层面之间的伪影三大类。

1. 最基本的金属伪影去除方法　上文金属伪影产生原理中提到的选层方向上的层偏移误差与选择的层厚、激发脉冲的带宽等参数有对应的比例关系，所以很自然的一种想法就是通过优化序列参数和序列结构来减弱金属伪影。首先，对于因场强不均匀而自旋散相导致信号损失的金属伪影，可以通过引入 180° 翻转脉冲来补偿静磁场的不均匀性，从图 1-2-24 中可以看到 SE 序列相比于 GRE 序列在信号损失方面有较大的改善。同时还可以用到超短回波时间序列（UTE）的技术，将 TE 缩短在若干毫秒甚至微秒量级，通过减少自旋的散相时间来改善信号损失的情况。其次，对于几何畸变等伪影，则可以通过增大激发带宽以及采样带宽来改善图像。通过优化带宽，在一定条件下可以减少大约 90% 的金属伪影。

图 1-2-25 是对植入有不锈钢螺钉的 37 岁健康男性志愿者的成像图。图 A 使用了采样带宽为 125kHz 的 SE 序列，图 B 使用了采样带宽为 32kHz 的 GRE 序列。由实心箭头所指的地方可以看到，相比于 GRE 图像，SE 图像较大程度地削弱了金属伪影造成的信号损失。

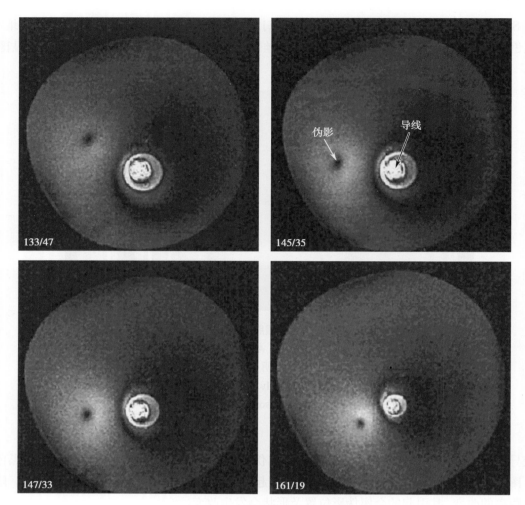

图 1-2-24 导引线金属伪影图

引自：Nitz WR，Oppelt A，Renz W，et al. On the heating of linear conductive structures as guide wires and catheters in interventional MRI[J]. J Magn Res Imag，2001，13（1）：105-114.

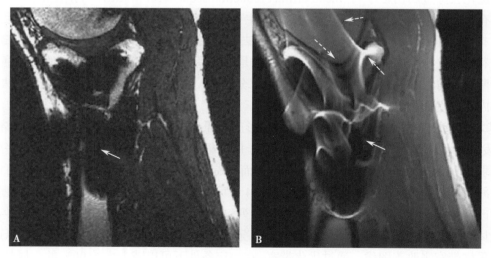

图 1-2-25 人体成像图

A. SE 图像较大程度地削弱了金属伪影造成的信号损失（实线箭头）；B. GRE 图像金属伪影造成的信号损失更大（虚线箭头）。引自：Hargreaves BA，Worters PW，Pauly KB，et al. Metal-induced artifacts in MRI[J]. Am J Roentgenol，2011，197（3）：547-555.

2. 减弱层内畸变 从图 1-2-25 中可以看到，在读出编码时会因为频率误差导致信号损失或者堆积，而引起黑色区块或高亮信号的伪影误差，而一种视角倾斜技术（view-angle tilting，VAT）则能很好地解决这一图像畸变。该技术在 1980 年被首次提出，并主要用于解决由化学位移引起的图像伪影，并在后续发展中逐渐成为一种非常实用的技术，飞利浦的骨科金属伪影复位术（orthopedic metal artifact reduction，OMAR）以及西门子的 WARP 技术便是基于 VAT 的 2D 快速 SE 序列。

如图 1-2-26 所示，VAT 技术是在 SE 序列中的频率编码过程以及信号读出过程中，在选层梯度方向上额外添加一个与激发时的选层梯度幅度一致的层面补偿梯度 G_z，该补偿梯度的开启时间与持续时间要与读出梯度 G_x 一致，如此便能抵消频率偏差在信号采集期间带来的影响。带有 VAT 中所描述的补偿梯度 G_z 的读出编码，可以看成是将编码的层面旋转一个角度，从而得到图 1-2-26 所示的正确编码范围，在已知频率偏差量化表达式的情况下，在理论上能完全补偿层面内的畸变。由于补偿梯度具有一定的层面截断以及低通滤波的效果，VAT 技术实际上会引起一定程度的图像模糊。这些模糊效应可以通过选用薄层、高分辨率、大带宽等序列参数来解决。

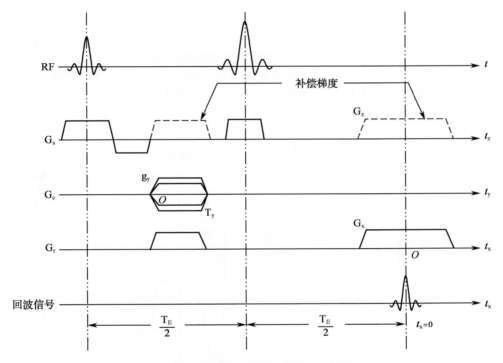

图 1-2-26 使用 VAT 技术序列示意图

如图 1-2-27 所示，该序列是常规 SE 序列的变形，在箭头所指的两段虚线段处添加了额外的选层方向上的补偿梯度，该补偿梯度的幅度要与脉冲激发时的选层梯度 G_z 幅度一致，且要与读出梯度 G_x 同时施加。此时倾斜的视野角度即为 $\theta=\tan G_z/G_x$。

3. 减弱层间畸变 层面之间由金属感应磁场导致的畸变比层面内部的畸变更难解决，因为激发脉冲的带宽上限受到电磁波发射能量以及人体的电磁波吸收比值（specific absorption rate，SAR）限制。目前主要有两种技术用于解决层面之间的畸变，分别是层面编码金属伪影校正（slice encoding for metal artifact correction，SEMAC）以及多采集与可变谐图像结合（multiple-acquisition with variable resonances image combination，MAVRIC）。

SEMAC 在 2009 年由 Lu 等提出，主要基于视角倾斜技术 - 自旋回波（view-angle tilting-spin echo，VAT-SE）技术，继承了减少层面内伪影的特点，此外，在选层梯度上施加一个额外的相位编码，其施加时间与相位编码梯度相同，序列图如图 1-2-28 所示。

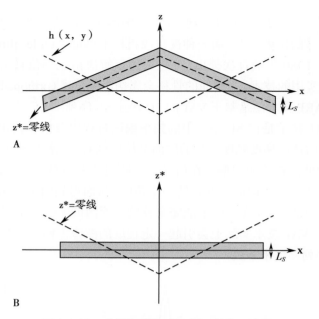

图 1-2-27 非均匀磁场 VAT 校正简化示意图

假设在 x 方向上存在图 A 的线性磁场不均匀度，则在采样信号时，读出编码对应的像素位置是类似于三角形状的范围。若用 VAT 技术在选层方向上施加补偿梯度 G_z，如图 B 则在读出编码阶段能到正确的编码范围。

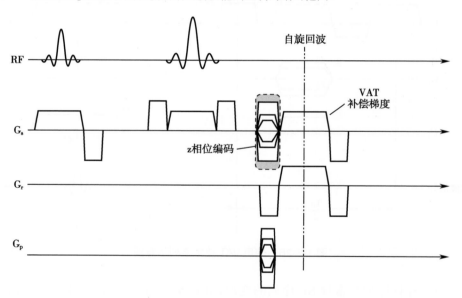

图 1-2-28 金属植入物去伪影成像 SEMAC 序列图

引自：Lu W，Pauly KB，Gold GE，et al. SEMAC: Slice Encoding for Metal Artifact Correction in MRI[J]. Magn Reson Med，2009，62（1）: 66-76.

磁场不均匀性引起了选层偏离等问题，因此 SEMAC 通过施加额外的 z 轴相位编码梯度对激发的片层进行编码，可以有效提高金属磁敏感性对原始切片轮廓的影响。

SEMAC 技术不需要额外的硬件支持，可以很容易部署到全身 MRI 中，在仿体和体内脊柱以及膝关节的研究中已经验证了其能在可接受的扫描时间内消除金属伪影。虽然 SEMAC 技术可以减少金属伪影，但会降低图像信噪比并且易引入波纹伪影。为了解决上述问题，在之后的研究中 Lu 等提出可以通过使用奇异值分解来提升去除伪影后的图像信噪比。目前国际上高场强磁共振均应用了基于 SEMAC 的金属伪影去除功能（图 1-2-29）。

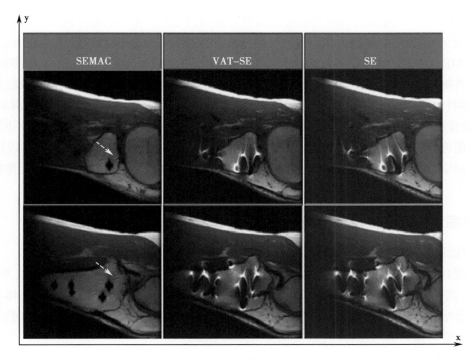

图 1-2-29　SEMAC 序列的腿部金属伪影去除效果图

引自：Lu W，Pauly KB，Gold GE，et al. SEMAC: slice encoding for metal artifact correction in MRI[J]. Magn Reson Med，2009，62（1）：66-76.

对小腿中植入有钢钉的志愿者进行成像，第 1 行和第 2 行分别是使用了 SE、VAT-SE 序列得到的图像，可见 VAT 技术不能很好地解决层间畸变伪影。而第 3 行使用了 SEMAC 技术的序列则能较明显地去除层间畸变的金属伪影。

MAVRIC 技术则是基于多个三维快速自旋回波（3D-FSE）成像，它利用了 RF 发送和接收频率中的离散偏移来采集多个快速二维自旋回波图像，可以有效减弱层面间的图像畸变，同时减弱金属植入物周围在读出方向上的金属伪影。

MAVRIC 技术通过使用窄带频率选择性激励和多光谱 VAT 技术，创建光谱样条，收集一组部分重叠的偏移频率的窄激励频谱数据，并以此计算平面内位移。另外 MAVRIC 还通过使用图像交织以增大 TE 和 TR 选择方面的自由度，并使用了自适应相位编码以减少相位编码步骤从而减少非共振激励的成像时间。目前，临床上比较成熟的有基于该技术的 HiMAR。另外，由于 MAVRIC 技术没有使用选层梯度进行选层，仅依靠表面线圈来限制 z 轴方向的有效信号，这使得在一些位置如臀部和肩膀会出现明显的层面混叠伪影。通过使用多光谱激发以及在读出时使用的 z 梯度进行额外的相位编码，可以明显改善这一现象。

此外，基于改良的三点式 DIXON 水脂分离成像技术以及单点成像技术来也可矫正金属伪影。随着技术的进步，新的金属伪影矫正方法不断出现，这使得 MRI 对于金属植入物附近的组织成像能力增强。但是金属伪影并不能被完全消除，消除伪影的过程中图像信噪比的减弱也是一项亟待解决的问题。

（邱本胜　张　琛　智德波　李　懋　赵　磊）

第三节　磁共振介入扫描要求与规范

MRI 具有其他影像学方法无可比拟的优势，可全面评价介入靶灶和邻近组织的重要解剖关系。国内已经陆续有厂家开展磁共振介入相关设备和耗材的开发，如穿刺针、活检针、室内显示器、心电监护仪、微波消融系统、无影灯等，可以实现磁共振室内的兼容使用，但是专用于介入的 MRI 系统尚未成熟应用。MRI 用于导引介入治疗已经开展了很多年，但是一直没有得到很好的推广和应用。之所以磁共振介入（interventional MRI，iMRI）没有在各级医院开展，与 MRI 序列有着密不可分的关系。很多医院都是利用常规的诊断磁共振，通过组合搭配出一套磁共振手术室的设备。诊断 MRI 序列主要是通过多种成像序列，旨在提供多种对比机制来增加鉴别异常或退变组织的灵敏度和特异性，对成像的分辨率和对比度要求都较高，对成像时间的要求相对较低。介入性磁共振扫描与诊断磁共振扫描有很多的不同之处。iMRI 需要实时显示图像，才能满足手术中的需求，因此需要快速成像技术。近几年快速对比成像的发展，采用独特的 K 空间取样步骤，如 Keyhole、Local Look 等，减少 K 空间采样，或者采用平行成像技术，加快成像速度。

一、磁共振介入扫描要求及特点

（一）实时或者接近实时图像显示

目前开展磁共振导引下的手术，基本都是非实时的手术，即先通过磁共振进行扫描，根据透视技术或者标记栅板，选择合适的进针点和角度，对成像速度要求不高，但是由于病床需要反复移动和扫描，整体的手术时间会增长。随着 MRI 序列的发展，已有专用于介入的快速成像序列，近乎实时显示。且随着各种专用和非标磁共振系统的发展，可以实现实时介入手术。

（二）容积成像

MRI 具有多平面和三维容积重建的能力，对于介入靶区，可以实现交互式容积图像数据处理和显示，有利于在手术容积内进行自由导航。

（三）扫描序列不受伪影的干扰

穿刺针伪影的形状和大小，除受材料影响外，还取决于穿刺针相对于主磁场的方向和相位编码，尤其是脉冲序列和序列参数有关。当穿刺针的方向与频率编码方向垂直，且非对称性回波采样时，穿刺针的伪影将有一部分从针的一侧移至另一侧，针的轨迹伪影增大；针平行频率编码方向时，其伪影比垂直于频率编码方向时小。穿刺针的伪影要足够大，易于观察，但又不能太大，以免影响病灶的显示（图 1-3-1）。

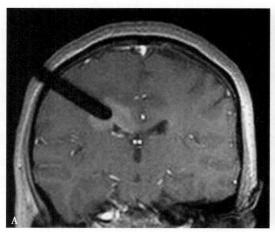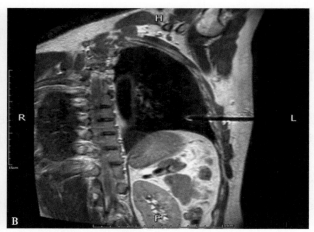

图 1-3-1 穿刺针伪影显示

A. 磁共振兼容 18G 同轴穿刺针在 T_1-TFE 序列针道伪影在 FE 序列回波时间越短，穿刺针伪影越小，与频率编码方向垂直时，穿刺针伪影较大；B. 磁共振兼容 18G 同轴穿刺针在 PDWI-TSE 序列针道伪影较小。

（四）要保证病灶与邻近组织、穿刺针伪影间有足够的对比度

根据穿刺针、病灶等的成像特点，一般倾向于采用 T_2 加权序列，它具有较好的对比度，可以很好地显

示肿瘤，产生的亮流体图像常常要优于留空的流体图像。T_1 加权像通常被用来提供三维血管或者导引血管内活动导管的定位。

（五）单一序列不一定能满足要求，需要进行多个序列的扫描

某些 iMRI 操作必须依靠对组织损伤和变化敏感的 T_2 加权像，在一定的温度范围内，T_1 弛豫、弥散系统、化学位移等，对温度敏感的序列也被用来监测温度变化。

二、磁共振介入扫描序列

随着大孔径、开放式磁共振设备和各种高端、快速 MRI 技术的出现，以及各种磁兼容性微创设备研制成功，磁共振成为导引介入微创治疗的有效手段。磁共振微创介入治疗发展迅速并应用于临床实践，专用于磁共振微创介入的快速成像序列也在不断更新。

由于磁共振介入的特殊性及其治疗性，在进行磁共振介入手术时，对于扫描序列和普通 MRI 诊断的要求有非常大的区别，主要体现在：①成像速度快，可以做到类实时成像，时间分辨率高；②对于穿刺器械没有伪影；③有足够的组织及病灶对比度；④相对高的空间分辨率。

磁共振介入快速成像序列与诊断用的有些不同，这与快速成像和优质的空间和时间分辨率之间的取舍有关。在成像速度 - 信噪比 - 分辨率之间存在折中关系，要同时兼顾是比较困难的。因此为了加快成像速度，磁共振介入快速成像序列在有限保证图像质量的情况下，采用了各种采集技术，包括 SENCE、K 空间技术、匙孔技术、半回波技术等。

单一序列很难完全满足以上 4 项要求，因此在实际的微创介入治疗过程中，使用多个序列相互兼顾，以达到最佳的手术效果。

（一）常用 MRI 扫描序列的分类

磁共振序列多种多样，不同厂家序列命名也不完全相同。磁共振序列分类的方法很多，目前最主流的序列分类及命名方法是根据磁共振信号产生的机制对序列进行大体的分类。

射频脉冲激发后直接采集信号，得到的磁共振信号称为自由感应衰减（free induction decay，FID）信号，该类序列被统称为 FID 序列。这种序列目前基本上很少进行临床应用，原因是无法采用参数来调节序列的对比度及灵活度。

射频脉冲激发后，采用 180° 重聚焦脉冲和读出梯度场的切换共同作用，得到的磁共振信号是自旋回波（spin echo，SE）信号，该类序列被统称为 SE 序列。在原有的 SE 序列的基础上，又可以做很多的序列结构改进和衍生得到不同的序列，比如：快速自旋回波（fast spin echo，FSE）序列。这一类依靠额外的射频脉冲（重聚脉冲）来产生磁共振信号的序列可以统称为自旋回波类序列。

射频脉冲激发后，仅采用读出梯度场的切换产生的信号是梯度回波信号，该类序列被统称为梯度回波序列。梯度回波序列的信号比较复杂，其分型也比较多。

同时采集了自旋回波和梯度回波信号的序列，又被称为杂合序列或者混合序列。

SE 序列结构比较简单，信号变化容易解释；图像具有良好的信噪比、组织对比度高；并且对磁场的不均匀敏感性低，磁化率伪影很轻微。但是 SE 序列一次激发仅采集一个回波，序列采集时间较长；体部 MRI 时容易产生伪影；由于扫描时间长，难以进行动态增强扫描。

为了解决扫描时间长的问题，快速自旋回波（FSE）序列应运而生。与 SE 序列相比，FSE 序列扫描速度大大提高，这是其最大的优势。当然，相比于 SE 序列，FSE 序列中脂肪组织信号更亮，而且随着回波链的增加，图像对比度会下降并且会产生模糊效应。

除了 SE 和 FSE 序列，梯度回波序列也是磁共振中常用的序列类型。梯度回波序列采用读出梯度场的正反切换产生信号。其主要特点是扫描速度更快。由于没有采用 180° 重聚焦脉冲来形成自旋回波信号，梯度回波序列磁场的均匀性比较敏感。梯度回波序列同样可以根据不同参数得到不同对比度的图像，如 T_1WI、T_2WI、PDWI 等。

梯度回波序列中的 TE、TR 远远小于自旋回波序列。由于 TR 都非常短，所以决定图像对比度的主要参数为：射频脉冲翻转角（Flip angle，FA）和回波时间（TE）。与自旋回波序列不同的是，梯度回波序列对磁场均匀性非常敏感，对于植入物、磁场不均匀的含气腔道容易产生伪影。

根据激发或者磁共振扫描的不同，可以将 MRI 分为以下几种模式：2D 模式、3D 模式、MS（多层模式）、M2D（多层 2D 模式）。其中：2D、MS、M2D 都是二维（2D）扫描模式；而 3D 是三维（3D）扫描模式（图 1-3-2）。

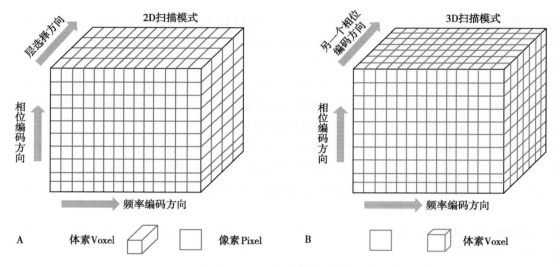

图 1-3-2　磁共振 2D 及 3D 扫描模式示意图
A. 2D 扫描模式示意图；B. 3D 扫描模式示意图。

（二）磁共振介入扫描序列特征

1. 快速自旋回波（FSE）序列　FSE 主要的结构改变是在每个 90° 激发脉冲之后跟随多个 180° 重聚脉冲，这样能够得到多个回波信号。图 1-3-3 是快速自旋回波序列的脉冲结构。

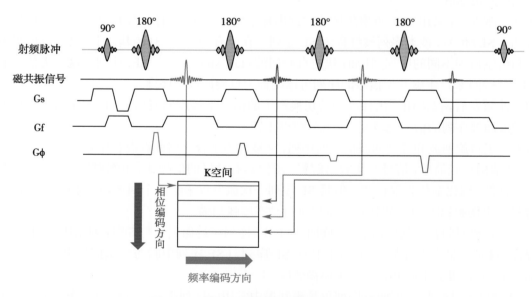

图 1-3-3　快速自旋回波序列脉冲结构示意图

如图 1-3-3 所示，90° 激发脉冲后，跟随了 4 个 180° 重聚脉冲，可以产生 4 个自旋回波信号，将这些信号填充到 K 空间，则一次激发可以得到 4 条 K 空间相位编码线，采集效率提高了 4 倍。需要注意的是，采集每一个信号前均会改变相位编码梯度大小，保证得到的数据填充不同的 K 空间相位编码线。

每一个 90°射频脉冲后面都会跟随一串重聚脉冲，重聚脉冲的数目就决定可以产生多少个回波。使用回波链来表示一次激发得到的回波数目。回波链越大，则表示 FSE 序列的加速倍数越多，时间分辨率越高。

虽然 FSE 序列大大提高了扫描速度，扩展了其临床应用。但是用在介入上，其时间分辨率还是不够，一个 FSE-T₂WI 序列一般也需要至少 30 多秒完成。这种扫描速度无法满足磁共振介入中的透视监控或者导引穿刺。

既然一次射频脉冲后，可以采用多个重聚脉冲采集信号重建出图像，那么是否可以仅一次激发就采集完所有信号，得到一幅完整的磁共振图像呢？

这种仅需要一次射频脉冲激发就能把整幅图像的信号全部采集完的技术又叫单激发（single-shot）技术，shot 在这里的意思是代表射频脉冲的激发。单激发的快速自旋回波序列一般简称为 SS-FSE。

图 1-3-4 是 3 类自旋回波序列的对比，由上到下扫描速度依次加快。第 1 排绿色框代表在一个 TR 时间内，SE 序列只采集一个信号；第 2 排蓝色框代表一个 TR 时间 FSE 序列可以采集多个回波信号，但是还是需要重复多次；相比于 FSE 序列，单激发 FSE 序列进一步提高成像速度，可以在一瞬间完成对一幅图像的扫描，这种特点特别适用于冻结运动。所以，单激发序列经常用于胎儿扫描及不能良好配合屏气的腹部成像。

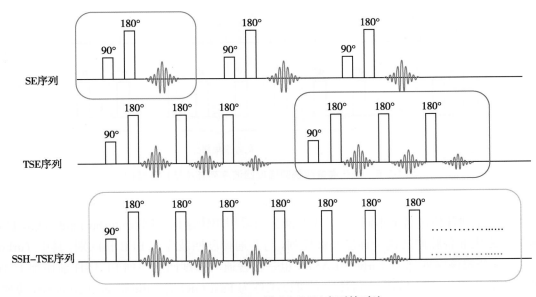

图 1-3-4 SE、TSE 及 SS-FSE 序列的对比

单激发自旋回波序列一般用于 T₂WI，这是因为 T₂WI 序列的 TR 比较长，能够容纳足够多的回波链。采用单激发自旋回波序列进行单层扫描，时间分辨率则取决于 TR，比如 TR = 1 000ms，则时间分辨率为 1s，也就是 1 帧/s。这种时间分辨率基本上可以满足动态监测和 MRI 透视了。

需要注意的是，一般 FSE-T₁WI 序列很难结合单激发技术，这是由于 T₁ 对比度的序列要求 TR 比较短。短 TR 一次不能容纳太多的回波链，所以大部分磁共振透视扫描采用的是偏 T₂ 对比度的序列来完成。

2. 磁化准备超快速梯度回波序列　虽然该序列比常规的梯度回波序列扫描速度快，但是介入 MRI 中应用并不多，这是由于传统的梯度回波序列对磁场均匀性及磁干扰非常敏感，容易产生伪影。

与 SE 序列相比，梯度回波序列最大的优点是血管呈高信号，这是由于梯度回波序列不会出现"流空效应"。血管高信号可以增加血管与周围组织及病灶的对比，这一点可以充分利用来进行磁共振介入。

梯度回波序列为了提高扫描速度主要是通过缩短 TR 来实现的,如果需要再进一步提高扫描速度,只有再次缩短 TR。但是 TR 太短会造成图像信噪比不足,并且影响对比度。有没有一种两全其美的办法呢?

磁化准备超快速梯度回波序列应运而生,该序列主要是利用梯度回波序列达到稳态之后,采用一组非常短的 TR 连续采集达到稳态的多个信号,而在此之前施加一个磁化准备脉冲,图像的对比度主要取决于磁化准备脉冲。所以该序列的结构可以分为两部分:磁化准备部分(产生所需要的对比度)和图像采集部分(快速读出信号)。

图 1-3-5 是该序列的基本结构,其序列的对比度主要由磁化准备脉冲部分决定,该脉冲可以是多个射频脉冲的组合,可以提供 T_1、T_2 及其他各种对比。当施加完磁化准备脉冲后,梯度回波信号达到稳态,采用多个小角度射频脉冲激发快速采集一连串的信号,填充 K 空间。由于此时信号已经达到稳态,并且因为前面磁化准备脉冲的作用已经形成了基本的对比度,所以信号读出部分的 TR 可以非常短,达到 3～6ms,扫描速度大大提高。

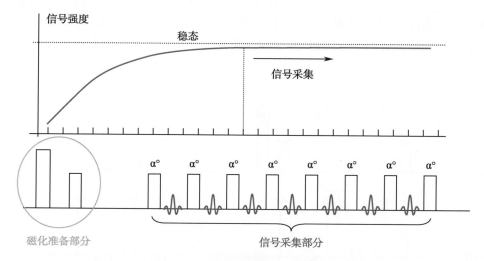

图 1-3-5 磁化准备超快速梯度回波序列脉冲结构示意图

这种类型的序列各公司名字不同:荷兰飞利浦公司采用超快速梯度回波(turbo field echo,TFE)序列来表示施加了磁化准备脉冲的这种梯度回波序列,与普通梯度回波序列 FFE 相区别,其中 Turbo(T)表示加速;西门子公司该序列称为 Turbo FLASH,也是在普通的梯度回波序列 FLASH 前面加上 Turbo 表示加速及磁化准备部分;美国 GE 公司该序列可以统称为 Fast GRE(gradient recalled echo,快速梯度回波系列)。

与普通梯度回波序列相比,磁化准备超快速梯度回波序列的主要特点有:①图像对比度及权重主要取决于磁化准备脉冲,与 TR、TE、激发角无关;②序列采集部分 TR 及 TE 超短,TR 可短至 3～6ms,TE 可缩短至 1～3ms,大大提高了扫描速度;③可以为单激发或多激发。

这里需要注意的是,如果仅需要一次磁化准备部分,即可将所有信号都采集完毕则是单激发超快速梯度回波序列。超快速梯度回波序列可以与单激发技术结合,并且解决了 T_1WI 图像时间分辨率不够高,在 FSE 中无法应用单激发技术的问题,使得 MRI 透视监控可以进行 T_1 对比度的成像。

MR 中主要用这种序列来进行 T_1 对比度成像,比如 T_1-TFE 或者 Turbo FLASH 序列等,其时间分辨率一般比较高,可以达到 1～3s,甚至更快。

由于该序列主要用于 T_1WI,所以可以结合增强扫描技术,增加组织间对比。临床中最常见的腹部动态增强扫描序列就是基于磁化准备超快速梯度回波序列。

3. 平衡式稳态自由进动（steady-state free procession，SSFP）**序列**　　SSFP 序列其实是梯度回波序列的一种，当设置合理的 TR、TE 及翻转角，使得多个射频脉冲产生的各种回波（FID、SE 及 GRE）都刚好融合成一个回波，达到一个平衡状态，这种梯度回波序列称为平衡稳态自由进动序列。

如图 1-3-6 所示，在 SSFP 序列的结构中，层面选择梯度、相位编码梯度及频率编码梯度均呈大小相同、方向相反的状态，使得在所有方向上的相位都保持完全重聚，并且 FID、SE 及 GRE 信号都融合在一起，从而达到真正的平衡状态。

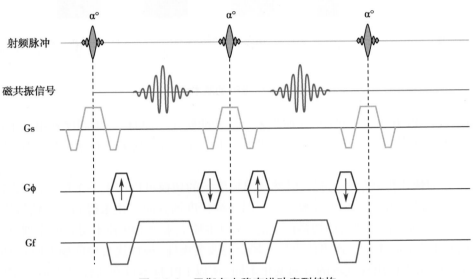

图 1-3-6　平衡自由稳态进动序列结构

这个序列在不同公司有不同的名字：飞利浦公司这个序列称为平衡式稳态自由进动（balance-FFE/balance-TFE，B-FEE/B-TFE）序列；西门子公司该序列称为真稳态进动梯度回波（true fast imaging with steady-state precession，True FISP）序列；GE 公司这个序列称为快速应用稳态进动（fast imaging employing steady-state acquisition，FIESTA）。

SSFP 序列由于采集的信号是各种回波融合的信号，所以其信号强度比较大，信噪比优于常规的梯度回波序列。其次，该序列的 3 个方向梯度场都是完全平衡的，对流动组织的信号有补偿作用，有利于显示血管及血液信号。

该序列同时采集 FID、SE 及 GRE 3 种信号，如果每个信号的相位发生偏移，则在图像上容易造成位置信息错误形成黑带伪影。

SSFP 序列采集的信号中含有 SE 和 GRE 信号，所以该序列不是单纯的梯度回波序列。该序列的对比度既不是 T_1WI，也不是 T_2WI 和 T_2^*WI，而是 T_2/T_1。也就是说组织的 T_2 值比 T_1 值越大，则在平衡稳态自由进动序列中信号强度越大，图像上表现为越亮；反之亦然。

T_2/T_1 值比较大的组织主要有 3 种：液体、血液及脂肪组织。其他实质性组织的 T_2/T_1 值都非常小，所以在 SSFP 序列中，液体、血液及脂肪都呈高信号，所以该序列又被称为"三亮序列"。脂肪组织由于 T_1 值比较短，所以 T_2/T_1 大，信号强度高；液体及血液由于 T_2 值大，所以 T_2/T_1 大，信号强度高。

由于 SSFP 序列具有良好的液体对比，并且时间分辨率高，因此常用于磁共振介入进行透视监控。

4. 平面回波成像技术　　早在 1977 年，英国诺丁汉大学的彼得·曼斯菲尔德教授就提出了一种超快速的信号采集方法，如图 1-3-7 所示，并且在 1981 年利用这种方法得到了第 1 幅兔子心脏的图片。这种技术称为平面回波成像（echo planar imaging，EPI），能够在几毫秒完成对一幅图像的采集，所以该技术是目前已知的最快信号采集方式。

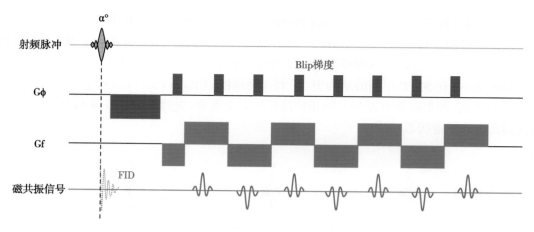

图 1-3-7 EPI 的基本结构

所以严格来说,EPI 并不是一种序列,而是采集信号的模式,它可以和不同序列组合来达到加快扫描的目的。由于其独特的信号采集方式及特定的临床应用,可以将采用 EPI 技术采集的序列均统称为 EPI 序列。

EPI 技术是如何快速得到信号的呢?既然读出梯度场的切换可以产生一个信号,那么连续切换梯度场的方向就可以得到多个信号。EPI 技术就是利用连续梯度场方向变化来得到多个信号进行数据采集。由于 EPI 采集的信号都是利用梯度场切换产生的,所以本质上来说 EPI 技术得到的序列可以归于梯度回波序列,可以把 EPI 技术看作是一连串读出梯度场交替改变极性(极性代表梯度场方向)形成的回波链。

需要注意的是,由于读出梯度场的方向变化不同,所以 EPI 技术得到的数据填充 K 空间的方向是不同的。如图 1-3-7 所示,第 1 个信号是由读出梯度场的负 - 正极性变化得到的,信号方向图示向上;第 2 个信号是由读出梯度场的正 - 负极性变化产生的,信号方向图示向下,依次类推。

采用 EPI 方式采集信号,相位编码梯度也比较有特点:首先施加一个比较大的反方向梯度,然后在采集信号之前施加固定大小的一连串 blip 梯度。blip 这个词在这里表示相位编码梯度幅度小且持续时间短,每一次 blip 梯度编码都会导致信号填充在 K 空间移动一个固定的距离。

由于 EPI 技术特殊的信号采集模式,导致其在 K 空间的填充中形成迂回(Zig-Zag)的填充轨迹。

EPI 序列一般与单激发技术结合,其成像速度非常快,可以满足超高时间分辨率的要求。但是 EPI 序列由于其采集信号方式的特点,容易产生图像形变及严重的磁敏感伪影,特别是在组织交界处。因此,对于需要高空间分辨率或者几何形变要求精准的部位,EPI 序列不适合采用。临床中弥散加权成像(diffusion weighted imaging, DWI)就是采用单激发的 SE-EPI 序列完成的。

5. GRASE 序列 如果一个序列能够同时采集自旋回波信号和梯度回波信号,那么这种序列就被称为混合序列或者杂合序列。

利用多个重聚脉冲可以产生自旋回波信号,利用多个梯度场切换可以产生梯度回波信号,那么把他们组合起来就可以形成这种混合序列。梯度自旋回波(gradient and spin echo, GRASE)序列是最常见的混合序列。

如图 1-3-8 所示是 GRASE 序列的脉冲示意图:如果只看第 1 排射频脉冲部分,则该序列是一个典型的快速自旋回波序列,90° 激发脉冲后跟随多个 180° 重聚脉冲,图中所示回波链为 3,所以可以产生 3 个自旋回波信号(图中红箭头所示:SE1、SE2、SE3)。如果看第 3 排读出梯度场,则该序列的梯度场极性交替变化,很像一个 EPI 序列,梯度场的切换产生梯度回波,图中可以产生 12 个梯度回波(GE1、GE2、GE3、GE4、GE5、GE6、GE7、GE8、GE9、GE10、GE11、GE12)。采用这种组合方式该序列就能够同时得到自旋回波信号和梯度回波信号。由于自旋回波信号能够纠正主磁场的不均匀性,该信号强度高,一般把自旋回波信号填充在 K 空间中心,将梯度回波得到的信号填充到 K 空间周边。

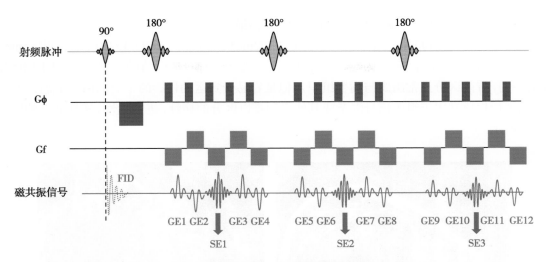

图 1-3-8　GRASE 序列的脉冲示意图

既然 GRASE 序列是自旋回波和梯度回波序列的结合，所以该序列也结合了这两者的特点。相比于传统的 FSE，由于采用了类似 EPI 的采集技术，该序列扫描速度大大提高。另外它采用读出梯度场切换方式采集信号，可以减少重聚脉冲的使用个数，这样可以大大降低 SAR。相比于 EPI 序列，由于还有多个重聚脉冲，可以得到自旋回波信号，该序列可以部分纠正主磁场的不均匀性，提高图像质量。

（三）介入常用的快速成像序列选择

磁共振介入快速成像序列的目的就是在保证图像质量的基础上，尽可能地减少扫描时间，其中序列参数的调整至关重要。序列和参数是影像扫描中最重要的两部分，不同的参数决定了不同的序列，反映出不同的图像对比。

1. 快速自旋回波序列及其衍生序列　快速自旋回波序列采用了弛豫增强快速采集技术，成像采集速度明显加快，不易产生磁敏感伪影，回波链中每个回波信号的 TE 不同造成组织对比度降低，脂肪组织信号强度增高（J-偶联效应），能量沉积也会增加，如图 1-3-9 所示。

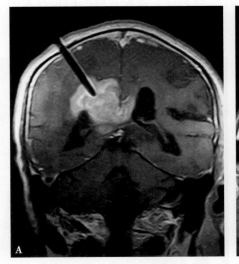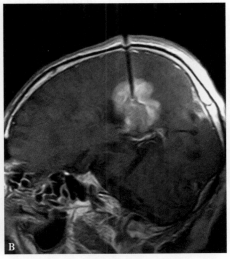

图 1-3-9　TSE-T_1WI 导引颅脑穿刺活检显示针道
A. 横轴位；B. 矢状位。

（1）FSE-T_1WI（FOV 230mm×199mm，TR/TE 447ms/10ms，矩阵 240×165，层厚/间距 5mm/1mm，偏转角 90°，扫描时间 40.2s）清晰显示解剖结构，可以进行动态增强扫描，但时间相对较长，适用于相对固定的扫描部位。常用于颅脑、脊髓、体部软组织的增强扫描。

（2）FSE-T$_2$WI（FOV 400mm×303mm，TR/TE 2 702ms/92ms，矩阵 248×153，层厚 / 间距 5mm/1mm，偏转角 90°，扫描时间 27s）能够反映不同组织间的横向弛豫差别（即 T$_2$ 值的差别，因为不同组织之间存在的 T$_2$ 值差别，方能区分正常组织与病变组织），但是容易受到运动伪影的影响，在运动器官扫描时多配合呼吸门控进行扫描常用于组织信号混杂或其他序列难以区分的病灶，进行囊性、实性病变的鉴别诊断，如图 1-3-10 所示。

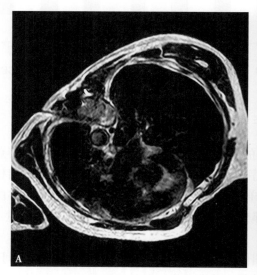
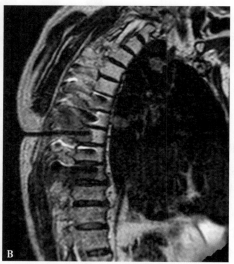

图 1-3-10　FSE-T$_2$WI 导引脊柱穿刺活检显示针道
A. 横轴位；B. 矢状位。

（3）FSE-PDWI（FOV 350mm×299mm，TR/TE 1 432ms/30ms，矩阵 220×176，层厚 / 间距 5mm/1mm，偏转角 90°，扫描时间 31.5s）能够反映单位体积不同组织间质子含量差别，即强大的组织分辨力，组织结构显示清晰，图像整体信噪比较高，可以清晰显示病灶、穿刺针。常配合呼吸门控技术用于肺部小病灶微创手术，如图 1-3-11 所示。

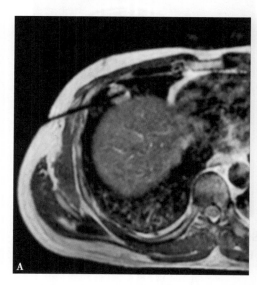
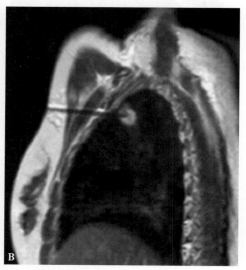

图 1-3-11　FSE-PDWI 导引肺穿刺活检显示针道
A. 横轴位；B. 矢状位。

（4）SPIR FSE-T$_2$WI（FOV 350mm×267mm，TR/TE 2 151ms/90ms，矩阵 220×136，层厚 / 间距 5mm/1mm，偏转角 90°，扫描时间 43s）能够抑制脂肪组织信号，增加图像的组织对比度，并且判断病灶内是否含有脂肪组织。T$_2$ 抑脂序列不仅能清晰显示病变，还能抑制脂肪信号，让病变组织与周围正常组织形成鲜明对比，如图 1-3-12 所示。常用于骨骼肿瘤的介入手术。

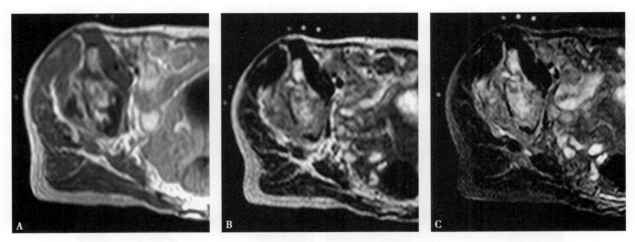

图 1-3-12 TSE-T$_1$WI（A）、TSE-T$_2$WI（B）、SPIR-T$_2$（C）均能清晰显示病变，在 SPIR-T$_2$ 序列上病变组织与周围正常组织对比更加鲜明

2. 梯度回波（GRE）序列 GRE（FOV 230mm×201mm，TR/TE 88ms/2.8ms，矩阵 192×139，层厚 / 间距 5mm/1mm，偏转角 80°，扫描时间 12.5s）采用小角度激发，加快成像速度，采用梯度场切换采集回波信号可以进一步加快采集速度，降低固有信噪比，且对磁场的不均匀性敏感。由于采集每个回波时相位编码梯度是不同的，聚焦横向磁化矢量不同会引起条带状伪影，为了消除伪影常采用扰相技术，如图 1-3-13 所示 FFE-T$_1$。容易检测出能够造成局部磁场不均匀的病变，如出血。但是容易产生磁化率伪影，特别是在气体与组织的界面上，因此梯度回波序列常用于实质脏器，不适合空腔脏器的诊断与穿刺。

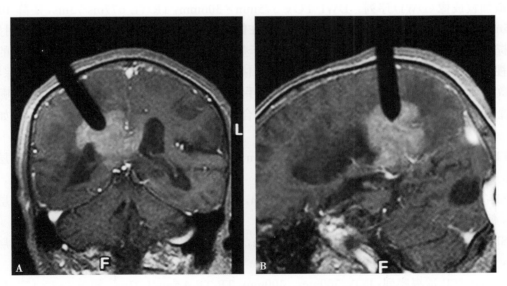

图 1-3-13 FFE-T$_1$ 导引颅脑穿刺活检显示针道，较 FSE 序列针道伪影放大
A. 冠状位；B. 矢状位。

3. 三维容积内插快速扰相 GRE 序列 THRIVE（T$_1$ high resolution isotropic volume excitation）（FOV 285mm×253mm，TR/TE 4.7ms/2.3ms，矩阵 144×98，偏转角 12°，扫描时间 2.4s）是一个 3D 扰相梯度回

波 T_1WI 序列，采用超短的 TR、TE 和较小角度的射频脉冲，集成了多种高新技术，使用高密度线圈，容积内插技术更有利于重建，利用 Z 轴方向部分 K 空间技术、匙孔技术、半回波技术、并行采集技术等加快采集速度。层厚较薄，对硬件要求较高。优点是高空间分辨力、高信噪比、高对比度、高速成像。缺点是 T_1 对比不及 2D 扰相梯度回波 T_1WI。主要应用于无需屏气的体部软组织扫描或体部脏器屏气扫描。三维容积内插快速扰相 GRE 序列配合屏气扫描，病灶、穿刺针显示清晰，但相对于自旋回波序列成像，穿刺针伪影较粗，如图 1-3-14 所示。

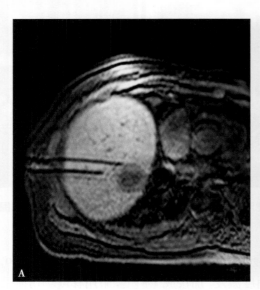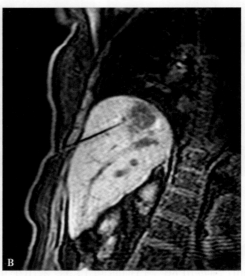

图 1-3-14 THRIVE 序列导引肝脏微波消融针道
A. 横轴位；B. 冠状位。

（四）磁共振介入功能性快速成像序列

1. 弥散加权成像（DWI）序列 DWI（FOV 375mm×306mm，TR/TE 677ms/73ms，矩阵 108×87，层厚 / 间距 5mm/1mm，偏转角 90°，扫描时间 39.3s）在体部的应用，肿瘤组织在 DWI 上呈现明显高信号，DWI 可以提高癌肿病变与周围组织的对比度，有利于病变范围的确定。常用于体部确定病灶的范围。

2. 透视扫描序列 单层多方位快速扫描，透视扫描序列更具有实时性，基本代替光学示踪导航系统，患者的轻微移动所产生的导航误差也不复存在，使手术更加精准。不用反复定位。多用于颅脑、乳腺、椎体和位置固定的体部软组织，因其扫描时间短，配合屏气扫描，也应用于肝脏的微创手术，如图 1-3-15 所示。

（1）FFE-T_1WI- 透视序列：FOV 224mm×182mm，TR/TE 25ms/6.9ms，矩阵 172×139，层厚 / 间距 5mm/0mm，偏转角 30°，扫描时间 3.6s。

（2）FSE-T_2WI 透视序列：FOV 350mm×350mm，TR/TE 575ms/80ms，矩阵 220×175，层厚 / 间距 5mm/1mm，偏转角 90°，扫描时间 0.575s。

（3）FSE-T_1WI 透视序列：FOV 250mm×250mm，TR/TE 300ms/5.9ms，矩阵 148×121，层厚 / 间距 5mm/1mm，偏转角 90°，扫描时间 8s。

（4）Balance-TFE 透视序列：FOV 300mm×300mm，TR/TE 4.5ms/1.97ms，矩阵 168×127，层厚 / 间距 5mm/1mm，偏转角 50°，扫描时间 1.8s。

不同的 MR 扫描序列反映的信号是不同的。最本质的是根据临床需要去选择扫描序列，需要结合患者的实际情况，因人而异，在发现病变的基础上，确定病变的性质、定位、范围，对穿刺做出指导作用。对于感兴趣区进行多个序列的扫描，多序列进行对比，对异常信号做出分析。解剖图像结合功能图像，对

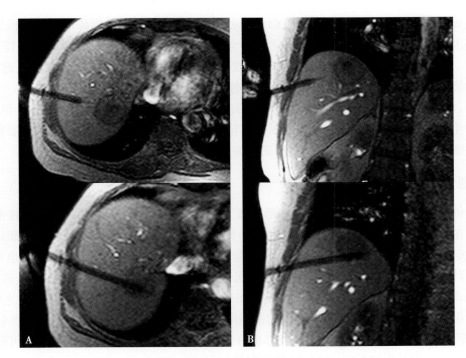

图 1-3-15　透视扫描序列实时导引肝脏的微波消融针道显示

A. 横轴位；B. 冠状位。

病灶进行定性。理解不同序列的特点，例如突出组织对比度可用 T_2 加权像，动态增强扫描可突出实性病变的血供。不断学习新技术，对序列进行不断更新。

（李成利　邱本胜　智德波　张　琛　李　懋）

第四节　磁共振导引穿刺导航系统与设备

磁共振介入的一个重要步骤是导引穿刺针或器械准确抵达病灶进行治疗，除了高场强设备可以进行磁共振透视导引之外，低场强设备或高场强设备受限于成像孔径的影响需要在孔径外进行穿刺，这种情况的穿刺采用导航设备的导引较盲穿更为直观、准确。肿瘤消融治疗可通过微创的方式实现，具有巨大的优势，但需要在治疗过程中利用医学影像找到病灶。传统肿瘤消融利用术前图像，医师在术中通过比对主要解剖结构与术前图像的大致关系实现定位。这种方式定位精度低且风险大。随着技术的进步，术中影像导引肿瘤消融技术成为主流，即将肿瘤消融搬入影像扫描室，实现术中的精准导引。由于影像设备在治疗床边，因此可通过反复影像扫描验证病灶、进针路径以及组织间的关系，大大提高定位的准确性和安全性。目前可用于术中导引的医学影像设备包括 C 型臂 X 射线机、超声（US）、CT、PET/CT、MRI、内镜和腔镜等。这些影像技术可以通过二维或三维成像方式，实现人体组织和器官的术中成像，为医师提供定位信息。

医学影像设备虽然能够提供人体影像信息，但由于成像技术的局限性，微创治疗手术器械与病灶之间的关系常常不能够直观获得。例如：由于部分影像设备的放射性，医师在做微创治疗时医学影像不能更新，也不能呈现手术器械的位置，更不能只通过医学影像设备导引手术器械定位。同时很多影像设备也不能准确显示微创治疗器械与病灶之间的关系。而微创治疗的目的是要将治疗器械在不开刀手术及不暴露病灶的情况下，通过经皮穿刺或血管介入等微创方式引入到病灶。因此，对手术器械定位的跟踪系统同样至关重要。手术导航系统通过光学或电磁等方式获得微创手术器械的三维定位信息，同时通过坐标注册技术，将手术器械和医学影像信息集成到一个坐标系下，通过二维或三维影像方式将手术器械和病灶靶点及周边组织的空间信息呈现给医师,实现精准定位。由于医学影像信息及器械坐标信息可以不断反复采集及更新,因此手术器械和靶点之间的空间位置变化可动态更新,保障了定位的准确性、灵活性和安全性。目前常用的导航系统有使用两个或多个相机的三维光学技术和三维电磁场定位技术。这两种技术均能做到实时跟踪手术器械及与医学影像的实时注册配置。

本章节中,将首先介绍适用于肿瘤消融的各种医学影像技术,包括其基本原理、特点和适用范围;其次详细介绍常用的光学和电磁等导航跟踪技术及其特点及应用,在此基础上将介绍医学影像和导航跟踪设备集成导引微创治疗的基本原理;最后介绍磁共振导航系统的组成及应用。

一、微创介入治疗的术中影像技术

在肿瘤微创消融治疗中,由于是微创,医师一般无法直接看到病灶,因此,医学影像技术可以通过二维或三维成像在术中实时成像,获得病灶、进针路径及其周围组织等的医学影像,使医师能确定安全路径和精准的靶点定位。医学影像技术既要能获得高质量的图像,如高影像清晰度和对比度,也要考虑治疗对成像的要求,即快速、精准、无创、无害等,因此术中医学影像技术与传统诊断设备相比有一些独特的要求。

部分术中影像技术,如显微镜、内镜和腔镜,虽然还是依赖可见光但它同时弥补了人眼的局限性。而更多的医学影像技术则利用不在可见光光谱范围的“不可见光”或其他能量。这些影像技术可以透视人体结构,甚至得到超出结构的功能影像,能够更好地实现对治疗的精确导引。部分不可见光影像技术包括以放射成像为基础的影像技术,如 C 型臂 X 射线机、DSA、CT、US、MRI、PET 和 PET/CT 等。

光学显微镜的最大局限性是可见光不能穿透不透明的组织结构。内镜和腔镜同样局限于光所能照射到的表面,一般不能穿透组织。基于 X 射线成像的最大缺点是放射性,不适于使用时间过长。X 射线的软组织分辨率也有一定局限性。超声影像由于穿透深度等限制,只能用于部分组织器官的导引,对于有些组织特别是肿瘤组织的对比度不很理想。PET 系统无法独立定位,只能与 CT 或者 MRI 一同实现微创导引定位。

MRI 系统基于原子核的磁共振特性。由于磁共振信号来自人体且有很多种信号特性(如密度、衰减时间、弥散等),可实现非常多的对比度。由于磁共振梯度系统为三维分布,磁共振可得到真实的三维图像。与其他影像技术相比,MRI 具有极佳的软组织对比度且远远超出其他成像技术的软组织对比度。除了结构成像外,磁共振还可以实现功能影像和分子成像,具有无限的诊断和辅助治疗的前景。借助于导航跟踪系统,磁共振可对全身各个部位成像完成磁共振导航跟踪介入治疗。常规磁共振系统分为永磁和超导两种磁体。永磁磁体成本低、易于维护,且基本为开放式,利于介入治疗,但磁场强度一般在 0.5T 以下。超导磁共振具有场强高(临床常用的系统为 1.5T 和 3.0T)、图像分辨率高和成像速度快等特点,但其大部分为封闭式结构,无法实现术中实时导引治疗。近期,部分厂家也推出了开放式高场超导系统,场强可达到 1.2T,但价格相对较昂贵。磁共振系统在治疗中的应用最大障碍是其强磁场和敏感的电磁信号。磁共振术中介入治疗要求屏蔽室内所有配套设备和器械如导航跟踪系统、穿刺针、消融治疗设备、输入设备、显示设备等与磁共振系统兼容。这些设备或器械要使用非磁性材料制造且具有良好的电磁屏蔽。MRI 速度相对其他设备较慢也是其一个局限点。

其他影像设备如乳腺机、光散射断层成像和荧光成像等也都可以用来做导引治疗。不同影像技术有不同的对比度等优势,因此目前一个大的趋势是融合多种影像实现联合导引,以达到更精准的治疗。

二、导航技术设备与种类

虽然医学影像是导航导引的基础,但完全依赖影像本身并不能够保障精确的靶定病灶,常常难以清晰呈现靶点、患者体表以及手术或介入器械的三维空间关系。

为了解决此问题,临床上经常将一些基准标识固定于靠近靶点的体表。这些标识点可被医师肉眼所识别,亦可呈现在医学影像中。例如,在 CT 导引的介入治疗中,金属网常常被用作基准标识。在基准标识的帮助下，医师可更好地确定进针点，并更好地感知进针点与靶点的相对关系。然而这种方式常常无法提供手术或介入器械与靶点之间的空间关系。即使器械已经置入人体，CT成像可看到手术器材，但由于器械本身不在成像平面内，很难获得器械的全部准确位置，特别是很难确定针尖位置，即使是利用了三维重建（特别是对于二维成像层面较厚且有层间距的情况）。另外，很多器械都会在医学影像中有伪影使其影像位置不能真实地反映器械空间位置。

专用器械定位跟踪系统有助于得到器械（如穿刺针）的真实空间信息。定位跟踪系统可以跟踪手术或介入器械的空间运动并将器械的空间位置与反映人体空间信息的医学影像空间配准注册。借助医学影像设备和跟踪系统，人体与器械的空间信息集成到一个坐标系内并可通过二维或三维方式显示呈献给医师。利用此种方式导航，即使在考虑到整体系统误差的情况下，靶点定位精度也可达到1～2mm。

在早期，具有多方位、多角度定位的立体定位支架常被用来导引器械靶向定位。这种机械解决方案既简单，成本又低，但是较笨重且不灵活，同时精度也受限。目前临床中经常使用的是以电磁和光学为基础的器械定位跟踪技术。

（一）电磁定位跟踪技术

电磁场可以在三维空间形成高分辨率梯度场。利用电磁场技术，三维定位跟踪可以通过如下几种方式实现：

利用场发生器在三维空间产生交变振荡的低频磁场（图1-4-1），通过主动产生的三维外部梯度磁场的方式实现电磁定位跟踪。此三维磁场可以通过一个作为磁场探测器（也称作感应器）的小射频线圈（图1-4-1左上部）检测到。检测到的射频信号转换成代表射频线圈所处的空间位置和方向（相对于场发生器坐标）的数据信息。这种空间感应器可以检测5个或6个自由度（同时包含旋转信息）。由于电磁波的传输速度非常快，这种方式的跟踪基本都为实时（>30Hz）。一个跟踪系统可同时检测多个空间传感器的信息（一般最多可同时检测10个包含5个自由度的传感器或5个包含6个自由度的传感器）。若把传感器固定在某种手术或介入器械上即可用来跟踪器械的空间位置和方向变化。

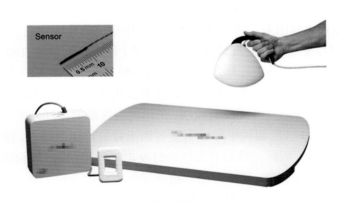

图1-4-1 电磁定位跟踪系统
左上部为磁场探测器（Sensor），其他为形成不同形状和大小的场发生器。

一般常用的场发生器的大小约为20cm×20cm×20cm。其可检测范围约为0.5m×0.5m×0.5m。场发生器一般需要靠近治疗部位，可由可调节承重臂支撑。近期有些厂家也在研发可置于患者身体底部或中空等使用不同临床应用的场发生器。而常用的空间传感器则一般非常小，最小可达到直径小于0.3mm且长度小于10mm。传感器需要一根导线将信号传输到控制系统。

电磁跟踪技术应用于医学导航主要有两点优势：一是，这项技术没有视线遮挡问题，患者、医师的手臂及铺巾等不会影响信号的传输；二是，传感器非常小，很容易将它固定在大部分手术或介入器械上。它甚至可被方便地置入穿刺针的针尖部位，能够更加精确地跟踪针尖的精确空间信息。

电磁跟踪技术的主要缺点是其对铁磁性物体（可以使电磁场变形）的干扰很敏感。而很多手术器械、成像系统的病床按钮、显示设备等常常含有铁磁性物质（如铁）。这些物体可能会严重影响跟踪的精度和可靠性。而且由于场发生器产生的电磁场有效范围有限，临床应用中医师常常要手动反复调整场发生器的位置以确保传感器可被检测到。与光学跟踪技术相比，电磁技术的可跟踪范围一般会较小。电磁导航系统的另一个问题是其传感器是有线连接，给很多临床应用场景带来不便。

电磁跟踪技术可以用在 CT 或超声导航系统中，但是一般不适于 MRI 导航环境。

1. 磁共振射频跟踪技术 由于磁共振系统本身的强调静态场、梯度场和射频场，上述谈到的电磁导航是无法直接在 MRI 环境中使用的。然而，磁共振系统本身含有一个可以用来定位的三维梯度场。因此我们可以利用小射频线圈作为传感器实现定位跟踪。定位射频线圈位置的过程如同 MRI 过程，即利用一个特殊的脉冲序列产生一个非选择性射频波用以激发所有自旋，而小射频线圈只能采集到其附近的自旋激发信号。当我们将一个梯度作为频率编码同时采样，即通过非常简单的傅里叶变换重建得到此射频线圈在这个物理梯度方向的位置。同样道理，将另外两个梯度分别用于射频采样即可得到此射频线圈的三维空间位置。为了获得一个设备的方向变化信息，需要同时使用多个射频定位线圈。当使用多个射频线圈时，可利用多采集通道系统实现同步采集。利用梯度射频定位可达到每秒十几帧的速度和 1~2mm 的精度。

虽然磁共振射频定位可以实现磁共振术中治疗的实时定位，但这种技术有一些特殊要求。首先它对梯度的线性度要求较高。当离磁体中心稍远一些地方梯度线圈一般线性度会有一些偏差，将影响定位精度。当扫描床拉出系统梯度场外后，此技术无法使用，而很多微创介入应用经常不是总在磁体内部实施的。磁共振射频定位同时还需要特殊的脉冲序列。在成像过程中，为了获得定位信号采集，需要额外的采集和扫描时间，降低 MRI 更新频率。

2. 其他 以电磁为基础的定位技术还包括射频转发定位跟踪和电阻抗定位跟踪技术等。不同技术都可在一些特定的临床应用中使用。

（二）光学定位跟踪技术

如同人的双眼，已知相互关系的两个或更多个 CCD（charged couple device）相机（也称传感器）同时采集两个或多个图像。当一个点能够被两个相机同时观测到时，这个点在相机坐标系下的空间坐标位置可以通过图像识别和处理被重建出来。这个点在相机系统中也可称作标记点。

在 CCD 图像中，标记点要尽可能与背景区分开来以便于跟踪系统能够自动对其在图像中分割定位。目前有两种标记探测方式：一种是基于红外光的方式，另一种是基于环境光的方式。

1. 红外光探测一般使用红外照相机 在这种方式下常用两种红外光标记点定位方法：一种为被动红外定位方式，即在标记球上涂近红外光反射涂层，在相机附近发射近红外光。标记球上的反光涂层可非常好地反射红外光，在 CCD 红外相机中形成明显有别于背景物体的亮点，便于分割定位（图 1-4-2）。另一种则为主动红外定位方式，即标记球由有源红外灯发出红外光，由红外相机定位。主动定位方式更可靠，但一般需要电源线连接标记球，很不方便。被动定位方式由于较方便，在临床上被广泛使用。但被动方式在某些情况下会受到背景或其他反光体的影响。利用红外光探测标记球的光学跟踪方式无法利用一个标记球确定或跟踪手术或接入器械。跟踪一个手术或接入器械，需要得到 6 个自由度。因此至少 3 个标记球以某种特定的方式排列并固定在一个示踪器上，才能实现对器械的 6 个自由度空间定位。标记球两两之间约几个厘米远且间距不能相同（图 1-4-2）。虽然 3 个标记球可满足定位需求，但在实际使用中一个示踪器常用 4 个标记球以提高识别的可靠性和精度。商用跟踪系统可同时跟踪多达 10 组被跟踪器。在常规临床应用中一般同时使用 1~2 个工具，可实现实时跟踪（大于 30Hz）。

2. 基于环境光的光学跟踪系统 利用环境光下直接识别特定的标记点的图案。如图 1-4-3B 中为一种黑白棋格图案。一个十字交叉棋格即可确定 5 个自由度，而两个棋格则可跟踪 6 个自由度。这种方式跟踪识别的最大优势是示踪器可以做得较小，且相机和示踪器的成本较低。但此种方式对环境变化较敏感。在昏暗的灯光下测量信噪比会降低，在示踪器快速移动时会造成图像模糊降低跟踪精度甚至瞬时失去跟踪信号。

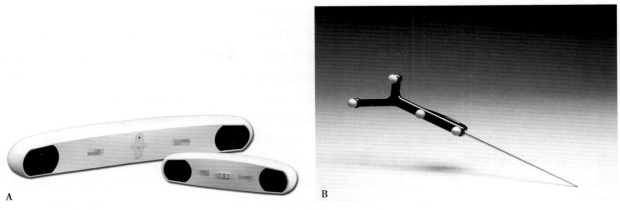

图 1-4-2 红外被动式光学跟踪系统
A. 红外光发射和接收相机；B. 近红外光示踪器探针。

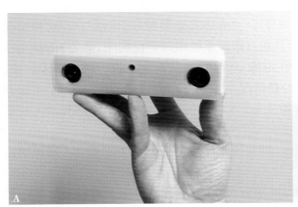

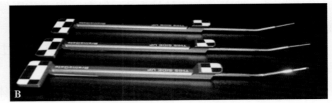

图 1-4-3 基于环境光的光学跟踪系统
A. 相机；B. 由黑白格组成的示踪器。

与电磁跟踪技术相比，光学跟踪技术会有光线遮挡问题。医师需要尽量避免身体或其他设备处于相机与被跟踪的器械之间。然而由于光学导航技术不依赖于常规波段电磁信号，因此，它是目前磁共振下导航的主要跟踪技术。

（三）以医学图像为基础的被动跟踪

无论是磁共振还是 CT 或超声等影像设备，介入器械进入人体后会有占位效应，与周边组织形成一定对比度，所以，一般利用器械本身的影像征象来作为定位的参考信息。

三、导航技术原理

图像导航的最终目标是让手术介入器械及感兴趣的靶点区域（病灶靶点及其周边组织或器官）的空间关系能够以二维或三维方式在同一坐标空间（或同一个显示窗口）中以图形的方式表达出来。同时其相互关系还可以量化，提供给医师。在最理想的情况下，无论是靶点区域医学图像还是手术器械空间位置都需要做到实时更新，以便为医师提供当前最准确的定位反馈。因此，在图像导航中，很关键的一点是器械跟踪系统使手术器械可以被实时跟踪，医学影像能实时更新，且能将两者的空间信息实时融合并显示在同一个坐标空间中。

在实际临床使用中，跟踪系统、医学影像设备及手术床有以下几种集成方式：

最佳的方式是术中实时导航,即将手术床放到医学影像设备中,使患者的手术区域在成像中心,跟踪系统在医学成像的同时能够同步跟踪手术器械,同时医师能够有足够的空间在成像中心开展手术操作。在这种配置方式下,患者一般能保持静止,成像设备可连续扫描不断更新图像,跟踪系统实时跟踪手术器械信息,整个系统反映的是最准确的靶点和器械的空间定位关系。利用这种方式,由于空间关系反馈是最及时准确的,手术操作定位也将是最精准的。超声系统由于其探头的灵活性,完全可以与跟踪系统结合,实现实时术中精准导引。常规 CT 和封闭式磁共振系统由于其成像区域的封闭式设计,在成像中心一般无法实施手术,因此很难做到术中实时导航。同时由于 CT 的放射性,一般也不去连续扫描更新。目前有些短磁体大口径封闭式磁共振在逐步推向市场,但其操作还是有障碍。而垂直磁场的开放式磁共振(所有的永磁磁体和个别的超导系统)则非常适于术中实时导引。在术中实时导引中,跟踪系统需要与医学影像系统完全兼容,即两者同时正常运转时,相互之间没有任何机械上、空间位置上,特别是电磁信号上的干扰。如在磁共振系统旁,强大的周边磁场要求跟踪系统中不能有任何铁磁性材料,且需要有非常可靠的电磁屏蔽系统,保证两者不产生电磁干扰。

由于影像系统成像空间的限制或其他安全因素的限制,很多手术或介入操作不能在影像系统内实施,医学影像采集后用于非实时的离线导航。其中一种离线导航情况是影像床也为手术床,影像室也是手术室。患者先在影像系统中被成像,而后病床拉出系统外 1~3m 远实施影像导引治疗。在这种情况下,患者一般能够保持静止不动,刚刚获得的医学影像信息通过跟踪系统跟踪定位病床(患者)的移动注册校准后,可以用来导引手术或介入操作。由于病床就在影像室内,可以随时重新进行医学影像扫描,更新为最新的图像,达到相对精准定位。另外一种离线导航情况是手术室和影像室不在一起,手术床和影像床非同一张床。在此种情况下,仅有一组术前影像被采集,术中任何体位运动、组织漂移等无法更新,导航精度有所影响。

无论是实时导航还是离线导航,都需要导航注册过程,即将医学影像坐标系与手术或介入器械坐标系注册配准到同一个坐标系内。

在一个影像导航系统中涉及的物体和设备包括人体、医学影像系统、手术或介入器械以及导航跟踪系统。校准和示踪工具可以使这些设备或产生的影像等空间定位信息集成在一个坐标系内,达到空间定位导航。常用工具包括全球坐标系定位示踪器、患者整体位置跟踪示踪器、器械示踪器以及校准模块。校准模块一般包括模块定位示踪器和影像可识别标记点。示踪器一般包括 6 个自由度。全球坐标系示踪器常常固定于静止稳定的位置,如磁共振或 CT 系统的壳体上。患者整体位置跟踪示踪器可固定在没有生理运动影响的患者体表,或者在患者与手术床位置相对静止时可以固定在手术床上。器械示踪器要附在手术或介入器械上。

(一)磁共振实时导航的注册校准

实时导航是最佳的术中影像导航技术。实时导航病灶区域在成像中心,只需要将跟踪坐标系与影像坐标系配准注册即可。如图 1-4-4A,一个或多个世界坐标系示踪器固定于影像系统壳体上(以 MRI 系统为例)。为了注册各个坐标系,一个校准模型被置于磁体中的射频线圈内。校准模型中有一组特定的可以定位(一般可确定 6 个自由度)的磁共振可视标记点。跟踪系统相机(以光学导航跟踪系统为例)可以同时看到世界坐标系示踪器和校准模型上的校准模型示踪器。而由于校准模型上的示踪器与其磁共振可视标记点的空间关系是已知的,因此,跟踪系统(相机)坐标系即可与影像系统这个世界坐标系注册在同一个坐标系下。由于已经注册了跟踪系统坐标系,因此,所有跟踪系统可以跟踪到的器械示踪器所代表的器械即可与影像系统注册集成到一个世界坐标系空间显示。

由此可见,校准模型在导航注册中是很重要的。在磁共振系统中,模型中的磁共振可视标记点可以为掺加对比剂的水球。这些标记点可形成不同的形状以便于计算机自动识别,如 Z 形框架式校准模块(7 个短棍形成 3 个三维的 Z 形)设计、4 个空间分布的球式设计和 CAS 创新校准平面板(5 个标记点)设计等。

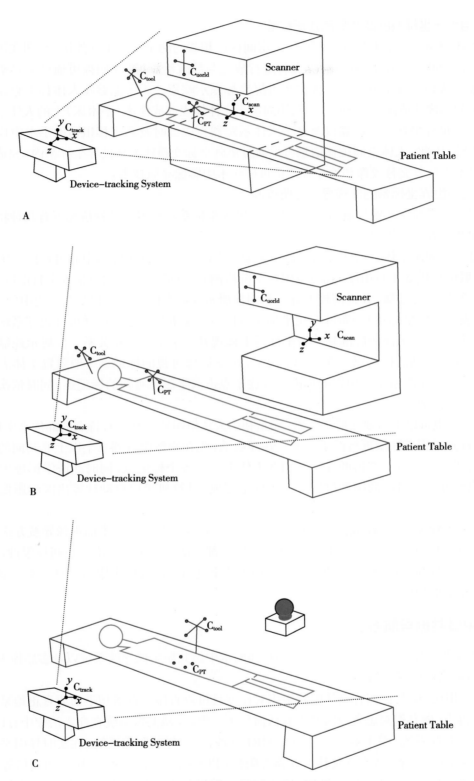

图 1-4-4 多模态导航系统示意图

A. 术中实时导航系统示意图；B. 基于世界坐标系的术中离线导航示意图；C. 基于注册示踪器的离线导航示意图。Scanner：磁共振扫描仪；Device-tracking System：设备跟踪系统；Patient Table：患者扫描床；C_{world}：磁体上级反射标记点；C_{tool}：器械（穿刺针）反射标记点；C_{scan}：扫描仪反射标记点；C_{PT}：扫描患者身体上反射标记点；C_{track}：追踪设备反射标记点。

（二）利用世界坐标系的离线导航注册校准

如图 1-4-4B 所示，若手术与成像均在一个房间内或相邻的两个房间不远处进行，即在影像系统中成像，系统外一个空间实施治疗，且可反复交替进行成像与导航治疗过程，同样可通过世界坐标系的方式实现注册校准。成像系统上放置 1 个或多个世界坐标系示踪器。为了能够在人体移出影像系统后仍能实现其与之前的影像注册配准，我们可以利用固定于人体体表或成像床（手术床）上的人体整体定位示踪器来协助完成。世界坐标系示踪器以及这个人体示踪器在成像时及病床移出后的手术中均可被固定好的跟踪系统跟踪，因此，人体空间位移信息可以通过矩阵坐标变换转换到世界坐标系内，完成注册配准。

此种可以术中反复交替成像和治疗方式也可称作术中影像导航技术。

（三）不利用世界坐标系的离线导航注册校准

若患者不能在影像室实施导航治疗，可不需要世界坐标系示踪器。这种情况下有几种将医学影像与人体和器械配准的方法可使用。

一是通过一个固定于体表的注册示踪器来完成（图 1-4-4C）。此示踪器中有可被医学影像系统可视的标记点（一般可提供 6 个自由度）和可被跟踪系统检测到的标记点（一般也是 6 个自由度）。且这些标记点的相对空间信息为已知，并提前校准好。利用注册示踪器在医学影像和跟踪系统中的空间定位，影像坐标系（也表达人体坐标系）与跟踪系统坐标系可以注册配准到一起。这样可被跟踪系统跟踪定位的器械可以与人体靶点区域注册配准到一个坐标系下体现其三维空间相互关系。注册示踪器也可以不配备可被跟踪系统检测到的标记点。在这种情况下，医学影像可视的标记点一般要置于体表且独立可接触。在注册时，可用跟踪系统可识别的标准探针逐个点击医学影像可视的标记点，同时依次标注出其在图像中的位置完成注册。

有的情况下，也可以不需要注册示踪器，而是利用人体组织器官某些有特点的部位来实现注册配准。这种情况下，首先对靶点区域进行医学成像。在导航前，先在影像中找到 3 个以上非共面的位于体表的标记点。而后利用一个有示踪器的探针分别在人体上点击各个标记点，同时在医学影像中通过手动或自动的方式找到分别相对应的图像位置。一旦标记完成，计算机可以自动计算出医学影像与人体的注册配准。

这种成像与治疗完全分离，成像只能在术前实施一次的方式称作传统术前影像导航方式。

当使用多种影像融合导航治疗时，实时和离线导航都可能同时用到。由于空间局限性，一般只有一种影像可实现实时导航，而其他影像则在离线导航方式下进行。离线的影像与实时影像术中自动融合提供更加清晰和精准的导航。

四、术中磁共振导航系统

这里介绍影像室也作为手术室或两个房间相邻的术中磁共振影像导航系统以及多影像融合导航。

（一）磁共振导航跟踪系统

与 CT 成像相比，磁共振拥有最佳的软组织对比度且可以直接获得斜切平面或真正地采集三维体图像。只要使用得当，磁共振对患者或医师没有任何危害。因此，磁共振系统在介入治疗中有巨大潜力。

磁共振导航跟踪系统（图 1-4-5）包括一套 MRI 设备、一台导航跟踪系统（在实时导引平台下一般只能是磁共振兼容的光学导航系统）及其示踪器等附件，以及扫描控制、输入、显示和通信等系统。对于理想的实时导航治疗系统，要求所有导航、输入和显示等设备为磁共振兼容设备，可以在屏蔽室内正常使用。

磁体封闭式磁共振系统可以通过离线导航方式导引治疗。在这种情况下，手术或介入治疗既可在屏蔽室内，也可以在与影像室相连接的手术室中实施。当需要磁共振扫描时，手术床可被移入磁共振磁体或磁共振系统，通过轨道移动手术床的位置。扫描完成后，手术床与磁共振系统分离，导航跟踪系统导引介入治疗。离线导航通过前面提到的注册示踪器实现注册配准过程。由于手术或介入治疗时手术床位置一般远离磁体或甚至不在屏蔽室内（磁场＜0.5 高斯）且在非扫描时使用，导航跟踪设备可以为非磁共振兼容系统。在离线导航时，可被跟踪的探针或介入器械可以随意在体表滑动，图像可根据探针的位置自动重建以 2D 常规轴矢冠方位、以探针长轴位重建的 2D 虚拟超声平面或 3D 体绘制等方式显示。当需要根据不同方位重建时，原始数据最好为高分辨率的薄层图像。然而这对磁共振采集来讲有一定的挑战性。受磁共振信号强度的限制，数据采集只能在扫描时间与层厚和分辨率几个方面根据临床的需求取折中点。当分辨率和层厚较粗时，重建的图像质量会交叉，影响导航精度。

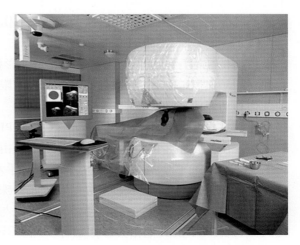

图 1-4-5 具有实时交互导引的磁共振导航跟踪系统
包括一台开放式磁共振设备、一台光学导航系统及一台大屏幕术中显示设备。

幸运的是，开放式磁共振可以支持实时导航跟踪导引治疗。由于治疗中导航系统可以同步跟踪手术或介入器械，同步实时更新磁共振影像，通过两者的实时反馈可大大提高定位精准度。国际最早的一台全身磁共振导航治疗系统为美国哈佛大学医学院附属布列根和妇女医院磁共振治疗室的 0.5T Double-doughnut 系统。此系统于 1994 年开始使用于神经外科和多种微创介入治疗应用。开放式磁共振在连续扫描成像同时有足够的开放度使医师可以对病灶实施手术或介入治疗。

实时磁共振导航中最有优势的一个特点是 MRI 平面对手术或介入器械（如穿刺针）的实时跟随。在实时磁共振导航治疗中，患者躺在磁体成像中心，医师通过开放的磁体空间实时手术或介入治疗。在治疗过程中，介入器械由示踪器指引通过跟踪系统实时获得其三维空间定位。这个定位信息实时传输到磁共振系统中，调整成像序列的旋转矩阵（位置和角度），使成像平面与介入器械长轴重合，并随着器械的运动而跟随调整成像平面。这种实时平面跟随方式有几个优点：一是原始扫描平面即为医师需要的超声虚拟平面，无需重建，可真实地反映整个器械的空间占位，特别是可得到其针尖准确位置。其次，由于磁共振整体成像速度有限，基于此成像平面，序列可以选择以器械所在平面前后 3～7 层（甚至仅 1 层）覆盖病灶靶点周边最有意义的区间和全部进针路径区间，在提高整体成像速度的同时保障图像质量和安全性。但利用快速序列，如 EPI 或 SSFP 等序列单层成像时间都远远小于 1s，医师在入针前可以通过调整探针的位置获得实时的探针层面磁共振图像，可很好地确定入针点、入针路径和靶点位置。入针过程既可以实时跟踪，也可以在患者屏气情况下，快速到达靶点。一旦器械进入人体，大部分情况下，由于磁共振的敏感性伪影效果，器械占位也可在磁共振图像中显示，它与导航跟踪系统所确定的器械空间占位共同保障对器械的空间定位跟踪。由于实时磁共振反映的是人体最新的姿位和病灶等组织占位信息及实时的器械空间定位反馈，相比离线导航，实时磁共振导航系统具有更高的定位精准度和更安全的治疗。

由于磁共振系统适于全身成像，因此磁共振导航系统同样可以应用于全身各个部位的治疗导引，如肝、肾、胰腺、前列腺、子宫、头颈部、脊椎、乳腺、肺和骨等。虽然磁共振对于部分人体器官，如肺部，通常不用于诊断，但它可以用于治疗导引。如磁共振在进行肺癌治疗时，磁共振可以很好地显示胸壁、肿瘤，甚至血管信息。由于传统磁共振无法得到气管的图像，对于邻近大的气管和支气管肿瘤治疗有一定风险。未来新型的 MRI 技术，如超极化惰性气体 MRI 技术可以完美地展示所有气管的空腔占位，可以帮助进行肺癌治疗精准定位。经过 20 年的发展，目前商业用磁共振兼容治疗设备和耗材已经能以较合理的价格应用于临床。这些设备和耗材包括很多微创介入消融设备，如射频消融、冷冻消融、微波消融、激光诱导间质热疗、粒子植入、和穿刺针、抽吸针、引流针等。

与 CT 导航相比，由于其交互的影像及定位信息实时反馈，磁共振导航具有更高的定位精准度。其更高的软组织对比度也大大提高病灶范围的界定及对正常组织和气管的保护。在介入治疗中,磁共振系统优于 CT 系统另一个重要原因是磁共振系统的治疗监控能力。由于磁共振系统对人体没有放射性或其他危害,在治疗过程中(如消融中),磁共振可以反复更新扫描病灶及周边区域,实时监控治疗范围(如对冷热消融的磁共振热成像)是否覆盖病灶且不伤及周边正常组织。

(二)多影像融合导航

目前精准治疗的一个大的发展趋势是多影像融合导航下的杂交复合手术。由于不同影像技术有各自独立的对比度,融合多种影像技术将能最大限度获得病灶与周边组织的精准界定以及周边组织或器官的结构和功能信息。

如磁共振影像可以与超声、光学、CT 或 PET/CT 融合获得最佳导航对比度和精度,提升治疗的有效性和安全性,如图 1-4-6 所示。整个手术室由三间相连的房间组成。中间为手术室,左边一间为一台PET/CT,右边一间为一套 3.0T 磁共振系统。手术室内有一台锥形 CT 系统、电子显微镜、超声设备、光学成像系统、各种监护系统和多种导航系统。特殊设计的手术床也为影像扫描床。磁共振可以通过房间顶部的轨道移入手术室进行扫描,手术床也可以与 PET/CT 连接,在 PET/CT 间实施扫描。依靠导航系统,磁共振、PET/CT 及其他相关影像融合实现多影像融合导航。导航系统在磁共振屏蔽室实现磁共振导航跟踪介入治疗。

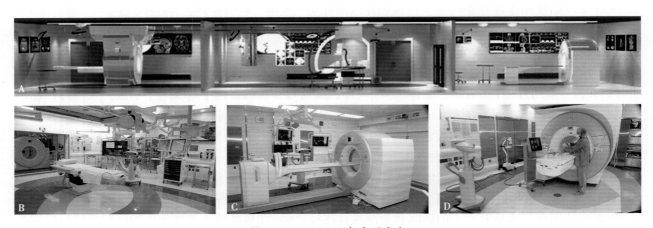

图 1-4-6 AMGIO 复合手术室

A. 由 3 间相连的 3.0T 磁共振扫描室、PET/CT 室和中央手术室组成的多影像导引治疗手术室;B. 导航系统在中央手术室实现多影像导引手术治疗;C. 导航系统可独立与 PET/CT 系统实施微创介入治疗导引;D. 导航系统与磁共振扫描仪建立统一坐标系(一键式操作),可在磁共振扫描室完成术中实时导引。

(赵 磊 李成利 肖越勇 鄢行畅)

第五节 磁共振介入的器械和相关设备

实现 MRI 介入诊疗的关键技术之一是 MRI 兼容机械装置与诊疗器械的研发与制造。MRI 兼容机械装置技术是指人们在长期的研究和开发实践过程中发现和总结出来的那些与 MRI 兼容机械装置的设计、制造、应用和维护相关的共性技术,包括材料性能、元器件选择、加工制造工艺、机构设计、运动检测与控制等多方面。该技术随着新材料、机电一体化技术、计算机技术等的发展,将得到不断的改进和应用。

一、磁共振兼容性介入手术器械装置及相关因素

目前,运用 MRI 兼容机械装置技术,人们已成功发明和制造出多种不同类型的 MRI 兼容机械装置,

用于临床或实验研究。这些 MRI 兼容机械装置不仅涵盖了各种不同类型的微型精密机械、主从式机械手和多自由度手术机器人等，而且它们的临床应用也涉及组织穿刺活检、肿瘤消融治疗、血管介入等多方面，并正在应用的深度和广度上持续拓展，发展非常快速和活跃，前景广阔。

（一）MRI 兼容机械装置技术的发展过程

主要表现为 3 个阶段：即从适应医师的需要，到减轻医师操作的劳动负荷，再到操作过程的自动化、信息化、柔性化和智能化。而符合 MRI 兼容性要求的材料的发展和应用则是其主线，贯穿于 3 个阶段。

1. 适应医师需要的阶段 早期开发的开放式 MRI 导引微创装置由于成像功能的限制，大都是外科医师实施手术操作或治疗操作（如乳腺肿瘤组织穿刺活检）的辅助装置。例如 GE 公司在 20 世纪 90 年代早期开发的 MRI 导引微创手术装置 0.5T Signa SP/i 中，医师对患者某一部位的手术操作和 MR 成像同步进行，医师通过术中成像可观察到肉眼不能直接见到的手术野，改进了手术过程。这些装置虽融合微创性诊断、治疗及 MRI 导引等技术于一体，但手术或治疗过程依然需要医师亲自动手实施，因而不能解决医师因劳累、手颤动等带来的问题。而且由于手术操作空间小等因素，限制了医师的工作。

在该阶段，MRI 兼容性机械技术研究的重点是开发和研制适合在高强磁场环境中使用的手术和治疗器械（例如手术刀、止血钳、穿刺针、导管、导丝、支架等），以满足医师的需要。而寻找和研制符合 MRI 兼容性要求的材料及与这些材料相关的加工工艺的研究则成为重中之重。

2. 减轻医师操作的劳动负荷的阶段 为了解决医师在手术实施过程中存在的问题，减轻他们在手术操作的劳动负荷并能发挥他们在经验、智力等方面的优势，做到随机应变，以实现精准治疗和稳定治疗。由医师亲自操作控制的主从式机械手（Master-slave manipulator）等自动或半自动机械装置或器械逐步引入微创外科手术中。

这类机械手系统中，目前已成功商品化的主要有达芬奇（Da Vinci）系统和 ZEUS 系统。以达芬奇系统为例，该系统的造价虽达百万美元，但却具有人手无法相比的稳定性及精确度，已用于入侵式微创手术。医师可通过该系统内置的立体影像摄影机，观察和拍摄患者的状况，然后通过手动操作控制台旁的操纵杆，控制机械手臂运动；需要时可将机械手臂连接各种精密手术器械，从而实现不同的手术操作。

这类主从式机械装置和系统依然存在很多缺点和问题。首先，它们大都是外科医师亲自操作控制和智能自主控制相结合的独立系统，不能直接应用患者数据和多类别图像含有的丰富信息，需要实现与医疗成像设备和信息传输设备的集成。其次，人们一般认为外科医师的眼睛在手术过程中很重要，但是事实上由于视觉的限制，会产生一些问题。例如，呈现在眼睛的一些肿瘤看上去却像健康组织，一些恶性肿瘤会被健康组织掩盖而不易发现。另外，这类主从式机械手装置和系统需要医师就近观察和实施手术，不能实现远距离手术。最后，大多数系统所采用的材料不满足 MRI 兼容性要求，不能置于 MRI 系统中使用。

因而在该阶段，MRI 兼容机械技术研究的重点是对已有的机械手装置和系统进行 MRI 兼容性改造或重新设计；并按照临床应用的新要求、开发和研制新的自动或半自动机械装置或器械（如用于乳腺组织穿刺活检的多自由度机械手等）。

机电一体化技术被大量应用于这些自动或半自动机械装置或器械的研制，而寻找和研制符合 MRI 兼容性要求的驱动元器件、传动元器件以及这些元器件相关的材料和制造工艺的研究则成为关键。

3. 操作过程的自动化、信息化、柔性化和智能化的阶段 近年来，MRI 导引微创装置的发展已日趋完善，并日益呈现出自动化、信息化、柔性化和智能化的特点。MRI 实时成像导引与手术机器人的结合成为构造各类不同 MRI 导引微创治疗装置的最佳方案。一方面，MRI 实时成像导引可以为手术机器人提供精准导航和实时导航。手术之前，手术机器人可以按照术前成像，计划和编制其在手术过程中的运动轨迹。手术过程中，手术机器人可以按照术中成像，实时发现和辨别目标器官产生的变形，并按照变形的量值进行运动轨迹的调整；另一方面，手术机器人成为 MRI 导引微创治疗中的最佳执行装置。多自由度手术机器人可以支持多种手术或治疗方式（例如高强度聚焦超声治疗、激光诱导间质热疗、微波热疗等）可以夹持多种不同类型的精密治疗器械，灵巧、稳定、连续、持久、快速地完成多种高难度动作。

（二）MRI 兼容机械装置与医师、患者之间的"人机"关系

各种不同类型的 MRI 兼容机械装置，无论其多么精密、多么复杂和"智能化"，本质上还是器械，是外科医师对患者实施手术和治疗所应用的工具，是医师手的延伸，眼睛的延伸，体力、耐力和思维判断能力的延伸。从这些器械设计和使用的一开始，就必须考虑其在 MRI 磁体这样一个特殊的环境下，人机之间的关系，解决有关"人机工程学"问题，实现人机兼容。

1. 多数 MRI 兼容机械装置的人机兼容，都是在其发展的过程中逐步完善和解决的。比如乳腺肿瘤组织穿刺活检用的机械装置，就是从最初那些只能简单地辅助医师实施穿刺定位用的网格状台架，发展到今天的多自由度机械手。

2. MRI 导引微创诊疗是个系统工程，涉及多个方面。就 MRI 屏蔽室而言，不仅要满足 MRI 扫描的要求，而且更要按照手术室的标准和要求进行改造和建设，满足灯光、通信、麻醉、医用废弃物处理等要求，与它们兼容。

3. 无论 MRI 兼容机械装置和技术多先进、可靠，也不能脱离临床医师的操作和控制。不能忽视医师的经验和他们解决复杂问题、驾驭全局的能力。

（三）MRI 兼容机械装置的技术特点

1. MRI 兼容性要求。目前已经实用化的各种不同类型的 MRI 兼容机械装置，无论是微型精密机械、主从式机械手，还是多自由度手术机器人，其用于实施微创手术或治疗操作的机构部分都必须要在磁体腔内的成像区域内准确地按控制要求完成工作，除此以外的其他重要部分（如驱动电机等）也要就近安置在磁体腔出口区域，以利于传动链的缩短和两者的有效结合，因此其整体必须具有高度的 MRI 兼容性。他们的 MRI 兼容性要求比常见的 MRI 接受线圈等的兼容性要求还要严格，具体地说，一方面该类机械装置及其运动不能对 MR 成像造成任何不利的影响；另一方面，该类机械装置在磁场下工作是安全有效的，能实现预期功能，不会对患者和操作员造成意外伤害。例如不会因磁场的吸引而使某些机械装置发生错误或意外的运动，不会对某些电气化元件造成干扰，不会因电磁感应而使一些电器元件产生过热。

2. MRI 兼容机械装置的机电一体化技术。一方面要代替外科医师实现精确、稳定而灵巧的手术操作，消除手术过程中的一些传统影响（例如由于手的颤动等因素而带来的影响）；另一方面，则要像医师那样会思考判断，具体问题具体处理，将外科手术所造成的创伤减少，达到最佳的治疗效果。

3. MRI 兼容机械装置必须按照安全和无菌的要求进行设计。满足手术室内所用器械的安全要求和使用要求，以减少手术的风险（如细菌感染），利于患者早日康复。

4. MRI 兼容机械装置，包括了各种不同类型和自由度的机械装置，涵盖了微机械装置、机械手装置、机器人装置等，机械装置的具体设计要考虑患者治疗时所处体位的不同、患者的固定、治疗的复杂程度、MRI 发射或接收线圈的布置和定位等因素，做到人机兼容。为此，一些装置根据其使用时的特异性，设计为"专机专用"。例如：就 MRI 导引高强度聚焦超声而言，在其用于治疗肝部肿瘤的过程中，需要考虑患者肋骨对高强度聚焦超声波束的阻挡等影响因素；用于治疗前列腺癌的过程中，需要考虑患者尾骨对高强度聚焦超声波束的阻挡等因素。因而用于治疗肝部肿瘤和用于治疗前列腺癌的 MRI 导引高强度聚焦超声治疗装置在结构上是不相同的，具体表现在换能器的结构、运动机构和超声耦合介质的应用等方面。

5. MRI 扫描过程中需要用到不同类型的发射或接收线圈，线圈的布置、定位和固定会影响到 MRI 兼容机械装置的运动轨迹，以及有关治疗器械的有效工作。例如，在 MRI 导引乳腺组织穿刺活检过程中，需要考虑乳房线圈开放空间的大小、方向和位置，以及患者乳房在该线圈内的袒露程度。因而乳房线圈在满足影像检查要求的前提下，要设计得尽可能开敞和简洁。

（四）新材料和新技术的应用

MRI 兼容机械装置技术对新材料的开发提出了要求，反过来，新材料的发展和应用促进了 MRI 兼

容装置的快速发展。在实际的设计和应用中,选择材料需要权衡材料价格、机械性能、电气性能、可加工性、可装配性以及材料的MRI兼容性等。还需要通过运动磨合测试来验证其性能指标。

1. 材料价格的影响 稀有金属和某些塑料、矿物材料的价格高昂,但MRI兼容性优良,因此,必要时必须不惜代价。例如,蓝宝石球轴承可用作性能卓越的关节元件,陶瓷轴滚珠承可以安全高效地承托MRI检查床床板进出磁体腔。

2. 可加工性和装配性 随着各种不同种类的MRI兼容性材料的发现和应用,与它们的加工和制造工艺相关的研究日益重要,并直接关系到这些材料的使用效果。例如,陶瓷材料具有较高的强度和刚性,是比较理想的MRI兼容性机械材料,但其易碎,因此要选用数控加工、激光加工等精密或超精密加工技术对其进行加工。在加工过程中还要防止其破碎、开裂和崩裂,否则功亏一篑。此外,陶瓷材料制成的零件在装配过程中操作不当也易碎裂。因此,要十分注意加工工艺的制定和加工、装配经验的积累。数控机床加工这些材料需要反复多次地调整刀具和进给量,按预期的精度和表面质量制造完成。

信息技术和生物医学技术的结合和发展正有力地改变着医疗器械和医院的面貌。近几年,医学影像学中的热点颇多,比较典型就是计算机辅助检测技术、微创治疗技术和医用信息技术的发展。这些技术经过临床使用和持续改进,将趋向于融合,并集成为一种新的跨平台、多类别联合、诊疗一体化的技术,将会有力地促进计算机集成手术系统的实现。

(五)磁共振导引介入器械的基本条件与选择

磁共振导航微创操作是在磁场中进行,常规治疗器械多由铁磁性物质制成,会飞向磁场中心或产生转动,影响手术操作,甚至危及患者生命,所以必须使用MRI兼容的微创诊疗器械。即使是尼龙等非铁磁性材料的器械在插入影像平面时也会减少信号强度,器械周围磁场不均匀,使实际的顺磁效果减弱、产生伪影、影响图像质量。磁兼容要求器械不被磁场吸引、不发生转动、功能不受磁场影响,在磁场中也不影响成像功能、不产生伪影信号,同时MRI能对器械精确定位,图像中的组织解剖结构不被改变。

随着在MRI环境下介入操作范围的扩展,设计在MRI环境下使用的器械的要求也随之增加。由于MRI特异的原理,这些器械是患者在MRI环境下达到安全的关键因素。静态磁场、磁场梯度、导引射频脉冲及其器械与其他支持设备之间可以相互作用,会产生危险后果。因此要专门设计在MRI环境下使用的器械。这些器械与其他所有MRI相关设备被称作MRI兼容或MRI安全性设备。如轴穿刺活检系统MRI下穿刺针必须是磁共振系统兼容性材料组成,一般是由钛、镍、铬、钼、锰、铝、铁和碳等按比例组成的合金器械(应符合GB 15982—2012和GB/T 16886.5—2017的相关规定),不同成分制成的穿刺针可影响穿刺针伪影的大小。磁共振兼容性穿刺针均为被动显示设计,即穿刺针是通过它本身的磁敏感性伪影来被MRI成像显示和定位的,它表现为一种线性信号缺失。根据MRI导引介入手术要求,有各种规格型号。穿刺针、活检枪表面必须标有刻度,以指示器械工作长度;穿刺针的直径一般为12~22G,活检枪长度为50~200mm,以适应不同的要求。

iMRI兼容器械大致分为5类:①MRI系统的辅助设备,如对比剂注射器、室内微创图像监视器、磁共振表面线圈等;②图像补充设备及治疗传递系统,如内镜、关节镜、腹腔镜、显微镜及激光、射频、冷冻消融导管探头等;③基本的微创手术辅助器械,如手术使用的光源、手术刀、穿刺针、镊、钳等,介入使用的导丝、导管、支架等;④患者的生命监测及麻醉急救系统,如心电监测、麻醉机和灌注泵等;⑤特殊部位检查辅助定位器械,如MRI兼容性头部托架、乳腺活检托架、牵开器等。

目前研究许多材料的磁感与水之间的比值(水磁感接近人体组织)。已发现当材料磁感与水相差在3ppm内时在磁场中不产生可视的变形,如尼龙、硅氮化物、氧化锆等。由磁感接近人体组织的材料制成的兼容性器械可防止产生图像伪影和扭曲。磁共振导向活检和微创治疗要求器械(穿刺针)必须具有磁共振兼容性,伪影少且可在MRI中显示,其中包括两层含义:一是此器材用于磁场环境下不会因电磁感应产生过多的热量,以致对患者造成伤害;二是此器材不会影响磁共振图像的质量。磁共振导航微创器材制成材料包括金属钛、镍钛合金以及各种塑料、陶瓷、碳素、生物材料等;目前认为钛金属器械最为理想,但生产成本也最高。

在 MRI 兼容性材料的选择方面,赵明在《MRI 兼容机械装置技术的研究现状与进展》中指出:只有那些磁化系数接近人体组织(-9.05ppm)和空气(0.36ppm)的材料才可以用于成像容积内工作的设备的制造。以 MRI 检查床为例,检查床床面板及位于其腹部的支撑轮在承载患者进入磁体腔进行扫描和微创治疗时,需要在磁体腔内的成像区域安全就位,因此一般选择 MRI 兼容性好、具有较强机械性能的玻璃纤维增强塑料玻璃钢(fiberglass-reinforced plastics,FRP)材料来制造床面主体,选择 MRI 兼容性和机械性能都上佳的陶瓷轴承来充当腹部的支撑轮。除床面板外,检查床的主体部分都位于磁体腔外,其构成部件可以按其远离磁体的不同用 MRI 兼容性较差但机械性能较好的铝合金、奥氏体不锈钢等材料来制造。用于驱动机构运动的步进电机、交流伺服电机等电磁式电机因不具有 MRI 兼容性,必须被置于远离磁体的 5 高斯线外。

目前具有可用性的材料,按其对 MRI 造成伪影影响的不同,主要分为以下 3 组:

第 1 组:在人体组织内对 MRI 图像无伪影影响的材料。例如:尼龙、氮化硅陶瓷、聚四氟乙烯塑料、聚砜树脂、玻璃纤维增强塑料、杜邦公司 Vespel 聚酰亚胺塑料、树脂玻璃、氧化锆陶瓷、木材和纯铜。

第 2 组:使用该材料可对 MRI 图像造成可察觉的伪影,但该影响无关紧要,可忽略。例如:氧化铝陶瓷、硅橡胶、石英(二氧化硅)、铅和锌。

第 3 组:使用该材料可对 MRI 图像造成明显的伪影,但该伪影影响可经特殊处理后被接受。例如:钛合金、钼合金、钨合金、石墨、钽合金、埃尔吉洛伊非磁性合金、增强型热塑料 Esbrid、锆合金和铝合金。这些材料大多数稀缺而昂贵,而且其性能也随生产批次和制造工艺等的不同而差异较大。

目前,在 MRI 兼容性机械装置的实际设计和制造中,通常选用的材料见表 1-5-1。

表 1-5-1 MRI 兼容性机械装置常用材料

主要类型		用途
陶瓷	云母玻璃陶瓷	用于制造超声电机(滚珠制造铝硅酸盐陶瓷、氧化铝陶瓷等)、轴承、电机轴、传动用的轴类零件等
塑料	尼龙、聚四氟乙烯塑料、聚砜树脂	用于制造多种类型的结构件、玻璃纤维增强塑料、橡胶等,例如齿轮、齿条、液压动器筒、螺钉、螺母等
非铁磁性金属	铝合金、铍合金、铜及铜合金	用于不同应用要求的齿轮(铅合金、镁合金、镍合金、金银)和蜗轮蜗杆、螺钉、螺母等的制造,也用于制造和装配锆合金时用的螺丝刀等工具
铁磁性金属	300 系列奥氏体不锈钢	用于磁体腔外一些机械性能要求高的零部件的制造。按其成品对 MRI 的影响不同,安置在远离磁体的不同位置使用
木材	多种实木和合成板材	因为阻燃性能等的限制,主要用于试验用件转运床、试验手术车等的制造

MRI 导航微创器械的发展已日趋完善,并日益呈现出自动化、信息化、柔性化和智能化的特点。MRI 兼容机械性技术研究的重点也随之转向多自由度 MRI 兼容手术机器人的研究和已有器械和装置的功能扩充和"柔性化""智能化"改造。按照临床应用的要求,与常规的外科手术机器人的结构设计和控制相比,多自由度 MRI 兼容手术机器人及其成像导引系统需要特殊设计。

首先,它具有 MRI 兼容性。所有的大部分元器件必须重新设计,并采用 MRI 兼容性材料来制造完成。

其次,还要具有多类别影像检查设备的兼容性。事实上,单纯满足 MRI 兼容性要求的外科手术机器人并不是完全符合经济条件和临床需要的设备。一方面,外科手术机器人购置和维护费用昂贵,只有提高它的使用率,才能尽早实现回报;另一方面,临床微创诊疗的发展在朝着多类别联合诊断和成像导引治疗的方向发展。因此,理想的外科手术机器人不仅要兼容 MRI,而且还要兼容 CT、X 线等不同类别的影像检查设备,满足它们各自的特殊需要,实现联合诊疗的目标。影像检查设备的兼容性对手术机器人的设计提出了挑战。设计者必须要考虑各种不同类型的影像设备的图像获取、安全、人机交互以及其他所有对影像检查设备的功能不形成冲突等要素。就未来的发展方向来说,包含了 MR 成像导引的微创治疗将会是一个系统地涵盖了术前计划、术中成像导引和手术导航、术后护理以及其他相关事项。手术机器人将会成为一个复杂的生物医学信息系统中的一个要素,将会成为计算机集成手术系统的一部分,专门设计在手术室内工作。

(六)影响 MRI 介入器械(穿刺针)成像的相关因素

MRI 导引微创诊疗成像过程中,穿刺针不能直接显影,而是通过它们产生的局部磁敏感伪影显示在磁共振图像上,为了有效地利用磁敏感性伪影,MRI 导引下穿刺针的伪影是需要特别注意的问题,穿刺针为 MRI 兼容性穿刺针,即非铁磁性穿刺针。穿刺针伪影的大小直接影响到穿刺效果进而影响到治疗效果。必须了解在不同条件下伪影的大小和形态发生如何改变。刘于宝等对不同场强影响介入性磁共振穿刺针成像因素的初步探讨中指出:影响磁敏感性伪影的因素主要有磁化率、主磁场(B_0)场强大小、物体的大小、相对于主磁场(B_0)的方向、脉冲序列、回波时间、穿刺针方向与扫描层面的相位及频率编码方向的关系、频率编码方向、梯度振幅、接收器的带宽和视野、穿刺针的合成材料有关等。

1. 磁化率 当物体与周围环境介质间磁化率差异增加时,伪影的严重程度也随之增加。

2. 主磁场(B_0) 磁场的场强越高,产生伪影越严重,在低磁场 MR 下扫描时穿刺针伪影较在高磁场下扫描时要小;对于给定角度的穿刺针,一般在 1.5T MRI 上比 0.2T MRI 产生的伪影要大。

3. 穿刺针的合成材料 铁磁性 CT、DSA 穿刺针不能用于 MRI,因为穿刺针与周围组织之间磁化率的巨大差异能造成场强的不均匀性,从而引起强烈的几何学失真和信号强度的失真。非铁磁性合金可解决上述问题。当穿刺针完全不含有铁性成分时,穿刺针伪影很小,由合金制成的微创材料对局部磁场的均匀性干扰较小,图像上呈局部线样信号丢失,通过这些伪影可观察微创材料的路径。当含有一定的铁性成分时,伪影变大。现在的穿刺针一般为纯钛或纯镍制作,伪影很小,制作商专门制作了含有一定铁成分的针芯供选择使用,以人为制造伪影,方便观察穿刺针的位置。不同成分以及相同成分按不同比例组成的穿刺针产生的伪影不同。

4. 穿刺针伪影的大小和主磁场方向角度大小的关系 在场强一定的情况下,穿刺针相对主磁场(B_0)的角度是影响伪影大小的主要因素,角度越大,产生的伪影也越大。平行于主磁场方向的穿刺针引起的磁场变化局限于穿刺针内部,外部的自旋质子不受影响,如穿刺针垂直于主磁场方向,则磁场的紊乱就会扩展到穿刺针外,从而影响产生信号的体素内自旋质子。平行于主磁场(B_0)方向时穿刺针的伪影明显变小,并且在针尖的部位呈一椭圆形的伪影;当穿刺针和主磁场(B_0)垂直时,穿刺针的伪影明显变大,但是针尖部位的伪影并没有变大,甚至会变得稍模糊。至于穿刺针走行方向介于上述两者之间时,图像失真的程度可通过计算得出。

5. 介入器械的大小 MR 导引微创器械越大,则其周围的相对失真越小,即器械伪影的直径将随器械直径的增大而减小。

6. 成像脉冲序列之间的关系 自旋回波序列的 180° 重聚焦脉冲可使该序列对任何局部磁场均匀性(包括磁化率不同造成的)改变不敏感。重聚焦脉冲可以补偿相位偏移及由此引起的几何学失真以及物体周围信号强度的失真。梯度回波主要是造成体素内去相位,特别是对于长回波时间,它可以引起信号丢失区增大。几何学失真及体素内去相位都会导致信号强度的失真。在自旋回波序列上几何学失真占主导,其结果是图像中出现信号强度相对偏高区;而梯度回波序列的成像时间较短,因此它们在实时导引和微创操作中较常采用,但在应用不同磁化率器械时,必须清楚引起图像失真的两方面原因,即几何学失真和体素内去相位。快速应用稳态进动平衡(fast imaging employing steady-state acquisition, FIESTA)序列是最近序列研究的热点,其提供的图像质量可符合微创治疗的要求,同时用 FIESTA 序列进行穿刺针定位时,穿刺针的伪影大小合适,因此,常被应用在穿刺过程中的监控穿刺针在体内的位置。FIESTA 序列和梯度回波(GE)序列成像产生的伪影要明显大于自旋回波(SE)或快速自旋回波(FSE)序列成像产生的伪影。FSE、SE 序列所产生的伪影直径彼此间没有显著性差异。

7. 穿刺针的方向与扫描层面的射频编码方向的关系　它是影响穿刺针伪影大小的另一个重要因素。当穿刺针与频率编码的方向平行时，穿刺针的伪影变小，特别是针尖显示欠清晰；当穿刺针与频率编码的方向垂直时，穿刺针的伪影变大。如果为了取得与穿刺针的方向一致，可以交换相位和频率编码轴，在 0.2～1.5T MRI 上，穿刺针方位为 90°时，应用 SE 和 FSE 序列成像，伪影直径变小。场强及序列保持不变，穿刺针方位为 0°并变换相位和频率编码轴，对伪影直径或穿刺针的可见性没有影响。而在梯度回波（GRE）序列，无论是在 0°或 90°，交换相位和频率编码轴对伪影直径或可见性均没有影响。

8. 回波时间（time of echo，TE）　对于梯度回波序列，随着回波时间的增加，体素内去相位的时间也相应增加，从而导致更多的信号丢失，从而使伪影的直径明显增加。自旋回波的伪影则与 TE 无关，因体素的去相位在自旋回波中并不起主要作用。

9. 频率编码方向　几何学失真出现在频率编码方向上。垂直于静磁场 B_0 方向的穿刺针，伪影的形态和严重程度可因频率编码方向平行于或垂直于穿刺针轴向而发生很大变化。

10. 梯度振幅　梯度振幅层面选择和层面内的几何学失真可通过增加梯度场强而减小。

11. 穿刺针长度　伪影的长度与穿刺针的长度成正比，不同长度穿刺针产生的伪影宽度相等。

12. 接收器　改变接收器的带宽和视野也能影响磁敏感性伪影。例如，带宽的增加可减小伪影的严重程度。

13. 穿刺针针尖的几何学特征　将穿刺针针尖切割成不同的斜面：0°、15°、30°、45°、60°、90°，经各种序列成像，多次测量伪影的宽度，各种角度的针尖产生的伪影没有明显区别。

在以上所有影响穿刺针成像的相关因素中，穿刺针对主磁场 B_0 的角度和选用的序列类型是影响磁共振穿刺针伪影显示的两个最重要的因素。对磁共振导引微创操作来说，1.5T MRI 扫描机的问题是它的主磁体为管筒状设计，主磁场为水平方向，穿刺时，由于穿刺方向大部分是沿着横断面方向，因此进针方向和静磁场 B_0 方向的成角往往较大，甚至接近 90°，从而不可避免地产生大的伪影。在 1.5T MRI 扫描机上为了避免上述这种过大的伪影，应采用 SE 或 FSE 序列，但对于 FSE-T_1WI，由于短 TR 技术获得的有效层面太少而未被广泛使用。在应用 FSE、SE 序列成像时，通过相位和频率编码梯度的变换，使读出梯度场方向与进针方向平行或接近平行，可进一步减少穿刺针伪影。当应用 180°脉冲进行回波重聚焦时，沿频率编码方向可出现显著的磁敏感性伪影所致的几何学失真。尽管进行了梯度变换，由频率编码梯度局部非线性特性所致的几何学和信号强度的失真仍然存在，但应用 180°重聚焦脉冲，可以抵消由局部磁场不均匀引起自旋质子去相位所致的信号丢失。总之，在 1.5T 场强下，尽管使用了 SE 序列和梯度交换技术，大多数伪影的直径仍大大超过可接受的程度。

低场强磁共振扫描机静磁场 B_0 方向为前后方向（垂直），因此，穿刺针在所有相对于静磁场 B_0 方向的角度都可以进针。通常当不得不以 0°进针时，利用梯度回波（GRE）序列可增加穿刺针显示的清晰度。GRE 由于缺少 180°重聚焦脉冲，对由穿刺针周围局部磁场不均匀引起的自旋质子去相位更敏感，因此 GRE 产生的伪影比 SE、FSE 大。

选择适当脉冲序列和回波时间以抵消进针影响时，采用 0°～90°任意进针角度，均可获得适宜大小的伪影。一般来说，进针角度在 10°～60°时，选用 GRE 序列；进针角度在 40°～90°时，则选用 SE 和 FSE。在低场强下，应用 GRE 比 SE、FSE 更有意义，因为 GRE 可在屏气下完成成像。穿刺针伪影的大小直接影响到穿刺过程中的精确度，穿刺针伪影过大，易于观察针的位置，但是对于比较小的病变，容易掩盖病灶；穿刺针的伪影过小，则难以观察穿刺针，特别是观察针尖的位置，所以实际工作中要根据具体的情况来选择。

胡道予等通过人体模型和动物试验进行研究，试图探索在 1.5T 磁共振导引下经皮穿刺介入器械（穿刺针）显示最清楚、伪影最小以及成像时间最短的最佳 MRI 方案。方法如下：首先进行琼脂胶体模型实验，把具有磁共振兼容性之穿刺针（磁共振 eyeTM，22G Cook）插入琼脂胶体介质中，使用膝关节表面线圈，在 GE Signa CV/I 1.5T 磁共振扫描仪上扫描，从成像方位、成像参数、成像序列等几个方面进行探索性磁共振成像。以上述结论为基础，进行 30 例兔 VX$_2$ 肝癌模型磁共振介入实验。自制体表定位标记：将色拉油注入直径 3mm，长 5cm 的细直塑料管，两端封闭，将细管以 1cm 的间距平行排列在胶布上。使用头线圈，把需要穿刺的部位裹以定位标记。穿刺前扫描方法：冠状位定位相：单次激发快速自旋回波（SSFSE-）或快速扰相梯度回波（FSPGR-T$_1$WI）；轴位扫描序列：SE-T$_1$WI、FSE-T$_2$WI。在轴位扫描 T$_2$WI 中选择穿刺的最佳穿刺点，并测算出进针深度及穿刺角度。在定位标记的帮助下选准实际穿刺点，常规消毒，穿刺。穿刺后行磁共振轴位扫描，证实穿刺针的轨迹及针尖的位置。扫描序列：①SE-T$_1$WI 或 FSE-T$_1$WI；②SSFSE-T$_2$WI；③GRE-T$_1$WI 和 T$_2$WI；④FSPGR-T$_1$WI。同样改变进针的角度及成像参数、成像序列进行磁共振扫描。结果显示：①穿刺针在自旋回波序列上为中间宽带低信号，周围窄带高信号；在梯度回波序列上全部为低信号带；②当穿刺针长轴与静磁场 B$_0$ 平行时，其信号呈"S"样改变，随着穿刺针长轴与 B$_0$ 的角度增加，显示穿刺针横径增加；③当穿刺针长轴与静磁场 B$_0$ 平行时，无论频率编码方向与长轴平行或垂直，在 FSPGR 序列产生的伪影大小与在 FSE 序列产生的伪影并无明显区别，且信号表现在同一序列上变化也不明显；当穿刺针长轴与静磁场 B$_0$ 垂直时，在 FSPGR 序列产生的伪影直径远远大于在 FSE 序列产生的伪影，且当频率编码方向由与长轴平行改为垂直时，对于 FSPGR 序列，伪影直径无明显变化，但是对于 FSE 序列，伪影直径明显加宽；④应尽量选用短 TE、长 ETL、小 BW、大 FOV 及小 NEX。综上所述，FSE T$_2$WI 是 1.5T 磁共振导引经皮穿刺的最佳扫描序列。当穿刺针长轴与静磁场 B$_0$ 垂直时，选择频率编码方向与穿刺针长轴平行并尽量选用短 TE、长 ETL、小 BW、大 FOV 及小 NEX 可减少穿刺针伪影。

（七）磁共振介入穿刺针与骨钻类型

磁共振介入穿刺针必须是磁兼容性材料组成，是由钛、镍、铬、钼、锰、铝、铁和碳等按比例组成的合金器械，不同成分制成的穿刺针可影响穿刺针直径伪影的大小。商业出售的磁共振兼容性穿刺针均为被动显示设计，即穿刺针是通过它本身的磁敏感性伪影来显示和定位的，它表现为一种线性信号缺失。穿刺针为最基本的介入器材，有用于经血管与非经血管之分。目前，在磁共振微创介入手术操作中大多采用非经血管性用途穿刺针，又分为软组织穿刺针与骨骼穿刺针（钻），经血管内途径的介入治疗正在研发与临床推进中，相应的磁共振兼容介入器械也会得到快速应用与普及。目前常用的穿刺针有以下几种分类：

1. 按照作用目的分类

（1）穿刺针可直接穿入肿瘤或囊腔做抽吸、冲洗、引流、活检或消融等诊断与治疗，也可用于打开皮肤与血管的通道或颅脑、胆管、泌尿道、胃、脓腔与囊腔等组织，然后引入导丝、导管、引流管等进行治疗。

（2）粒子插植针，多为 MR 兼容性 18G 带刻度穿刺针，用于经皮在肿瘤内植入 ^{125}I 种子源，行肿瘤组织间放疗。

（3）消融电极针，包括射频消融电极针、微波消融电极针以及氩氦刀磁兼容性穿刺套管针。通常为 14～16G 带刻度穿刺针，经皮穿刺后，射频消融电极针可以打开子电极针，利用热凝固蛋白的原理，对肿瘤组织进行消融治疗。

2. 按照结构组成分类

（1）一部件前臂穿刺针：针由非铁磁性镍或钛合金材料制成，针尖锐利呈斜面，针柄部分可有不同形状，便于穿刺时握持和控制针的进退。针柄内腔光滑呈漏斗形，以便于插入导丝或内置探针。针长 8～15cm，常用的外径为 14～18G。常用于皮下较表浅部位软组织病变的穿刺诊疗。

（2）二部件套管针：由外套管（鞘）和针芯构成。有两种类型：①针芯平钝，套管端尖锐，呈 45° 斜面，针芯稍短于外套管，如 Chiba 针；②针芯尖锐，外套管头端平钝，针芯露于外套管之外，如 MRIeye$^{®}$ Chiba 活检针。针长 10～20cm，针径 12～23G，针柄内腔光滑，呈漏斗形。

3. 按照规格大小分类　穿刺针外径以号（Gaue，G）表示，如 18G 或 16G，号愈大，针外径愈小。微创医学所用的薄壁穿刺针内、外径见表 1-5-2。应根据患者年龄、部位、病变大小不同选择不同穿刺针。

表 1-5-2　薄壁穿刺针内、外径

型号（G）	内径		外径	
	inch	mm	inch	mm
15	0.059	1.50	0.072	1.83
16	0.052	1.32	0.064	1.63
17	0.046	1.16	0.056	1.42
18	0.042	1.06	0.048	1.22
19	0.031	0.78	0.040	1.02
20	0.025	0.64	0.036	0.91
21	0.022	0.56	0.032	0.82
22	0.018	0.45	0.028	0.71
23	0.015	0.38	0.024	0.61

4. 同轴穿刺活检系统　磁共振穿刺针必须是磁兼容性材料组成，是由钛、镍、铬、钼、锰、铝、铁和碳等按比例组成的合金器械（应符合 GB 15982—2012 和 GB/T 16886.5—2003 的相关规定），不同成分制成的穿刺针可影响穿刺针直径伪影的大小。磁共振兼容性穿刺针均为被动显示设计，即穿刺针是通过它本身的磁敏感性伪影来显示和定位的，它表现为一种线性信号缺失。根据磁共振导引介入手术要求，有各种规格型号。穿刺针、活检枪表面必须标有刻度，指示器械工作长度；直径为 12～22G，长度为 50～200mm 各种规格，以适应不同的磁共振导引介入操作；通常选用 17G 磁共振兼容性钝头半球型穿刺针与 18G 软组织切割枪，针对小病变，可选用 18G 磁共振兼容性钝头半球型穿刺针与 20G 软组织切割枪。

穿刺针的长度选择是根据穿刺部位的深度而定的，穿刺针太短达不到靶点，过长则把持困难，很难保证在进针路径上不发生方向偏离和穿刺针弯曲。

穿刺活检针（枪）的类型很多，根据穿刺针头的形态和抽取组织细胞的方式不同，可分为细胞抽吸针、组织切割针（枪）、同轴活检针（枪）3 类。根据穿刺针外径的大小，分为粗针和细针，14～18G 为粗针，粗针口径较粗，获取组织多，针硬，便于操作和掌握方向，但损伤较大。21～23G 为细针，损伤小，口径细，但获取组织少，针较软，易弯曲，在通过肌肉较多的地方不易操作。根据穿刺针的功能又分为抽吸针及切割针。抽吸针一般较细，仅能做组织细胞学检查及囊液抽吸，对组织损伤小，并发症少。常用的有 MRI eye®Chiba 活检针、Green 针、Turnen 针、Puncture 针等。切割针一般较粗，可获取较多的组织标本，但损伤较大，并发症相对较多。常见的有 Trueut 针、Silvernlan 针、Unicut 针、Rotex 针等。近来有一种自动弹簧式活检针，又称活检枪，由于弹簧作用，针切割速度快，获组织较多，但损伤较大，要注意避开血管等重要器官。活检枪又分为分体式及一体式，分体式活检枪具有针吸与活检双重功能，应用方便，一体式活检枪仅具有活检功能。由于脑组织软，活检器械较特殊使用如 Neurocut 活检套针等。

抽吸针包括 Chiba 针和 Turner 针，多为细针，主要用于获取细胞学和细菌学材料。切割针有粗有细，取材较多，可供组织学检查，按其针构造又可分为两类：一类是具有切割作用的针尖，包括 Madayag 针和 Greene 针等；另一类是针远端具有一活检窗，如 Westcott 针。近年来出现的自动或弹射式活检枪，多装有 18～20G 的切割针，所以仍属于切割针范畴。该活检针使用弹射装置，在激发扳机后，切割针弹射进入病变处获取组织材料。

由于这些活检枪使用简便、快速并减少了患者的不适，因此目前临床应用较广泛。

当在磁共振导航下放置并靶定一个合适的磁共振兼容针后，利用去磁或拉开检查床至 5 高斯线外，采用普通活检针或切割枪（非磁共振兼容）可经磁共振相容共轴活检粗针对靶目标采取标本。

5. 骨钻 另一类特殊的活检针是锯齿状的旋切针,为骨活检术中最常见、最有效的活检针,外径在6~12G。此类活检针的共同特点为由套管针和锯齿切割针组成。操作时先将套管针引入病变处,通过套管针插入旋切针,旋切多为手动操作,但最近也出现了电机旋转切割。对于骨骼及颅内病变的活检需要应用骨钻。骨钻根据动力的不同,分为手动式和电动式两类。常用的骨钻种类较多,如 MRIeye®Neuerburg Bone Biopsy Set、BoneBiopsy Set 3mm 或 4mm MRI 以及非 MRI 兼容性骨钻(可将扫描床撤离至 5 高斯线外应用)。

(八)展望

目前,机器人技术、新材料技术、信息技术和生物医学技术已成为人们公认的 21 世纪最重要和最具发展潜力的几类技术,它们发展迅速,应用渐趋宽广。因为 MRI 兼容机械装置技术的发展与这几类技术都有着密切的关系。因此,它们的发展势必会有力地促进 MRI 兼容机械装置技术的发展和进步。

历经 40 余年的技术积累和长足发展,近年来机器人技术的发展非常快,在功能和技术层次上都有了很大的提高。目前正在发展的第 3 代机器人正朝着智能化、拟人化的方向发展,将逐步具有认知能力、学习能力、思维能力以及适应环境的能力,将能够可靠、高效地完成更加复杂的动作,实施更加复杂、繁琐和精细的手术和治疗操作。例如心脏和脑部的精细手术。作为各种高新技术发展的基础和先导,近年来新材料的开发和应用在广度和深度上都取得了不少突破,并潜移默化地改变着我们的生活。新材料具有传统材料所不具备的优异性能和特殊功能,既包括那些新出现的材料,也包括那些由传统材料经过组合以及在结构、设计和工艺上的改进而发展出的材料。值得注意的是,与 MRI 兼容机械装置的发展密切相关的一些新材料,包括先进复合材料、先进陶瓷材料、生物医用材料等,正是目前新材料发展的热点。

二、磁共振介入手术辅助设备

MRI 介入手术是在 MRI 屏蔽室内进行的,因此室内使用的设备与器械要求是磁兼容性的。同时强磁场、梯度场及射频信号也会干扰非磁兼容性设备的正常使用,当梯度场开启时心电导联会接收到强噪声信号,干扰正常的心电图波形。而磁流体动力因素也会影响通过心脏的血流,使正常的心电图波形发生变形。MRI 导航微创手术中要有磁共振兼容性生命监护设备实时监控患者的心率、呼吸、血氧、血压等生理信息的变化,紧急情况下及时采取必要的救治措施,保证手术过程的安全性。

介入操作时,成像观察除了手术所运用的器械仪器之外,还有许多辅助设备如麻醉和监测设备、射频消融装置、激光加热源、内镜等均须在磁场下正常工作。

磁共振兼容性监护仪专用性磁共振兼容监护仪提供了在磁共振影像监测和磁共振微创手术中对高危患者的安全监测,采用光学传感器(不含铁)、RF 屏蔽,不会对患者产生危险,也不会被 MRI 所影响,更不会影响 MRI 系统和图像质量,大屏幕彩色 TFT 显示,易于观察,对角线长 26.4cm,背光显示,5 通道显示,所有的临床参数可以用特别的颜色显示,使得可以从远处观看,由无线电发射、核磁和电磁引起的干扰问题可以完全解决,磁共振影像质量不受影响。

ECG 门控心电门控模块通过光缆直接连接 @SCS ECG s 信号到任何 MRI 系统,使影像与 ECG "R"波同步,采用序列的时间使得心脏在扫描时是静止不动的,确保所取的心脏图像每次都是同一时间产生的清晰的聚焦影像,帮助获取最佳的心脏-血管磁共振影像。

磁共振兼容性输液泵专门为需要在核磁环境下进行静脉给药的患者设计,由主泵、远程控制平台、扩展泵、防磁支架、电源系统和配套组件构成;使在核磁扫描过程中,进行安全、精准、可控的静脉输液成为可能。具备 0.2~3.0T 核磁兼容,非磁化元件可在 10 000 高斯磁场环境下安全使用。

三、磁共振介入线圈

适用于手术中成像的线圈是专门特制的手术专用射频线圈,特点是体积小,不影响手术进行而且信噪比高、图像清晰。

射频接收线圈是磁共振系统用于采集图像信号的关键装置，所采集的信号经过编码、变换、数据重建后就可以得到所扫描的人体组织的影像图，影像的最终清晰度直接与线圈信噪比（灵敏度）成正比。商用的磁共振系统都配置了基本的临床检查线圈，但这些线圈都是出于诊断检查的需求，并未考虑介入手术的特殊性。为了实现与介入手术的最佳兼容，保证介入与成像的同步开展，并提供最优的 MRI 质量，实施磁共振介入需要专用的射频接收线圈。

为了提高影像的清晰度，磁共振临床检查需要使用各个部位对应的专用线圈来完成，可以称之为局部线圈。这些局部线圈通常都只适用于对应部位的介入手术，因为常规的线圈设计不具备中间连续开窗的结构，或者是因为设计的原因，导致开窗的尺寸太小，无法满足手术的需求。因此，为了满足介入手术要求，同时具备良好的成像质量和手术导航性，需要在线圈上做一些特别设计，比如介入用的手术开窗，以及更贴近体表的柔性封装。手术开窗需要覆盖面越全越好，这样可以在任意地方实施手术；同时也希望单个开窗越大越好，大的开窗可以为手术提供便利。

此外，在设计磁共振射频线圈时，磁共振系统主磁体的磁场方向是最重要的参考依据，线圈中的天线单元需要尽可能地跟磁场方向垂直，才能获得最好的射频接收功能。磁共振系统根据主磁体方向的不同，可分为垂直场磁共振系统和水平场磁共振系统。垂直场磁共振系统的主磁体方向与人的躯干方向垂直，比如从人的正面指向背面；水平场磁共振系统的主磁体方向与人体的躯干平行，从脑部指向脚底或相反。

适用于垂直场磁共振系统的介入专用射频线圈（图 1-5-1），在外观设计上由柔性线圈体和刚性的电路板外壳构成。柔性线圈体可以在两端弯折后通过锁扣连接，形成宽带状绕于人体，使线圈体内部设置的天线单元组能够较好地贴近人体，保证成像质量。柔性线圈体上还有多个可视窗口，确保了开展介入手术等操作时的空间足够大。刚性的电路盖板用于保护其内部的电路板，防止在线圈弯折时电路板被压折。在线圈的天线单元设计上，该介入线圈设置有 1 个 "8" 字形线圈单元（即鞍形线圈单元和多个环形线圈单元，图 1-5-2）。"8" 字形线圈单元由两个各有唯一开口的环形天线单元平行排布连接构成，连接时有且仅有一个交点，在使用时，人体躯体同时穿过这两个天线单元。采用这样设计的 "8" 字形线圈单元，其方向与垂直场磁共振系统的磁场方向垂直，保证了最好的射频接收功能。若干个大小相同的环形线圈单元平均分布在人体周围围成一圈，使得信号均匀，灵敏度和信噪比高，成像质量好。环形线圈单元的宽度大于 "8" 字形线圈单元，这些环形线圈单元均与 "8" 字形线圈单元部分重叠，相邻的环形线圈单元之间也部分重叠排布，这样的结构在不增加多余去耦电路的情况下，能够使天线单元之间取得较好的去耦合效果，防止其相互干扰，保证了线圈的高信噪比。

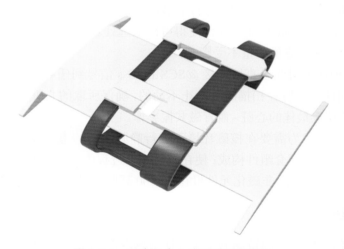

图 1-5-1 垂直场介入线圈外观示意图

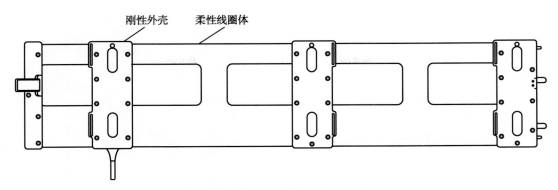

图 1-5-2　垂直场介入线圈天线单元分布示意图

适用于垂直场磁共振系统的介入专用射频线圈，除了线圈本体外，还设置有相关的配件。线圈体内侧设置有可拆卸的气囊，在线圈体包裹于人体后，可对位于人体与线圈体之间的气囊进行充气以调整气囊的大小，确保不同体型的患者均能很好地将线圈支撑起来，防止线圈在使用过程中晃动，增强了图像的稳定性。该线圈还配备有一个支架（图 1-5-3），在线圈使用时，支架置于病床上用于支撑人体，线圈体在支架与病床之间穿过，这样能够避免线圈被人体压紧，线圈也可以相对患者身体纵向轴线左右抽动，灵活地调整线圈上开窗的位置，便于介入手术的开展。

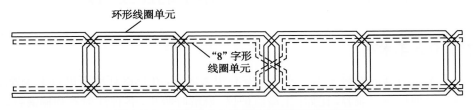

图 1-5-3　垂直场介入线圈配备支架使用示意图

适用于水平场磁共振系统的介入专用射频线圈，在外观设计上由柔性线圈体和刚性外壳构成（图 1-5-4）。柔性线圈体大致呈条带状，上面设置有多个介入开窗，保证足够大的开展介入手术的空间，同时柔性线圈容易弯折的特性，使线圈体贴近人体，提高成像质量。刚性外壳用于保护其内的刚性电路板，防止刚性电路板受力而损坏。在天线单元设计上，该线圈在柔性线圈体内设置有多个环形天线单元（图 1-5-5），这些天线单元依次自左向右排布，同时每个天线单元与柔性线圈体上的介入开窗一一对应，这些天线单元的方向均与磁场方向垂直。任意相邻的两个天线单元之间部分交叠布置，这样能够较好地减少单元之间的耦合，保证线圈信噪比。在实际使用时，为提升图像质量，该线圈还可配合其他线圈（如躯干线圈）一前一后覆于人体体表（图 1-5-6），该介入线圈布置于需要实施介入手术的位置，便可通过最接近手术部位的介入开窗进行手术，如图 1-5-7 所示。

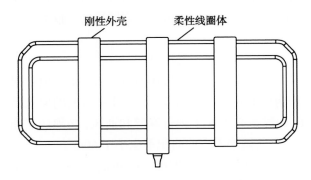

图 1-5-4　水平场介入线圈外观示意图

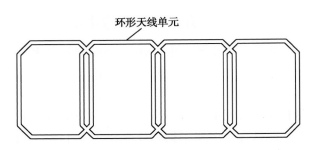

图 1-5-5　水平场介入线圈天线单元分布示意图

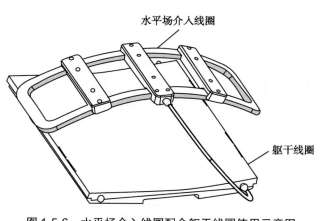

水平场介入线圈

躯干线圈

图 1-5-6　水平场介入线圈配合躯干线圈使用示意图

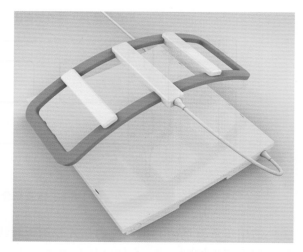

图 1-5-7　水平场介入线圈实物图

（李成利　肖越勇　林征宇　朱华彬　于经瀛）

第六节　磁共振介入手术室的建立与管理

一、磁共振介入手术室

磁共振介入手术室与其他外科手术室或介入室有很大区别，在核磁环境下进行手术要求暴露于磁场的手术设备和器械必须具备磁兼容，比如：生命监护仪、麻醉呼吸机、各种注射器和输液针、刀片、消融设备和消融探针，用于开放手术的光学显微镜、各种气体储存罐或输送管道及接头等。在磁共振手术室设计和建立之初要考虑周全，大部分设备和器械可以采用磁兼容的，但是也有部分设备无法在强磁场的环境中应用。因此，磁共振手术室的建立可以根据具体情况按照不同的模式进行建立。

完成标准程序的手术过程，手术室内必须有磁共振导航装备、吸引器、供氧设备、大屏幕液晶显示器、操作控制台、手术无影灯等，由于这些设备摆放的位置可在 5 高斯线外，且术中移动机会少，所以，在手术室内磁环境安全的区域可用普通的标准手术器械。磁共振适用性手术显微镜拥有 -50cm 变焦功能的接物镜头，它具备一个标准外科手术显微镜的全部功能。术中需放置于 5 高斯线外，当进行术中 MRI 时，为了保证磁共振图像信噪比，常常需要将手术显微镜推移出扫描室。磁共振兼容性手术台是集外科手术台与磁共振检查台功能为一体的，可通过简单操作而完成各种复杂的多方位多角度的运动变化，而且台面的移动还可以根据图像中的信息来实现 X-Y 平面方向的微调。磁共振监视器是安装在室内可移动的大屏幕液晶显示器，监视器图像可来自磁共振系统、显微镜、内镜和医学影像存档与通信系统（PACS）网络，可随时根据手术需要挑选显示图像和切换图像。开放式磁共振导引的神经外科手术是处于临床探索阶段的新技术。

二、磁共振介入手术室的建立

理想的术中磁共振（iMRI）系统要符合手术室的要求。做到这一点是比较困难并且昂贵的，但如果该系统并非专门作为微创手术使用，也是没有必要的。作为磁共振介入手术室，以下几个方面的要求是必须达到的：必须有患者进入扫描室和磁体的良好通道；扫描室必须便于进行麻醉和通风；必须达到能进行无菌微创手术和/或磁共振导引下的常规手术的条件，磁共振手术室的面积不应小于 $60m^2$。

磁共振手术室根据磁环境和非磁环境的不同目前基本分为四大类，采取哪一类更能满足医院的手术，则要根据医院手术的需求来设计。

（一）同一环境手术室设计

这种手术室的设计最常用于磁共振介入诊疗,与开放性手术相比,磁共振介入可以在局麻下完成,不需要麻醉机和呼吸机,各种磁兼容的穿刺针和消融针可以在磁共振导引下进行。因此,扫描和介入操作可在同一手术室内进行。目前绝大部分磁共振介入手术室是采用此种模式设计,此设计的另一个优点是一机多用,机型多采用大孔径短磁体的高场强磁共振设备,此设备可以用于诊断、放疗定位和介入治疗。机房按照手术室要求装备,在做介入之前房间给予充分消毒,相关介入器材放置到位即可开展介入手术(图1-6-1)。

（二）不同环境双室设计、患者转运

这种设计是采用独立的成像扫描室和另外的手术室,成像和手术不在同一个环境下,相互不干扰,但是患者需要在2个环境中转运,此种设计多用于开放性手术。这种分离的成像环境和手术环境解决了许多难题,消除了成像环境中磁场对手术器械和设备的影响。标准的外科手术器械如显微镜、电凝器等可以正常地放置和使用,将患者转运到相邻的磁共振扫描室之前,先将这些手术器械从患者身上拿掉。转运患者的支撑系统可以满足手术和成像的双重要求,台面可以由手术台上滑出、推入到MRI室与磁体连接。移动床具备了手术台面和正常MRI台面的双重功能。也有的采用桥扩展来支持台面,使其由外科手术环境转移到成像环境(图1-6-2)。另一种的第3代iMRI磁共振手术室是一间与众不同的手术室。它由两个房间组成,中间被一道厚厚的屏蔽门隔开。一边是一个手术室,平常一般手术均可在此进行;另一边是高场强磁共振机及其控制室,可行任何部位的磁共振常规检查。当需要行术中磁共振时,在磁共振技师的操作下,中间的屏蔽门徐徐打开,磁共振机通过天花板上的轨道移行至手术间,对术中的患者行磁共振检查。该手术室的设备中手术床、麻醉机、监护仪、输液泵及头架都是特制的,由磁兼容的特殊材料制成,其余的均可采用常规手术器械。因中间屏蔽门的保护,当手术进行时,参与手术人员及患者接触不到高磁场;需要进行术中磁共振检查时,只要严格按照磁共振室的操作规范进行,对人、物均很安全。将通往磁共振扫描室的门打开,MRI检查台面可以与外科手术台连接,台面会把患者从手术台上转运到MRI扫描床上,然后把患者送到扫描磁体内进行成像。

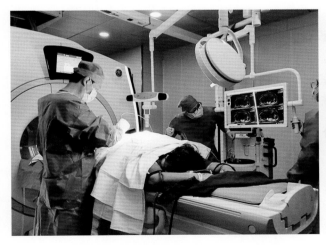

图1-6-1　中国人民解放军总医院第一医学中心放射科3.0T磁共振介入手术室

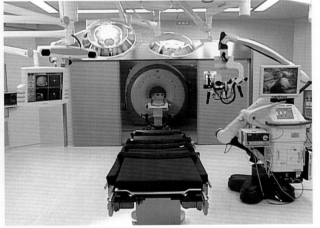

图1-6-2　配有患者转运的双室iMRI系统
前面的房间是标准的外科手术室,装备了显微镜、手术导航系统、无影灯和显示器。

（三）不同环境双室设计、磁体移动

此种设计也是采用不同环境的双室设计,由手术室和磁体室构成,但是在MRI时则由磁体移动替代患者的转运。成像时磁体从磁体室移动到手术室进行扫描成像,此时手术室变成了成像室,因此房间、

门窗必须做射频屏蔽。由于磁体只是在扫描时移动到手术操作室内,手术可以使用非磁兼容的仪器设备,但手术和成像之间的切换较为费力和费时,因为所不兼容的设备必须远离5高斯线。操作室内必须对全部设备列有详细目录并标记出哪些是磁兼容的,哪些是非磁兼容的,以确保患者和工作人员的安全(图1-6-3)。图中显示磁体由磁体室移入手术区,位于墙壁上悬挂的显示系统均在5高斯线外。

(四)同一手术室、不同环境的设计

此设计是MRI系统和手术在一个房间,但手术时磁体离开手术区域故对手术无影响,采取此设计的磁共振设备均为低场强,手术台面兼顾MRI台面,但是可以旋转移动,从磁环境移动到非磁环境。磁场边缘被严格地限制在磁体的边缘部,所有正常的外科器械均可以应用(图1-6-4)。

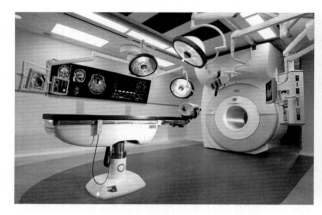

图1-6-3 磁体转运系统双室结构

手术室内装备了磁兼容的外科手术台,手术区配有无影灯、红外导航摄像机、监视器和设备支撑臂。

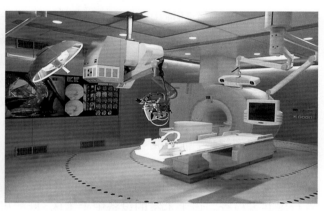

图1-6-4 配备旋转台面的同一手术室系统

术中磁共振操作,神经外科显微镜放置于5高斯线外的手术台面一端;手术台由中央轴支持,其可以选择性降低与标准的MRI台面相连进行患者传送;红外导航摄像机和显示器位于手术台的一侧,在左边的墙上有两个大显示屏;麻醉设备通常放置在磁铁附近。

在设计和装备磁共振手术室时还需要综合考虑设备的利用率,安装在放射科内的磁共振介入手术室可以作为一个诊疗复合室来应用,其利用率非常高,可用的项目包括磁共振诊断检查、放疗定位和介入诊疗;而安装在外科或麻醉手术室内的磁共振手术室,其利用率则非常低,甚至很多时间闲置。因此,应综合考虑医院的专科优势,方能设计和装备理想的磁共振手术室。

三、磁共振介入手术室与观察治疗室划分

(一)磁共振介入手术室区域划分

1.限制区是指为维持手术区域较高的环境卫生洁净度,对人流、物流的进入进行严格限制的区域,包括手术间、刷手区、无菌物品间等。

2.半限制区是指维持手术区域一定的环境卫生洁净度,对人流、物流的进入进行严格限制的区域,包括术前准备间等。

3.非限制区是指无特殊洁净度要求的区域,包括办公区、休息区、更衣室等。

(二)磁共振介入手术间内的配置

磁共振介入手术室的整体建筑及布局应参照《医院洁净手术部建筑技术规范》(GB 50333—2013),磁共振介入手术室是由机房、手术间、操作间三部分组成;磁共振介入手术室面积≥65m²,要求严格控制室温在18~22℃,湿度在40%~60%。中央是1.0T水平开放式磁共振(MRI)扫描系统,具有160cm宽、45cm高的开口的新型垂直磁体,可以任何方位MRI扫描和临床介入操作。扫描床可以根据手术部位需

要进行左右平移、升降、移出磁体等操控。核磁兼容输液泵与扫描床同步移动,其余磁兼容仪器在5高斯线外合理摆放。手术间与控制室之间的透明视窗具有射频屏蔽功能,并可通过对讲系统与医师、护士完成有效沟通。手术间内基本配置如图1-6-5所示。

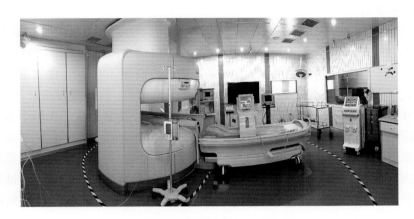

图1-6-5　山东第一医科大学附属省立医院磁共振介入手术室配置

(三)磁共振观察治疗室划分

观察治疗室接收术前患者及手术后观察的患者。观察治疗室为患者提供了术前准备工作的场所,缩短了手术衔接的时间,也为术后患者提供了一个安全的平台,使患者平安地度过术后最高的风险期。

1.观察治疗室应设置在手术室患者出入口处,便于患者的接收和转运。

2.观察治疗室划分为两个区域:术前等候区域及术后观察区域,标识清楚。

3.应配备中心供氧、负压吸引、心电监护仪、多功能治疗车、急抢救物品及药物、液体及有床栏和约束带的带固定功能的转运床。

4.根据手术间数量配备骨干医务人员,能完成门诊、住院患者手术筛查,完善术前检查;善于对突发病情进行应急抢救,能熟练完成术前、术后护理,心理疏导、健康宣教、术后随访等工作。

5.建立观察治疗室的工作管理流程。

四、磁共振介入手术室人员配置与要求

磁共振介入手术配合团队人员需要有介入医师2~4名,麻醉师1名,手术室巡回护士1名,手术器械护士1名,物理治疗仪器操作护士1名,影像技师1名。介入手术团队成员需要具备一定的影像诊断、肿瘤微创治疗及急救的岗位胜任能力,岗前培训磁共振手术室的各项规章制度、工作流程、医院感染预防制度、危重患者抢救流程和应急预案。

五、磁共振介入手术室感染控制管理

根据解放军总医院磁共振介入手术室管理规范,感染控制从人员管理要求及着装、空气消毒与净化、无菌物品管理、医疗废物的处理几个方面进行规范。

(一)人员管理要求及着装

1.进入磁共振介入手术室的工作人员,如外科医师、麻醉医师、核磁室技师、手术护士、保洁人员必须进行磁共振安全培训,考核合格后方可进入磁共振介入手术室工作。

2.室内人员衣帽整齐,帽子罩住全部头发,口罩遮住口鼻,更换手术防护拖鞋。洗手衣保持清洁、干燥,一旦污染及时更换,内衣领口、袖口不应暴露。洗手衣上衣应系入裤子内。

3.进入手术室前,医务人员不随身携带金属性随身物品,例如手机、钥匙、磁卡、金属饰品等;不化妆、美甲;体内有金属植入物、心脏支架、起搏器、胆道支架、人工电子耳蜗、刺青、永久性美容等,以及体

内有磁性物质的工作人员,限制进入手术室。

4. 限制手术室参观人数,不多于 3 人,所有进入手术室的工作人员,需遵守手术室人员管理相关规定。

5. 工作人员出手术室时(送患者回病房、取血等),应穿着外出衣和鞋子。

(二)空气消毒与净化

考虑到磁共振介入手术种类繁多、操作时间短,医护人员在手术准备阶段和手术即将结束时出入频繁,合理的手术室布局是降低手术感染率的关键,每日术晨清水擦拭输液车,治疗车、护士书写台、手术床等,接台及手术结束后对地面和手术床、治疗桌等物体表面用 500mg/L 含氯消毒剂擦拭,然后清水擦拭。目前常用的空气消毒方式是层流净化系统、紫外线消毒机、紫外线灯管。①层流净化系统手术前 0.5h 运行,接台手术中,根据手术间级别房间自净 15～30min;②紫外线消毒机手术前至少要运行 1h;③每日术前紫外线消毒机循环风消毒 2 次,自动设置,每次 1h,时间分别为 6:00～8:00,12:00～14:00,隔离手术患者,术后紫外线灯管照射 30min;④每周进行卫生大扫除,每季度进行空气监测培养,并由专人负责监测记录空气培养结果;⑤严格按照国家卫生健康委员会《医院感染管理规范(试行)》执行,定期普及医院感染知识,使所有工作人员认识到磁共振介入手术室无菌管理的重要性,有效控制感染,降低感染发生率。

(三)无菌物品管理

1. 环境要求

(1)无菌物品存放室应清洁、明亮、光线充足,温度≤27℃,湿度≤60%。空气流通或有空气净化装置。

(2)无菌物品应分类、分架存放,一次性物品应去除外包装后,置于无菌物品存放间。物品放置位置固定,标识清晰,按照失效日期顺序(从上至下、从左到右)依次码放于储存架或柜内;距地面 20～25cm,距天花板 50cm,距离墙 5～10cm 处。

(3)无菌物品存放环境均应每日清洁,物表及地面湿式擦拭,避免扬尘。

2. 无菌物品有效期

(1)环境的温度、湿度未到达《医院洁净手术部建筑技术规范》(GB 50333—2013)规定手术室无菌敷料间环境时,使用纺织品材料包装的无菌物品有效期为 14d,未达环境标准时有效期为 7d。

(2)医用一次性纸袋包装的无菌物品有效期为 30d;一次性医用皱纹纸、医用无纺布包装的无菌物品有效期宜为 180d;一次性纸塑料包装的无菌物品,有效期宜为 180d;硬质密封容器包装的有效期为 180d。

3. 无菌物品的使用原则

(1)检查物品储存环境、物品有效期、灭菌过程指示标志变色、灭菌包的外观质量等;无菌物品保存环境怀疑有污染、受潮或对包装质量产生怀疑时应停止使用。

(2)无菌物品必须"一人一用一灭菌"。一次性使用的无菌医疗器械、用品不得重复使用。

(四)医疗废物的处理

依据国家相关规定,做好医疗废物源头分类,规范医疗废物流程管理,防止手术产生的医疗废物处理不当造成交叉感染、环境污染以及疾病传播,确保手术安全。

1. 手术室的废物分为医疗废物(又称医疗垃圾)、生活垃圾,手术室内垃圾桶应为可移动的无盖垃圾桶。

(1)医疗垃圾:包括感染性、病理性、损伤性、药物性、化学性废物,根据性质应分别放置在黄色垃圾袋或利器盒中分类处理。

(2)生活垃圾:放置于黑色垃圾袋内,主要包括:①有害垃圾。废电池、废荧光灯管、废胶片及废相纸等。②易腐垃圾。餐厨、瓜果、花卉垃圾等。③可回收垃圾。各种外包装材料及输液瓶。

(3)可回收垃圾设置专门容器和临时存储空间,进行定点投放和暂存,必要时可设专人分拣打包,做到标识明显。

（4）手术切下不需要做病理检查的组织等，用黄色垃圾袋包好，联系医疗垃圾回收人员及时回收，并做好登记。

2. 放射性废物按《放射性废物安全管理条例》规定运至存放地。

3. 每台手术结束后，及时清空手术室内所有垃圾，并在垃圾袋上注明手术室号及台次，标明患者所有的信息（图1-6-6）。

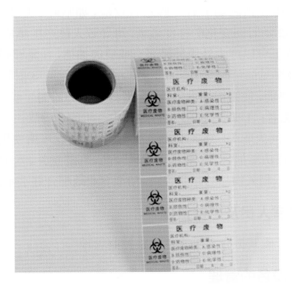

图1-6-6 手术垃圾袋标注信息

4. 发生医疗废物流失、泄漏、扩散时，应当立即报告，并上交事件经过。

5. 发生医疗废物导致传染性传播，或有证据证明传染病传播的事故有可能发生时，应按照《传染病防治法》及有关规定报告，并采取相应措施。

（马　丽　王晴文　宋冬梅　张　琛）

第七节　磁共振介入围手术期护理管理

一、概述

（一）护理相关要点

1. 术前评估及健康宣教，做好围手术期人文关怀。

2. 手术间环境管理，温度、湿度的管理。

3. 手术相关人员的管理。

4. 手术间仪器设备的管理。

5. 手术物品的管理。

6. 标本的管理。

7. 急、抢救药物及物品的准备。

8. 安全核对事项，包括患者姓名、床号、住院号、手术名称、部位、麻醉方式等。

9. 输液管路、尿管、引流管、气管插管、中心静脉压等各种管路的安全管理。

10. 手术体位安置、安全固定并实时观察各管路是否安全通畅。

11. 预防术中低体温。

12．术中密切观察患者生命体征。

13．手术防坠床，防各管路脱出。

14．术后并发症的观察及预防。

（二）护理在磁共振介入手术围手术期的重要性

在 MRI 环境中，虽然无放射线辐射的顾虑，但仍会对身体产生影响，体现在：①强静磁场，作用强度与磁体的场强呈正相关。机体在强磁场下有一些感官反应，如呕吐、头晕、金属味及磁光幻觉（眼球快速移动时有短暂闪光灯）等；②随时间变化的梯度磁场，可导致人体产生感应电动势，产生皮肤过敏、神经兴奋或肌肉抽搐，在足够强度下可以产生外周神经兴奋或肌肉抽搐，在足够强度下可以产生外周神经兴奋（如刺痛或叩击感），甚至在极罕见的情况下引起心脏兴奋或心室纤颤；③射频（RF）的致热效应，MRI 扫描时电磁能量在机体内转化成热能，使组织温度升高，患者身体上的监测导线（体温、ECG 连接线）打折、圈结均可导致过度加热而灼伤患者；④噪声，MRI 运行过程中产生的各种噪声（82～115db），清醒患者可有烦躁、语言交流障碍、焦虑、短时间失聪等。⑤对比剂，为增加图像对比度所使用的主要含钆的对比剂可能产生毒副作用，如过敏反应、肝肾功能损害等；对于手术风险高、麻醉意外、术中突发情况等需要护理人员共同处理的，护理人员要了解手术相关物品的磁兼容性，精细专业地配合好手术，保障手术的顺利完成。

二、磁共振介入手术室人员及感控管理

内容见第一章第六节"五、磁共振介入手术室感染控制管理"。

三、磁共振介入仪器设备的管理

1．iMRI 手术器械应符合国家标准 GB 15982—2012 及 GB/T 16886.5—2013 相关规定。

2．任何未经磁共振属性测试的仪器不能进入高场强磁共振介入手术室。

3．遵循磁共振介入手术室管理规范，磁共振手术室内仪器根据磁场检测结果分类，并标志不同颜色：磁兼容性物品为绿色，相对兼容性物品为黄色，不兼容性物品为红色。贴有红色标志的物品不得进入 5 高斯线范围内。

4．所有物品的测试必须由磁共振技师及手术间负责护士一起进行测试和记录。测试方法：①初步测试：用一块手持性磁体（检查磁性物质）对物品进行测试，如未发现磁性吸引或排斥，则可在主磁场内测试；②主测试：要始终站在磁体（指磁共振机器）的侧面进行，慢慢靠近磁体，身体勿处于被测试物体和磁体之间。如没有吸引力，慢慢走到磁体正面，反复测试，直至在磁体正面也无吸引力，才可认定此物品为磁兼容物。

四、磁共振介入物品的管理

1．所有不兼容的物品都要移到 5 高斯线外，严格按照"安全检查清单"逐一落实。

2．手术护士与磁共振技师双人查对无误后才可移出磁体。

3．"安全检查清单"包括：①悬挂物品，如无影灯、显示器、导航仪等；②地面物品，如座椅、手术车、电线、冷冻仪器、显微镜、垃圾桶等；③认真清点手术器械，器械护士与巡回护士根据手术进展及时、准确清点器械、缝针、螺丝等，若不慎有物品掉落，要及时告知巡回护士捡起，以免发生物品投射入磁体，造成人员和机器的损伤；④严格无菌操作，扫描时器械台推至 5 高斯线外，表面用无菌单覆盖。

五、磁共振介入手术标本的管理

1．应规范标本保存、登记、送检流程。

2．病理申请单由医师申请并打印，并在病理申请单上签名、盖章。

3．全部取材标本放于指定的含有 4% 中性甲醛固定液的标本瓶中，与手术医师共同核对手术患者姓

名、住院号、活检取材部位。

4．手术标本集中上锁保管，由手术室护士送检。

5．特殊病理检查应按照相关规范留取送检标本（如细胞学、微生物、细菌培养等）。

六、磁共振介入手术前护理准备

围手术期护理：①手术护士应在手术实施前 1～2d 访视患者，告知患者禁食水时间，做好胃肠道准备；术前做好个人卫生，洗澡更衣，特殊部位备皮；手术当日不佩戴首饰，不化妆。充分了解患者的既往史，特别注意患者有无高血压、心律失常等心脏病病史。②检查化验单是否齐全，术前有无凝血异常或用过口服抗凝药，如使用抗凝药物需停药 1 周后复查凝血无异常后再次择期手术；检查术前是否有低钾血症等电解质紊乱。③了解患者体内是否有金属植入物、心脏支架、起搏器（装有起搏器的患者术前心内会诊并将起搏器调至手术模式）、胆道支架等，对于体内有磁性物质的患者，限制进入磁共振介入手术室。④告知全麻手术患者手术前会根据病情留置胃管，术中会留置尿管，并告知其重要性以及配合方法，使患者有心理准备。⑤向患者讲解相关手术基本原理及其操作过程，术前、术中、术后的注意事项，耐心回答患者提出的问题，减轻、消除患者的紧张、焦虑情绪。⑥询问女性患者是否在生理期。⑦与手术医师、麻醉医师沟通手术特殊用物、特殊体位。⑧提前 1d 将液体、肩背、暖被放入温箱。

准备手术敷料、一次性手术物品及特殊手术耗材：①仰卧位，需 30cm×40cm 硅胶垫 1 个、腘窝垫 1 个、足跟垫 2 个、约束带 2 根；②仰卧双臂过伸位，需准备仰卧位双臂过伸体位垫（专用）1 个、30cm×40cm 硅胶垫 1 个、腘窝垫 1 个、足跟垫 2 个、约束带 1 根；③侧卧位，需准备塑形垫 1 个、头圈 1 个、40cm×100cm 硅胶垫 1 个、30cm×40cm 海绵垫 2 个、腋垫 1 个、抱枕 1 个、约束带 1 根，磁共振兼容挡板 1 个；④俯卧位，需准备俯卧位硅胶头托 1 个、大海绵枕头 3 个、腘窝垫 1 个、约束带 2 根；⑤备好急救车及抢救仪器设备，连接负压吸引器。

七、磁共振介入手术护理

（一）患者入室前

1．患者入手术室前巡回护士提前进入手术室，调节房间温度 22～26℃，湿度 40%～60%，检查常用吸引器、除颤仪、急救车、降压药、抗心律失常药物等急救用物。

2．室内仪器设备合理布局，室内需使用的仪器设备合理摆放，注意电线、管路等合理整理，避免缠绕。

3．全麻患者请领毒麻药（注意双人双锁管理）须由手术室护士与麻醉医师共同核对，配置药物。局麻患者配置急抢救药物。其中常用药物地塞米松磷酸钠注射液、盐酸多巴胺、硫酸阿托品、盐酸肾上腺素、盐酸利多卡因注射液等。

中国人民解放军总医院第一医学中心 CT 介入中心的抢救药物配置如下：

（1）地塞米松磷酸钠注射液：每支 5mg/1ml。

应用：为防止患者术中对比剂过敏，术前常规遵医嘱静脉推注或滴入 5～10mg。

（2）盐酸多巴胺：每支 20mg/2ml。

配制：0.9% 氯化钠注射液稀释到 20ml，1ml 等于 1mg。

应用：密切观察患者生命体征，出现血压下降时，遵医嘱静脉推注 1mg/1ml。

（3）硫酸阿托品：每支 0.5mg/1ml。

配制：0.9% 氯化钠注射液稀释到 5ml，1ml 等于 0.1mg。

应用：颈动脉狭窄治疗手术，球囊扩张前患者心率低于 60 次 /min 时，遵医嘱静脉推注 0.25mg/2.5ml。

（4）盐酸肾上腺素：1mg/ml。

配制：0.9% 氯化钠注射液稀释到 5ml，1ml 等于 0.2mg。

应用：密切观察患者生命体征，出现胸膜反应或休克症状时，遵医嘱皮下注射 0.3～0.5mg。

（5）盐酸利多卡因注射液：每支 0.1mg/5ml。

应用：局部麻醉穿刺部位时注射用。

4. 准备温液体、肩背、暖被。

（二）患者入室手术后

1. 患者安全管理 患者入室后，巡回护士进行安全核对并填写安全核对单，安全核对应在麻醉实施前、手术开始前、患者离开手术室前 3 个时机进行安全核对；由麻醉医师、手术医师、巡回护士三方使用两种以上的方法共同核对患者及手术信息。

2. 术前准备 安全核对无误后协助患者上手术床，脱去病号服，使用温箱内的肩背及手术小被子覆盖，保护患者的隐私，束腿带初步固定。

3. 预防压力性损伤 根据手术体位将患者易受压部位（如骨隆突处、骶尾部、足跟）涂抹赛肤润或甘油，预防压力性损伤，手术时间大于 4h 时应填写手术患者皮肤预警表，并每间隔 1h，用手轻托或按摩受压部位，束腿带固定。

4. 建立静脉通路 应选择较粗大的血管，输液管路使用三通及延长管，方便术中给药以及输液管路的长度足够满足手术床的前后移动。连接心电监护，应注意外周血压计应避免与输液通路在同一侧肢体。

5. 配合麻醉 全麻手术时协助麻醉医师给药、插管，并提倡唱药；给药后麻醉医师使用面罩加压给氧，巡回护士应注意按压胃部，预防患者术后胃胀气。协助固定气管插管。注意眼睛的保护，麻醉后对于眼睛无法自然闭合者，应使用专用眼贴或 3M 透明敷料贴（适用于头颅手术患者）贴于患者双眼睑上，避免消毒液直接损伤眼睛，预防暴露性结膜炎等并发症。

6. 留置尿管 术中需留置尿管时应注意用无菌石蜡油充分润滑导尿管，动作轻柔，预防尿道损伤，减少尿道刺激。

7. 手术体位管理规范 护士协助医师助手合理摆放体位，应根据手术部位综合考虑。在摆放体位前与手术医师查对手术部位，贴定位栅栏，选择适当的线圈并且记录。常用体位有仰卧位、过伸仰卧位、侧卧位、俯卧位。

（1）仰卧位：患者取仰卧位，在腋下手横铺手术中单，患者双手紧贴放于身体两侧，并用中单包裹，腘窝处垫硅胶垫（图 1-7-1）或海绵垫，足跟处垫足跟垫或海绵垫抬高。

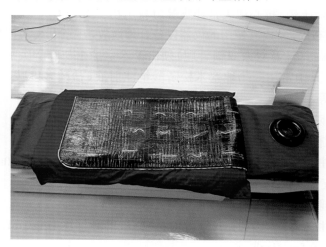

图 1-7-1 腘窝硅胶垫

（2）过伸仰卧位：患者取仰卧位，头部垫专用体位垫，患者双手举过头顶并固定，腘窝处垫硅胶垫或海绵垫，足跟处垫足跟垫或海绵垫抬高。

（3）侧卧位：①备用床准备。术前将塑形垫放于手术床上，将塑形垫内颗粒塑形成"簸箕"形状，将抽气管连接于负压吸引器上，少量抽气，使垫内颗粒不移动。在塑形垫上铺制 40cm×100cm 的硅胶垫，并用中单包裹。②体位摆放。患者取侧卧于塑形垫上，注意下方腋窝处留一拳位置，避免臂丛神经受损，抽气使塑形垫固定成形，利用两侧的高度使躯干固定牢固。头圈置于头下，耳朵放在圈内，上侧腿伸直，下侧腿弯曲，在两膝之间、下方膝关节及双侧踝关节下各放 1 个海绵垫，双上肢自然屈曲向上放于头顶，双手之间抱抱枕，腋下垫一腋垫，在大腿上 1/3 处约束带约束（图 1-7-2）。

（4）俯卧位：使用俯卧位垫（海绵大枕头）进行摆放俯卧位，3 个俯卧位垫分别置于肩胛至上胸、盆骨下、膝至足下，保证腹部悬空，头部使用医用俯卧位硅胶头托（图 1-7-3），全麻患者使用头圈，头偏向一侧，注意眼睛不受压，保持呼吸道通畅，气管插管不打折；双手自然抱头或紧贴身体两侧中单包裹，膝关节上 10cm 垫硅胶垫抬高，预防膝关节受压，女性患者注意保护乳房勿受压，男性患者生殖器勿扭转；翻身时要注意轴位翻身，约束带固定于膝关节上 10cm 及肩胛处。

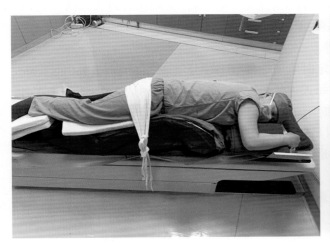

图 1-7-2 大腿上 1/3 处约束带

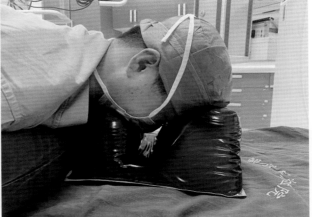

图 1-7-3 医用俯卧位硅胶头托

（三）手术开始后

1. 术中反复多次磁共振检查，巡回护士应妥善固定各类管道（呼吸管路、引流管路、输液管路）等，防止脱出、扭曲、打折等。

2. 进出磁共振床时，勿触压消融针等，避免污染、移位的发生。

3. 磁共振手术床较窄，有坠床的风险，巡回护士需密切观察，妥善固定。

4. 术中严密监测患者生命体征。

（四）手术结束后

1. 去除患者眼贴，将患者体位换成平卧位并妥善固定（如束腿带固定双下肢，中单进行双手固定，保证患者手臂不下垂），医务人员要一直陪护在全麻患者两侧并再次确定患者固定牢固，预防因躁动或意识不清造成术后坠床及麻醉苏醒期的意外脱管情况发生。

2. 再次检查吸引器，将吸引器打开，吸引器与吸引器皮管及吸痰管依次连接好，处于备用状态。

3. 患者苏醒时及时告知患者手术已做完，并告诉患者主动配合。

4. 麻醉苏醒后使用过床易（图 1-7-4）协助患者过床（可有效保护医务人员腰部不受损伤，节约体力，也可避免因患者体

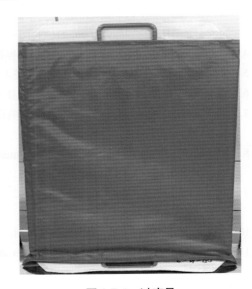

图 1-7-4 过床易
麻醉苏醒后协助患者将其轻滑至转运平车上。

重过大造成落床速度过快），麻醉医师负责抬起并保护患者头颈部，巡回护士负责轻抬患者双腿，手术医师一人在 MR 床侧，另一人在转运平车床侧，两床并齐，患者侧身放过床易，合力将患者轻滑至转运平车上。

5. 患者完全清醒且生命体征平稳后，由麻醉医师、手术医师、巡回护士共同将患者送回病房。

6. 局麻患者在观察治疗室观察 30min 后方可离开。

八、磁共振介入手术后护理

1. 观察穿刺点有无出血、渗液，穿刺处周围皮肤有无肿块、淤斑、皮下气肿。

2. 并发症的观察。勤观察生命体征，勤巡视患者有无出血、恶心、呕吐、发热、疼痛、胸闷、血氧饱和度低、皮下气肿、气胸、积液、血红蛋白尿等不适，如患者发生恶心、呕吐时，嘱咐患者将头偏向一侧，以免发生误吸，及时清理口腔分泌物及呕吐物；并遵医嘱给予止吐药物（如格拉司琼、昂丹司琼等），需积极对症处理。围手术期预防性应用抗生素、止血药物等。

3. 有效管理疼痛，提高患者舒适度。术后每日定时采用疼痛数字评分量表（numerical rating scale, NRS）评估疼痛程度；以 0~10 分表示。NRS≤3 分，每天评估 1 次；4~6 分，每天评估 3 次；7~10 分，每 4h 评估 1 次，最终取平均值。对于 NRS>4 分者，及时给予心理疏导、缓解注意力、预防性给予止痛药。

4. 妥善固定引流管，防止发生牵拉、弯折，保留足够长度，方便患者翻身、拍背和接受治疗，保持导管穿刺部位皮肤清洁干燥，定期消毒、更换敷料、每班交接；持续观察引流管引流液的量和性质，鼓励带引流管的患者下床走动。

5. 做好出院宣教。指导家属在患者出院后做好患者的心理疏导，注意观察，胸闷气促、发热、呼吸道感染、水肿等症状应尽早就医，戴引流管出院者需要定期更换敷料，及时复诊。合理安排生活作息，避免感冒、劳累，嘱患者出院后 1~3 个月门诊复查。

（马　丽　王晴文　宋冬梅　张　琛　李成利　肖越勇）

参 考 文 献

1. 曾晓庄. 介入磁共振成像与开放式磁共振成像系统 [J]. 中国医疗器械信息，1999，1999（2）：12-20.

2. Goldberg SN，Keogan MT，Raptopoulos V. Percutaneous CT-guided biopsy: improved confirmation of sampling site and needle positioning using a multistep technique at CT fluoroscopy[J]. J Comput Assist Tomogr, 2000，24（2）：264-266.

3. Nawfel RD，Judy PF，Silverman SG，et al. Patient and personnel exposure during CT fluoroscopy-guided interventional procedures[J]. Radiology, 2000，216（1）：180-184.

4. 武乐斌，李成利，林征宇，等. 介入性磁共振技术临床应用经验初探 [J]. 医学影像学杂志，2002，12（2）：96-98.

5. 武乐斌，林征宇，李成利. 介入性磁共振技术的发展与现状 [J]. 医学影像学杂志，2002，12（2）：80-82.

6. 罗时石，王泽港，胡建伟，等. 磁共振介入技术与原则 [J]. 医学影像学杂志，2003，13（12）：943-946.

7. 刘于宝，胡道予，邵剑波，等. 不同场强影响介入性磁共振穿刺针成像因素的初步探讨 [J]. 介入放射学杂志，2004，13（2）：167-170.

8. Blanco RT，Ojala R，Kariniemi J，et al. Interventional and intraoperative MRI at low field scanner—a review[J]. Eur J Radiol, 2005，56（2）：130-142.

9. Lu W，Pauly KB，Gold GE，et al. SEMAC: Slice Encoding for Metal Artifact Correction in MRI[J]. Magn Reson Med, 2009，62（1）：66-76.

10. 李成利，武乐斌，吕玉波. 磁共振导引微创诊疗学 [M]. 北京：人民卫生出版社，2010.

11. Hargreaves BA，Worters PW，Pauly KB，et al. Metal-induced artifacts in MRI[J]. AJR Am J Roentgenol, 2011，197（3）：547-555.

12. Hungr N，Fouard C，Robert A，et al. Interventional radiology robot for CT and MRI guided percutaneous interventions[J]. Med Image Comput Comput Assist Interv, 2011，14（Pt 1）：137-144.

13. Steven D，Hoffmann B，Rostock T，et al. Three-dimensional reconstruction and remote navigation for catheter-guided atrial fibrillation ablation. Does it influence procedural outcomes?[J]. Clin Res Cardiol Suppl，2011，6：73-77.

14. 泮葵芬，林晓林，李海英. 术前准备间的设立及使用 [J]. 医院管理论坛，2011，28（2）：42-43.

15. Li J，Zhou N，Wang S，et al. Design of an integrated master-slave robotic system for minimally invasive surgery[J]. Int J Med Robot，2012，8（1）：77-84.

16. 华莎，刘维维. 神经外科术中核磁共振感染因素分析及预防控制 [J]. 实用预防医学，2012，19（3）：420-422.

17. 宋秀棉，李玉翠，何丽. 高场强术中核磁共振手术间的护理管理 [J]. 解放军护理杂志，2014，31（4）：60-62.

18. Kobayashi Y，Sekiguchi Y，Noguchi T，et al. Development of a robotic system with six-degrees-of-freedom robotic tool manipulators for single-port surgery[J]. Int J Med Robot，2015，11（2）：235-246.

19. Kahn T，Busse H. 介入性磁共振成像 [M]. 肖越勇，译. 天津：天津科技翻译出版有限公司，2015.

20. Rajagopal M，Venkatesan AM. Image fusion and navigation platforms for percutaneous image-guided interventions[J]. Abdom Radiol（NY），2016，41（4）：620-628.

21. Shellikeri S，Setser RM，Hwang TJ，et al. Real-time fluoroscopic needle guidance in the interventional radiology suite using navigational software for percutaneous bone biopsies in children[J]. Pediatr Radiol，2017，47（8）：963-973.

22. 江燕红. 建立手术室术前准备间对提高手术台利用率的效果探讨 [J]. 中国卫生标准管理，2018，9（10）：186-188.

23. Fielding DIK，Bashirzadeh F，Son JH，et al. First Human Use of a New Robotic-Assisted Fiber Optic Sensing Navigation System for Small Peripheral Pulmonary Nodules[J]. Respiration，2019，98（2）：142-150.

24. 冯艳青，林芝. 超高场强术中磁共振检查的护理安全管理 [J]. 影像研究与医学应用，2019，3（21）：255-256.

25. 李成利. 磁共振介入应用与前景 [J]. 介入放射学杂志，2019，28（11）：1017-1019.

26. 李锋华，王毅，唐煜，等. 乳腺线圈穿刺系统：中国，CN110420027A[P]. [2019-11-08].

27. Heisinger S，Aspalter S，Grohs JG. Regarding "Radiation Exposure in Posterior Lumbar Fusion: A Comparison of CT Image-Guided Navigation，Robotic Assistance，and Intraoperative Fluoroscopy" by Wang et al[J]. Global Spine J，2020，10（8）：1084-1085.

28. Liang T，Du Y，Guo C，et al. Ultra-low-dose CT-guided lung biopsy in clinic: radiation dose，accuracy，image quality，and complication rate[J]. Acta Radiol，2021，62（2）：198-205.

29. Wang E，Manning J，Varlotta CG，et al. Radiation Exposure in Posterior Lumbar Fusion: A Comparison of CT Image-Guided Navigation，Robotic Assistance，and Intraoperative Fluoroscopy[J]. Global Spine J，2021，11（4）：450-457.

30. 时文珠，孙立，成员，等. 术中高场强磁共振成像的麻醉管理专家共识（2020 版）[J]. 临床麻醉学杂志，2021，37（3）：309-312.

第二章 磁共振导引经皮路径穿刺活检术

第一节 脑内病变穿刺活检术

脑部病变的活检意义在于较早的确诊，指导临床治疗，尤其是无法行外科手术或对放化疗等内科治疗更为敏感者，根据活检病理结果选择敏感的放化疗方案，避免贸然手术导致神经功能损伤的意义更为深远。

一、影像导引脑内病变穿刺活检术的现状与进展

以往传统的脑内病变活检由于缺少有效的导引设备，大多数需要在开颅手术中进行，所造成的损伤及并发症的风险不言而喻。随着 CT 及 MRI 等大型影像成像设备的出现，加之与立体定向仪的融合，使影像导引下的脑内病变穿刺活检相对精准且安全。影像导引下的脑内病变穿刺活检术分为有框架立体定向活检术及无框架立体定向活检术两方面，下文将分别对其进行阐述与讨论。

（一）有框架立体定向活检术

1. 脑血管造影立体定向活检术 该活检术是在定向头架上，在头部 4 个垂直平面各安装可透 X 线的平板，每块平板上均镶嵌有 4 个不透 X 线的标记点，用于定位。经股动脉插管行全脑血管造影，将得到的正侧位脑血管影像学资料输入计算机，通过几何学计算获得全脑血管的三维结构，以进行术前路径选择及术中调整，精确提供脑血管的位置信息，避开重要血管，达到减少损伤血管引起的脑出血等严重并发症的目的。Kelly 等首先报道了 36 例深层颅内病变的病理组织学性质，通过立体定向 CT 导引辅助脑血管造影术进行脑深部病变活检获得，术前被认为有肿瘤病变的 36 名患者中，6 例为非肿瘤性病变，30 例病理学证实肿瘤性病变（24 例为不同级别的星形细胞瘤、3 例转移瘤、3 例淋巴瘤）；穿刺部位丘脑区域 6 例，脑干 5 例，基底节 2 例，小脑 1 例，皮质下 22 例（颞叶 4 例，中线附近 5 例，顶叶 5 例，后额叶 8 例），全部活检手术中只有 1 例术后脑穿刺活检 3 小时后出现明显神经功能减退，CT 扫描发现第三脑室与右侧侧脑室前角额叶及侧脑室出血性并发症发生，后来慢慢得到恢复。

脑部病变穿刺活检术中制定安全路径的重要原则之一就是合理地规避脑部的重要血管，作为诊断各种血管病变的"金标准"，DSA 对脑血管优秀的显示效果成为该方法的主要特点和优势。该方式一定程度地提高了穿刺过程的安全性，但并没有提高病灶的显示效果和优化穿刺靶点的选择，此外仍需进行股动脉插管这种有创性检查，近年来逐渐被无创性且可获得相媲美血管显示效果的 CTA 及磁共振血管成像（MRA）辅助技术所取代。

2. CT 脑立体定向活检术 CT 可对病变区域和周边组织进行立体显示，以显示病变的影像学特点，据此可以确定穿刺靶点；立体定向仪可计算出靶区相对于头部框架的三维空间的定位数据、穿刺针的左右及前后角度数据，据此可制定出合理安全的穿刺路径。CT 脑立体定向活检术则是将两者的优势相结合，制定安全合理的穿刺计划，以达到安全取出有意义的病理组织的目的。具体操作为：患者安装立体定向头部框架，行薄层 CT 增强扫描，所获数据传入立体定向仪计划系统，选取合理的活检靶点，通过计

算机计算出靶点在空间上的三维立体坐标值,根据增强 CT 所示病变周边情况及重要血管走行,制定合理安全的穿刺路径,并依此计算出操作装置的前后左右安装角度,然后根据病变特性选择合适的活检器材,局麻下将穿刺针沿术前计算的角度深入,抵达靶点后进行取材或吸取囊液,完成穿刺活检。

CT 实现了脑部病变、周围组织及重要解剖结构的可视化,在设计穿刺路径时可尽量避开功能区和大血管等重要结构,提高了穿刺的安全性,减少了并发症。增强扫描可显示病变区域血运状态,据此可以优化对靶点的选择,从而在一定程度上改善了因脑部病变混杂性而活检阳性率低的问题。于新等通过 CT 扫描定位对 155 例颅内深部或重要功能区占位患者进行活检,活检阳性率为 98.1%,无手术死亡及严重并发症。刘志雄等对 53 例颅内疑难病灶施行了立体定向病灶活检术,活检阳性率为 92.5%。但由于 CT 的成像特点,金属头部框架在 CT 图像上产生"日芒状"伪影,使病灶显示不清,加之颅骨造成的伪影,使近颅底病变尤其是小病灶显示不够清晰;CT 的组织分辨率不及 MRI,这使得 CT 立体定向不能充分利用病变的形态、成分等来选择穿刺靶点,提高穿刺阳性率。增强扫描使用的增强剂亦会导致过敏反应和肾损伤。安装头部框架也是一项有创性操作,且头部框架较为笨重,影响患者日常生活。

3. MRI 脑立体定向活检术　MRI 脑立体定向活检术原理与 CT 脑立体定向活检术大致相同:患者头部安装磁兼容性立体定向框架,行 MRI 扫描,根据病变的 MRI 特点选取合理的穿刺靶点,输入立体定向仪,计算出病变的三维空间数据,据此设计最佳穿刺路径以避开重要神经功能区和大血管,然后按照设计穿刺路径穿刺,获取病变组织,完成穿刺。

MRI 相比 CT 具有高清晰软组织对比度、血管流空效应、多参数多序列成像、功能成像、任意平面成像、灵活设计进针入路及无电离辐射等优点,已经成为颅脑病变穿刺活检良好的导引设备。低场强磁共振导引下的介入操作相对较早地应用于临床,近年来高场强磁共振介入技术得以迅速发展,开放式磁共振及闭合式磁共振均可用于脑内病变穿刺活检术的导引(表 2-1-1)。磁共振导引下脑内病变穿刺活检术具有较高的诊断准确率和较低的并发症,该技术作为一种无电离辐射的导引手段,在脑部病变经皮经颅骨钻孔穿刺活检中发挥着重要的作用。加之弥散加权项(DWI)、磁共振波谱(MRS)、弥散张量成像(DTI)等多种特殊扫描序列可分析病变部位的成分特点,尤其是在 1.5、3.0T 等高场强 MRI 中,不仅对病变及其周围组织关系有更清晰的显示,还可以对病变的成分特点、范围进行分析,由于脑内病变的影响,具有重要功能的解剖结构常发生变形和移位,功能皮质的定位与正常解剖结构的功能区分布有一定的差

表 2-1-1　磁共振导引脑内病变穿刺活检术报道

文献	病例数	设备	C	R
Schwartz 等,1999	68	0.5T	N	68/68
Kollias,1998	21	0.5T	N	21/21
Seifert,1999	31	0.5T	N	31/31
Hall,2005	63	0.5T	1	63/63
Hall 等,2005	26	0.2T	N	25/26
Hall,2005	39	1.5T	N	39/39
Hall,2006	5	3.0T	N	5/5
李成利等,2008	22	0.23T	N	22/22
Burkhardt,2013	78	1.5T	1	78/78
Yao,2016	23	1.5T	N	22/23
He,2019	86	1.0T	3	86/86
Meng,2021	9	3.0T	N	9/9

C:并发症;R:成功率;N:无。

别,因此穿刺活检术时功能皮质的重新定位至关重要。该特点使其术中对穿刺靶点的确定较 CT 更有优势,提高了穿刺阳性率。曹澄和左玉江报道了 24 例颅内疑难病例患者,其中 23 例获得明确病理学诊断,1 例未获明确病理学诊断,总阳性率为 95.83%。Liu 和 Charls 报道通过 MRS 辅助进行脑活检,取得较好的结果。定位所用的头部框架为磁兼容材质,不会干扰磁场,亦不会产生伪影,避免了病变显示不清的情况,提高了穿刺准确性。柳夫义和姚勇等报道了根据术前计划系统计算出的系统误差一般在 0.5mm 左右,精确度完全达到活检要求,在术中也证实其定位准确可靠。

4. PET 辅助下脑立体定向活检术 正电子发射断层显像(PET)用 ^{18} 氟 - 脱氧葡萄糖(^{18}F-FDG)作为示踪剂,精确反映全身各部位的代谢情况。因此,PET 可早期发现和确定恶性肿瘤原发灶的部位、大小、代谢异常程度,对病变组织代谢状态显示具有高精确性。PET 辅助下脑立体定向活检术与上述定向术大致相同,不同的是,在术前行 FDG-PET 检查,选取病变部位中 FDG 高代谢区为靶点,优化对穿刺靶点的选择,而穿刺定位及过程与上述脑立体定向活检术基本一致。顾名思义,PET 可以辅助发现 CT 及 MRI 所不易发现的更具活检意义的病变内部区域,如颅内囊性病变或病变内部存在损坏区域等单独利用 CT 及 MRI 行立体定向活检术困难者,提高了穿刺活检的成功率。陈继锁、张岳松等报道了 2 例脑实质内囊性占位,CT 及 MRI 平扫及强化无明显囊壁及瘤结节,CT 导向活检失败,行 PET 后发现囊肿周围有部分高代谢区,进行活检后诊断为胶质瘤 Ⅱ~Ⅲ 级。Maciunas 对 10 例 CT 及 MRI 检查不能确诊或立体定向活检失败的患者,进行 PET 辅助下的脑立体定向活检术,结果显示,10 例患者均获得了满意的组织学诊断。

CT 脑立体定向活检术及 MRI 脑立体定向活检术均为有框架的立体定向术,均是在完善了术前对病变及周围情况的评估后,确定有价值的穿刺靶点,优化穿刺入路,而穿刺时则须返回手术室进行,过程也尽量严格执行术前的入路计划,包括 DSA 辅助及 PET 辅助的脑立体定向术亦是在此基础上利用辅助技术来提高准确性及安全性。立体定向术并没有在穿刺过程中进行扫描成像,对穿刺针的进程没有实时显示,无法在穿刺过程中根据实时成像来修正穿刺偏差及发现术中并发症。

（二）无框架立体定向活检术

传统的立体定向活检术必须安装头部框架,才能实现对病变的三维立体定位,以及维持穿刺过程中穿刺针的稳定性。虽然立体定向框架一方面保证了定位的稳定性和准确性,但另一方面也限制了手术的方便性和灵活性。近年来,随着技术的发展,无框架立体定向活检术应运而生。下文将从机器人辅助及光学导航系统两方面阐述无框架脑立体定向活检术的发展。

1. 机器人辅助脑立体定向活检术 立体定向活检术去掉头部框架后,需解决穿刺过程中穿刺针进针稳定性的问题。机器人辅助脑立体定向活检术则是引入了机器人辅助技术来保证穿刺术中的精准性及固定性。该技术由影像导引装置、三维定位软件和智能机械臂组成,分别完成测定靶点坐标,规划穿刺轨迹及平台导航操作等功能。操作时,先将患者的 CT 或 MRI 资料输入计算机,避开重要的神经功能区和大血管,选择合理安全的穿刺路径,后将患者头部固定在机器人设备的支架上。穿刺过程中,利用体表标记物,建立 CT 或 MRI 资料与机械臂之间的三维空间映射关系,模拟穿刺针的进针轨迹及针尖位置,操作机械臂调整进针方向直至抵达病灶。

机器人辅助脑立体定向活检术是在摆脱安装头部框架后较为全面的解决方案,不仅避免了立体定向框架对操作的限制、繁琐的术前准备工作及安装头架的痛苦,还缩短了时间,简化了过程,保证了精度,减小了手术"死角"。但因为体表标记物的移动而引起的穿刺精确度下降是其主要不足。重要的是,机器人辅助脑立体定向活检术提出了"虚拟针"的概念,模拟显示穿刺针的实时位置,为实现影像实时导引奠定基础,开拓了影像实时导引发展的新方向。

2. 光学导航系统导引下脑立体定向活检术 光学导航系统相比上述方案有自身的特点及优势。实现术中穿刺器械实时显示并导引的关键在于两方面:一是成像系统,即成像设备根据光学导航的要求进行一定程度的优化;二是器械追踪技术,即需将靶目标精确地自动标定在影像成像系统与微创导航系统的空间变化矩阵上，达到两系统的坐标系相互统一。本文以 Pinpoint 激光导航系统及 iPath 200 光学导航系统为例，阐述各自在器械追踪技术及成像系统两方面的特点。

（1）Pinpoint 激光导航系统联合 CT 脑内病变穿刺活检术：在器械追踪技术方面，Pinpoint 激光导航系统利用定位软件对病变部位的空间定位，移动与系统相连接的机械臂，通过定向导航软件同步显示虚拟针的位置变化，利用以方向性好为特点的激光投射到人体体表，用以标记进针点，监视器会显示 4 幅图像，分别为：左上图表示进针点；右上图表示穿刺针针尖的位置；左下图表示穿刺针拟进针轨道、深度和角度；右下图表示即时矢状重建图像，显示进针轨道和深度。移动机械臂，监视器的 4 幅图像中会生成虚拟针并与机械臂联动，显示拟进针轨道，选择最佳的安全的穿刺层面、体表穿刺点及进针角度，系统自动进床至机械臂所在层面，根据激光的指示穿刺进针，进针同时进行数次扫描，以监视针尖的实际位置，直至抵达病灶。

在成像设备方面，常规第 3 代 CT 均可满足技术要求。此外，据多篇文献报道，利用 Real-time 透视扫描机每秒扫描 6～8 帧图像的速度，术者利用特制的持针器，监视器实时显示穿刺过程，实现了利用影像导引在术中实时调整穿刺针位置的操作，增加了穿刺过程的灵活性，尤其是在深部的小病灶的穿刺中，但由于受到 CT 扫描机孔径的限制，术者实际操作并不方便，一定程度上又降低了穿刺准确性；术者及助手在操作过程中直接暴露在 CT 扫描的 X 线辐射中，因此受到一定量的电离辐射。

Pinpoint 激光导航系统联合 CT 脑活检术，最大的特点在于：①实现了虚拟针与机械臂的实时联动，该互动式操作大大提高了操作灵活性，并能结合术中的真实环境方便快速地制定入路，提高了准确性和操作方便性；②定位精准，术者可亲自操作机械臂，在真实环境中，根据实际情况及叠加有虚拟针的术前影像信息，选择精确的穿刺路径，尤其是脑深部的病变；③操作方便、直观，但由于 CT 先天的成像特点，骨骼伪影及穿刺针的金属伪影对病变及周围组织的显示有较大影响，一定程度上影响了准确性。

（2）iPath 200 光学导航系统联合开放式磁共振脑内病变穿刺活检术：在器械追踪方面，iPath 200 光学导航系统在特制的持针器及 MRI 扫描机的特定位置上放置 4 个反光球，并组合成特定图形，用以反射红外立体相机所发射的红外线，而红外立体相机则将接收到的反光球空间信息传入导航软件，根据三角定位原理计算出两者之间的空间位置关系，以及持针器在 MRI 扫描野中所在平面，实现器械的空间定位，打通了导航系统与成像系统在空间矩阵上相统一的通道，这样无论持针器平面与 MRI 扫描机呈何种角度，开放式 MRI 利用导航系统所提供的位置信息可实现对穿刺器械所在平面各方位的灵活成像，并以虚拟针的形式叠加在图像上，显示穿刺针拟通过的路径，从而实现了术中对穿刺器械的追踪，并近乎实时地显示。

在成像设备方面，以开放 0.23T 磁共振检查仪为代表，不仅摆脱了闭合孔径的限制，而且特别设计的小型多功能柔性线圈摆脱了接收线圈尺寸限制，不仅符合光学导航设备对视野开阔度的要求，还增加了术中操作空间；根据 MRI 特点，为 MRI 介入特别设计的扫描序列，如场回波（FE）或完全平衡稳态（CBASS）序列等，可在相对较短的时间内（17～28s）完成对感兴趣区域的成像；由镍、钛等磁兼容性物质为材料制成的穿刺针可在 MRI 中以无信号区显示，且无明显伪影产生，亦不会因为过多地影响局部场强均匀而降低成像质量，这样不仅满足了 MRI 介入对成像时间及器械的磁兼容性的特殊安全要求，还实现了对术中穿刺针实际位置的清晰显示，并保证一定程度的成像质量。

开放式 MRI 与 iPath 200 光学导航系统相结合，充分发挥了两者各自的优势，有效提高了穿刺便利性、准确性及安全性，减少了并发症。而 MRI 与生俱来的优秀组织分辨力、灵活的多方位成像，可以更精确地确定进针的方向和深度，穿刺过程中可较其他影像导引方法更准确地避开血管、坏死组织，定位更准确、安全，阳性率更高；整个过程仅需要将持针板所在的两个相互垂直的平面扫描成像，便可直观地显示整个穿刺针的位置，以此及时调整角度及深度，大大提高了方便性与直观简便性；成像过程对患者及术者均无电离辐射伤害。2008 年，李成利等报道了利用 0.23T 开放性 MRI 导引下对 22 例脑内病变穿刺病理学活检，所有患者均一次性穿刺成功，均得到明确的病理诊断，且无任何严重并发症发生。Schwartz

等利用 0.5T 开放式 MRI 对 200 例脑内病变行介入诊疗，其中 68 例患者行脑内病变穿刺活检术（原发性脑肿瘤 60 例，4 例脑转移瘤，3 例脑脓肿，1 例脱髓鞘病变），术中无明显并发症，均获得满意的组织病理标本。Kollias 等报道了利用开放式 0.5T MRI 进行的 21 例脑内病变穿刺活检术，结果显示，MR 导引能准确定位和进行脑内病变的穿刺活检。

3. 高场强磁共振实时成像导引下脑内病变穿刺活检术 近年来，随着介入性 MR 的快速成像技术的发展，依托 MR 快速成像技术发展起来的 MR 实时成像，也称作 MR 透视或动态 MR 扫描，利用快速成像技术，实现对术中穿刺器械及所经过的组织结构实时连续的显示及监控，从而实现了真正意义上的实时成像导航。MR 实时成像很好地处理了成像速度 - 信噪比 - 分辨率三者的折中关系，在大幅提高时间分辨率的同时，利用超快速梯度回波、回波平面成像、单激发快速自旋回波等技术保证一定程度的信噪比，一定程度上保证了图像的质量，尤其是在高场强 MR 中（以开放式 1.0T 磁共振机及 1.5T Signa SP MR 为代表），虽不能与诊断用 MR 相提并论，但足以满足介入需要。通常提高 MRI 时间分辨力的方法首选是采用快速脉冲序列，在尽可能短的时间内通过梯度场和射频脉冲的变换以采集尽可能多的空间编码信息，以达到 1~2 帧/s 的成像速度。在扫描过程中，利用系统所提供的各种工具，可以简单快捷地按术中需求改变成像层面，例如：将预扫描线沿针道设置，便可显示整个针道及周边组织结构的情况，也可瞬间切换到相垂直的层面，观察与病变的位置关系，及时调整角度等；可以对现在所扫描层面进行 push 及 pull 操作，观察相邻层面等。利用 MR 实时成像，与可提供较大操作空间的开放式磁共振相结合，基本实现了类似于 X 射线透视的过程，可以做到对术中穿刺针进程的整个过程实现真正的实时成像显示，从而及时调整进针的角度及深度，避开重要结构。

在导航系统方面，由于 Real-time 技术可提供真正实时成像，一定程度上降低了对导航系统的性能要求。在标记体表的进针点时，甚至可以简单地用手指便可完成，即所谓的自由手技术：定位时，对病变所在区域层面进行实时扫描，将指尖顶到患者皮肤表面，通过显示器观察病变位置，确定预设穿刺路径所在直线与皮肤表面的交点，移动手指至交点处进行标记，即完成体表穿刺点定位。在穿刺过程中，可利用实时扫描技术的各种序列对穿刺针、病变及周围结构进行实时显示，据此导引穿刺过程。

随着科技的发展，近年来出现了多种各有特色的导航系统，尤以主动示踪技术突出。该技术将安装有数个微型射频线圈的正方体嵌入持针器内，作为提供穿刺针空间位置信息的传感器；成像系统通过接收该传感器所提供的位置信息，对其所在层面进行扫描成像，对穿刺针将要经过的路线以虚拟针的形式叠加到实时图像上，并且成像层面可与持针器的移动做同步变化，这样可使整个手术过程更加直观，也更加安全。Schwartz 等认为，术中 MR 成像可成功地应用在多种颅内手术中，提供连续的图像反馈信息，在神经外科的每个步骤都可起帮助作用，比传统的基于框架和无框架的立体定向活检术具有潜在优势，可提高安全性和效率。

二、磁共振导引脑内病变穿刺活检术

颅内病变的定性诊断是选择治疗方案的先决条件，而定性诊断主要依靠病理学诊断，病理学诊断也是最直接、最终的诊断结果。尽管先进的影像学技术对颅内病变的诊断具有很重要的意义，但仍有部分病变因其影像表现不典型，无法通过影像特点给出临床诊断，必须经过活检或手术，方能明确病理学诊断。

颅脑病变的活检意义在于明确病理学诊断，根据活检病理结果选择合理的治疗方案指导临床治疗。磁共振相比 CT 具有高清晰软组织对比度、血管流空效应、多参数多序列成像、功能成像、任意平面成像、灵活设计进针入路及无电离辐射等优点，已经成为颅脑病变穿刺活检良好的导引设备。低场强磁共振导引下的介入操作相对较早地应用于临床，近年来高场强磁共振介入技术得以迅速发展，开放式磁共振及闭合式磁共振均可用于颅脑病变穿刺活检术的导引。磁共振导引下脑内病变穿刺活检术具有较高的诊断准确率和较低的并发症，该技术作为一种无电离辐射的导引手段，在脑部病变经皮经颅骨钻孔穿刺活检中发挥着重要的作用。本节重点介绍磁共振导引下的脑肿瘤穿刺活检术。

（一）适应证

1. 病变位于脑主要功能区或危险区,预计开颅手术将导致严重神经功能缺失。

2. 颅内病灶由于位置、组织学特点、数量等原因而无法做根治性切除。

3. 脑内侵袭性病变无占位效应或无明显神经功能受累需明确病因。

4. 位于脑深部如脑干、中线区的小病变无其他方法可获取病理组织学诊断。

5. 脑内多发性病灶需明确诊断,确定治疗方法。

6. 脑肿瘤复发与放射性脑胶质增生需给出鉴别诊断。

7. 准备接受立体定向放疗(stereotactic body radiotherapy,SBRT)、间质内放疗或对放疗敏感的病变需得到病理学证实。

8. 不能完全切除的侵袭广泛的颅底病变。

9. 对诸如松果体生殖细胞瘤、原发性中枢神经系统淋巴瘤、AIDS 相关脑病、脑深部和功能区炎性肿块,需制定治疗方案。

10. 进行性多发性脑白质病、脉管炎、早老性痴呆(Alzheimer 病)、儿童神经退行性疾病需得到病理学证实。

11. 患者年龄大、体弱不能耐受全麻的开颅手术,需要确定用其他治疗方法。

12. 颅内炎性病变行细菌培养或药敏试验。

（二）禁忌证

1. 安装心脏起搏器等磁共振检查禁忌及意识不清不能配合者。

2. 术前 1 周内血常规检查血红蛋白 <70g/L、有严重出血倾向、血小板 <$100×10^9$/L 和不能纠正的凝血功能障碍者(凝血酶原时间 >18s,凝血酶原活度 <40%),及服用抗凝药物者。

3. 严重恶病质、严重高血压未控制者、心肺功能不全不能耐受本项穿刺操作术者。

4. 术中不能合作者(不能控制的咳嗽、幽闭恐惧症患者)。

5. 急性感染或慢性感染急性期。

6. 考虑颅内血管性病变者。

（三）术前准备

1. 常规准备

(1) 术前行心电图及实验室检查,如血常规、凝血功能、病毒血清学、血生化、肿瘤标志物等。对于有其他基础疾病患者,应补充相关检查。

(2) 术前 1 周内禁止应用具有抗凝作用的药物。

(3) 术前 12h 禁食,穿刺部位备皮,排空膀胱,去除所携带的金属异物。体位选择要使患者采用尽可能舒服的姿势,并固定好头部,防止钻孔时头部滑动造成损伤。

(4) 建立静脉通道。

(5) 术前常规给予甘露醇快速静脉滴注以降低颅内压。

(6) 患者及家属(受委托人)签署知情同意书,对患者进行心理辅导。

2. 影像学准备

(1) 术前 1 周内行颅脑增强 CT 及 MRI 检查,详细了解病灶及其周围结构情况。

(2) 穿刺活检术前功能皮质的定位至关重要,必要时可行功能影像学检查(弥散成像、波谱、灌注成像等)或 PET/CT 检查。功能磁共振检查能够个体化确定皮质功能区与病变的关系,从而尽可能地避免损伤脑功能活动区。

（四）设备与器械

1. 磁共振扫描仪。参照第一章第二节"二、磁共振介入系统的硬件设备要求"。

2. 同轴穿刺活检系统。参照第一章第五节"一、磁共振兼容性介入手术器械装置及相关因素"。

3. 介入专用线圈。柔性多功能表面线圈或专用颅脑磁共振介入线圈。

4. 心电监护系统。磁共振兼容性心电监护仪。

5. 颅骨钻孔。电动或手动骨钻，颅骨钻头直径为2~4mm。

6. 磁共振专用患者转运平床和轮椅。

（五）导引方式

磁共振导引方式有四种，具体内容参照第一章第一节"二、磁共振导航技术的特点"。

（六）快速序列选择

磁共振介入通常都是应用快速成像序列，如稳态自由进动（steady-state free procession，SSFP）序列、真稳态进动梯度回波（true fast imaging with steady-state precession，true FISP）序列、场回波（filed echo，FE）序列、快速自旋回波（fast spin echo，FSE）序列等进行扫描以确定并调整穿刺针到达理想位置；如需磁共振增强扫描，可在注射磁共振对比剂后使用快速场回波序列 T_1 加权像（Fast field echo T_1-weighted image，FFE-T_1WI）或快速自旋回波 T_1 加权像（FSE-T_1WI）序列进行成像，以更好地显示脑内病变范围及特点。

（七）操作步骤

1. 患者体位 根据术前影像学及术中预扫描所见，确定体位；进行一组5~7层的标准体位和方向扫描，如横轴位、矢状位或冠状位等，明确病变与周围组织的关系，可灵活选择仰卧位、俯卧或侧卧位，侧卧位时可应用负压真空垫辅助固定体位。

2. 体表定位 将鱼肝油胶囊矩阵固定于颅脑相应位置，应用横轴位及矢状位或冠状位两个交互垂直的平面进行扫描，以确定进针点、进针角度并测量进针深度，使用标记笔在相应的鱼肝油胶囊处进行标记。

3. 穿刺活检 将扫描床退出磁体，常规消毒、铺巾，以2%的利多卡因逐层麻醉至帽状腱膜（部分特殊患者可行全身麻醉）。间隔5~10min，水肿样皮丘吸收后固定头颅，采用外科骨钻钻取适当直径的颅孔（通常直径为2~4mm）。若所用外科骨钻是非磁共振兼容性器械，切记钻孔时需将扫描床移出至5高斯线外或使机器处于去磁状态。根据磁共振扫描选定肿瘤活跃区，标定靶点、确定穿刺角度和深度，多采用分步进针法进行穿刺；初次进针深度至硬脑膜外，行磁共振两个交互垂直方位扫描，如进针方向有偏差，则通过调整使方向正确后进针至颅脑病灶，再次磁共振两个交互垂直方位的扫描确定穿刺针针尖是否位于预定穿刺靶点[推荐采用快速自旋回波（FSE）序列扫描]。根据病变大小、病变位置及切割后是否出现脑出血及功能区损伤等情况，选择切割深度、方向及切割次数，尽可能使取材标本量达到病理诊断及分子生物学检测的要求。术毕拔针包扎。

4. 术后即刻处理 穿刺后常规磁共振扫描，以观察颅内有无出血等并发症。组织标本用10%甲醛溶液固定并送检。

（八）术后处理

1. 一般处理 患者术后如无明显不适，返回病房后常规给予心电监护，禁食6h，并给予脱水药物及止血药物治疗；如神经系统症状较重时可加用激素治疗，必要时进行抗生素治疗[按照《抗菌药物临床应用指导原则（2017版）》]；术后24h内复查颅脑CT或MRI，观察有无迟发性脑内出血。

2. 并发症的处理及预防 磁共振导引颅脑病变穿刺活检主要并发症包括脑出血、神经功能损伤及癫痫等。

（1）脑出血：活检过程中要尽量避免出血的发生。若穿刺针道出血，要操作仔细、轻柔，避开穿刺中可能损伤的血管，进入脑内后使用钝头穿刺针，尽量不使用锐利针头；当活检取得病理组织后要注意所取组织的色泽，对富血供瘤组织要仔细止血。若术中出血，保留穿刺针外套管尽量引流血液，避免形成颅内血肿，局部可采用止血剂或止血海绵充填活检区。大部分颅脑穿刺活检引起的少量脑出血（≤5ml）为无症状性脑出血，无需外科治疗，一般在3~5d可自行吸收。为防止术后出血、水肿加重引起脑疝，活检后24~48h内应进行监测，常规行CT或MRI检查，发现大量血肿形成应进行开颅或立体定向清除血肿。

（2）神经功能损伤：多继发于颅脑内病变穿刺活检引起的脑出血及进行性加重的脑水肿，位于重要神经功能区的病变穿刺后出现的病灶周围水肿可引起神经功能损伤。暂时性神经功能损伤较为多见，少数可有持续性神经功能损伤，持续加重的脑水肿引起的神经功能损伤需外科开颅手术处理。为减少神经功能损伤的发生率，术中应尽量减少穿刺次数。对于术前存在严重脑水肿的患者，术前给予激素治疗可以有助于减少术后脑水肿加重的可能性。

（3）癫痫：脑穿刺活检引起的癫痫发生率非常低，对于术前就有癫痫病史的患者，术前给予抗癫痫药物并达到足够血药浓度；存在持续大发作情况时，不宜行颅脑穿刺活检。术后出现癫痫大发作时需及时给予抗癫痫药物对症处理，如静脉应用丙戊酸钠等药物治疗。

（九）典型病例

【病例 1】女性患者，65 岁，走路不稳，自述头痛数月余；为明确诊断行磁共振实时透视导引脑内病变穿刺活检，如图 2-1-1 所示，活检病理示脱髓鞘病变。

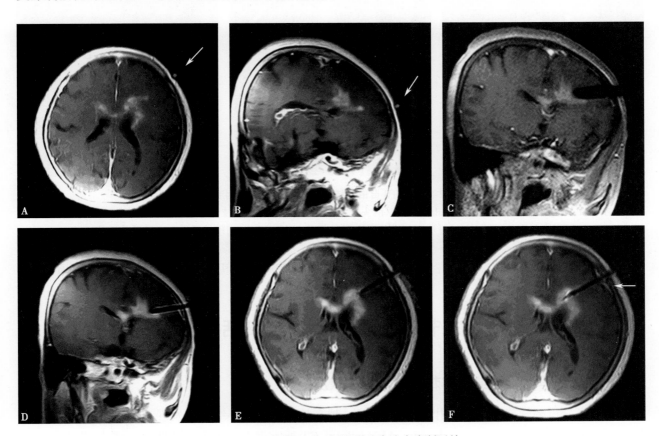

图 2-1-1 磁共振实时透视导引脑内病变穿刺活检

A、B. 术前增强 FSE-T_1W 序列扫描确定穿刺点（箭头所示）；C. 实时透视 FFE-T_1WI 序列导引穿刺进针，实时显示穿刺针的位置直至穿刺进入病灶靶点；D、E. FSE-T_1W 序列扫描在斜冠状位及横轴位两个方位上显示并确定穿刺针位置；F. 活检取材后 FSE-T_1W 序列可显示病变内低信号的取材位置及少量硬膜下出血（箭头所示）。

【病例 2】男性患者，58 岁，因头晕症状就诊，磁共振检查发现右侧尾状核头区域病变，为明确诊断行 MRI 自由手技术导引脑内病变穿刺活检术，如图 2-1-2 所示，活检病理示少突胶质细胞瘤。

（十）小结

磁共振导引下颅脑穿刺活检是一种微创手术，具有高清晰组织对比度、血管流空效应、多模态成像、灵活设计进针入路及无电离辐射等优点，达到了创伤小、并发症少，安全、可靠且病检阳性率高，并能够获得足量、优质的组织病理学标本，在颅脑病变穿刺活检应用中具有很大的价值和前景。

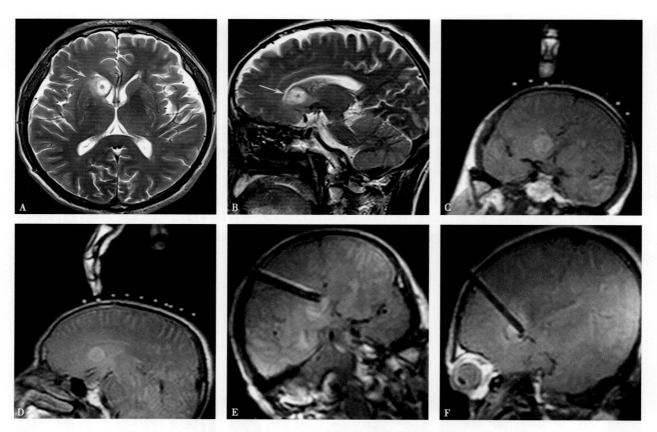

图 2-1-2 MRI 自由手技术导引脑内病变穿刺活检

A、B. 术前 T_2WI 序列显示右侧尾状核头区域病变（箭头所示）；C、D. 术中自由手技术确定穿刺点（指尖位置）；E、F. 实时透视 FFE-T_1WI 序列导引穿刺进针，实时显示穿刺针位置直至穿刺进入病灶靶点，病理结果示少突胶质细胞瘤。

（李成利 何祥萌 柳 明 许玉军 张 琛）

第二节 肺与纵隔病变穿刺活检术

一、影像导引肺小结节穿刺活检术的现状及进展

随着高分辨率螺旋 CT 的应用和查体的普及，越来越多的肺内小结节被发现，但因影像表现缺乏特异性，原位腺癌（adenocarcinoma in situ，AIS）的胸部 CT 通常表现为单个纯磨玻璃样结节，最大径不超过 3cm，可包含实性成分和空泡，但是值得注意的是，胸部 CT 无法完全区分非典型腺瘤样增生（atypical adenomatous hyperplasia，AAH）、原位腺癌、微浸润性腺癌（microinvasive adenocarcinoma，MIA）和浸润性腺癌，肺内小结节诊断困难。根据最新的非小细胞肺癌分期，最大径≤1cm 的小结节被归类于 T_1a，无论是否存在淋巴结转移，其预后都显著好于 T_1b（1cm＜最大径≤2cm），因此肺内小结节获得及时、准确的诊断非常重要。

《WHO 胸部肿瘤分类（第 5 版）》将 AAH 和 AIS 从腺癌的目录中移出，另归类到前驱腺体病变，MIA 依然归类为腺癌。对此，并没有改变 AIS 非浸润，无间质、血管、胸膜侵犯，完整切除/消融后不复发的生物学行为。

随着国人健康意识的提高和低剂量胸部 CT 在肺癌筛查中的推广，肺结节在临床中越来越常见。部分肺部小结节，尤其是边界清楚、最大径＜10mm 的纯磨玻璃样结节存在过度治疗现象。AIS 最常见的影

像学表现为纯磨玻璃样结节,对于高风险人群低剂量 CT 肺癌筛查发现的非实性结节(包括纯磨玻璃样结节),美国国立综合癌症网络(NCCN)指南推荐肺结节最大径 <2cm 的患者,1 年复查 1 次低剂量 CT,直到肺结节最大径≥2cm 再缩短低剂量 CT 复查间隙为半年,只有肺结节最大径较前增大超过 1.5mm 时才考虑手术切除。大部分最大径不超过 1cm 的纯磨玻璃样结节生物学行为偏惰性,一般不会出现快速增大、转移的情况,密切跟踪随访,虽然推迟了一定的手术时间,但是能有效鉴别良恶性结节,避免不必要的手术,同时也不会影响最终的手术效果和长期生存。另一方面,过度治疗则会带来过早的手术损伤、肺功能损失和术后常见的慢性疼痛。

影像导引经皮肺结节穿刺活检是一种安全有效的获得病理诊断的方法,能够显著提高肺结节的诊断准确率,临床应用越来越广泛,尤其适用于纤维支气管镜诊断准确率比较低的周围型病变。但影像导引经皮穿刺活检的诊断准确率与肺结节的大小密切相关,结节最大径越小,穿刺活检的诊断准确率越低。Li 等的研究显示,CT 导引经皮肺穿刺活检最大径在 1.5cm 以上的病灶诊断准确率为 96%,而最大径在 1.5cm 以下的病灶诊断准确率只有 74%。同时,影像导引经皮肺穿刺活检的准确率与活检方式、术中患者情况也息息相关。Lee 等的研究显示,同轴针切割方式比细针抽吸方式诊断准确率高 11.2%,患者术中出现咯血时,诊断准确率会下降 6.6%,该研究另一项统计显示,当非诊断性病理结果中出现非典型细胞这一类结果时,该类患者最终诊断恶性的概率更高。

(一)影像导引方式的选择

1. X 射线透视导引　X 射线透视是最早应用于经皮肺穿刺活检的影像导引方式,其具有实时导引、手术时间短、放射剂量低等优势。但是在 X 射线透视导引下,穿刺入路的肺大疱、叶间裂及血管等结构无法显示,气胸、咯血等并发症较多,安全性欠佳。另外,当肺结节最大径较小时,X 射线透视下往往难以清楚显示,故目前 X 射线透视导引较少应用于肺内小结节的穿刺活检。

2. 超声导引　超声导引经皮穿刺活检能够安全、有效地应用于肺外周病变,其要求病灶位于胸膜或肺实质的病灶至少有小部分紧贴胸膜。超声的实时导引与监控能力能够动态评估和追踪病灶的位置而无需患者憋气。在超声导引经皮穿刺的过程中,针尖的位置同样可以被实时监测,且穿刺针的调整快速、精确,这使得其非常适用于在肺外周贴近胸膜的小结节。Sconfienza 等将超声导引经皮穿刺在胸膜病变及肺外周病变的诊断能力与 CT 导引进行比较,结果显示,两者的诊断准确率相当,但超声导引下的穿刺时间及术后气胸的发生率显著低于 CT 导引。Liao 等应用超声导引对 50 例最大径 <3cm 的肺外周结节进行穿刺活检,其中 21 例结节最大径 <2cm,获得了 98% 的组织标本获取率及 96% 的诊断准确率。此外,超声造影技术的应用也有利于提高肺结节穿刺活检的诊断准确率。超声导引穿刺活检具有快捷、安全、费用低、可床边进行及无电离辐射等优势,在胸膜病变及贴近胸膜外周肺结节的诊断中具有广阔的应用前景。

3. CT 导引　目前,CT 尤其是多层螺旋 CT 是经皮肺穿刺活检的标准影像导引方式。螺旋 CT 具有扫描速度快、容积扫描、密度分辨率高、可以任意方位重建等优点,与传统 X 线摄影和透视相比,CT 对肺内小结节的显示有显著的优势。文献报道,CT 导引下的经皮肺穿刺活检成功的最小结节最大径为 0.3cm,总的肺内小结节穿刺活检的准确率为 68%~95%。CT 能够清楚显示病灶周围血管、气管及肋骨、胸骨、肩胛骨等穿刺障碍与病灶的关系,方便设计安全的手术入路,可以提高经皮穿刺活检的安全性。但 CT 缺少对目标结节实时的定位和导引穿刺能力,故对于肺内小结节及呼吸配合欠佳的患者,穿刺准确率下降。另外由于 CT 扫描时的放射性,手术医师需要多次往返于扫描床与操作台之间,对于一些位置特殊的小结节病灶,需多次调针,手术时间延长,患者接受的电离辐射增加。

4. CT 透视导引　1996 年,Katada 率先将 CT 透视导引技术应用于临床工作。CT 透视是运用螺旋 CT 快速连续扫描实现在监视屏中实时显示被检组织的体层图像,实现该技术的 CT 设备必须具有连续容积扫描能力、容积扫描同步图像处理器、快速数字处理系统、实时重建高速内存和快速图像重建程序。在 CT 导引的过程中,操作者位于 CT 床旁,对靶区域应用 CT 透视技术连续扫描,在扫描的过程中进针,具有实时导引的特点，能够简化常规 CT 导引的操作步骤。CT 透视下能够实时观察进针的方向和角度，减少了穿刺的次数和时间，且有助于提高穿刺的成功率。文献报道与 CT 导引下肺内小结节穿刺活检比较，CT 导引下的准确率略高，穿刺小结节的准确率为 78%～96%。CT 的应用还扩大了肺部穿刺的范围，常规 CT 导引下对于靠近心脏、大血管及膈肌等处的病灶穿刺较困难，CT 的实时导引与监控能力提高了对这些区域病灶活检的安全性。然而，其最大的缺点是手术者在 CT 扫描时不能离开，对患者和手术者而言都有电离辐射损伤，尤其是手术者手部的放射线暴露是一个重要的问题，在日益重视放射防护的今天，这也是其临床广泛应用的主要障碍。Paulson 等的研究显示，采用断续模式或者快速检查模式能够降低 CT 透视的曝光时间，降低患者和术者的曝光剂量。另外术者可通过穿戴铅衣、裤、颈套及手套，并佩戴放射线监护器来监测防止过多接触放射线。使用外科手术钳、持针器及特殊设计的机械臂等设备协助穿刺，也能够减少手部受到的放射剂量。总之，CT 透视继承了 CT 对胸部病变优秀的成像质量的同时具有实时导引和监控的优势，在做好放射性防护的情况下，CT 透视是经皮肺内小结节穿刺活检非常好的导引方式。

5. C 臂锥束 CT 导引 配有大平板探测器图像增强系统的 C 臂锥束 CT 能够获得高空间分辨率、高对比度及更大视野的图像，CBCT 的图像对比度与单探测器的螺旋 CT 相当，而在 Z 轴的分辨率要好于 CT，且没有几何失真。大平板探测器将 C 臂锥束 CT 的相交平面图像与实时的透视影像联合，使其能够在经皮穿刺诊疗过程中发挥导引作用。Hwang 等于 2010 年率先将 C 臂锥束 CT 作为导引工具应用于经皮肺内小结节穿刺活检，27 例最大径 <2cm 的结节有 25 例获得明确诊断，诊断准确率为 92%。而 2012 年 Choi 等的报道显示，C 臂锥束 CT 导引下肺小结节穿刺活检准确率更高达 98.2%。C 臂锥束 CT 具有实时定位结节、实时导引穿刺、相交平面确定穿刺针与结节的关系及低放射剂量的优势，尽管目前在肺小结节穿刺活检中应用较少，但从已获得的初步经验来看，将来或许有很好的应用前景。

6. MRI 导引 近些年来，随着 MRI 技术的进步，快速扫描序列的出现，使 MRI 作为导引设备应用于经皮穿刺成为可能。MRI 导引具有多平面成像、多序列扫描、软组织对比度高、良好的血管流空效应、近实时导引及无放射性损伤等优点，近些年来已广泛应用于颅脑、头颈部、肝脏、前列腺、肾脏及骨骼肌肉等多个器官的微创诊疗。2003 年，Sakarya 等首先将 MRI 导引应用于肺内病变的穿刺活检，14 个最大径为 2～7cm 的病灶均获得了明确诊断。2010 年，国内李成利等首先将 MRI 导引应用于肺内最大径在 2cm 以下的病灶穿刺活检，在 0.23T 开放式 MRI 配合 Ipath 200 光学系统的导引下，14 例最大径为 0.5～1.5cm 的肺内病灶有 13 例一次穿刺到位，诊断准确率为 77%。

MRI 导引应用于肺穿刺活检具有以下优势：①MRI 能够在两个相交的平面成像，对于设计避开肋骨等障碍的手术路径更容易；②MRI 配有光学导引系统，能够在两个平面对穿刺针进行近实时的导引和监控，使穿刺更加安全、准确；③MRI 导引没有前述几种导引方式的放射性；④任意角度进针。

MRI 导引应用于肺穿刺活检的缺点：①MRI 无法显示肺大疱、叶间裂，因此术前需要详细观察胸部 CT，设计穿刺入路；②MRI 对气胸的显示不敏感，术后需要行胸部 X 线检查或透视以确定有无气胸；③MRI 设备费用高、磁兼容仪器的限制也制约其广泛开展。

在日益重视放射防护的今天，无放射性的 MRI 导引受到越来越多的重视，目前 MRI 导引肺内结节穿刺活检仅见少量报道，其应用的肺小结节穿刺活检的可行性、安全性和准确性尚无定论，需将来大宗病例研究来证实。

（二）困难位置小结节活检

1. 肺下叶 正常的呼吸运动能够导致肺内结节的位置在头足方向的空间内产生 1～6cm 的变化，肺下叶结节的位置受呼吸动度的影响更大，故肺下叶小结节的穿刺活检更具有挑战性，结节位置的改变会导致穿刺不准确、并发症增多、诊断准确率下降。在肺下叶小结节穿刺活检的过程中，患者的呼吸配合对于肺穿刺的成功和安全至关重要。术前应向患者讲明呼吸配合的重要性，要求患者在术中尽可能平缓、浅慢呼吸，并指导患者练习憋气数次。憋气位置通常选择平静呼气末，研究显示，在这个位置的憋气更利于患者把握和重复，且结节的位置相对比较固定。尽管给予了具体的屏气指令，但对于部分患者来说，要求其每次屏气在同一水平还是比较困难的。对于无法很好控制呼吸的患者，近年来有学者将呼吸门控装置应用于影像导引经皮穿刺活检以减少呼吸运动带来的负面影响。呼吸门控系统最早被用于磁共振检查和放射治疗计划，Tomiyama 等于 2000 年将其应用于影像导引经皮穿刺活检，结果显示，在 CT 导引下经皮对肺内最大径 <1.5cm 的小结节进行穿刺活检，应用呼吸门控装置辅助后，穿刺准确率为96%，较未用呼吸门控装置辅助时的 69% 有显著的提高。呼吸门控装置有利于克服患者主观憋气重复性差所带来的小结节位置变动，使穿刺时结节的位置相对恒定，且能够降低曝光时间、曝光剂量、降低穿刺尝试次数、穿刺针肺内停留时间、总手术时间，具有更少的并发症。另外，对于呼吸配合欠佳的患者，CT透视或 C 臂锥束 CT 等具有实时导引与监控能力的影像工具或许更为适合，因为实时导引能够时刻观察到结节与穿刺针的位置关系，对呼吸配合的要求较低，尤其是小结节位于肺下叶时。

2. 靠边缘肋骨遮挡　被肋骨遮挡的肺边缘小结节是影像导引经皮穿刺活检的难点，由于病灶靠近边缘且体积较小，故肋骨遮挡后可供调控穿刺针的空间也较小。在 CT 及 CT 透视导引下，当肋骨遮挡进针路径时，术者常需要自肋骨上或者肋骨下进针，CT 横轴位扫描难以完整地显示针道，判断穿刺针与病灶的关系困难，故对术者的经验和技术要求较高。Yankelevitz 等建议可以通过调整患者手臂的位置（将手臂放于头上或置于身体两侧）和调整患者憋气时的呼吸深度的方法，改变肋骨与结节的空间关系，以获得理想的进针路径，但这种方法只能解决部分患者的问题。Yamagami 等将 CT 扫描仪倾斜技术（Gantry tilt）应用于 CT 导引下的肺边缘小结节穿刺活检，扫描仪倾斜至适当的角度后扫描，使斜横轴位扫描图像上肋骨对病灶的遮挡消失，然后在这个层面上倾斜角度进针，既能够避开肋骨的遮挡，又能够清楚显示整个针道，利于判断穿刺针与病灶的关系，保证了穿刺的准确性。Yamagami 等的研究显示，应用 CT 扫描仪倾斜技术辅助后，对 22 例肋骨遮挡的肺边缘小结节行 CT 透视导引下穿刺活检，21 例获得了明确诊断，诊断准确率显著提高，达到 95%。另外，MRI 导引具有多平面扫描的优势，其矢状位或者冠状位的扫描图像使肋骨与病灶的关系显示得更加清楚，在虚拟针技术的导引下，可以任意角度进针，对此类病灶的穿刺极具优势。

3. 靠心脏、大血管　靠近心脏或肺内主要血管的小病灶行穿刺活检的风险性上升。透视和 CT 臂锥束 CT 导引下，穿刺过程中无法实时显示穿刺针与血管的关系，而磁共振导引下，当病灶靠近心脏、大血管时，搏动伪影会对病灶的显示产生干扰，故上述方法在导引经皮穿刺靠近心脏和大血管的肺内小结节时受到限制。CT 导引既能够清楚地显示心脏、血管，又能够进行实时导引随时判断穿刺针的位置及与心脏、血管和病灶的关系，或是此类病灶穿刺活检最理想的导引方式。

靠近心脏、大血管的病灶行切割活检时风险大，选择行细胞学抽吸检查则相对安全。但单纯的细胞学检查诊断准确率较低，且具体分型能力较差，尤其是欠缺区分良性病灶具体类型的能力。研究显示，在行细胞学检查时，如果有组织病理学医师在现场查看，则诊断准确率能够显著提高，可与切割活检的诊断准确率相当。

4. 毛玻璃样变结节　胸部 CT 通常表现为单个纯磨玻璃样结节，最大径不超过 3cm，可包含实性成分和空泡。AAH、AIS、MIA 的诊断无论是影像学还是病理学无法实现切除前明确，尤其是 AIS 均为手术切除之后确诊的。针对毛玻璃样变小结节术前行诊断性穿刺活检目前争议较大，因为局部穿刺活检无法诊断 AIS，而且存在一定的假阴性，以及气胸、血胸、针道播散等风险。

Shimizu 等的研究显示，CT 导引抽吸活检对于磨玻璃样病变的诊断准确率显著低于实性结节。一组平均最大径为（1.29±0.4）cm 的小结节行 CT 导引经皮细针穿刺抽吸活检，实性结节的诊断准确率为75.6%，而磨玻璃样结节的诊断准确率只有 51.2%。Hur 等的报道亦显示，应用细针抽吸诊断肺结节，其诊断准确率受结节成分影响显著，纯磨玻璃样变的准确率低于混合磨玻璃样变，因为早期腺癌的细胞学特征可以合并反应性的肺细胞增生或硬化性血管瘤等交界性病变的特征，故细胞学诊断早期腺癌存在困难。Beslic 等的研究显示，应用经皮切割活检诊断磨玻璃样病变可以取得更高的诊断准确率（91%），且切割活检的诊断准确率不受磨玻璃样变成分的影响。因此,磨玻璃样病变的小结节应使用经皮切割活检以取得更好的诊断准确率。

（三）小结

经过众多学者的研究,影像导引经皮穿刺活检诊断肺内小结节的总体诊断准确率已达到 90% 以上,具有重要的临床应用价值。应用精确的影像导引设备、必要的辅助设备、合理的取材手段及患者的良好呼吸配合是提高诊断准确率、降低并发症发生率的关键。

二、磁共振导引肺与纵隔病变穿刺活检术

影像导引经皮穿刺活检术是肺及纵隔病变小标本取材的常用方法,在肺与纵隔疾病的诊断中具有十分重要的价值。MRI 对于肺部(肺组织及肺纹理)显示是不如 CT 的,一方面是由于 MRI 主要依赖于氢质子成像,肺泡组织中 H 含量非常少,天然地缺乏对比。另一方面则是胸肺部本身含有大量气体,磁场不均匀,并且由于呼吸运动存在,MRI 成像速度慢于 CT。但是对于肺部肿瘤组织及肺不张的鉴别,MRI 却有其独特的优势。

近年来,MRI 被逐渐应用于肺与纵隔病变的影像诊断和其导引下的经皮穿刺活检术,该技术具有优秀的软组织对比度、血管流空效应、多参数多序列成像、功能成像、任意平面成像、灵活设计进针入路及无电离辐射等优点,但是也存在空间分辨率低和成像时间长等缺点。MRI 导引下肺与纵隔病变穿刺活检术具有较高的诊断准确率和较低的并发症,该技术作为一种无电离辐射且具有优秀软组织分辨率的导引手段,在肺与纵隔病变经皮穿刺活检中可发挥重要的作用。

（一）适应证

1. 肺单发或多发肺周围型结节、肿块,治疗前需明确病理诊断。
2. 纵隔病变治疗前需明确病理诊断。
3. 支气管镜取材失败或怀疑假阴性的可疑恶性肺中央型病变。
4. 纵隔镜取材失败或怀疑假阴性的可疑恶性纵隔病变。
5. 可疑肺或纵隔转移瘤,需病理诊断与先前已知恶性肿瘤验证或寻找原发肿瘤来源。
6. 先前已有明确的肿瘤病理类型,需进一步行分子生物学检测。
7. 良性病变治疗效果欠佳,需明确病理诊断以指导后续治疗。
8. 持续存在、治疗后效果欠佳的肺部浸润性病变。
9. 感染性病变需行致病菌检测及药敏试验。

（二）禁忌证

1. 安装心脏起搏器等磁共振检查禁忌者。
2. 严重肺气肿、进针入路无法避开肺大疱等术后易发生急性进展性气胸风险的患者,或可能无法耐受穿刺后气胸者。
3. 有严重出血倾向、血小板 $< 50 \times 10^9/L$ 和不能纠正的凝血功能障碍者(凝血酶原时间 $> 18s$,凝血酶原活度 $< 40\%$),及服用抗凝、抗血管生成药物者。
4. 心肺功能不全等不能耐受本项穿刺操作术者。
5. 肺心病、肺动脉高压、肺血管性病变、严重高血压未控制者。
6. 术中不能合作者,如频繁咳嗽不能控制者、幽闭恐惧症者或严重疼痛不能保持恒定体位者等。

（三）术前准备

1. 患者需备 2 周内的高分辨薄层胸部增强 CT(对碘对比剂过敏或肾功能不全者可用多参数 MRI 替代胸部增强 CT),并同步评估肺功能及手术风险。
2. 患者及家属(被委托人)签署知情同意书。
3. 术前常规建立静脉通道。

4．穿刺前有明显饥饿感的患者，给予静脉补充能量，以降低术中发生低血糖及胸膜反应发生率。

5．精神过度紧张的患者，术前给予镇静药物。

6．频繁咳嗽者术前口服镇咳药。

7．伴有骨转移等情况导致疼痛的患者，术前给予镇痛药，以改善患者的配合能力。

8．术前锻炼患者呼吸配合，建议患者屏气选择在平静呼气末，以与呼吸门控装置采集图像的呼吸时相一致。

9．抗凝治疗和 / 或抗血小板药物在穿刺前应停用 5～7d。

10．准备常规抢救药品及胸腔闭式引流设备、标本固定液、玻片等。

（四）设备与器械

1．磁共振成像仪 应用高场强磁共振作为影像导引设备进行肺部病变穿刺活检术，需要具有较大空间的磁共振扫描仪，目前推荐应用的设备是 1.0T 高场强水平开放式磁共振和 1.5T 高场强短轴宽口径磁共振。

2．同轴穿刺活检系统 磁共振穿刺针必须是磁兼容性材料组成，是由钛、镍、铬、钼、锰、铝、铁和碳等按比例组成的合金器械，不同成分制成的穿刺针可影响穿刺针伪影的大小。磁共振兼容性穿刺针均为被动显示设计，即穿刺针是通过它本身的磁敏感性伪影来显示和定位的，它表现为一种线性信号缺失。

3．磁共振介入用线圈 具有可视窗口"8"字形线圈单元的体部磁共振介入专用线圈或柔性多功能表面线圈。

（五）导引方式

1．磁共振透视导引 磁共振透视导引通常与自由手技术配合，采用单层快速序列扫描（1～3s），能够快速确定体表进针位点并设计进针路径。进针过程中，在磁共振近实时导引与监控下，术者可以始终保持穿刺针于正确方向，直至准确到达肺部病变。磁共振透视导引具有近实时导引与监控的优点，利于提高穿刺的准确性并显著缩短穿刺时间。但磁共振透视成像存在图像信噪比低、空间分辨率差、易受穿刺针伪影干扰等缺点，应用于中央型病变及小结节（最大径≤2.0cm）时受限。

2．常规磁共振导引 常规磁共振导引采用鱼肝油矩阵体表定位，应用多层快速序列进行扫描（20～30s），在两个交互垂直的平面进行导引，分步进针直至穿刺针到达病变位置。与磁共振透视导引相比，常规磁共振导引具有较高的图像信噪比、空间分辨率、软组织对比度及穿刺针伪影干扰小等优势，在肺及纵隔病变穿刺活检中应用更为广泛。

（六）快速序列选择

与常规磁共振应用的诊断序列不同，磁共振导引肺部疾病穿刺活检术通常是应用快速成像序列，要求其在成像时间尽可能短的情况下，能够清晰、客观地显示病变及穿刺针，且受心脏及大血管搏动的伪影影响小。

1．质地均匀的实性结节推荐应用空间分辨率较高的快速自旋回波序列质子密度加权像（fast spin echo-proton density weighted image，FSE-PDWI）。

2．磨玻璃样结节或亚实性结节推荐应用增强扫描的快速自旋回波序列质子密度加权像（contrast-enhanced FSE-PDWI）。

3．质地不均匀的病变（伴有坏死或肺不张等）推荐应用软组织分辨率较高的快速自旋回波序列 T_2 加权像（fast spin echo T_2-weighted image，FSE-T_2WI）、增强快速自旋回波序列 T_1 加权像（contrast-enhanced fast spin echo T_1-weighted image，contrast-enhanced FSE-T_1WI）及弥散加权成像（diffusion weighted imaging，DWI）等功能成像可以作为备选，以辅助确认待穿刺靶点。

4．呼吸运动对成像质量的影响。磁共振快速序列的图像采集时间为 20～30s，术前、术中频繁地屏气扫描患者多难以配合，故图像采集过程中患者处于自由呼吸状态。但是当病变位于肺外周或肺下叶等呼吸动度较大的位置时,呼吸运动造成的伪影导致肺部病变难以清晰显示。此时推荐应用呼吸门控装置辅助图像信息采集,在患者均匀呼吸的状态下,呼吸门控装置能够感受患者腹部或胸部压力的变化,导引磁共振扫描于平静呼气末采集信号,从而克服呼吸运动对成像质量的影响。

5. 心脏和血管搏动伪影对成像质量的影响。心脏和主动脉等大血管的搏动伪影有时会重叠在病变的区域,从而影响病变的显示。推荐调整患者体位或者磁共振的相位/频率编码方向,以避免伪影重叠出现在欲观察的病变区域。

(七)操作步骤

1. 患者体位 根据病变位置、病变大小、病变与周围组织的关系,可灵活选择仰卧位、俯卧位或侧卧位,侧卧位时可应用真空充气垫辅助固定体位。

2. 体表定位 将鱼肝油胶囊矩阵固定于体表相应位置,应用横轴位及矢状位或冠状位两个交互垂直的平面进行扫描,以确定体表进针点、进针角度并测量进针深度,使用标记笔在相应的鱼肝油胶囊处进行标记。

3. 穿刺活检 将扫描床退出磁体,常规消毒、铺巾,用1%~2%的利多卡因于穿刺点处逐层麻醉至胸膜,注意麻醉深度,避免进针过深引起气胸。根据磁共振扫描所确定的角度和深度进行穿刺,多采用分步进针法,初次进针深度至壁层胸膜外,沿穿刺针走向行磁共振两个交互垂直方位的扫描。如进针方向有偏差,则通过调整使方向正确后,嘱患者于平静呼气末屏气,再进针至病变部位。再次沿穿刺针走向行磁共振两个交互垂直方位的扫描确定穿刺针针尖是否位于预定穿刺靶点。到达靶点后,拔出穿刺针针芯,用配套软组织切割枪进行组织取材。根据病变大小、病变位置及血管、支气管分布等情况,决定切割深度、次数及方向,尽可能使取材标本量达到病理诊断及分子生物学检测的要求。如活检路径经过肺实质,术毕拔针,退出同轴穿刺针过程中可应用0.9%氯化钠溶液或自体静脉血5~10ml封闭针道至脏层胸膜,有助于减少术后气胸及闭式胸腔引流的发生率。组织标本用10%甲醛溶液固定并送检。

4. 术后观察与处理 穿刺后常规行呼吸门控装置辅助下的磁共振扫描,观察有无气胸、肺实质内出血、咯血、血胸等并发症,返回病房继续观察24h。若观察期间出现胸闷、憋喘、胸痛、咯血等不适,立即行胸部CT扫描,排除迟发性气胸、肺出血、血胸等并发症的发生。

(八)并发症的预防与处理

1. 气胸 气胸是经皮肺穿刺活检术最常见的并发症,发生率为12.9%~37%,术后需胸腔闭式引流的占1.5%~15%。气胸的风险因素包括操作者的经验、病变大小、病变距离脏层胸膜的深度、经脏层胸膜穿刺的次数、穿刺经过叶间裂、穿刺区域存在肺气肿、穿刺入路经过肺大疱、进针入路与胸膜的角度等,其中穿刺入路区域肺气肿的程度及是否存在肺大疱是术后行胸腔闭式引流的重要风险因素。文献显示,退出同轴针过程中应用0.9%氯化钠溶液或自体静脉血封闭针道,有助于减少术后气胸的发生率。CT扫描壁层胸膜表面到肺叶远端的脏层胸膜之间的距离为气胸测量距离。轻度:肺表面距胸膜回缩≤2cm;中度:肺表面距胸膜回缩>2~4cm;重度:肺表面距胸膜回缩>4cm。其中轻度气胸给予吸氧、卧床等保守治疗,中重度气胸需给予胸腔闭式引流处理。

2. 肺出血 肺出血也是常见并发症,发生率为4%~41.1%,1.7%~4%的患者可发生咯血。病变大小、质地、位置、穿刺针直径、穿刺与切割区域血管走行、切割次数及病变周边是否存在肺气肿是肺出血的风险因素。患者出现大咯血时,应立刻终止操作,并将患者体位调整为穿刺侧在下方的侧卧位,给予垂体后叶素、酚妥拉明及时止血等处理,咯血通常都可以短时间内缓解,如仍有咯血者可考虑支气管镜下止血或者支气管动脉栓塞术。

3. 血胸 胸腔内出血相对少见,常见原因为穿刺损伤胸廓内动静脉、肋间动静脉及病变紧贴脏层胸膜。少量出血无需特殊处理,进行性出血需给予止血药物、胸腔闭式引流等处理,必要时输血、介入治疗或外科手术。

4. 空气栓塞 空气栓塞是一种罕见但致死率高的并发症,发生率为0.02%~0.6%。当穿刺针或切割枪损伤肺静脉与周围的支气管、肺泡间隙或空气囊腔时，咳嗽、咯血导致肺内急剧的压力变化，使空气进入肺静脉，回流至左心房、左心室，继而进入主动脉、冠状动脉、脑动脉等重要血管，引起心源性休克、心律失常、心肌梗死、脑梗死及猝死等。另外同轴针的应用亦可能为空气栓塞的一个危险因素，当同轴针穿刺误穿进入肺静脉，此时拔出针芯，呼吸运动导致胸腔内的压力变化使体外空气自套管针进入肺静脉，从而引起空气栓塞。及时应用针芯、手指或 0.9% 氯化钠溶液阻止同轴针针道与大气相通，或有利于减少此种机制导致的空气栓塞。磁共振扫描空间分辨率低，且图像易受心脏搏动伪影影响，故肺静脉、冠状动脉等位置的空气不易早期发现，术中尽可能避免穿刺及切割损伤肺静脉是预防空气栓塞的关键。

5. 胸膜反应　胸膜反应是指胸膜穿刺的过程中，胸膜受刺激引起反射性迷走神经功能亢进，导致患者突然出现头晕、出汗、面色苍白、脉细、四肢发凉、血压下降、胸部压迫感、虚脱甚至意识障碍、休克等反应（患者可能只有这些表现之一，并非全部）。胸膜反应主要出现在穿刺过程中，偶尔也可以出现在胸膜麻醉时或穿刺术后。若出现胸膜反应，应立即停止穿刺操作并嘱患者平卧。症状较轻者，给予吸氧，经休息及心理疏导多能够自行缓解。对于虚脱、血压降低等严重患者，补充 10% 葡萄糖注射液 500ml，必要时应用多巴胺等升压药物及皮下注射 1∶1 000 的肾上腺素 0.3～0.5ml，以预防休克。

6. 肿瘤针道种植性转移　肿瘤针道种植性转移可发生在穿刺入路的肺内、胸膜、胸壁及皮下等处，发生率为 0.01%～0.06%。

（九）典型病例

男性患者，45 岁，磁共振快速自旋回波序列质子密度加权像导引右肺下叶病灶穿刺活检，如图 2-2-1 所示，病理学结果显示腺癌。

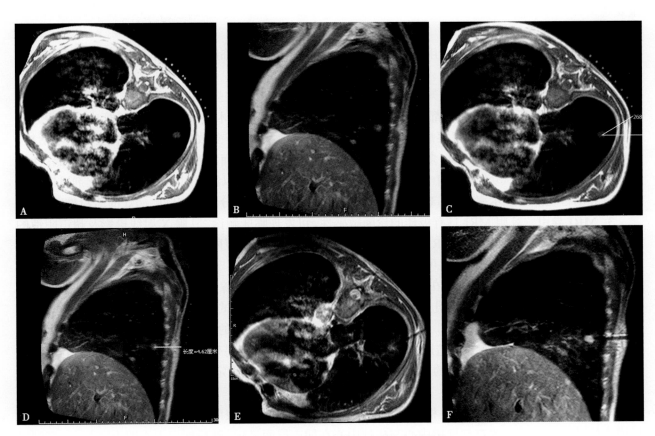

图 2-2-1　磁共振导引右肺下叶病灶穿刺活检

A、B. 磁共振快速自旋回波序列质子密度加权像横轴位及矢状位清晰显示病灶；C、D. 确定体表进针点及穿刺入路；
E、F. 磁共振横轴位及矢状位两个方位导引下准确穿刺至病灶内。

（十）小结

作为一种无电离辐射损伤的影像导引手段，MRI 能够清晰地显示肺及纵隔病变的大小、形态及病变与周围血管、支气管的关系，其优秀的软组织对比度使其在区分病变坏死区、阻塞性炎症、肺不张等干扰因素方面具有独特的优势。

磁共振导引下肺与纵隔病变穿刺活检术具有较高的诊断准确率和较低的并发症发生率，能够胜任各种肺部病变的穿刺活检，尤其适用于伴有肺不张的肺门病变或伴有坏死等质地不均匀的肺部病变。有利于提高穿刺活检的阳性率。

另外，MRI 不易发现心腔、肺静脉、冠状动脉等位置的空气是其术中、术后即时并发症检测的一个缺陷，术中减少肺静脉损伤以预防空气栓塞的发生是提高其安全性的重点。

（柳　明　许玉军　何祥萌　李成利　肖越勇　刘凤海）

第三节　乳腺病变穿刺活检术

一、影像导引乳腺病变穿刺活检术的现状与进展

随着乳腺摄影等筛查技术和妇女健康意识的逐步提高，影像技术的不断进步，使得小乳腺癌更早地被检出，常用的乳腺影像检查及导引技术包括超声、乳腺 X 射线摄影（mammography，MG）、MRI 及锥光束乳腺 CT（cone beam breast CT，CBBCT），在影像学导引下进行穿刺活检对于乳腺结节的早期诊疗具有重要意义。

（一）不同影像技术导引

1. 乳腺 X 射线摄影导引　适用于超声显示不清、以钙化为主的临床触诊阴性乳腺病灶，但其定位准确性欠佳、无法进行实时观测。

2. 超声导引　超声是目前已知国内外应用最广泛的导引和监控病灶的技术之一，如今超声技术无论是在乳腺癌的诊断还是治疗上都发挥着举足轻重的作用。超声技术在乳腺肿瘤的诊疗中亦有很大的优势，其优点有：①可以实时观察病灶和穿刺活检枪的位置，适用于多数乳腺病变的病理组织学活检；②相对于 MRI 来说，可以多切面、多角度立体观其影像，且影像成像面比 MRI 要薄；③成本比较低；④操作较简便且耗时较少；⑤没有任何电离辐射等。而且，如有必要，可以注射对比剂，超声对比剂可以提高靶器官和活检靶点的显示率；但其对位于深部结构病灶显示欠佳，部分邻近胸壁侧病灶的活检难以实施。

3. MRI 导引　乳腺 MRI 具有极佳的诊断敏感性，可发现临床触诊、乳腺 X 射线摄影及超声阴性的乳腺病变，但是临床实践证实，MRI 在乳腺癌的诊断上存在较高的假阳性率，对乳腺癌的诊断特异性为 37%～97%；MRI 发现乳腺隐匿性可疑病灶后，对其进行 MRI 导引下定位与活检便显得尤为重要。MRI 定位与活检在乳腺疾病中的应用在欧美国家备受重视，已被欧洲乳腺影像协会纳入了最新的乳腺 MRI 检查指南。在中国，MRI 导引下乳腺组织定位与活检的开展还处于试验阶段，缺乏标准化的操作规程，定位受磁环境和检查方式的影响，以及设备的高成本是限制其应用的主要原因。也有研究者正在积极探索可以替代的技术，例如超声造影导引下乳腺病灶的穿刺活检。另外，程流泉等采用自制的乳腺固定架达到固定乳腺和立体定位病灶的目的，有效地弥补了国外引进的固定器材在乳腺线圈空间限制方面的不足。

（1）体表标志物定向装置：是根据病灶的位置黏附于乳腺皮肤表面且在 MRI 下显影的。通过 MRI 扫描来移动标志物的位置直到标记中心与病灶中心在同一层面显示，随后标记中心即为穿刺点，穿刺路径及深度由医师结合标志物和病灶的位置来确定。此方法操作简单，但对病灶定位的精确性较低，对医师的经验要求较高。因此，体表标志物定向装置主要应用于 MRI 导引下乳腺病灶定位针定位以及开展

开放式 MRI。开放式 MRI 的缺点在于低场强下的图像质量和信噪比使医师不能准确地识别病灶，但其广阔的工作空间较闭合式 MRI 有显著的优势。Gossmann 等在 1.0T 开放式 MRI 上成功对乳腺病灶进行准实时导引下乳腺定位针定位。准实时导引，即对穿刺针与病灶的关系进行动态显像，但前提是开放式 MRI 的广阔工作空间可以容纳动态显像设备。随后，Fischbach 等通过构建准实时交互平台在两个垂直的平面上对穿刺针与病灶的关系进行动态显像，更好地完成了对穿刺针的准实时跟踪，大大提高了活检的准确性。

（2）计算机辅助的立体定向装置：计算机辅助的立体定向装置主要是用于乳腺病灶定位与活检的专用成像线圈。与体表标志物定向装置比较，其在精确性方面有很大的提高，但缺点是立体定向装置结构复杂。Heywang-Köbrunner 等设计的 MRI 导引下乳腺病灶定位与活检的单一专用线圈，由一个单侧乳腺的检查线圈、2 块压迫板以及填充有钆喷酸葡甲胺盐溶液的空心管组成，2 块压迫板上均有多排可以导引穿刺的水平孔道。首先对目标乳腺行动态增强扫描，穿刺点是根据矢状位上病灶与空心管的相对位置确定的，深度即病灶距皮肤表面的距离。单一乳腺定位与活检专用线圈的优势在于可以从目标乳腺的两侧进行穿刺，从而选择最佳的穿刺点以及路径。但在实践的过程中，Heywang-Köbrunner 等发现了装置的一个弊端，即小病灶可能会被压迫板未穿孔的区域遮挡而无法被定位。经过改进，他们将外侧压迫板设计成柔性格栅，在一定程度上可以被移动，成功定位一些被压迫板遮挡的小乳腺病灶。尽管乳腺定位与活检专用线圈提高了乳腺定位活检的精确性，但有研究质疑了专用线圈的成像质量。因此，计算机辅助的立体定向装置另一个发展的方向是开发新型乳腺 MRI 开放式检查线圈以及可拆卸并与其配套的 MRI 兼容性定位设备。新型乳腺 MRI 开放式检查线圈不同于乳腺定位与活检专用线圈，可用于常规乳腺 MRI 检查；也不同于传统的闭合式检查线圈，因为其两侧的空间是开放的。Liney 等分别用传统的闭合线圈和开放式检查线圈对患者进行乳腺 MRI 检查，发现与传统的闭合线圈比较，开放式检查线圈在信噪比和相关序列成像的均匀性方面更好。另外，定位设备是可以从线圈一侧嵌入 U 型格栅装置，其上设置有用于定位的标记以及孔道，从而构成格栅定位系统。值得一提的是，乳腺 MRI 开放式检查线圈及其配套的定位设备较专用线圈降低了附加成本，在一定程度上为各级医院开展这一技术提供了便利。

（3）磁共振导引下乳腺穿刺活检机器人：磁共振导引下乳腺穿刺活检是最为准确的乳腺癌早期发现手段，但是由于受到患者呼吸运动、体位变化、穿刺引起的组织变形等因素的影响，从穿刺到扫描所用时间较长，一定程度上降低了手术的准确度，而采用手术机器人装置正是提高手术效率与精度的可能方案。手术机器人在多个方面具有人工操作不可比拟的优势：一方面，机器人的结构可以根据实际情况进行设计，使之更加适应手术操作空间的需要，另一方面，手术机器人具有灵活性好、精度高和操作稳定等特点。

德国的 Kaiser 等最早开发了名为"ROBITOM"的核磁兼容的乳腺癌针刺活检手术机器人系统，患者在手术过程中俯趴在磁共振床上，机器人通过一条向前探出的机械臂对肿瘤部位进行穿刺活检操作，在体外测试中取得了较高的准确性。Pfleiderer 等进一步将该系统用于临床试验，结果显示，在 14 例受试患者中，5 例患者穿刺活检结果与手术病理诊断结果完全一致，1 例侵袭性肿瘤被误诊，1 例导管状癌被漏诊。Larson 等设计了一款具有 5 个自由度的磁共振兼容乳腺介入机器人，该装置整体放在患者胸部下方，由超声波电机提供动力。该机器人系统力的传输距离较远，且有一定的系统误差。该系统设计为检测单侧乳腺所用，若要检测双乳则需重新固定。美国马里兰大学的 Bo Yang 等设计了具有 6 个自由度的主从式 MRI 兼容的乳腺穿刺活检机器人，利用主机器人来操纵机器人，从而减少磁共振环境影响。该机器人由 3 个自由度的并联机构、1 个自由度的穿刺针机构及 2 个自由度的 X-Y 移动轴组成，由压电式电机和气缸联合驱动。医师可以通过 MRI 实时导航，调整穿刺针的位置和进针方向，并完成手术。该机器人进行了动物试验，并取得了较高的准确性。韩国的 Chan 等开发了一套名为 IGAR 的穿刺活检系统，由三部分组成：机械臂，穿刺工具以及患者固定装置，穿刺工具则采用真空辅助穿刺活检针，考虑到磁共振工作环境狭窄的特点，该系统从患者正前方而不是侧面进行，适应了 MRI 狭窄的工作环境。经过测试，该系统没有在磁共振环境下产生发热与伪影，其系统精度为 0.2～0.3mm。Park 等设计了一款使用可弯曲穿刺针进行穿刺的设备，其使用了一款可以弯曲的穿刺针，因而他们的系统也可以在侧面进行穿刺。医师只需在 MRI 图像上找到病灶的位置，机器人可以自动计算出穿刺路径，经过医师确认后，即可自动进行穿刺。该设备可以整合多种的磁共振影像设备，搭配不同的操作装置，用作磁共振导引下肿瘤穿刺活检或者消融治疗机器人的一部分。

我国香港的研究人员开发了一款没有金属材料，适用于磁共振环境的乳腺穿刺机器人。他们通过研究注意到，大多数乳腺病变位于乳腺的外上象限，穿刺活检从外侧进行成功率更高，因此设计了一款结构紧凑、空间占用较小的机器人，既可以从乳腺侧面，也可以从乳腺正前方进行穿刺，由于该装置尺寸较小，故穿刺可以在磁共振扫描空间内进行，甚至可以在摄片同时穿刺，极大地提高了效率。另外研究设计了 4 个自由度乳腺穿刺机器人，使用了串联式的运动链，故占用空间较小，可以从患者乳房侧面进行穿刺。经过测试，在磁共振环境下装配直径 14G、长度 100mm 穿刺针对乳腺模型进行穿刺时，其定位误差为 (1.29 ± 0.59) mm。经过测试验证，该机器人系统的最新型号经过改进后可以用于临床实践中。谢昉等开发了一款磁共振环境下 6 个自由度穿刺定位机器人系统，能够满足穿刺机器人与磁共振环境中的结构与材料兼容性，实现了磁共振环境下穿刺手术机器人辅助定位。该机器人的悬臂需要支撑穿刺装置及并联机构，末端负载较大。娄金龙等设计了一种丝传动机器人，可用于在磁共振图像导航下进行乳腺癌穿刺活检或近距离粒子植入术。丝传动可以实现远程驱动，基于丝传动的设计能够很大程度上减小机械的尺寸，因此可以在一定程度上避免磁共振环境的限制。对水凝胶乳腺模型的穿刺试验也证实了该系统的有效性。袁小航等设计了一种新的丝传动绕丝方式，解决了丝传动过程中的脱丝及绕丝错乱等问题。哈尔滨理工大学的阮彦飞等对核磁环境对机器人材料、结构和驱动系统的兼容性要求进行了分析，采用非金属材料如尼龙、聚甲醛来制作机器人本体，对必须使用金属材料的部件如活检针等则采用顺磁性材料非磁性不锈钢，进而研制了一款 4 个自由度的乳腺穿刺活检机器人，由定位装置、位姿调整模块和穿刺模块组成，可满足 MRI 环境下的乳腺介入穿刺手术需求。

4. 锥光束乳腺 CT（CBBCT）导引 CBBCT 是基于平板探测器的锥形束乳腺成像扫描设备，具有精确的三维空间分布及各方向上较高空间分辨率，可以提供全方位、多角度的乳腺立体影像。与传统乳腺检查方式相比，CBBCT 克服了 MG 的影像叠加干扰，清晰显示乳腺的解剖结构，能够发现微小病变及钙化；非增强 CBBCT 检查对高密度及低密度乳房肿块的检测均具有较高的敏感性；对乳腺的覆盖范围明显优于 MG，尤其对乳腺胸壁侧的显示具有优势；对乳腺肿物诊断的敏感性稍高于乳腺超声及乳腺钼靶检查，其检查舒适度也优于 MG；CBBCT 增强检查的诊断效能与 MRI 相近，且其特异性略高于 MRI 检查，尤其对于致密型乳腺优势更加明显。

Busser 等在锥光束乳腺 CT 与 CT 导引穿刺准确性研究中，认为锥光束乳腺 CT 在导引复杂路径穿刺方面具有明显优势。潘璇璇等通过对乳腺 X 射线摄影、超声、MRI 及锥光束乳腺 CT 导引导丝定位技术的对比，认为锥光束乳腺 CT 更能直观地观察乳腺内部形态、清晰显示病灶，导引定位更为精确。康巍等进行了锥光束乳腺 CT 导引不同体模穿刺活检的研究，认为锥光束乳腺 CT 导引穿刺准确率较高。郑仲涛等完成了 1 例锥光束乳腺 CT 导引下乳腺浸润性导管癌的穿刺活检，认为锥光束乳腺 CT 导引乳腺穿刺活检具有准确性高、图像清晰，可准确判断病变位置及范围等优势。

（二）乳腺病变穿刺活检术方式

乳腺开放性手术活检是乳腺不可扪及肿块的标准诊断方法，具体包括 X 线或超声下钢针定位。但事实上，乳腺不可扪及肿块的患者中 80%～90% 为良性病变而遭受了不必要的手术。对于这些患者，影像学导引的经皮穿刺活检术是很好的选择。Edge 等报道表明，保乳手术前用经皮穿刺活检的患者较开放手术活检的患者预后更佳。不可扪及肿块的经皮活检技术包括：超声、X 线立体定位和磁共振导引的细针穿刺活检（fine needle biopsy，FNA），空芯针穿刺活检（core needle biopsy，CNB）和真空辅助穿刺活检（vacuum assisted needle biopsy，VANB）。而后两者是不可扪及肿块活检的标准方法，并发症低于 2%。当活检结果为高风险病变（不典型增生或小叶原位癌）时应高度可疑恶性，真空辅助穿刺活检的高风险低估率达 24%。相对于不可扪及肿块，FNA 更适于检测可扪及肿块，缺点是不能明确区分浸润癌和原位癌、样本量少和假阴性率高。

1. 空芯针穿刺活检（core needle biopsy，CNB） CNB 确诊率高，误诊率只有 1%～7%，假阳性率非常低。对于可扪及的乳腺病灶，CNB 无需借助影像导引进行，但对不可扪及的肿块仍须影像导引进行 CNB。CNB 能诊断导管原位癌（ductal carcinoma in situ，DCIS），并可以进行肿瘤的分级及免疫组化染色等病理预后预测指标的检测。与手术活检相比，具有简便、快速、经济、瘢痕小等优点。然而，某些疾病的严重程度被低估。40%～50% CNB 穿刺活检为高风险（不典型增生或小叶原位癌）的病变术中证实为浸润癌或原位癌（高风险低估），同样，23% DCIS 的标本证实为浸润癌（DCIS 低估）。

2. Mammotome 微创旋切系统 为减少 CNB 的低估率，1995 年，Mammotome 微创旋切系统问世，一次穿刺能切取多个邻近标本，较小的病灶更能完全切除，避免穿刺枪多次穿刺，减少上皮移位的可能。操作方便迅速，定位准确，获取的组织量较多，诊断准确率高，是目前对于钙化灶和微小肿块活检较好的方法。对于恶性病变行 Mammotome 切除术存在争议，Yamamoto 等认为 Mammotome 对导管原位癌存在的浸润成分有低估可能，建议只作为恶性病变的诊断手段。

另外，立体的高级乳腺活检（advanced breast biopsy instrument，ABBI）系统穿刺针较粗，标本长度接近 2cm，但仍对大多数恶性病变难以完全切除。其阳性切缘和肿瘤残留率与钢丝定位切开活检相似，一个重要的缺点是不能评估肿瘤的切缘，需要有多中心研究评估其有效性。以上定位乳腺穿刺活检术虽广泛应用，但不能完全取代手术活检，手术活检能确定病灶的范围，对病变能全面评估。

3. 乳管内视镜（fiberoptic ductoscopy，FDS） FDS 是 20 世纪末引进国内的一种微型内镜。因为 80%～85% 的乳腺癌和癌前病变起源于乳腺导管或小叶的上皮，乳管内视镜具有直视乳管内病变及从病变表面获得大量上皮细胞的优点，因此乳管内视镜有可能比乳腺钼靶摄影检查早几年检测到乳腺癌。据李文萍等报道，导管原位癌中有 57% 是由 FDS 检出，血性乳头溢液中 9% 为导管原位癌，FDS 诊断的符合率在 90% 以上。更重要的是以血性溢液为主要表现的导管原位癌患者，有 50% MG 未发现恶性钙化灶或肿块等癌性征象，没有 FDS 检查，这些乳头溢液患者很容易漏诊。

4. 前哨淋巴结活检（sentinel lymph node biopsy，SLNB） SLNB 可以代替传统腋窝淋巴结清扫，准确评估腋窝淋巴结状况，提供预后信息。多数情况下，通过苏木精 - 伊红（HE）染色和免疫组化实验（IHC）染色可确定前哨淋巴结是否转移，但 SLNB 不能完全替代腋窝淋巴结清扫。对前哨淋巴结 HE 染色阴性而 IHC 染色阳性的意义尚有争议。

（三）乳腺病灶定位与活检的适应证选择

图像导引下的乳腺穿刺活检主要包括 X 线、超声以及 MRI 导引下定位活检。前两者是目前常用的图像导向方法，不仅经济、便利，而且可操作性好，MRI 导引受磁环境和检查方式的限制以及较高成本的问题，并不作为图像导引乳腺穿刺活检的首选。目前的适应证主要是 X 线和超声不能定位的可疑病变，且强调是在对照 MRI 复查超声时仍然不能定位的病灶。在病变的性质上，理论上以 MRI 判断为 BI-RADS（乳腺影像报告和数据系统）4 类的可疑恶性病变和 BI-RADS 5 类的恶性病变为主要对象，但在实际操作中，部分乳腺病灶诊断为 BI-RADS 3 类的患者出于对病灶的忧虑，希望能够得到病灶的组织病理学诊断。为了减轻患者的心理负担，这一部分患者也可以进行磁共振导引下的穿刺活检。磁共振导引下的乳腺穿刺活检是对 X 线、超声导向的乳腺穿刺活检的一大重要补充。

二、磁共振导引乳腺病变穿刺活检术

乳腺 MRI 具有极佳的诊断敏感性，可发现临床触诊、乳腺钼靶摄影及超声阴性的乳腺病变。但临床实践证实，磁共振在乳腺癌的诊断上存在较高的假阳性率，对乳腺癌的诊断特异性为 37%～97%。为了鉴别仅磁共振所发现乳腺隐匿性可疑病灶的性质，先前的做法为对照 MRI 复查超声，进而寻求在超声导引下进行活检。然而，研究证实对照 MRI 复查超声发现病灶的概率仅为 25%。另外，即使复查超声或者乳腺 X 线摄影能够识别病灶，由于检查体位的改变所导致的乳腺软组织的移动，研究者也不能确定所看到的病灶即为 MRI 下识别的病灶。因此，在 MRI 发现乳腺隐匿性可疑病灶后可以对其进行磁共振导引下活检便显得尤为重要。本节重点介绍磁共振导引下的乳腺病变穿刺活检术。

（一）适应证

1. 目前主要适用于乳腺 MRI 能够清晰显示且 BI-RADS 分级达 4 级及以上，但临床触诊、乳腺钼靶摄影及超声均为阴性的乳腺病灶。

2. 磁共振导引下乳腺病灶穿刺活检可以精确完整切除 1cm 以内的乳腺可疑病灶，因此其有可能成为乳腺良性病灶微创切除的手术方式。

（二）禁忌证

1. 磁共振检查禁忌及任何原因不能配合者。

2. 患有严重贫血、严重出血倾向、血小板减少症和不能纠正的凝血功能障碍者及服用抗凝药物者。

3. 对麻醉药物有过敏史的患者。

4. 处于急性感染或慢性感染急性期的患者。

（三）术前准备

1. 所有患者均预约在月经周期后的第 2 周行穿刺术。

2. 术前行心电图及实验室检查，如血常规、凝血功能、病毒血清学、血生化、肿瘤标志物等。对于有其他基础疾病患者，应补充相关检查。

3. 术前 1 周内禁止应用具有抗凝作用的药物，如服用华法林抗凝药物患者需要术前停药，直至凝血指标正常。

4. 穿刺术前由穿刺医师详细讲解穿刺目的、过程以及所面临的风险，并签署穿刺同意书。

（四）设备与器械

1. 磁共振扫描仪 应用磁共振作为影像导引设备进行介入操作需要特定的设备，一般需要满足以下几个条件：

（1）介入用磁共振设备需符合 WS/T 263—2006 及 YY/T 0482—2010 的要求。

（2）介入用磁共振设备所在环境需符合 GB 15982—2012 的相关规定。

（3）介入用磁共振设备需配备有专门的乳腺 MRI 相控阵表面线圈及乳腺 MRI 成像序列。

（4）介入用磁共振设备周围需满足一定的穿刺手术所需操作空间，首先推荐 1.0T 高场强水平开放式磁共振和 1.5T 高场强短轴宽口径磁共振。

（5）专用乳腺 MRI 线圈：检查线圈为乳腺专用相控阵表面线圈。

2. 乳腺病灶活检穿刺针的选择 穿刺针影响定位的精确性与所获取样本的质量。穿刺针伪影所导致的误差是磁共振导引下乳腺病灶活检试验所面临的共同问题。一般认为，穿刺针伪影与穿刺针的材质、进针方向及磁场因素有关，而样本的质量主要与穿刺针孔径的大小有关。

临床广泛应用的穿刺针一般为碳纤维材质。Kuhl 等在应用碳纤维材质的粗穿刺针时，发现在 0.6～1.0cm 范围内的小乳腺靶病灶消失这一现象，进一步研究认为是由于穿刺针针尖伪影遮挡小病灶的成像造成的。穿刺针孔径大小影响样本的质量，一般认为粗针是磁共振导引下定位活检较理想的选择。然而，随着穿刺针孔径的增大而增加的针尖伪影也影响着较小乳腺病灶的显示。近年来，非金属（硬塑料）同轴穿刺活检系统的应用有效地减少了穿刺针针尖伪影带来的问题。其工作原理为在硬塑料空芯管道代替穿刺针完成在 MRI 导向下的乳腺病灶定位后，穿刺针进而循着硬塑料空芯管道对病灶进行取材，从而避免了穿刺针在 MRI 下的直接成像，大大提高了磁共振导引下的定位精确性。

3. 乳腺病灶活检设备操作方式 乳腺病灶活检设备操作方式分为人工操作和手术机器人操作。①人工操作：人工操作是目前主要的乳腺病灶活检设备操作方式。②手术机器人操作：MRI 导引下乳腺穿刺活检机器人目前已取得显著进展，相比于人工操作，手术机器人操作具有多方面优势，可以提高穿刺效率和精度。但 MR 工作环境特殊，对磁共振导引下活检机器人的设计要求比较严苛，应用受到一定程度的限制。

4. 乳腺病灶活检方法的选择　磁共振导引下的乳腺病灶活检术自 19 世纪 90 年代开始并应用至今。定位设备由体表标志物定向发展到计算机辅助的立体定向，活检技术由空芯针活检发展到真空抽吸活检，定位的精确性和样本的质量在技术的更迭过程中不断提高。尤其是真空抽吸活检技术，众多研究均表明其准确性可媲美外科手术活检，而真空辅助旋切活检技术是目前磁共振导引下发展最为成熟的穿刺技术。

鲁伦博等使用便携式手持自动活检枪及与其配套的穿刺针在 GE 1.5T 磁共振扫描机上进行穿刺活检操作。便携式手持自动活检枪是一翻盖式盒式装置，其内有相应空间放置活检针及与活检针整合的真空抽吸器以构成自动活检系统。自动活检的实现是通过活检枪内侧面板的 3 个按钮对活检针的控制来实现的，分别是发射、取样、退针。自动活检枪的动力来源是电力，其由一可重复充电的锂离子电池供能。活检针的尖端有一 20mm 范围长度的取样槽，其进入乳腺组织后可因真空抽吸器的吸力而将邻近乳腺病灶吸入，进而进一步由切割器旋转切割获取乳腺病灶标本。

（五）导引方式

目前主要的导引方式为常规磁共振导引。常规磁共振导引具有较高的图像信噪比、空间分辨率、软组织对比度和穿刺针伪影干扰小等优势。

（六）扫描序列选择

扫描序列需为专用的乳腺 MRI 成像序列。采用磁共振乳腺容积动态增强序列（volume imaging for breast assessment，VIBRANT）。扫描参数如下：TR 5.42ms，TE 2.61ms，层厚 2.8mm，FOV 32cm×32cm，矩阵 448×350；增强扫描所用对比剂为 Gd-DTPA（钆喷酸葡胺），剂量为 0.1mmol/kg，采用高压注射器经肘前静脉注射，流率 2ml/s。先行预扫描，对比剂注射开始即开始动态增强扫描。密切观察靶病灶的显示情况，显示清晰即停止扫描开始穿刺。

（七）操作步骤

1. 患者体位　患者呈俯卧位，双乳自然下垂于线圈内，加压固定。于靶乳腺内侧面及外侧面安放挡板，以起到加压的作用。鲁伦博等利用栅格系统作为外侧挡板，为乳腺靶病灶定位装置的一部分。先行预扫描，对比剂注射开始即开始动态增强扫描。

2. 体表定位　MRI 扫描确定靶病灶位置，穿刺点的确定需借助计算机立体定向装置。目前有多款磁共振乳腺穿刺定位软件在临床应用。多数磁共振乳腺穿刺定位软件利用计算机立体定向装置的栅格系统可作为固定乳腺的挡板，计算穿刺点时可将栅格板上固定的标记和病灶中心的位置输入定位软件，然后由定位软件自动计算穿刺点及穿刺深度。

3. 穿刺活检　真空辅助旋切活检技术是目前磁共振导引下发展最为成熟的穿刺技术，切割器旋转切割获取乳腺病灶标本。

（1）穿刺医师对穿刺点进行局部麻醉，建立预穿刺通道：穿刺医师对穿刺点注射一定剂量的利多卡因进行局部麻醉，同时联合肾上腺素可减少穿刺过程中的出血以及损伤；用钛金属探针建立预穿刺通道，然后用塑料探针进行 MRI 下成像以确定塑料探针针尖与病灶中心位置的关系。

（2）组装自动活检系统，沿预穿刺通道进针对病灶进行取样以备病理检查：穿刺针在 0°～360° 不同的旋转角度取样，一般来说平均取样 8 针，第 1 针取样结束后行 MRI 扫描，观察取样所造成的空腔与乳腺病灶形态的关系来判断取样的准确性，若空腔造成乳腺病灶形态较取样前欠完整，则说明取样准确，继续在不同角度取样至第 8 针；若乳腺病灶形态仍保持完整，则说明取样不准确，则由穿刺医师根据空腔与乳腺病灶的位置关系调整穿刺针针尖的位置，若仍无法使取样准确，则需重新定位。

4. 术后即刻处理　组织标本用 10% 甲醛溶液固定并送检。活检完成后医用绷带加压止血，并嘱患者 1 周内不能洗擦伤口以免发生切口感染等情况，嘱患者近期内不要进行负重等需要较大体力的活动以免影响伤口愈合。活检完成后 1 周门诊随访观察并发症发生情况及获取活检病理。

（八）并发症的处理及预防

磁共振导引乳腺病变穿刺活检主要并发症包括术后感染及血肿形成。

1. 术后血肿形成　活检过程中要尽量避免出血的发生：若穿刺针道出血，要操作仔细，轻柔。若术中出血，保留穿刺针外套管尽量引流血液，避免形成血肿，局部可采用止血剂或止血海绵充填活检区。术后应仔细加压伤口。术后乳腺触摸有包块时应及时就诊。

2. 术后感染　术后应仔细清洁伤口，术后如有发热等不适应及时就诊。

（九）典型病例

女性患者，40 岁，触诊发现乳腺包块，磁共振导引下穿刺活检，如图 2-3-1 所示，病理诊断为乳腺导管内原位癌。

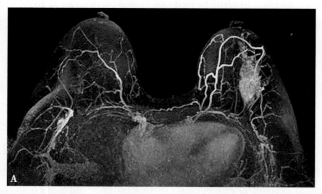

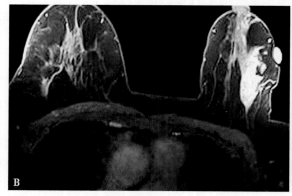

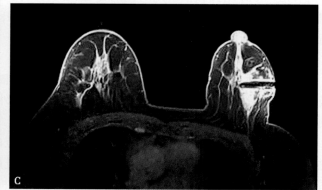

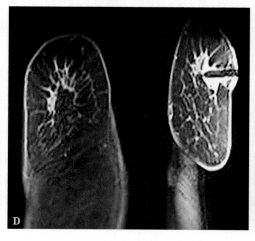

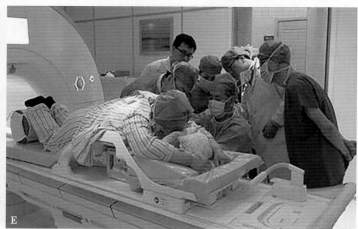

图 2-3-1　磁共振导引乳腺病变穿刺活检

A. 左乳外上象限非肿块样强化病灶；B. 鱼肝油胶囊定位穿刺进针点；C、D. 横轴位、矢状位示穿刺针准确靶定病变；E. 3.0T 高场强闭合式磁共振导引下穿刺活检。

（十）小结

磁共振导引下乳腺病灶活检技术能够安全、有效地完成乳腺可疑病灶取样，特别是对于仅在 MRI 上辨识的乳腺可疑病灶临床治疗方案的制定有重要的指导作用，可以作为钼靶导引下及超声导引下活检的重要补充。

（李康安　鲁伦博　刘永波　郭晓彤　张学彬　陈宝莹　李成利）

第四节　肝脏病变穿刺活检术

一、磁共振导引肝脏病变穿刺活检的现状与进展

目前临床对于肝脏占位性病变患者依然首选非创伤性检查，多模态影像诊断结合生化检查可明确部分病变的性质，但有些患者无法依靠非创伤性检查鉴别良恶性。引起肝脏结节的病因比较多，主要考虑为各种类型的肝炎、肝硬化以及血吸虫性肝脏病变造成的肝脏结节。

肝细胞癌（hepatocellular carcinoma, HCC）是最常见的肝脏原发性恶性肿瘤，约占 90%。肝细胞癌的主要危险因素是乙型肝炎病毒和丙型肝炎病毒感染，分别占 56% 和 20%。2020 年统计数据表明，中国有超过 41 万人新患肝癌，有超过 39 万人死于肝癌，死亡人数逼近新发病人数，发病率和死亡率之比达到 $1:0.9$，相对于其他最常见癌症，肝癌的发病率稍低，而死亡率则偏高。这提示了肝癌的治疗和预后相对较差。因此，对于肝脏占位怀疑恶性患者，尤其是高危人群，早诊断、早治疗至关重要。具有典型肝癌影像学特征的肝占位性病变，符合肝癌临床诊断标准的患者，通常不需要以诊断为目的行肝病灶穿刺活检，特别是对于具有外科手术指征的肝癌患者。能够手术切除或准备肝移植的肝癌患者，不建议术前行肝病灶穿刺活检，以减少肝肿瘤破裂出血、播散风险。

由于肝脏结节多数较小并且缺乏特征性表现，即使穷尽当前医学最先进诊疗手段，也无法在术前使所有患者获得可靠诊断。如果进一步确诊，可能需要对肝脏结节进行影像技术导引下的穿刺活检，最终确诊还是需要病理学检查。肝癌患者急需安全有效的诊疗新技术，以延长生存时间和提高生存质量。

影像导引下经皮肝脏穿刺活检是一种安全、有效的方式。经皮肝脏穿刺活检最常用的影像导引方式是超声和 CT。超声导引下经皮肝脏穿刺活检具有方便、快捷、实时显像等优势，结合超声造影（CEUS）技术可以提高穿刺准确率。但当病灶较小、位置较深、位于胆囊旁或脂肪肝患者及膈顶部病变出现闪烁伪像、心脏搏动血流伪像等，易造成穿刺活检结果假阴性。CT 导引下经皮肝脏穿刺活检具有高密度分辨率，能够更精准定位肝脏病变，但 CT 导引有电离辐射，并且增强扫描是一过性。体积较大的肝脏恶性肿瘤，会因生长过快导致肿瘤异质性，常伴坏死、液化，一过性强化可能导致假阴性结果的发生。

磁共振具有较高的组织分辨率，对于腹部病变，除了常规的横轴位成像，还能做矢状位和冠状位扫描，直观地显示解剖关系。在国内，最早由张雪哲开展并于 2001 年报道 MRI 导引肝脏穿刺活检。MRI 可以清晰地显示和分辨相邻病变的重要血管结构，随着磁共振技术的进步，能够更加准确地穿刺至病灶处，取得病理组织。尤其是在超声、CT 上显示不清的肝脏病变，例如膈顶部病变，应用磁共振导引进行穿刺活检更有意义。随着精准医疗、分子靶向治疗及免疫治疗时代的到来，通过穿刺活检取得组织进行基因检测的手段，也为晚期无法手术的患者，有效延长了生存期。

磁共振导引下经皮肝脏穿刺活检成功与否的重要环节是术前定位及最佳穿刺点的选择，现将常用于磁共振导引经皮肝脏穿刺活检的常用定位及导引方式进行阐述。

（一）光学导航系统

成功实施磁共振微创导航操作的前提是在 MRI 时能够精确地观察到任何与手术有关的器械，与 X线相比，磁共振对器械的显示比较困难。用光作为定位信号的主动显示技术占据磁共振示踪的主导地

位,光学示踪可以直接显示于体外的器械,而对于体内器械的示踪,需要利用器械的光学标记与器械位于体内肉眼不可见的部分之间存在的固定几何关系,对体内器械进行光学跟踪。

光学跟踪导航仪是手术中常用的三维定位导航设备,开放式磁共振结合光学跟踪导航仪导引微创诊疗已成功地运用于头颈部、肺部、肝脏、骨骼等部位的病变。2001 年,Ojala 等首次报道 0.23T C 臂开放型磁共振结合 Ipath 200 光学跟踪导航仪治疗骶髂关节病变造成腰背疼痛的可行性研究。2002 年,武乐斌等首次在国内报道 Ipath 200 光学跟踪导航仪下磁共振介入在骨骼系统的应用价值。

Ipath 200 光学跟踪导航仪包括校准体模、带反射球体的固定磁体跟踪器、带反射球体的设备支架和红外摄像机(通过将其在空间中的相对位置与磁体跟踪器通过反射球体指示的固定参考点进行比较,实时跟踪设备支架的位置)。

Ipath 200 光学跟踪导引仪使用红外光学照相机监测磁体及持针手柄上的红外发光二极管的相对位置,从而使穿刺针总是自动位于扫描层面内,这样就使穿刺针的空间定位和 MRI 中的靶点相关联克服了以往穿刺针不能位于扫描层面内而失去其轨迹的弊端。它能自动跟踪穿刺平面,得到实时的 MR 解剖图像,具有 MR 实时透视功能(MR fluoroscopy),同时可获得二维的进针方向,还可显示针尖到靶点的距离,大大提高了穿刺的精确度,从而提高了效率,减少了并发症的发生。

(二)对比剂栅栏技术

栅栏技术是目前影像导引下经皮穿刺诊疗较为常用的体表定位技术,采用各影像设备下清晰可见的材料编制成"栅栏"样结构,贴于病变的体表投影处,准确定位皮肤进针点,并测量进针角度及进针距离。CT 常常将导丝或细钢丝制作呈"栅栏"状,贴于体表,CT 扫描后可见体表规则排列的高密度金属影。

MRI 体表栅栏早期时采用对比剂栅栏格,将 MRI 对比剂灌满栅栏管状结构,间距 1cm,固定于长胶布上制成栅栏管定位器。使用时将栅栏格框架放置在患者身旁、准备穿刺区域来获得定位图像,使栅栏条纵形与身体长轴一致,先进行磁共振扫描,然后根据病灶所在床位及所在栅栏的位置进行定位,确定穿刺点、进针角度及深度。

目前较常使用的栅栏则是"鱼肝油栅栏",将鱼肝油作为"栅栏"材料,利用脂肪为短 T_1 长 T_2 信号,即 T_1WI 及 T_2WI 图像均为高信号的特点,将其使用长胶布贴于病变体表投影,使用磁共振扫描确定横、纵两个方位的鱼肝油点数,以确定体表进针点。

使用"鱼肝油"栅栏技术定位,更加简便、快捷,能够迅速从横轴位、矢状位两个方向确定体表进针点,大大提高了进针点的准确度。

(三)自由手透视技术

自由手透视技术利用磁共振持续动态扫描序列、任意方位成像特点,结合操作医师的指尖在体表滑动,以确定体表进针点及进针方向。通过提高磁共振设备的性能,缩短成像时间,可使成像时间大幅度减少,从而实现近乎实时成像,较为常用的磁共振透视序列如 T_1-FFE 序列,图像采集时间约为 1.6s,达到"透视"效果。

使用磁共振常规序列,用于定位病变及初步确定穿刺过程中穿刺针的方向和位置,在此之后,磁共振介入医师进入开放性磁共振磁体内,通过磁共振持续快速动态扫描及任意角度平面成像技术,用手指在体表滑动,使指尖与病变中心位于同一平面。不断调整指尖的方向,在横轴位和矢状位使得指尖与病变中心同时显示,最终确定进针点与进针方向。

自由手透视技术可用于全身病变,目前对于前列腺、肝脏、关节等部位的应用已有较多报道。磁共振透视序列结合自由手透视技术,能够快速、准确定位体表进针点与进针方向,确定体表进针点后,可以使用磁共振透视序列进行穿刺,对于较深、较小的病灶更有优势,能够清晰地显示磁共振兼容性穿刺针伪影和病变的关系,导引穿刺针准确靶定病变。

(四)肝脏特异性对比剂导引技术

Gd-EOB-DTPA(钆塞酸二钠)是一种新型肝胆特异性磁共振对比剂,由 Gd-DTPA 与亲脂性乙氧基苯甲基（EOB）螯合而成。Gd-EOB-DTPA 既可以同常规对比剂相似评估肝脏内病变血流灌注情况，又可以评估病变的细胞功能信息。

Gd-EOB-DTPA 评估细胞功能通过细胞膜转运体实现，正常肝细胞经细胞膜表面有机阴离子转运多肽有机阴离子转运多肽 8（OATP-8）摄取 Gd-EOB-DTPA，又通过胆汁小管多种有机阴离子转运体管状多特异性有机阴离子转运蛋白（cMOAT）将 Gd-EOB-DTPA 排出细胞，约有 50% 的 Gd-EOB-DTPA 被正常肝细胞吸收。肝内病灶随着恶性程度的增加，OATP-8 表达逐渐下降，对 Gd-EOB-DTPA 的摄取逐渐减少，在肝胆特异期病灶表现为低信号。利用 Gd-EOB-DTPA 结合磁共振多模态序列扫描，对肝脏病变的诊断研究已比较成熟。

Gd-EOB-DTPA 提供的肝胆期对磁共振导引的微创诊疗同样有着重要作用。在肝胆特异期时，正常肝实质背景摄取 Gd-EOB-DTPA T_1 呈现高信号，病变对 Gd-EOB-DTPA 低摄取呈低信号，对比度的提高对病变的发现与定位更有优势。研究表明，正常肝功能患者，注射 Gd-EOB-DTPA 10min 后，即可进入肝胆特异期，且可持续存在约 2h。国外研究者对磁共振结合 Gd-EOB-DTPA 导引肝脏穿刺活检及治疗已有研究，研究表明，磁共振结合 Gd-EOB-DTPA 增强能够在肝胆特异期清晰显示病变，使用磁共振快速成像序列，对于最大径在 1cm 以下的病灶显示更加清晰。

肝细胞癌局部治疗后，Gd-EOB-DTPA 增强 MRI 评价肿瘤边界、存活及复发等更有其独特的优势。因肿瘤在肝胆特异期表现为低信号，Gd-EOB-DTPA 有助于评估术后治疗区域肿瘤复发及肝内其他部位的新发小病灶（最大径≤2.0cm）。值得注意的是，肝细胞癌局部治疗后早期（尤其 1 个月内），病灶周围炎症反应（包括间质水肿、细胞浸润、充血等）可导致肝细胞功能损伤而影响 Gd-EOB-DTPA 的吸收，从而在肝胆特异期图像上呈稍低信号，随着时间的延长，这种影响逐步减少。

Gd-EOB-DTPA 是一种优秀的肝脏高特异性对比剂，其提供的肝胆特异期能够有效、准确地发现病灶，帮助磁共振介入医师准确定位病变，导引穿刺过程，持续时间较长，基本满足手术时间需求，同时也能为治疗术后复查提供更加精准的信息。

二、磁共振导引肝脏病变穿刺活检术

对于缺乏典型肝癌影像学特征的肝脏占位性病变，肝病灶穿刺活检可获得明确的病理诊断。肝病灶穿刺活检可以明确病灶性质及肝癌分子分型，为明确肝病病因、指导治疗、判断预后和进行研究提供有价值的信息，故应根据穿刺活检的患者受益、潜在风险以及医师操作经验综合评估穿刺活检的必要性。

准确、及时诊断肝脏病变的性质是为潜在肝脏恶性肿瘤患者提供积极治疗的基础。尽管在某些情况下，影像学检查结合临床、生化证据等可以得到一个明确的诊断，但是病理诊断对部分患者，尤其是怀疑恶性肿瘤患者的下一步治疗至关重要。肝病灶穿刺活检通常在超声或 CT 导引下进行，可以利用 18G 或 16G 肝穿刺空芯针，采用负压抽吸或切割获取少许肝内病变组织进行病理学检查或免疫组化学检查以及靶向、免疫检测。其主要风险是可能引起出血和肿瘤针道种植转移。因此，术前应检查血小板和出凝血功能，对于有严重出血倾向的患者，应避免肝病灶穿刺活检。穿刺路径应尽可能经过正常肝组织，避免直接穿刺肝脏表面结节。穿刺部位应选择影像检查显示肿瘤活跃的肿瘤内和肿瘤旁，取材后肉眼观察取材的完整性以提高诊断准确性。另外，受病灶大小、部位深浅等多种因素影响，肝病灶穿刺病理学诊断也存在一定的假阴性率，特别是对于最大径≤2cm 的病灶，假阴性率较高。因此，肝病灶穿刺活检阴性结果并不能完全排除肝癌的可能，仍需观察和定期随访。对于活检组织取样过少、病理结果阴性但临床上高度怀疑肝癌的患者，可以重复进行肝病灶穿刺活检或者密切随访。

影像导引下经皮穿刺肝脏病变活检是一种安全有效的方法，是公认的"金标准"。其临床价值体现在以下几个方面：①有利于肝内各种良恶性病变的鉴别诊断；②提供各型病毒性肝炎的病原学诊断依据；③作为慢性肝炎病情、预后的评判指标；④鉴别黄疸的性质和原因；⑤了解肝脏病变的程度和活动性；⑥及时发现早期、静止或尚在代偿期的肝硬化；⑦利于药物的选择和药物的疗效判断。

磁共振导引因为其优秀的软组织分辨率、血管流空、无电离辐射以及任意方位成像等特点,能清晰显示肝脏病变的大小、外形、位置,以及其相邻结构的空间关系,尤其是对于一些特殊部位的病变,例如膈顶部的病变,超声及 CT 导引存在一定的困难,虽然可以通过人工胸水、人工腹水或者人工气胸等技术来克服这些困难,但是所有的方法要求操作者具备一定的手术技能和需要二次手术创伤,增加了患者的痛苦,延长了手术时间。利用磁共振良好的软组织对比度和多平面成像能力,提高肝脏膈顶部病变的显示和精准定位,配合自由手结合磁共振透视导引技术,大大提高了膈顶部病变穿刺活检的安全性、准确性和有效性,缩短了手术时间。另外,对于一些超声和 CT 扫描不能显示或者显示不清的病变,利用磁共振优秀的软组织分辨率,可以清晰显示病变,提高了穿刺的成功率。

（一）适应证

1. 肝内结节或肿块,通过临床表现、影像学检查及实验室检查无法明确诊断者,尤其是不能排除恶性者。

2. 长期肝功能不良而原因不明者或肝病治疗无明显效果者。

3. 鉴别黄疸是何种原因引起的,适用于黄疸鉴别困难而临床偏向于肝内淤滞者。

4. 慢性肝病的病理学诊断。

5. 原因不明的发热,临床高度怀疑肝脏病变所致。

6. 原因不明的肝脏体积增大,尤其是弥漫性病变伴肝脏体积增大,如脂肪肝、乙醇性肝病、粟粒状结核、肝硬化、血吸虫病、肉芽肿病、淀粉样变性、血色病、淋巴瘤、先天性肝纤维化等。

（二）禁忌证

1. 意识障碍或不能配合者。

2. 有凝血功能障碍及出血倾向者,如术前 1 周内血常规检查血红蛋白 $< 70g/L$、血小板 $< 50 \times 10^9/L$ 和不能纠正的凝血功能障碍者(凝血酶原时间 $> 18s$,凝血酶原活度 $< 40\%$),以及服用抗凝药物者。

3. 穿刺路径存在皮肤及皮下软组织感染或菌血症等全身性感染未得到控制者。

4. 磁共振检查禁忌者,如眼球内金属异物、植入心脏起搏器或人工耳蜗等。

（三）术前准备

1. 常规准备

（1）完善实验室检查[血常规、凝血、病毒七项、人类免疫缺陷病毒(HIV)、肝肾功能等]及心电图检查:对于有其他基础疾病患者,应补充相关检查。

（2）术前 1 周内禁止使用具有抗凝作用的药物(服用华法林抗凝药物患者需要术前停药,直至凝血指标正常)。

（3）术前少许饮食,排空膀胱,去除所携带的金属异物。

（4）建立静脉通道。

（5）患者及家属(受委托人)签署知情同意书。

2. 影像学准备

（1）术前 1 周行强化 CT 或者强化 MRI 等影像学检查,明确病变最新进展,设定进针路线。

（2）必要时可行功能影像学检查(弥散成像、波谱、灌注成像等)或 PET/CT 检查,有利于确定穿刺靶点,减少假阴性的出现概率,提高穿刺准确性。

（四）设备与器械

1. 磁共振扫描仪　应用于磁共振导引介入操作需要的特定设备。推荐使用具有开放式磁体或封闭式短磁体及可移动治疗床,高场强磁共振设备是 1.0T 高场强开放式磁共振和 1.5T 高场强短轴宽口径磁共振。低场强磁共振推荐开放式 C 型磁体扫描仪,方便移动患者检查床进出 5 高斯磁场。

（1）介入用磁共振设备:应符合《医用磁共振成像(MRI)设备影像质量检测与评价规范》(WS/T 263—2006)及《医疗诊断用磁共振设备技术要求及试验方法》(YY/T 0482—2010)的要求。

（2）介入用磁共振设备：所在环境应符合《医院消毒卫生标准》（GB 15982—2012）的相关规定。

2. 同轴穿刺活检系统　参考第一章第五节"一、磁共振兼容性介入手术器械装置及相关因素"。

3. 介入专用线圈　具有可视窗口"8"字形线圈单元柔性多功能表面线圈或体部磁共振扫描线圈。

4. 心电监护系统　磁共振兼容性心电监护仪。

5. 转运设备　磁共振介入专用患者转运平床和轮椅。

（五）导引方式

1. 光学导航系统辅助 MRI 导引　将磁共振兼容的介入器械（穿刺针）固定在持针板上（安装有 2～4 个固定的发光二极管），介入器械的空间信息通过光学相机追踪其位置与方向并与磁共振图像实时融合，显示穿刺针针尖距离病变的信息；扫描平面可被自动化地定义为以实际针尖位置为中心的标准视图和以沿着或垂直于实际穿刺针方向来定向的斜视图（作为标准或斜侧视图称为在平面 0°，在平面 90°及垂直平面），近乎实时地每 3～4s 图像更新，延迟 3～5s。在穿刺过程中，连续进行两个交互垂直层面磁共振快速扫描，确定并及时纠正穿刺针的方向与深度；虚拟针的显示使得穿刺在近乎实时导航下进行，不易偏离目标。

2. 磁共振透视导引　磁共振透视导引通常与自由手技术配合，采用单层快速序列扫描（1～3s），能够快速确定皮肤进针位点并设计进针路径，尤其是对于膈顶部的病变，平均 1.6s 便可以采集 1 幅图像，基本达到了近实时导引。另外，可以在两个方向上同时调整穿刺针的方向和角度，使得穿刺过程避免了胸膜的损伤，减少了气胸的发生率。故磁共振透视导引具有近实时导引与监控的优点，利于提高穿刺的准确性、安全性，并显著缩短穿刺时间。

3. 常规磁共振导引　常规磁共振导引采用鱼肝油矩阵体表定位，应用多层快速序列配合呼吸门控技术进行扫描（15～30s），在两个交互垂直的平面进行导引，穿刺进针过程中采用分步进针法直至穿刺到达病变位置。与磁共振透视导引相比，常规磁共振导引具有高的图像信噪比、空间分辨率、软组织对比度和穿刺针伪影干扰小等优势。

（六）快速序列选择

1. 磁共振介入通常都是应用快速成像序列　参照第一章第三节"二、磁共振介入扫描序列"。

2. 磁共振介入成像增强扫描　可在注射磁共振对比剂后使用 $FFE-T_1WI$ 或 $FSE-T_1WI$ 序列进行成像，以更好地显示病变范围及特点。

（七）操作步骤

1. 患者体位　根据术前影像学显示病变的位置，设定进针路径，确定患者的体位。可灵活选用仰卧位、俯卧位或者侧卧位。肝右叶病变多选择仰卧位右侧肋间进针，肝左叶病变多选用仰卧位腹侧进针。

2. 体表定位　体表定位可采用自由手技术定位及鱼肝油胶囊矩阵定位。自由手定位是指将手指置于体表，进行快速类实时扫描，不断移动手指的位置，在扫描图像上同时显示手指和病变，在横轴位及冠状位确定好进针路径，从而确定体表进针点。鱼肝油胶囊矩阵定位是指将鱼肝油胶囊矩阵置于体表，应用横轴位及冠状位或者矢状位两个交互垂直的平面进行扫描，以确定进针点、进针角度并测量进针深度，使用标记笔在相应的鱼肝油胶囊处进行标记。

3. 穿刺活检　将扫描床退出磁体，常规消毒、铺巾，以 1%～2% 的利多卡因局部麻醉。根据磁共振扫描选定肿瘤活跃区，标定靶点、确定穿刺角度和深度，多采用分步进针法进行穿刺。初次进针深度至肝包膜外，行磁共振两个交互垂直方位扫描，如进针方向有偏差，则通过调整使方向正确后进针至病灶，再次行两个交互垂直方位的扫描确定穿刺针针尖是否位于预定穿刺靶点。自由手技术结合磁共振透视导引穿刺活检时，实时扫描导引穿刺针至病变靶点，然后行快速扫描序列确定穿刺针和病变的位置关系，明确针尖是否位于预定穿刺靶点。根据病变大小、病变位置选择切割深度、方向及切割次数，尽可能使取材标本量达到病理诊断及分子生物学检测的要求。

（八）术后处理

1. 一般处理　所有的患者均需住院治疗。穿刺活检后，患者在病房留观 48～72h，以监测并预防术后并发症。肝穿刺活检后第 1 天行血常规检查，术后第 2 天行 CT 或者 MRI 检查，以除外迟发性出血的可能。

2. 考虑大量或者快速出血　给予止血药物治疗，必要时行肝动脉造影检查。

（九）并发症的处理及预防

1. 局部疼痛　局部疼痛多由穿刺所致，麻醉时注意逐层麻醉至肝包膜，进至肝包膜时嘱患者屏气，防止划伤肝包膜。术后注意卧床休息，给予吸氧、止疼等对症治疗。

2. 气胸　穿刺路径尽量避免经过肋膈角以免损伤肺组织，尤其是对于膈顶处病变。少量气胸且患者无明显胸闷、气短等症状者，给予吸氧、卧床休息等保守观察。如果气胸量较大，则行穿刺抽气或者胸腔闭式引流。

3. 胆汁性腹膜炎　切割组织后，常规吸收性明胶海绵填塞穿刺点可以预防胆漏及胆汁性腹膜炎。

4. 出血　出血多由穿刺过程或者切割过程所致，切割完毕后常规扫描明确有无出血。术中及术后应用抗凝药物，术后 24h 复查血常规及腹部 CT 或 MRI。

（十）典型病例

男性患者，49 岁，肝硬化 10 余年伴大量腹水，查体发现肝右叶小结节，磁共振导引穿刺活检，如图 2-4-1 所示，术后病理示肝细胞癌。

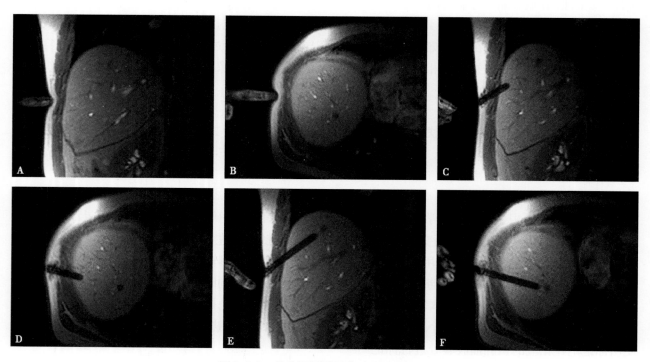

图 2-4-1　磁共振导引肝右叶小结节活检

A、B. 术者示指作为定位标记分别于矢状位、横轴位选取进针点，计算进针方向及角度；C～F. 磁共振透视技术（FFE-T₁WI 序列）近实时显影穿刺针方位，最终到达病变。

（李成利　肖越勇　柳　明　林征宇　陈　锦　张啸波　张　欣）

第五节 胰腺病变穿刺活检术

一、影像导引胰腺病变穿刺活检术的现状与进展

胰腺癌（pancreatic cancer，PC）是消化系统中常见的恶性肿瘤之一，具有发现晚、转移早、进展快、治疗敏感性低等特点，是预后最差的恶性肿瘤之一。在世界范围内每年超过33万的患者被诊断为胰腺癌，2015年中国癌症统计报告显示，近20年来，我国胰腺癌的发病率和死亡率逐渐增加，分别居第8位和第6位，在男性中分别为52.2/10万和45.6/10万，女性则分别为37.9/10万和33.8/10万。随着外科技术和辅助治疗技术的改善，虽然大多数癌症的生存率近年来稳步上升，但胰腺癌的治疗进展缓慢，死亡率接近发病率，中位生存期仅4～10个月，5年生存率仅有3%。由于缺乏早期症状，且胰腺癌有侵犯邻近结构和早期转移的特点，许多患者诊断时已是中晚期。胰腺癌的高死亡率归因于对癌前病变和早期浸润性胰腺癌缺乏可靠的早期筛查方法以及全身化疗的相对疗效不佳。

（一）胰腺癌临床筛查与诊断

胰腺癌早期症状的非特异性可能导致延误诊断。胰腺癌患者的预后在很大程度上取决于早期发现和及时诊断。对胰腺癌早期筛查缺乏敏感和特异性的肿瘤标志物，糖蛋白抗原19-9（carbohydrate antigen，CA19-9）是目前最常用的可以预测胰腺癌治疗效果的生物标志物，CA19-9的过度表达提示胰腺癌的侵袭和转移，根据中国的一项研究显示，CA19-9检测胰腺癌的灵敏度与准确率分别为57%、67.7%，显示了其在检测早期胰腺癌中的局限性，同时检测方法的缺陷也限制了它在筛选和鉴定潜在高危患者中的实用性。影像学检查是发现及诊断胰腺病变的重要方法，并可对胰腺癌进行分期以评估可切除性。

胰腺癌的影像学筛查方法主要包括超声（ultrasound，US）、计算机断层扫描（computed tomography，CT）、磁共振成像（magnetic resonance imaging，MRI）、磁共振胰胆管造影（magnetic resonance cholangiopancrea-tography，MRICP）和超声内镜（endoscopic ultrasound，EUS）等。超声作为一种廉价、便携、无创、广泛使用的成像方式，通常是怀疑胰腺病变患者的一线筛查工具。由于胰腺为腹膜后位器官，腹部超声检查时有近20%的患者常因胃肠道气体及腹壁脂肪的影响而不能顺利完成检查。患者肿瘤病灶的大小、身体状况及检查医师的经验亦是影响超声检查胰腺癌准确性的因素。增强CT是目前胰腺疾病评估最好的成像方式，可能是评估胰腺癌的可切除性最好的方式，它的最大缺陷就是辐射暴露。CT扫描诊断胰腺癌的特异性和灵敏度皆可达到90%，特别是多探测器CT和后处理成像技术的发展可使胰腺癌分期准确性接近100%。研究表明，MRI和EUS对胰腺肿瘤的早期诊断可能比CT好，然而，MRI的高成本使其一般在超声或CT检查后才应用。此外，CT或MRI作为筛查工具亦具有较高的假阳性率，非特征性征象亦难以区分胰腺癌局灶性病变或其他原因造成良性炎症性疾病。

（二）影像导引胰腺癌病理学活检

病理组织学诊断是最终确诊的"金标准"，组织病理学分析可以确定诊断和辅助制定治疗计划，拟行化疗或放化疗计划的不能手术切除的胰腺癌，应在影像学的基础上，进行活检以获得组织病理学诊断，对局部不能切除或转移性肿瘤的明确诊断是姑息治疗计划的关键。在中国，只有不到40%被诊断为胰腺癌的患者有组织学验证，主要通过手术与病理诊断。病理活检的组织取材可通过开放手术、经皮穿刺、经胃肠道超声内镜或腹腔镜途径获得，经皮穿刺活检具有准确率高、创伤小、并发症少等优势，可在超声、CT及MRI导引下进行。

1. 超声内镜导引细针穿刺抽吸术（endoscopic ultrasound-guided fine needle aspiration，EUS-FNA） 随着超声内镜仪器的普及应用，EUS-FNA已成为诊断胰腺疾病的首选方法，与其他诊断方法相比，它具有明显的优势，特别是对于小胰腺癌（最大径≤2cm），EUS-FNA大大提高了胰腺占位性病变的诊断准确率，并

被许多机构广泛应用。然而，EUS-FNA 诊断胰腺疾病具有抽吸率不足以及难以确定组织学诊断的缺点，此外，EUS-FNA 针在推进时会产生很大的角度和扭矩，造成技术上难以定位胰腺头部和钩突的肿瘤。另外，对肿瘤细胞沿针道的种植转移及并发症的担心限制了胰腺病变穿刺活检的应用，NgaMRIuengphong 等的研究中评估了术前活检与手术切除的胰腺癌患者长期预后的关系，对 498 例胰腺癌患者术前行 EUS-FNA，并没有使死亡风险增加，亦没有影响胰腺癌患者的生存率。EUS-FNA 已被广泛应用于邻近胃肠道的实体肿块的微创、可靠、安全的病理学诊断技术，其诊断实体胰腺肿瘤灵敏度为 64%~95%，特异性为 75%~100%，诊断准确率为 78%~95%。

2. CT 导引活检 影像导引活检的理想标准是，它应该能灵敏且准确地确定诊断，并且具有低的并发症和患者舒适性良好。胰腺病变的经皮活检通常在 CT 或 US 导引下进行。然而，软组织对比度低、需暴露于电离辐射以及静脉注射碘对比剂后血管的短期增强限制了 CT 导引活检的使用。与 CT 导引的活检相比，US 可以提供实时导引并能避免辐射暴露，但是在超声导引下，很难进入小的病变和胰腺体 / 尾部的病变，尤其是在胃肠遮挡的情况下。

3. 磁共振导引活检 MRI 具有优秀的软组织对比度、血管流空效应、多平面成像能力、良好的空间分辨率、近实时成像，无电离辐射等优势，有助于手术者判断病变与重要血管的关系，降低大出血的可能性。磁共振导引已成功应用于很多部位病变的经皮活检和各种治疗。2005 年，Kariniemi 等对 31 例患者进行了 0.23T 开放式 C 型开放式磁共振导引下腹部病变活检，报告了 3 例胰腺癌，没有出现近期或远期严重并发症发生。2006 年，Zangos 等报告了 30 例采用开放式（C 型开放式）0.2T MR 扫描仪进行的后腹膜病变活检，包括 5 例胰腺病变，其中 3 例为胰腺癌，倾斜的 MR 成像平面也可以帮助设计一条安全的路径来避开胃肠道及血管等重要组织脏器。

（三）小结

以往文献报道，超声导引胰腺活检的诊断准确率为 81.6%~91.9%，CT 为 78%~84%。2018 年，Liuc 等报道了采用 1.0T 开放性磁共振导引 42 例胰腺穿刺活检的诊断准确率为 92.9%，灵敏度为 91.9%，特异性为 100%，阳性预测值为 100%，阴性预测值为 62.5%，略高于以前的文献报道。考虑为肿瘤的异质性导致了活检的假阴性结果，即使 MRI 具有良好的软组织对比度，也难以绝对避免这种情况的发生。与手术切除标本不同，经皮活检仅从疑似病变的非常有限的区域取样，并且肿瘤具有异质性，因此存在取样和组织学解释错误的可能性。术前应用 PET/CT 等功能成像可进一步提高诊断的准确性。

文献报道 US 和 CT 导引下胰腺活检中可能发生如出血、腹腔感染、胰腺炎等并发症甚至死亡事件。Liu 等报道 3 例患者出现未经特殊治疗的轻微胰周出血，无大出血、胰腺炎、腹腔感染等严重并发症发生，表明磁共振导引下经皮胰腺病变活检是安全的。

二、磁共振导引胰腺病变穿刺活检术

磁共振导引经皮胰腺穿刺活检术（percutaneous pancreas biopsy，PPB）是经皮穿刺获取所需部位胰腺活组织，经过检验，明确胰腺病变的细菌学、细胞学和组织病理学诊断，甚至基因诊断与测序，从而提高胰腺病变诊断的精确率，以指导进一步临床治疗。在影像（超声、CT、MRI）导引下经皮穿刺活检在胰腺占位性病变的定性和鉴别诊断中，仍起着重要的作用，同时对临床治疗具有指导意义。对于接受手术治疗的胰腺癌患者，无需病理学诊断；但接受放疗或化疗等辅助治疗的胰腺癌患者需要在治疗前获得明确诊断。

（一）适应证

胰腺穿刺活检术适用于胰腺实性肿块、胰腺囊实性肿块、怀疑有弥漫性疾病等，以确定胰腺肿块性质，鉴别胰腺原发癌与转移癌等。

（二）禁忌证

严重出血倾向者，急性胰腺炎、腹膜炎、皮肤感染、心肺功能衰竭、顽固性腹水等。

（三）术前准备

1. 常规准备

（1）完善实验室检查（血常规、凝血、胰腺淀粉酶、病毒七项、HIV、肝肾功能等）及心电图检查，对于有其他基础疾病患者，应补充相关检查。

（2）术前1周内禁止使用具有抗凝作用的药物（服用华法林抗凝药物患者需要术前停药，直至凝血指标正常）。

（3）术前禁饮食24h以上，清洁灌肠，排空膀胱，去除所携带的金属异物。

（4）术前给予止血、抗感染治疗。提前24h应用奥曲肽等生长抑素药物抑制胰腺外分泌；如穿刺路径选择侧入路，则术前24h内禁食，清洁肠道，并给予静脉营养支持。

（5）建立静脉通道。

（6）术前与患者及家属（受委托人）谈话，增强患者的信心，并锻炼患者配合呼吸的能力，以使扫描始终处于同一呼吸相，签署知情同意书。

2. 影像学准备

（1）术前1周行强化CT或者强化MRI等影像学检查，明确病变最新进展，明确病变与腹主动脉、下腔静脉、腹腔动脉干、肠系膜上动脉及脾动静脉等大血管的位置关系，确定穿刺靶点及进针路线。

（2）必要时可行功能影像学检查（弥散成像、波谱、灌注成像等）或PET/CT检查，有利于确定病变范围。

（四）手术操作

1. 利用磁共振兼容性鱼肝油定位栅栏格定位导引。确定进针角度与深度。细针负压针吸活检时，经磁共振扫描确认穿刺针尖的准确位置后，进行多点、多向负压抽吸活检，并在有经验的病理医师协助下，快速将穿刺抽吸物固定在10%甲醛溶液内，做细胞离心，涂片染色等检查。也可使用同轴套管针反复穿刺抽吸数次。

2. 磁共振扫描图像定位显示的病变位置。穿刺路径选择皮肤至胰腺病变中央区最短距离，避开胰腺周围大血管及扩张的胆囊、胆总管。胰头、胰体病变多采用垂直方向进针，胰尾病变多采用水平或斜向进针。以16G或18G的活检针进行经皮胰腺占位性病变穿刺，可进行多次穿刺，直至取得令人满意的病变组织标本后结束穿刺（满意标本：标本长度>5mm，组织条完整或轻度破损，外形呈细条状）。还可以在磁共振透视技术协助下选择特殊进针路径，以最大程度减少周边正常脏器损伤，降低并发症发生率。

3. 术后患者平卧1~2h，观察脉搏、血压及有无剧烈腹痛等症状。细针负压吸引活检术后一般观察2h。切割针穿刺活检术后，继续禁食，患者无明显不适次日复查血尿淀粉酶，正常后方可进食。

（五）注意事项

目前胰腺穿刺活检技术主要包括EUS-FNA以及超声或CT、磁共振导引下经皮穿刺活检术。EUS-FNA的定位更为精确，尤其是能够对微小病变（最大径<1cm）进行定位穿刺活检，但是操作复杂、技术要求高、费时及费用较高，因此不适合广泛开展。而经皮穿刺活检术和细针穿刺术操作相对简单、省时、技术要求也相对较低，且该项技术的定位准确性和阳性率均较高，但是理论上其穿刺风险要高于EUS-FNA。

（六）疗效分析及手术技巧

多项国内外研究表明，胰腺经皮穿刺的诊断准确率为91.75%~92%，灵敏度和特异性分别为90.12%~91%、100%，胰腺恶性肿瘤的周围组织通常存在炎性浸润区域，并有大量纤维结缔组织，穿刺如果不能达到肿瘤深度，会造成假阴性结果。穿刺路径尽量通过实性成分取材；必要时增加穿刺次数，多方向、多部位取材；对于小病灶可加大穿刺角度；病灶较大可能有坏死者，应穿刺病灶周边部；在诊断性穿刺活检的同时联合囊液的生化分析或肿瘤标志物检查提高病变的诊断准确率。

（七）常见并发症及手术风险

胰腺是腹膜后器官，周围有大血管包绕，穿刺活检困难，风险较肝脏和肾脏穿刺活检高。主要防止术中、术后消化道或腹腔出血、急性胰腺炎、胆汁性腹膜炎、胃肠道穿孔继发腹腔感染、肿瘤针道种植、胰瘘等的发生。

（八）典型病例

男性患者，58岁，自述腹部疼痛，超声提示胰尾占位，明确病变诊断，行磁共振导引下胰腺穿刺活检，如图2-5-1所示，术后病理示胰腺癌。

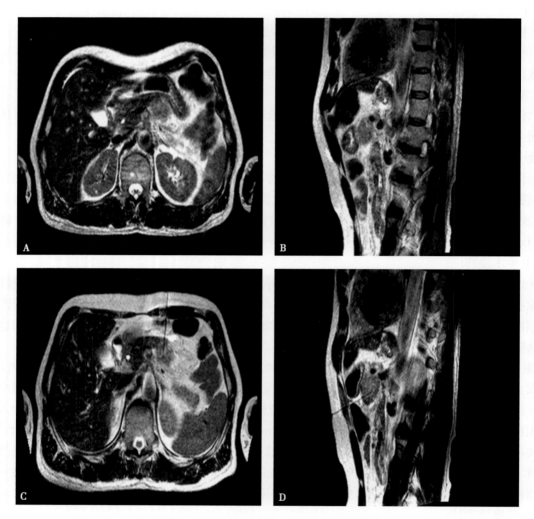

图 2-5-1 磁共振导引下胰腺病变穿刺活检
A、B. FSE-T_2WI横轴位与矢状位显示胰腺尾部占位；C、D. FSE-T_2WI导引穿刺针避开重要毗邻组织结构到达病变区。

（许玉军 何祥萌 刘 超 王立刚 于经瀛 李成利）

第六节 肾脏病变穿刺活检术

一、影像导引肾脏病变穿刺活检术的现状与进展

肾脏疾病是我国的常见病、多发病，随着我国老龄化速度的加快，发病率逐年升高，终末期肾病发病率高达1/10万。我国终末期肾病患者总数约100万例，数量巨大。每年近1‰肾脏疾病患者进展至终末

期肾病而危及生命。我国终末期肾病中,肾小球疾病占 54.4%。因此肾脏疾病的早发现、早诊断、早治疗,是延缓和阻止终末期肾病发生的重要手段。一些肾脏疾病仅凭临床症状和实验室检查指标进行诊断、治疗和对疾病的预后评估时明显存在局限,病理检查才是疾病病因、疾病分期、治疗和预后预测的最可靠依据,因而肾活检病理是诊断肾脏疾病的"金标准",通过肾活检病理检查可以获得疾病发展不同时期及病变不同程度的肾脏标本,为临床提供了对肾脏疾病进行精确病理学分类的依据,直接应用到肾脏疾病的诊断及鉴别诊断,从而成为诊断肾脏疾病最可靠的方法,协助临床医师制定个体化有效的治疗方案,对于患者的病情转归给予初步的判定。

(一)经皮肾穿刺活检术

Alawall 于 1944 年首创经皮肾穿刺活检术,此后,出现了使用影像技术方法定位的肾组织活检,如 X 线定位、肾盂造影等。但是肾穿刺术是一项介入有创操作,本身可能对肾功能造成一定的损伤。但目前研究表明,这项技术安全、准确、并发症少且痛苦轻。文献报道,一般情况下肾穿刺活检取出的样本组织 5~20 个肾小球足以达到病理组织检查要求,即技术性穿刺成功。据报道,肾活检成功率为 92%~100%,肾活检的成功率与年龄、穿刺次数、取材长度等无关。对肾活检来说,成功率并不意味着诊断的确定和可进行有效的治疗,只意味着取出足以达到病理组织检查的肾组织样品,至于该样品能否反映出肾脏的病变,还需要看组织病理学结果是否与临床表现一致。刘茂东等报道,肾穿刺活检病理诊断 557 例肾损伤患者,发现临床表现和病理改变并非一一对应,主要体现在同样的临床表现而病理改变多种多样,而有些患者病理诊断相似,但临床表现差异很大,因此,应强调临床和病理的联系,判断预后离不开病理诊断,制定治疗方案要考虑临床和病理两方面。由此可见,肾脏病理诊断的重要性。2001 年之前的研究显示,肾脏疾病活检的诊断准确率为 88.9%,近十几年随着影像技术和穿刺器械的不断发展,肾脏穿刺的确诊率已上升至 93%~100%,切割活检的灵敏度为 70%~100%,但也会出现假阴性结果,假阳性结果罕见,文献报道特异性为 100%。

(二)常用的影像导引方式

目前多种影像导引技术被应用于肾脏的穿刺活检,CT 及 B 超导引的穿刺活检应用广泛,尤其是超声导引下的穿刺活检术,在肾脏疾病诊疗中得到了广泛应用。近十几年来,磁共振导引的穿刺技术也开始应用于临床介入诊疗。

1. 超声导引 1975 年,Goldberg 等报道了超声导引肾组织活检。与 X 线相比,超声导引肾组织活检不仅能使操作医师直视穿刺的全过程,且具有安全系数高、费用低廉、损伤小、无辐射等优点而被临床广泛使用。20 世纪 80 年代初,我国开始将超声导引肾组织活检技术应用于临床。尽管超声导引肾组织活检对肾脏疾病的诊断、治疗及预后判断具有积极作用,但毕竟是一种创伤性的检查,提高穿刺成功率、降低并发症一直是医师努力的目标。近 10 年,人们从穿刺定位、器械改进等方面进行了积极探索,1985 年,Ubhi 等成功地运用自动活检枪进行了肾活检,且其临床效果令人瞩目。20 世纪 90 年代以来,彩色多普勒技术的应用极大地促进了超声导引下经皮肾活检技术的发展。彩色多普勒超声导引肾活检进针时不仅能够避开肾盏及叶间血管,且可以观察穿刺针道上有无出血,在保证较高取材成功率的前提下,将穿刺所带来的并发症降至更低水平。

2. CT 导引 经皮穿刺活检术作为介入放射学领域中一项重要的诊断技术,被公认为是各种疾病诊断和鉴别诊断的重要方法之一。近年来,随着 CT 设备的发展、病理学技术的提高及穿刺针的改进,使 CT 导引下经皮穿刺活检术的病理诊断定性准确率大幅提高,因此,CT 逐渐被应用于导引肾穿刺活检术。肾占位性病变很容易被平扫 CT 发现,并且可在活检前行强化以显示占位的边界,富血供肿瘤有明显强化,几乎所有肿瘤在排泄期密度均低于正常肾实质,这有利于肿瘤的定位。并且对于超声显示困难的器官比如肠管腹膜等,在 CT 上却很容易显示。CT 导引穿刺的缺点是只能轴位显示和穿刺病灶,有时很难在一个平面显示穿刺针和肿瘤,对于小肿瘤更是如此。实时 CT 透视可以弥补上述不足,但会增加术中医师和患者电离辐射的暴露。对于困难病例来说,将超声和 CT 导引结合起来可以达到更佳的病变靶向穿刺效果。

3. 磁共振导引 1986 年,Mueller 等在对患者进行穿刺活检时首次利用了 MRI 进行了导引,此后该技术迅速得到发展,磁共振导引下肾穿刺活检术在国外应用较早。经过 10 余年的发展,磁共振导引的介入诊治技术有了里程碑式突破,各种可以在磁共振下应用的器材设备被开发出来,同时为了适应介入手术的快节奏,加快磁共振扫描速度,磁共振介入快速成像序列也应运而生。孙勇等报道了 1.5T MR 快速扫描在腹部疾病穿刺活检中的应用,包括 6 例肾穿刺活检,证明了磁共振导引肾穿刺活检的安全性和可靠性。代孟君等报道了 10 例磁共振导引下肾占位的穿刺活检,术后无腹腔活动性出血、腹膜后血肿及肠穿孔不良事件发生。

磁共振导引的肾脏占位穿刺克服了诸多 CT 与超声导引穿刺面临的难点,例如占位靠近肾门时,CT 与超声导引穿刺易损伤肾门血管及肾盂,造成腹腔出血及尿瘘等。右肾腹侧占位可被肝下部遮挡,左肾上级占位可被胰尾、胃及脾下缘遮挡,选择进针路径困难。磁共振 SE、FSE 及 FSPGR 序列可清晰显示肾门结构及血管流空征象,并可分辨占位与肾盂的分界及毗邻关系。利用磁共振任意成像特点,避开穿刺路径上的重要脏器遮挡使穿刺肾门区占位的风险大大降低,从而减少了穿刺并发症的发生。

二、磁共振导引肾脏病变穿刺活检术

肾脏病变的定性诊断是后续治疗的先决条件,而定性诊断主要依靠病理学诊断。尽管目前先进的影像学检查能对多数肾脏病变作出准确的临床诊断,但仍有部分病变因其影像表现不典型而无法确诊,必须经过穿刺活检或外科手术活检才能作出病理学诊断。影像导引下经皮肾脏病变穿刺活检具有微创、安全、活检阳性率高等优点,已广泛应用于临床。目前最常用的肾病变穿刺活检影像导引设备为超声及 CT。与超声及 CT 相比,MRI 具有软组织对比度高、多参数多序列成像、任意平面成像、功能成像、血管流空效应及无电离辐射等优点,磁共振导引全身各部位病变介入诊疗中的应用日益增多。Garnon 等回顾性分析了 1.5T 闭合式磁共振导引下 26 例肾肿物穿刺活检,穿刺过程顺利,平均耗时 48min,无明显并发症发生,活检病理的灵敏度、特异性及准确性分别为 95.4%、100% 及 96%,取得了满意的效果。

(一)适应证

1. 对于无法外科手术的晚期肾肿瘤患者,在进行化疗、靶向、免疫等其他治疗前,需明确诊断,可行经皮肾肿物穿刺活检明确病理。

2. 对于拒绝外科手术或无法耐受外科手术的早期肾肿瘤患者,拟行肾肿瘤局部毁损治疗前需行经皮肾肿物穿刺活检明确病理。

3. 合并严重合并症、外科手术风险较大的肾肿物患者诊断不明时可行经皮肾肿物穿刺活检以决定下一步治疗方案。

4. 疑为肾转移性肿瘤、淋巴瘤或白血病肾脏浸润者,需行经皮肾肿物穿刺活检明确病理以决定肿瘤分期及下一步治疗方案。

(二)禁忌证

1. 眼球内异物、安装心脏起搏器、幽闭恐惧症等磁共振检查禁忌者。

2. 术中无法配合穿刺或意识不清不能配合者。

3. 重要器官严重功能障碍无法耐受穿刺者。

4. 有严重出血倾向、血小板 $< 50 \times 10^9/L$、不能纠正的凝血功能障碍者(凝血酶原时间 $> 18s$,凝血酶原活度 $< 40\%$);服用抗凝、抗血小板药物未停药者。

5. 肾肿物考虑为血管性病变者。

(三)术前准备

1. 术前行心电图及实验室检查,如血常规、凝血功能、肝肾功能、肿瘤标志物、尿常规等。

2. 术前 2 周内行肾脏 CT 或 MRI 平扫 + 增强,明确病变的部位、数目、血供及其与周围组织器官的关系。

3. 术前 1 周内停用抗血小板药物，术前 24h 停用抗凝药物，如服用华法林抗凝药物患者需要术前停药，直至凝血指标正常。

4. 术前 4h 禁食，穿刺部位备皮，去除所携带的金属异物；建立静脉通道；患者及家属（受委托人）签署知情同意书。

5. 穿刺活检术前病灶的定位至关重要，必要时可行功能 MRI 成像（弥散成像、灌注成像等）或 PET/CT 检查。

（四）器械与设备

1. 同轴穿刺活检系统 同轴套管针需为 MRI 兼容性（14～19G），可配套 MRI 兼容性或非 MRI 兼容性切割活检针（16～20G），术前需进行同轴穿刺活检器械的检查及配对。

2. 介入专用表面线圈 具有可视窗口"8"字形线圈单元柔性多功能表面线圈或体部磁共振扫描线圈。

（五）操作步骤

1. 患者体位 根据术前影像学所见，确定穿刺体位。一般选择俯卧位、仰卧位或侧卧位，必要时可应用真空垫辅助固定体位，尽可能让患者保持体位舒适，嘱患者保持体位不动。对于封闭式磁体，受磁体孔径限制，根据术前预估穿刺入路，固定患者体位时尽量让患者身体移向穿刺对侧，增加穿刺侧空间利于进针。

2. 体表定位及穿刺计划 患者粘贴体表定位标记物（如鱼肝油、鱼肝油矩阵或 MRI 专用定位器），体表覆盖导引线圈，训练患者呼吸，嘱平静呼气后屏气。利用呼吸门控装置观察患者屏气状态，判断屏气时相是否一致。选择快速扫描序列 FS-T$_2$WI（40～60s，层厚 5mm）行全肾扫描。选择 3D-T$_1$WI（10～15s，层厚 3mm）序列后行靶区域屏气扫描。

3. 穿刺活检计划制定 ①再次确定病灶的数目、位置、大小、形态、与邻近器官的关系；②穿刺点定位：经皮穿刺通过预估路径到达病灶的皮肤进针点，以色笔标记；③选择路径：路径需满足穿刺点能穿刺到病灶的最大截面，无骨骼、大血管、空腔脏器或其他重要组织结构阻挡；④分别测量进针角度以及深度，必要时还需测量穿刺路径上距重要组织结构的距离。

4. 穿刺活检 术前常规消毒、套线圈无菌罩、铺巾、局麻（部分特殊患者可行全身麻醉），进针时嘱患者屏气，可通过呼吸门控装置辅助判断患者屏气状态是否与扫描时一致。有条件者可使用光学导航技术模拟穿刺入路，或利用 MRI 透视功能实时监控进针的过程。多采用分步进针法进行穿刺，MRI 兼容性同轴套管针穿刺过程中多次行 3D-T$_1$WI 扫描以确保进针方向正确，扫描方向可采取与穿刺针平行的斜冠状、斜矢状或斜横轴位，以显示穿刺针全长。对于少数常规序列显示不清的病灶可尝试行 DWI 导引。同轴套管针穿刺到位至病灶旁后，再次行 FS-T$_2$WI 及 3D-T$_1$WI 扫描确认同轴针针尖与病灶及周围重要组织结构的关系。

根据病变大小、病变位置、切割后是否出血等情况，选择切割深度、方向及切割次数，尽可能使取材标本量达到病理诊断及分子生物学检测的要求。若活检术中出血，可保留同轴套管针，可采用止血剂或明胶海绵条充填针道。取材满意后拔针，穿刺点覆盖无菌敷料。

5. 术后即刻处理 穿刺后常规行肾脏磁共振扫描，以观察肾脏及肾周有无出血等并发症。活检组织标本用 10% 甲醛溶液固定并送检。

（六）术后处理

1. 一般处理 患者术后平车返回病房，常规卧床休息 6h，出血高危患者应绝对卧床 24h，并给予心电监护、适当止血、补液等处理，密切监测患者的生命体征及尿液情况。

2. 并发症的预防及处理 与超声及 CT 导引相似，磁共振导引下肾穿刺活检主要并发症包括血尿、肾周血肿、腰痛及腰部不适等。

（1）血尿：血尿是肾穿刺术后最常见并发症，多为肾穿刺时损伤肾内血管后并与集合系统相通。部分患者出现肉眼血尿，为了使少量出血尽快从肾脏排出，除绝对卧床外，应嘱患者饮水，应观察每次尿颜色的变化以判断血尿是逐渐加重还是减轻。血尿明显者，应延长卧床时间，并留置尿管观察尿色，及时静脉输入止血药，必要时输血。若经保守治疗仍存在活动性出血，患者生命体征不稳定，应及时行 DSA 下肾动脉造影及必要时栓塞止血治疗。

（2）肾周围血肿：肾穿刺后肾周血肿常见，多为穿刺损伤肾内血管或肾包膜下血管所致，少量肾周血肿给予密切观察、绝对卧床、止血补液等处理，密切监测患者生命体征。大量肾周血肿，如存在活动性出血及生命体征不稳定时，需尽早行 DSA 下动脉造影及必要时栓塞止血治疗。

（3）腰痛及腰部不适：多数患者有轻微的同侧腰痛或腰部不适，一般持续 1 周左右。多数患者不需要特殊处理，但合并有肾周围血肿的患者如果腰痛剧烈，可适当给予麻醉止痛。

（七）典型病例

男性患者，61 岁，右肾癌伴腰骶椎转移，患者取俯卧位，行磁共振导引下右肾肿物穿刺活检术，如图 2-6-1 所示，术后病理示透明细胞性肾细胞癌（Fuhrman 分级：1 级）。

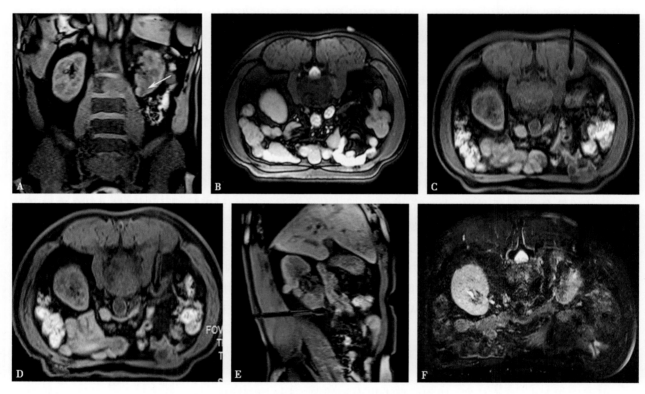

图 2-6-1　磁共振导引下右肾肿物穿刺活检

A. 穿刺术前冠状位 T_1W1 扫描提示右肾下极一结节状等 T_1 信号影（箭头），突向包膜外生长，最大径约 1.1cm，境界清楚；B. 体表粘贴鱼肝油定位，体表标记；C、D. 常规消毒、铺巾、局麻后，以 16G MRI 兼容性同轴套管针在 3D-T_1WI 序列导引下逐步进针，穿刺到达病灶内；E. 矢状位 T_1WI 扫描证实穿刺针与病灶的关系后，拔出同轴针芯，插入 18G 切割活检枪达病灶内活检；F. 取材满意后撤针，再次扫描 FS-T_2WI 示针道见少量出血。

（八）小结

虽然，磁共振导引下肾病变穿刺活检目前在临床中应用较少，但磁共振导引具有软组织分辨率高、多方位多参数成像、血管流空效应、无电离辐射等优势，同时活检并发症少、阳性率高，值得在临床工作中进一步推广与应用。

（林征宇　陈　锦　魏颖恬　张　欣　郭晓彤　李成利　肖越勇）

第七节　腹膜后病变穿刺活检术

一、影像导引腹膜后病变穿刺活检术的现状与进展

腹膜后间隙指横膈以下和盆膈以上，腹后壁和后腹膜之间的区域，常简称为"腹膜后"。腹膜后间隙疾病指上述组织的病变，但不包括肾、胰等内脏器官的病变。腹膜后间隙组织的疾病和外伤并不少见，又由于间隙伸缩性大，出血或感染均易扩散，肿瘤也可长得很大。腹膜后间隙的疾病有损伤、感染、肿瘤、纤维化等。腹膜后病变位置较深且病理类型复杂，一些病变的临床和影像学表现常缺乏特异性，难以明确病变性质，其诊断依赖于病理学检查。各种影像导引下穿刺活检能安全、有效地提高诊断率。经皮腹膜后病变活检术前设计穿刺途径十分重要，根据病灶距体表就近原则选择体位及穿刺路径，腹膜后病变距背部体表较近，一般采取俯卧位或侧卧位后入路进针方式。从患者后入路进针相对安全、容易，前入路进针须通过腹主动脉与下腔静脉之间的间隙，对穿刺技术要求较高，扫描次数相应增多，故如果病灶位置允许，建议尽量从后入路进针，最大限度减少损伤，缩短活检时间。体表定位前应仔细观察腹部增强 CT 或 MRI 图像，了解病变特别是位于腹主动脉、下腔静脉及肾血管旁的肿块与大血管关系，精确测量病灶距上述血管的距离，防止活检时损伤血管。因活检是在平扫状态下进行，大血管等重要结构与椎体边缘、横突的位置关系及距离均为选择穿刺路径的重要参考依据。

体积较大的腹膜后肿块常伴有坏死、出血，根据 CT 图像病变密度值测量结合术前增强影像或磁共振功能成像（DWI）结果，确定病灶实性部分或活性部分作为活检靶区；体积较小的病变往往无明显坏死区，可穿刺病变中部。对于多发性病灶，应尽量穿刺较大的病灶。科学合理地设计穿刺路径及选择活检靶区，提高活检阳性率，避开邻近血管和神经结构，确保进针途径安全，最大可能地减少并发症。目前临床常用的导引方式有以下 3 种。

（一）CT 导引

CT 是目前用于腹膜后病变影像导引下活检的常用设备。它的特点是具有很高的空间及密度对比分辨率，对后腹膜的一些干扰结构（血管、肠管等）具有很好的显示能力，因此能保证准确地布针。并且术中可以将 CT 影像与功能成像（如 PET）相互参考，甚至图像融合，以确定肿物内的坏死部分并尽量避开。CT 导引下活检比超声导引下活检的学习曲线时间更短，大部分临床医师更熟悉识别 CT 图像。腹膜后病变穿刺活检的常用标准 CT 采集参数是 3～5mm 层厚连续断层扫描。CT 透视结合了 CT 高图像分辨率和实时透视成像的特点，特别适合随胃肠或呼吸运动病变的活检，采用此设备时，术者需注意为自身和患者采用可降低辐射暴露的技术手段，包括配备能让术者的手离开机架的专用持针器、降低管电流和管电压、进针时采用间断透视而非直接透视等。宁培刚等报道，CT 导引下自动活检枪腹膜后活检 50 例可疑肿瘤病变患者的成功率为 96.2%，没有出现严重并发症，部分患者出现穿刺部位疼痛或肿瘤内出血，这些并发症常为自限性的，不需治疗。此外，国外学者 Riemann 等报道穿刺阳性率为 96.6%，亦未见严重并发症。Gupta 等、De Filippo 等报道了 CT 下弯针穿刺技术穿刺毗邻脏器的淋巴结，Asvadi 等在穿刺术中腹膜后注射 0.9% 氯化钠溶液或葡萄糖溶液人工隔开病灶，从而降低非靶器官损伤的风险。只要掌握好腹膜后穿刺的适应证和禁忌证，做好必要的术前准备，掌握并熟悉穿刺的技巧，是完全可以避免严重并发症出现的。

（二）超声导引

超声导引下穿刺活检能实时显示病变的位置范围及其与周围组织关系，以及血供情况，动态观察穿刺针进入情况，便于准确掌握进针方向和深度，安全性高，并发症少，患者创伤小，所取组织能充分满足组织切片及诊断分型需要，为临床提供准确病理诊断，为确定治疗方法提供有力依据，对部分病理定性

后的病例，还可在超声导引下进行穿刺治疗，如囊肿、脓肿等的穿刺固化治疗，花费少，简单便捷。对于经验丰富的术者，超声导引下活检为腹膜后疾病患者作出部位特异性诊断的效能与 CT 导引下活检一样。超声导引下活检的主要缺点是术者对技术及图像的依赖性，缺乏超声介入经验的医师可以采用穿刺架协助穿刺针的显示，降低搜寻穿刺针尖的时间，从而在患者一次屏气内完成活检，该技术还有助于将取材的范围限制于病变内。其他缺点包括小或深的病变、被骨骼或肠管遮挡病变显示能力差。目前超声图像和已获得的其他图像（如 CT、MRI）融合的技术结合了超声实时成像的特点进一步提高了穿刺的准确性。类 GPS 技术的发展使医师在超声检查中可以追踪和标定患者的解剖结构，尤其是追踪那些之前在影像中发现的"热点"，这些新技术有利于位置深在病变或小病灶的穿刺活检导引。战勇等报道了超声导引下腹膜后病变穿刺活检 47 例患者，灵敏度、特异性及准确性分别为 97.4%、100% 及 97.9%。De Marchi 等研究显示，超声导引腹膜后病变穿刺活检的灵敏度及特异性也很高，分别为 97.1% 及 92.5%。

（三）磁共振导引

MRI 极高的软组织分辨率使其成为腹膜后疾病定位和分期的有利工具。既往腹部疾病穿刺活检的影像导引设备主要是超声和 CT，但是，超声导引通常会受腹腔肠管气体的干扰，CT 与超声对软组织的分辨率不如 MRI，一些等密度病变的穿刺活检很难在 CT 导引下完成，而 MRI 导引穿刺能有效弥补 CT 以及超声导引的缺点与不足。随着开放式 MRI 系统的出现、MRI 兼容器械和快速扫描序列及 MRI 透视的持续发展，MRI 导引下经皮活检越来越成熟，现已广泛应用于乳腺、前列腺、肾、骨关节、肺、胰腺等实质脏器部位的穿刺活检。MRI 的其他优点包括多平面成像、没有电离辐射、无需对比剂就可显示血管。多平面成像使医师可以设计出最安全的穿刺路径，同时操作时还能在同一个平面内连续完整地看到活检针，这在采用后入路脊柱旁和前入路活检腹膜后深部病变（其紧挨血管和肠管）时特别重要。另外，由于 MRI 下的血管流空效应，穿刺时无需静脉注射对比剂即可清楚地显示血管，方便指导术者避开重要血管，降低了手术出血的风险。当肿瘤组织较大时，瘤体中心可能发生坏死，而肿瘤边缘部分则为生长活跃区，这时采用术中 MRI 强化就能清晰显示坏死及活性区域，因此取材时就可以避开病灶坏死的部分。

手术耗时长是 MRI 导引下穿刺的缺点，耗时长与 MRI 序列扫描时间长有关，但这会随着一些快速序列的不断开发而逐渐解决。另外，MRI 导引穿刺费用也高于其他导引方式，MRI 介入的高额费用主要与 MRI 兼容器械有关，会随着该技术的广泛使用而降低，目前很多器械已经进入医保，大大降低了患者的费用。除了并发症低和足量标准取得率高外，上述特性使 MRI 导引活检变成 CT 导引活检的一种理想替代选择。代孟君等报道开放 MRI 导航下经皮腹膜后肿块同轴穿刺活检 52 例，穿刺诊断准确率为 97.5%，其中 4 例经肝穿刺路径，4 例经肠道穿刺路径，所有病例术后无腹腔活动性出血、腹膜后血肿及肠穿孔等不良事件发生。国内外其他学者报道 MRI 导引下的穿刺诊断准确率为 93%～96%。

二、磁共振导引腹膜后病变穿刺活检术

腹膜后间隙是一个疏松组织构成的大间隙，范围甚广，包含有腹主动脉和下腔静脉，交感神经和脊神经，淋巴管和淋巴结，肾、肾上腺和输尿管，以及胰、十二指肠等多个器官和脂肪、纤维结缔组织。腹膜后病变位置较深，病理类型复杂，治疗方案多样，及时诊断病变的性质是积极治疗的基础。而一些病变的临床和影像学表现常缺乏特异性，难以明确病变性质，目前尚无任何影像学技术能预测组织学亚型。经皮穿刺活检是获取组织病理学证据最有效的方法，对于尚未明确诊断的病变，对于怀疑复发的病灶等需穿刺活检明确诊断。

腹膜后病变穿刺活检就是指通过各种影像技术导引，应用穿刺针采用负压抽吸或切割获取少许腹膜后病变组织进行病理学检查或免疫组化学检查以及靶向、免疫检测。影像导引下经皮穿刺腹膜后病变活检是一种安全、有效的方法，超声、CT 和 MRI 是经皮穿刺活检最常用的导引方式，超声导引活检可以实时导引，多用于浅表病变的穿刺，很少应用于深部病变的穿刺活检，尤其是腹膜后病变，超声导引经皮腹

膜后病变穿刺活检后入路无法清晰显示穿刺路径上的组织和器官,因此多采用前入路进针法,而前入路肠道气体容易影响病变和穿刺针的清晰显示,增加肠道等正常器官的损伤,出现并发症的概率升高。CT具有很高的空间分辨率和密度分辨率,但是软组织分辨率不高,因此在导引穿刺活检过程中常需要借助于注射碘对比剂显示正常的血管及解剖结构,而碘对比剂的强化往往为一过性,持续时间短,增加了肾毒性。另外,CT导引带来的电离辐射影响了医护人员和患者的健康,尤其是不利于CT透视技术的使用。MRI因为其优秀的软组织分辨率、血管流空、无电离辐射以及任意方位成像等特点,能清晰显示腹膜后病变的大小、位置以及其与相邻结构的空间关系,采用不同的序列及功能成像等技术,有利于分析病变的成分,准确标定穿刺靶点,提高穿刺的准确性。磁共振的多平面成像可以设计出最安全的穿刺路径,同时,穿刺过程中可以从多个方位在一个平面内显示活检针,这对后入路脊柱旁病变和前入路腹膜后深部病变的穿刺特别重要,提高了穿刺的安全性和准确性。磁共振下的血管流空效应,无需对比剂即可清晰显示血管,方便术中避开重要血管,减少了出血的发生,提高了穿刺的安全性。另外,磁共振无电离辐射,保护了医护人员和患者的健康。

(一)适应证

1. 腹膜后病变良性、恶性、交界性的鉴别。

2. 腹膜后原发性病变及转移性病变的鉴别。

3. 淋巴瘤的病理分型。

4. 基因检测及免疫检测的取材。

(二)禁忌证

1. 意识障碍或不能配合者。

2. 有凝血功能障碍及出血倾向者。

3. 穿刺路径存在皮肤及皮下软组织感染或菌血症等全身性感染未得到控制者。

4. 磁共振检查禁忌者,如眼球内金属异物、植入心脏起搏器或人工耳蜗等。

(三)术前准备

1. 完善实验室检查及心电图检查,如血常规、凝血功能、病毒血清学、肝肾功能等;对于有其他基础疾病患者,应补充相关检查。

2. 术前1周行强化CT或者强化MRI等影像学检查,明确病变最新进展,确定穿刺靶点及进针路线。

3. 术前1周内禁止使用具有抗凝作用的药物,如服用华法林抗凝药物患者需要术前停药,直至凝血指标正常。

4. 必要时可行功能影像学检查,如弥散成像、波谱、灌注成像等或PET/CT检查,有利于确定穿刺靶点,减少假阴性的出现概率,提高穿刺准确性。

5. 术前禁饮食6h以上。前入路穿刺活检时术前灌肠,排空膀胱,去除所携带的金属异物。对于胰腺的病变,术前3d应用醋酸奥曲肽等药物抑制胰液分泌。

6. 建立静脉通道。

7. 患者及家属(受委托人)签署知情同意书。

(四)设备与器械

1. 磁共振扫描仪。参照第一章第二节"二、磁共振介入系统的硬件设备要求"。

2. 同轴穿刺活检系统。参照第一章第五节"一、磁共振兼容性介入手术器械装置及相关因素"。

3. 心电监护系统。磁共振兼容性心电监护仪。

4. 磁共振专用患者转运平床和轮椅。

(五)导引方式

常用的导引方式为常规磁共振导引、磁共振透视导引及光学导航系统辅助磁共振成像导引(参照第一章第一节"二、磁共振导航技术的特点")。

（六）快速序列选择

与常规磁共振应用的诊断序列不同，磁共振介入通常都是应用快速成像序列，要求其在成像时间尽可能短的情况下，能够清晰、客观地显示病变及穿刺针，如稳态自由进动（SSFP）序列、真稳态进动梯度回波（true FISP）序列、场回波（FE）序列、快速自旋回波（fFSE）序列等，联合呼吸门控技术在呼气末扫描进行数据采集，减少呼吸运动带来的伪影，导引并调整穿刺针到达理想位置；如需磁共振增强扫描，可在注射磁共振对比剂后使用 FFE-T_1WI 或 FSE-T_1WI 序列进行成像，以更好地显示病变范围及特点。

（七）操作步骤

1. 患者体位 根据术前影像学显示病变的位置，设定进针路径，确定患者的体位。可灵活选用仰卧位、俯卧位或者侧卧位、斜卧位。

2. 体表定位 体表定位可采用鱼肝油胶囊矩阵定位及自由手技术定位。鱼肝油胶囊矩阵定位是指将鱼肝油胶囊矩阵置于体表，应用横轴位及冠状位或者矢状位两个交互垂直的平面进行扫描，以确定进针点、进针角度并测量进针深度，使用标记笔在相应的鱼肝油胶囊处进行标记。自由手定位是指将手指置于体表，进行快速类实时扫描，不断移动手指的位置，在扫描图像上同时显示手指和病变，在横轴位及冠状位确定好进针路径，从而确定体表进针点。

3. 穿刺活检 将扫描床退出磁体，常规消毒、铺巾，以 1%～2% 的利多卡因局部麻醉。根据磁共振扫描选定肿瘤活跃区，标定靶点、确定穿刺角度和深度，多采用分步进针法进行穿刺，穿刺过程中切忌一步到位，途经重要结构如血管、肾脏、肠管等时要沿穿刺针多方位扫描，确保穿刺入路无重要结构时再继续进针。若进针方向有偏差，则通过调整使方向正确后进针至病灶，再次行两个交互垂直方位的扫描确定穿刺针针尖是否位于预定穿刺靶点。自由手技术结合磁共振透视导引穿刺活检时，实时扫描导引穿刺针至病变靶点，然后行快速扫描序列确定穿刺针和病变的位置关系，明确针尖是否位于预定穿刺靶点。根据病变大小、病变位置选择切割深度、方向及切割次数，尽可能使取材标本量达到病理诊断及分子生物学检测的要求。

（八）术后处理

1. 一般处理 穿刺活检后，患者在病房留观 24～48h，以监测并预防术后并发症。注意卧床休息，避免剧烈运动。经过胃或者肠管时注意禁饮食。必要时行血常规检查及影像学检查。

2. 并发症的处理及预防

（1）出血：对于血供丰富的肿瘤，活检退针前经导引针局部注射血凝酶（1U 溶于 1ml 0.9% 氯化钠注射液中），2min 后退针，以减少出血。另外，在穿刺过程中如何清晰显示血管、避开血管也是减少出血的一个重要因素，磁共振的血管流空效应及高软组织分辨率这两大优势大大减少了出血的发生率。

（2）腹膜后感染：严格执行无菌操作是防止腹膜后感染的关键。穿刺过程中尽量避免经过肠管，尤其是结肠。对感染性病变，术后常规应用抗生素治疗。

（3）针道转移：同轴穿刺活检系统的使用减少了穿刺的次数，活检针切割病变组织后，其外套迅速将活检组织完好地保存在套内，最大限度地减少了针道种植的风险。

（九）典型病例

男性患者，46 岁，影像检查发现腹膜后占位，需要明确病理诊断，磁共振导引腹膜后病变穿刺活检，如图 2-7-1 所示。

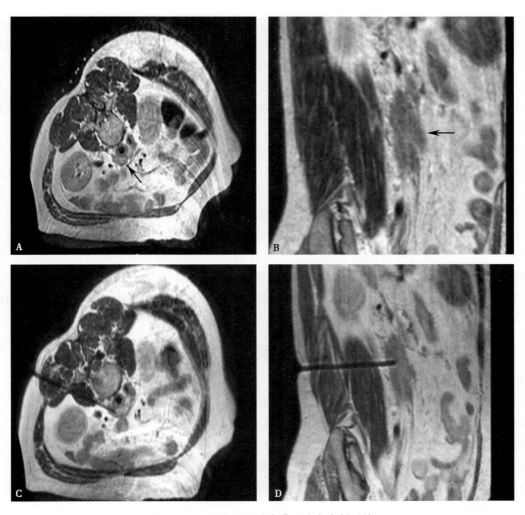

图 2-7-1　磁共振导引腹膜后病变穿刺活检

A、B. FSE-PDWI 横轴位、矢状位图像清晰显示腹膜后病变（箭头）；C、D. FSE-T$_1$ 导引下穿刺针准确靶定病变。

（李成利　许玉军　柳　明　何祥萌　于经瀛　林征宇　张　欣　张　肖）

第八节　前列腺病变穿刺活检术

一、磁共振导引前列腺病变穿刺活检术的现状与进展

随着磁共振介入技术的发展，其在前列腺癌诊断及治疗中起着越来越重要的作用。目前磁共振介入主要应用于前列腺癌导引穿刺活检、近距离放射性粒子植入术、冷冻及热消融治疗。磁共振导引前列腺穿刺活检将 MRI 对前列腺癌诊断的高灵敏度与穿刺活检的高特异性相结合，对持续性前列腺特异性抗原（PSA）升高，重复超声导引经直肠穿刺活检阴性的患者，磁共振导引穿刺活检可提高肿瘤的检出率。穿刺活检是诊断前列腺癌的"金标准"，而经直肠超声导引穿刺活检是目前最常用、最成熟的导引方式，虽然这种方法特异性高，但是灵敏度较差。经直肠超声导引的穿刺约有 20% 的前列腺癌不能检出。临床高度怀疑前列腺癌，但是多次超声穿刺活检阴性，一直是泌尿科医师制定治疗计划时面临的难题。

研究显示，磁共振导引经直肠前列腺穿刺活检是安全的，能用于选择性前列腺内可疑区域的穿刺活检，对初次直肠超声导引穿刺活检为阴性的患者能提高肿瘤的检出率。其次，磁共振导引前列腺靶向穿刺活检由于具有良好的软组织分辨率和高的空间分辨率，对于需要长期监测的前列腺病变具有解剖准确性。随着前列腺癌的检出，前列腺癌的分期很难确定，因此在连续的几年间重复对同一个肿瘤组织取样活检对临床制定治疗计划非常重要。超声导引的前列腺穿刺活检由于解剖局限性，很难重复采集同一个位点的组织标本。

磁共振导引的前列腺穿刺活检可在开放式与闭合式 MRI 下操作，开放式 MRI 系统便于术中接近患者，利于微创操作，但是信噪比低，需要在微创治疗前于高场强磁共振行常规扫描明确病变位置。高场强闭合式 MRI 不利于微创操作，但信噪比高，而且能同时进行磁共振波谱（MRS）等功能成像，提高穿刺活检的阳性率。最近几年，随着技术的进步，开放式磁共振的场强逐渐提高，信噪比增强，并配有功能成像，进一步显示了病变，提高了穿刺的准确性和安全性。

磁共振导引的穿刺活检有 3 种途径：经直肠、经会阴、经臀部。经直肠穿刺活检取材精确，但是并发症发生率相对较高。经会阴和经臀部途径，虽然穿刺针路径较长，但是由于穿刺过程不经过直肠，不需要做肠道准备及预防性应用抗生素，并发症较少。随着 MRI 透视技术的进步，可实时显示穿刺针的行程和靶点，穿刺过程中随时调整穿刺针的方向，大大提高了穿刺的准确性，降低了手术时间。

二、经坐骨大孔路径磁共振导引前列腺病变穿刺活检术

（一）适应证

1. 不适合经直肠穿刺者，如严重的痔疮及体弱易感染者、肛周或直肠疾病。
2. 确定前列腺肿瘤的性质、组织学类型，以便临床制定治疗方案。
3. 判断前列腺肿瘤治疗后的疗效（有无复发等）。
4. 血清 PSA 持续升高，高度怀疑前列腺癌，经超声导引前列腺穿刺活检为阴性。

（二）禁忌证

1. 出、凝血障碍者。
2. 急性前列腺炎者。
3. 近期有缺血性心脏病病史者。
4. 磁共振检查禁忌者，如装置心脏起搏器或者体内金属异物植入等。
5. 周围软组织明显感染，穿刺途径不能避开者。

（三）术前准备

1. 完善实验室检查及心电图检查，如血常规、凝血功能、病毒血清学、肝肾功能等；对于有其他基础疾病患者，应补充相关检查。
2. 术前 1 周行强化 CT 或者强化 MRI 等影像学检查明确病变最新进展，确定穿刺靶点及进针路线。
3. 术前 1 周内禁止使用具有抗凝作用的药物，如服用华法林抗凝药物患者需要术前停药，直至凝血指标正常。
4. 必要时可行功能影像学检查，如弥散成像、波谱、灌注成像等或 PET/CT 检查，有利于确定穿刺靶点，减少假阴性的出现概率，提高穿刺准确性。
5. 术前禁饮食 6h 以上，前入路穿刺活检时术前灌肠，排空膀胱，去除所携带的金属异物。
6. 建立静脉通道。
7. 患者及家属（受委托人）签署知情同意书。

（四）设备与器械

1. 磁共振扫描仪，参照第一章第二节"二、磁共振介入系统的硬件设备要求"。
2. 同轴穿刺活检系统，参照第一章第五节"一、磁共振兼容性介入手术器械装置及相关因素"。

3．心电监护系统。磁共振兼容性心电监护仪。

4．磁共振专用患者转运平床和轮椅。

（五）导引方式

常用的导引方式为常规磁共振导引、磁共振透视导引及光学导航系统辅助磁共振成像导引（参照第一章第一节"二、磁共振导航技术的特点"）。

（六）快速序列选择

与常规磁共振应用的诊断序列不同，磁共振介入通常都是应用快速成像序列，要求其在成像时间尽可能短的情况下，能够清晰、客观地显示病变及穿刺针，如稳态自由进动（SSFP）序列、真稳态进动梯度回波（true FISP）序列、场回波（FE）序列、快速自旋回波（FSE）序列等，联合呼吸门控技术，在呼气末扫描进行数据采集，减少呼吸运动带来的伪影，导引并调整穿刺针到达理想位置；如需磁共振增强扫描，可在注射磁共振对比剂后使用 FFE-T_1WI 或 FSE-T_1WI 序列进行成像，以更好地显示病变范围及特点。

（七）操作步骤

1．患者体位　根据术前影像学显示病变的位置，设定进针路径，确定患者的体位。可灵活选用俯卧位或者侧卧位、斜卧位。

2．体表定位　体表定位可采用鱼肝油胶囊矩阵定位及自由手技术定位。

3．穿刺活检　将扫描床退出磁体，常规消毒、铺巾，以 1%～2% 的利多卡因局部麻醉。根据磁共振扫描选定肿瘤活跃区，标定靶点、确定穿刺角度和深度，穿刺路径应避开直肠与尿道，深度勿达到膀胱，以免造成损伤。尿道位于正中线，球部尿道在膜部以下向前走，故穿刺针应自正中线两侧或膜部后方进入前列腺。多采用分步进针法进行穿刺，穿刺过程中切忌一步到位，途经重要结构如血管等时要沿穿刺针多方位扫描，确保穿刺入路无重要结构时再继续进针。若进针方向有偏差，则通过调整使方向正确后进针至病灶，再次行两个交互垂直方位的扫描确定穿刺针针尖是否位于预定穿刺靶点。根据病变大小、病变位置选择切割深度、方向及切割次数，切割标本固定于 10% 甲醛溶液中，细胞学标本涂在玻片上。尽可能使取材标本量达到病理诊断及分子生物学检测的要求。

（八）术后处理

1．一般处理　穿刺活检后往往无需特殊处理。穿刺部位注意加压包扎，绝对卧床 24h。严密监测患者生命体征如血压、心率、呼吸、瞳孔、语言、意识、感觉和运动等。可以静脉或者肌内注射广谱抗生素以预防感染。

2．并发症的处理及预防

（1）疼痛：穿刺后疼痛多为轻度疼痛，1～2d 内可自行消失，无需特殊处理。若出现剧烈疼痛，应考虑到损伤神经的可能，除给予镇痛药物外，还应该给予止血药和抗生素。

（2）出血：前列腺穿刺术后并发症中最常见的是出血，常见于粗针切割（>16G）时，少量出血可自行停止。术后注意观察小便和大便的颜色，如果尿液呈鲜红色或粪便带血，在使用止血药物的同时鼓励患者多饮水，在 8h 内，至少饮用 3 000ml 水，可减轻出血。若有活动性出血而使用止血药物无效时，给予血管栓塞或者请外科协助处理。

（3）感染：严格执行无菌操作是防止感染的关键。对感染性病变，术后常规应用抗生素 3d，恢复患者的常规用药，但是继续停用抗凝、扩张血管药物（如阿司匹林、复方丹参等）2d。

（4）针道转移：同轴穿刺活检系统的使用减少了穿刺的次数，活检针切割病变组织后，其外套迅速将活检组织完好地保存在套内，最大限度地减少了针道种植的风险。

（九）典型病例

男性患者，86 岁，排尿困难、血尿，查体发现 PSA 大幅增高，明确诊断，行磁共振导引前列腺可疑病变穿刺活检，如图 2-8-1 所示，术后病理结果示前列腺癌。

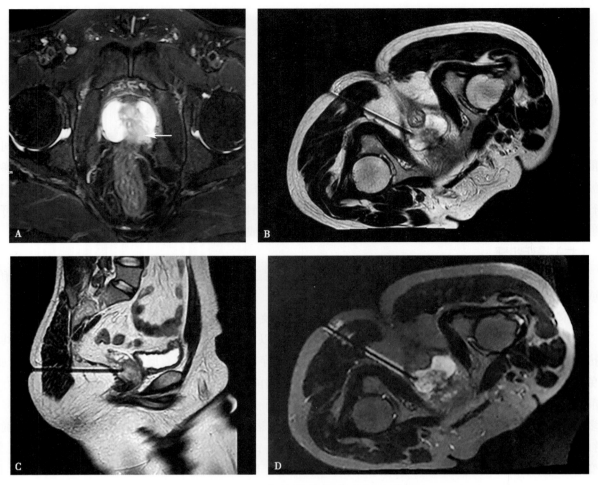

图 2-8-1 磁共振导引前列腺可疑病变穿刺活检

A. T_2-SPIR 图像显示前列腺可疑病变（箭头）；B～D. MRI 导引经坐骨大孔行穿刺路径，T_2WI 及强化 T_1WI 示穿刺针与病变关系。

三、经直肠路径磁共振导引前列腺病变穿刺活检术

早期诊断对于前列腺癌治疗方式的选择和患者预后至关重要。前列腺癌的定性诊断是选择治疗的先决条件，而定性诊断主要依靠病理学诊断，病理学诊断也是确诊前列腺癌的"金标准"。

目前经直肠超声（transrectal ultrasonography，TRUS）导引下前列腺穿刺活检术已成为常规的获取前列腺病理学标本的检查手段。从最初的 6 针系统穿刺法至近年来的 8、10、12 针及饱和穿刺，目的都是提高穿刺阳性率。但随着穿刺针数的增加，相应的穿刺后的并发症的发生率也相应提高。由于 TRUS 对癌灶灵敏度相对较低，TRUS 导引靶向前列腺穿刺活检假阴性率达 30%～45%，同时针对整个腺体的系统穿刺活检假阴性率依然达 20%～30%。TRUS 穿刺确诊的患者中仅 6%～8% 的肿瘤可能对患者生命造成威胁。因此，需要一种对有临床意义前列腺癌更为精确的辅助检查手段。

多参数 MRI（multiparametric magnetic resonance imaging，mp-MRI）具有密度分辨率高、对比良好、多方位扫描等优点，对前列腺癌灶的定位具有较高灵敏度及特异性。近年来开展 mp-MRI 联合 TRUS 行前列腺靶向穿刺可提高前列腺癌诊断灵敏度。但这种方法多采用依据 MRI 扫描后前列腺分区定位癌灶，再行 TRUS 导引下穿刺，存在其目标穿刺点（mp-MRI 异常区域）与实际穿刺点（TRUS 导引穿刺点）不一致的风险，导致穿刺的不准确。磁共振导引下的经直肠前列腺靶向穿刺可最大限度地保证目标穿刺点与实际穿刺点的一致性，显著提高穿刺阳性率，同时避免漏诊高危前列腺癌。

（一）适应证

1. 前列腺 MRI 发现异常，PI-RADS 4 分及 4 分以上，任何 PSA 值。

2. 既往经直肠前列腺系统穿刺活检结果阴性，但 PSA 值持续异常，MRI 显示前列腺有可疑病灶。

3. 前列腺癌主动监测期间定期需要活检，且不愿行系统穿刺。

（二）禁忌证

1. 磁共振检查禁忌如安装心脏起搏器等及意识不清不能配合者。

2. 术前 1 周内血红蛋白 $<70g/L$、有严重出血倾向、血小板 $<50\times10^9/L$ 和不能纠正的凝血功能障碍者（凝血酶原时间 $>18s$，凝血酶原活度 $<40\%$），及服用抗凝药物者。

3. 严重恶病质、严重高血压未控制者、心肺功能不全不能耐受本项穿刺操作术者。

4. 术中不能合作者（幽闭恐惧症患者）。

5. 急性感染或慢性感染急性期。

（三）术前准备

1. 术前行心电图及实验室检查，如血常规、凝血功能、尿、便常规等。对于有其他基础疾病患者，应补充相关检查。

2. 术前 1d 常规口服或静脉预防性应用抗生素，如喹诺酮类或头孢类。

3. 术前采用聚维酮碘灌肠。

4. 对于有心脑血管病风险、支架植入病史的长期口服抗凝或抗血小板药物的患者，应综合评估出血风险后慎重决定相关药物的使用。

5. 患者及家属（受委托人）签署知情同意书。

6. 术前 1 周内应行前列腺 mp-MRI 检查，详细了解病灶及其周围结构情况。

（四）设备与器械

1. 磁共振扫描仪。推荐使用 3.0T 高场强磁共振，1.5T 场强磁共振也可。

2. MRI 前列腺影像定位系统，包括穿刺导引器、固定支架及装有穿刺路径模拟系统的后处理工作站。

3. 18G 自动切割活检枪。

4. 介入专用线圈。8 通道腹部线圈或心脏线圈。

5. 心电监护系统。磁共振兼容性心电监护仪。

（五）磁共振扫描序列选择

采用的快速自旋回波成像序列，行标准矢状位及轴位 T_2WI 成像，以确定并调整导引架到达理想位置。

（六）操作步骤

1. **患者体位** 仰卧结石位，放置腹部或心脏 8 通道线圈。

2. **定位** 首先常规肛门区消毒铺巾，直肠指诊。应用盐酸奥布卡因凝胶局部直肠壁浸润麻醉，经肛门置入穿刺导引器并将其固定于穿刺导引器固定支架，调整固定支架于初始位（倾斜角度 45°，左右位于 0° 或 90°，头尾位于 0 位）。患者以前列腺为中心定位后行轴位及矢状位 T_2WI 扫描，并将图像传送至 Invivo Dyna Trim 工作站，确定病灶，模拟穿刺路径，并根据模拟路径进行穿刺导引器的调节。穿刺导引器调节完毕后再次行 T_2WI 扫描，确定穿刺路径是否正确。

3. **穿刺活检** 确定穿刺路径合适后，经穿刺导引器引入 18G 全自动活检针，释放活检枪获得组织标本 1 条，最长约 2cm。组织标本用 10% 甲醛溶液固定并送检。

4. **术后即刻处理** 穿刺后行 T_1WI 扫描，以观察前列腺周围有无出血等并发症。取出穿刺导引器后，经肛门放置络合碘纱布 1 条于直肠内，行填塞处理。

（七）术后处理

1. **一般处理** 患者术后如无明显不适，返回病房后常规给予心电监护。注意大便及尿液颜色、腰腹盆症状。2h 后自行取出直肠内置入的络合碘纱布。若出现出血、感染症状，给予对症处理。

2. 并发症的处理及预防

（1）感染：是最常见的并发症，多见于穿刺术后 1～3d 内。预防措施之一是进行充分的肠道准备。术前当晚需要进行饮食控制。不同饮食对于肠道清洁度影响无明显差异。建议行口服泻药，如复方聚乙二醇电解质散。研究发现，清洁灌肠的肠道清洁度低于口服复方聚乙二醇电解质散，且清洁灌肠因需反复操作，易引起患者肛门出血、黏膜水肿，护理难度增加。对于具有前列腺穿刺感染的高危因素，如糖尿病、免疫抑制状态（化疗、激素、HIV）或目前伴有前列腺感染或前列腺炎，既往前列腺穿刺感染，可采用聚维酮碘灌肠或应用肛塞聚维酮碘栓剂 200mg。国内专家建议可预防性应用抗生素，首选喹诺酮类抗生素，单次应用即可。若是发生术后感染，及时静脉应用抗生素，碳青霉烯类抗生素（亚胺培南西司他丁钠 0.5g 每 6 小时 1 次或者 1.0g 每 8 小时 1 次），同时补液，记录尿量、体温监测及吸氧。

（2）血尿及血精：发生率较前列腺系统穿刺术较低，多会自愈，较少需要处理。

（八）典型病例

患者，65 岁，PSA 10.93ng/ml，3 个月前行直肠超声系统穿刺 12 针活检，诊断为前列腺高级别上皮内瘤变；为了验证临床诊断，二次行磁共振导引下经直肠路径前列腺穿刺活检明确诊断，如图 2-8-2 所示，术后病理为前列腺癌，Gleason 前列腺癌评分 3＋3＝6 分。

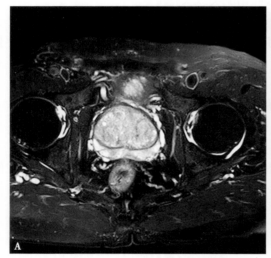
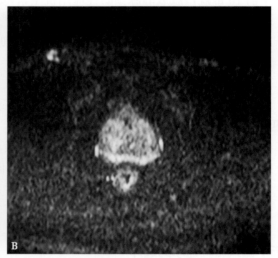
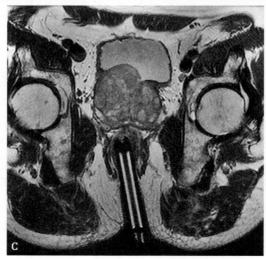

图 2-8-2 磁共振导引下经直肠路径前列腺穿刺

A、B. 穿刺术前前列腺 MRI 扫描轴位 T₂WI 及 DWI，术前诊断 PI-RADS 4 分；C. 穿刺术中 MRI 图像，直肠内低信号为穿刺导引器，对应靶病灶。精准穿刺 6 针切割。

（九）小结

磁共振导引下经直肠前列腺穿刺活检是一种微创手术，具有定位准确，穿刺针刺少，减少临床无意义肿瘤的检出等优点，达到了创伤小、并发症少，安全、可靠且病检阳性率高，并能够获得足量、优质的组织病理学标本，将会在前列腺病变穿刺活检应用中具有很大的价值和前景。

（李成利 于经瀛 谷 涛 叶晓华 许玉军 柳 明 何祥萌）

第九节 脊柱病变穿刺活检术

一、影像导引脊柱病变穿刺活检术的现状与进展

在影像导引经皮穿刺活检技术出现以前，为了对脊柱病变进行明确诊断，往往需要开放手术对病变进行取材。开放性活检虽然可以获得较大的组织学样本，其不足之处也是显而易见的：费用高、创伤大、术后并发症多、患者恢复慢等。Robertson 和 Ball 于 1935 年首先报道了经皮脊柱穿刺活检，但是他们的手术并不是在影像导引下进行的。Siffert 与 Arkin 首先在 X 射线透视导引下经侧后方途径进行了脊柱活检，X 射线透视和 CT 导引的经皮脊柱穿刺活检分别在 1969 年和 1981 年才有学者进行报道。椎体病变复杂多样，且椎体位置深在且重要，治疗前明确病理诊断是获得良好疗效的关键。近 30 多年来，随着影像技术的发展，超声、X 线、CT 和 MRI 等影像导引下的椎体病变穿刺活检也越来越普遍，不同的穿刺活检路径也应运而生。

（一）影像导引方式

脊柱活检是治疗原发性脊椎肿瘤、脊柱转移瘤、脊椎椎间盘炎或椎旁肿块的重要诊断工具。诊断的高准确率取决于多种因素。首先是患者的选择，某些脊柱局灶性病变具有特征性的影像学特征，即使在已知恶性肿瘤的情况下，也应该需要穿刺活检来排除转移性疾病。包括良性椎体压缩骨折、椎体血管瘤（单纯性、非典型性和侵袭性）、急性反应性巨大囊性 Schmorl 结节、局灶性结节骨髓增生、慢性复发性多灶性骨髓炎（CRMO）和 SAPHO 综合征以及 Paget's 病。对不明确的脊柱病变，同相位和异相位化学位移成像在鉴别非肿瘤性和肿瘤性骨髓病变方面有价值。对于既往有恶性肿瘤病史患者，也可以进行穿刺活检，明确有无脊柱转移。

脊椎活检最常见的指征包括脊椎椎间盘炎、脊椎骨髓炎和已知恶性肿瘤的脊柱转移疾病的确诊。大量的研究报道了 CT 导引针穿刺活检在疑似脊柱感染中的价值，33%～48% 的针吸活检标本培养呈阳性，而开放手术活检的阳性率为 76%。在接受过抗生素治疗的患者中，针吸活检的阳性培养率仅为 32%。最常见的病原菌为金黄色葡萄球菌（34%）、凝固酶阴性葡萄球菌（18.4%）和分枝杆菌（15.6%）。然而，感染病灶的组织学诊断率要高得多（41%～95%）。Pupaiboool 等对影像导引下经皮针吸活检诊断自发性椎体骨髓炎（SVOM）进行了系统回顾和 meta 分析，共 482 例患者，针吸活检的灵敏度为 52.2%，特异性为 99.9%。Dumont 等研究了弥散加权成像（DWI）在脊柱感染中的作用，发现脊椎活检微生物学结果阳性的患者的表观扩散系数（ADC）值显著降低。

CT 导引脊柱穿刺活检是最常用的影像导引方式，除 CT 外，还有 X 射线透视、超声、磁共振导引技术。有研究者等将 C 臂锥束 CT 导引下的脊柱穿刺活检与接受 CT 导引脊柱穿刺活检的患者进行匹配比较，结果显示，在诊断准确性或安全性方面差异无统计学意义。有研究报道了少数骨皮质破损的溶骨性脊柱病变病例经超声导引下进行细针穿刺活检（FNAB），这些病灶伴或不伴有椎旁软组织肿块，在 93% 的病例中得到了诊断结果。柳明等报道了 0.23T MRI 导引经皮椎弓根穿刺活检对胸腰椎病变的诊断准确率为 94%，MRI 导引脊柱穿刺活检的优势在于：首先，MRI 对显示脊柱骨髓病变的灵敏度明显高于 X 射线透视和 CT，有些病变只有在 MRI 上才能清楚地看到，比如没有明显骨质破坏的炎性病变；其次，

MRI 的直接多平面成像能力提高了准确定位病变的能力，有利于选择最佳的穿刺部位，确定病变的正确位置对于避免非诊断性或误导性结果很重要；最后，导航系统帮助确定穿刺针的入针点和路线，并自动将穿刺针的方向显示在最新的扫描图像上，使两者进行虚拟叠加，使穿刺过程简单而精确。

几项研究评估了影响影像导引穿刺活检诊断率的因素。Rimondi 等报道颈椎的假阴性结果比胸椎、腰椎和骶骨更多。良性肿瘤、全身性恶性肿瘤、炎性病变和假瘤的假阴性诊断也更常见，而原发性和继发性恶性肿瘤的诊断准确率相对较高。在 Lis 等报道的对 410 例患者 CT 导引穿刺活检的研究中，溶骨性病变穿刺活检的准确率为 93%（220/236），而硬化性病变仅为 76%（63/83），硬化性病变的诊断结果假阴性为 24%（20/83）。MRI 上可见但 CT 上隐匿的病变的诊断率也较低。胸椎和腰椎病变的诊断准确率差异无统计学意义（分别为 88% 和 85%），但骶骨区域的准确率最高（96%）。Hao 等报道显示，CT 导引下胸椎穿刺活检对下胸椎的诊断准确率（97.6%）明显高于中位胸椎（90.0%）和上位胸椎（80.4%），溶骨性病变的诊断准确率（96.4%）也明显高于硬化性病变（81.3%）。

影像导引脊柱病变穿刺活检风险非常低，严重并发症罕见。尽管如此，经皮穿刺活检仍建议在有脊柱外科支持能力的中心进行。在 Rimondi 等对 430 例 CT 导引脊柱穿刺活检的研究中，报告了 9 例与活检相关的并发症（2.1%），5 例短暂性下肢疼痛，3 例腰大肌血肿，1 例腹膜后血肿，均为腰静脉误穿所致。这些并发症均未影响患者治疗和预后。在一个 410 例 CT 导引脊柱穿刺活检的研究中，Lis 等报道了 2 个主要的并发症（0.5%）：一个需要输血的椎旁后方血肿，以及中位胸椎穿刺活检术后的神经功能缺损，均经过紧急手术治疗，没有远期并发症。活检后过多的出血一般可以通过对活检部位施加局部压力来控制的，不需要任何额外的干预。另外，可以预测某些穿刺入路，如经椎间孔入路，与神经根刺激或损伤的高发生率相关。

（二）影像导引椎体病变穿刺活检路径选择

脊柱病变可发生在颈椎、胸椎、腰椎和骶椎的任何部位，不同节段的椎体形态差异较大，周围毗邻组织结构各不相同，因此，对于不同节段椎体不同位置的病变进行经皮穿刺活检，需根据术前影像资料进行缜密的分析，制定合理的穿刺活检计划，其中穿刺入路的选择尤为重要。常用的脊柱病变经皮穿刺入路和可能并发症见表 2-9-1。

表 2-9-1 不同脊柱节段病变的穿刺入路和可能并发症

脊柱节段 / 路径	适用病灶位置	可能并发症
颈椎		
经口入路	C_1、C_2 前中部	感染，需考虑应用抗生素
上颌骨旁入路	C_1、C_2 前外侧	损伤面部和颈动脉，下颌和上颌神经的分支，翼状静脉丛，上颌内动脉和颈外动脉
后部入路	累及神经弓	活检针应从椎板下通过，以避免椎动脉，可考虑活检前行 CTA 检查
前外侧入路	低位颈椎 / 间盘	损伤下咽、食管、椎动脉、甲状腺上、中血管、喉上神经、喉下神经、舌下神经和颈交感神经节。考虑使用更小的针来减少神经血管损伤的风险
后外侧入路	椎前间隙或侧块	椎动脉损伤，颈椎神经根可能损伤
胸腰椎		
经椎弓根入路	椎体病变，特别是椎弓根浸润和病理塌陷	滑入神经孔上方或下方，损伤神经根。内侧椎弓根皮质穿透损伤外侧隐窝神经根
后外侧入路	未累及椎弓根的椎体外侧或后外侧病变	后侧损伤神经孔和神经根，前侧损伤主动脉 / 下腔静脉 / 髂动脉。变异神经根动脉损伤引起腹膜后血肿

续表

脊柱节段/路径	适用病灶位置	可能并发症
经椎间孔入路	从 T_3 到 L_5 椎体中心和相对后部位置	损伤神经根
肋椎关节上方入路	中低位胸椎椎体病变	由椎弓根内侧保护椎管，肋骨外侧保护胸膜、肺。因此，此入路是安全的，但可能损伤肋间神经
肋椎关节下方入路	高位胸椎椎体病变	如果活检针的角度偏向前外侧，则有肺损伤的风险；如果针的角度偏向足侧，则有神经根损伤的风险
骶椎		
后正中入路	高位骶骨病变累及骶翼	损伤背侧骶神经根
后外侧入路	骶岬的病变	损伤背侧骶神经根

（三）展望

随着新兴技术的不断涌现，各种影像技术在导引脊柱病变穿刺活检术中不断发展。3D-DSA 辅助可以实时监测穿刺，临床操作方便，但其影像质量和辐射暴露问题有待改进。人工智能 CT 透视技术为代表的新一代导航系统实现了术中实时操作、低辐射、高精度等优点，但是导航系统造价昂贵、影像漂移等问题还未克服。机器人系统优势在于精度高、降低术者的辐射暴露，目前尚处于早期阶段，有待继续研发。近些年计算机辅助的术前设计和 3D 打印导向板技术在经皮椎弓根穿刺中日渐增多，术前的数字化参数的获得将经皮椎弓根穿刺的精度进一步提升，实现了手术方案的个体化设计，在此基础上再辅以导向器或者 3D 打印导向板则可以帮助术者更精准地完成手术，是一种有潜力、经济、方便、可行的新技术，在解决临床验证、对应误差等问题后可以在临床推广应用。

二、脊柱解剖与磁共振影像表现

脊柱可以分为颈、胸、腰、骶、尾 5 段，形成 4 个生理弯曲，是中轴骨的重要组成部分，脊椎周围由肌肉韧带附着固定，既是身体的支柱，又是脊髓和神经的重要通道，其解剖结构复杂，功能十分重要。

（一）椎骨解剖组成与结构

幼年时，脊柱包括 32 或 33 块椎骨，其中颈椎 7 块，胸椎 12 块，腰椎 5 块，骶椎 5 块，尾椎 3～4 块。成年后 5 块骶椎融合成一块骶骨，3～4 块尾椎融合成一块尾骨。椎骨由前方短圆柱状的椎体和后方板状的椎弓组成。

1. 椎体　椎体是椎骨负重的主要部分，内部充满松质，表面由薄层的密质覆盖，上下面皆粗糙，借椎间盘与邻近的椎骨相接。椎体的后面略向前凹，与椎弓共同围成椎孔，各椎孔上下贯通，形成椎管容纳脊髓，椎管的大小和形态在不同的脊柱节段各不相同。

自第 2 颈椎至第 2 骶椎，椎体的体积随着负载的增加而逐渐增大。自骶骨耳状面以下，由于重力经髂骨传导到下肢骨，椎体已经无承重意义，体积也逐渐变小。由于个体差异，不同的人相同水平的椎体大小有一定程度的变异。

2. 椎弓　椎弓是椎体后方的弓形骨板，由椎弓根、椎板、上关节突、下关节突、棘突和横突组成。

（1）椎弓根：椎弓根左右各一，起自椎体的后上部，几乎与椎体呈垂直方向并向后方突起，将椎体及其后方的椎板连接在一起。椎弓根是一个复杂的三维圆柱形的结构，它是由一层薄的骨皮质包壳（在中部的表面最厚）包绕由松质骨组成的核心部分构成。

颈椎的椎弓根非常小，很少使用，然而胸椎和腰椎的椎弓根可为椎体病变的活检、椎体成形术以及椎体后突成形术提供安全的通道。椎弓根的体积自上胸椎（T_4）至腰椎（L_5）逐渐增大。椎弓根相对于椎体的角度也相似于椎弓根的体积一样是发生变化的。从 T_4～T_{12}，椎弓根相对呈矢状位（从前向后）方向。在腰椎，从 L_1～L_4，角度逐渐缓慢向外倾斜。在 L_5 椎体层面，角度最大，偏离矢状面约 45°。从 T_4 到颈椎椎弓根也同样逐渐成角。因此，经椎弓根路径穿刺时，椎弓根的体积和角度都是十分重要的。虽然椎弓根的体积因部位和个体的差异会有所不同，但是 13G［外径 0.995 英寸（1 英寸 = 2.54cm）］的套管针可以很轻松地通过 T_4～L_5 椎体的椎弓根。对于多数人来说，10～11G 的套管针能够安全地通过 T_{12}～L_5 的椎弓根。

椎弓根的上下缘各有一切迹，相邻椎弓根的上下切迹、椎体和椎间盘的后外侧面、椎间关节的关节囊前缘共同围成椎间孔，黄韧带的前缘亦参与椎间孔的构成。椎间孔是脊神经根及供应、引流椎管内组织结构的动静脉、淋巴管和神经末梢进出的门户，周围由疏松结缔组织填充。

（2）椎弓板：两侧椎弓根向后内扩展变宽并在中线会合称椎弓板。

（3）关节突：关节突位于椎管的后外方，椎间孔的后方，由相邻椎骨的上下关节突的关节面构成，上关节突一般位于前外方，下关节突位于后内方。关节突关节属于平面关节，只能做轻微的滑动，关节间隙的方向在不同的脊柱节段是不同的。

（4）棘突和横突：棘突由两侧椎弓板在中线会合后向后延伸形成。横突一对，伸向两侧。

（二）各部椎骨的主要特征

1. 颈椎　颈椎椎体较小，横径大于矢状径。第 3～7 椎体的上面侧缘向上突起形成椎体钩，椎体钩与上位椎体下面的两侧唇相接形成钩椎关节，又称 Luschka 关节。如过度增生肥大，可使椎间孔狭窄，压迫脊神经，产生症状，为颈椎病的病因之一。颈椎横突有孔，称为横突孔，有椎动脉和椎静脉通过，恰好位于颈椎间孔的前缘。当在这个位置进行神经根阻滞时，可能发生椎动脉的直接损伤（划裂），或将麻醉剂、类固醇激素直接注入椎动脉引起癫痫发作或脑卒中，因此操作必须十分谨慎。

第 1 颈椎又名寰椎，呈环状，无椎体、棘突和关节突，由前弓、后弓和两个侧块组成。第 2 颈椎又名枢椎，特点是椎体向上伸出齿突，与寰椎齿突凹相关节。第 7 颈椎又名隆椎，棘突特别长，末端不分叉。这些特点都可以作为微创治疗术中的定位标志。

2. 胸椎　胸椎参与胸廓的组成，肋骨与相应的椎体及横突（横突短粗，末端圆钝，前面有一凹面称横突肋凹）相关节；肋骨和椎体的连接形成肋椎关节；肋横突关节则是肋骨和横突形成的关节，其内由肋横突韧带充填，形成穿刺空间。当椎弓根的体积较小（或者在肿瘤性病变中破坏缺如）等原因不允许经椎弓根路径穿刺时，可以选择椎弓根旁路。采取椎弓根旁路穿刺时，进针点选择在邻近椎体一侧的侧后方椎旁软组织上，穿刺器械经横突的上缘和椎弓根的外侧缘插入，在肋椎关节处进入椎体。椎旁间隙软组织血供丰富，经椎弓根旁路穿刺时静脉性出血很常见，但是只要没有凝血功能障碍，出血通常具有自限性。肺气肿患者后方的肋膈沟内存在膨出肋骨边缘的肺组织，经椎弓根旁路穿刺时有可能出现气胸，必须十分注意。

3. 腰椎　在脊柱中，腰椎椎体最为粗大，棘突宽而短，呈板状，水平伸向后方，棘突间隙明显较宽。椎板的垂直方向长度明显低于椎体的高度，因此上下椎板间留有较大的空隙称椎板间隙，此间隙由黄韧带连接。这两个间隙越向下增宽越明显，L_5～S_1 椎间隙最宽。近年来，经此间隙进行椎管内和椎间盘病变的治疗应用增多，已证实安全且易于操作。

4. 骶骨　骶骨呈三角形，尖向下。骶管上连椎管，下端的裂孔称骶管裂孔，裂孔两侧有向下突出的骶角。临床常经骶管裂孔进行骶管麻醉等。

（三）正常脊柱的磁共振影像表现

MRI 图像组织分辨率高，能清晰显示椎骨、脊髓、椎间盘及邻近软组织的形态结构，在脊柱检查中得到广泛应用。MRI 是目前检查脊柱脊髓最佳的无创性检查方法；是椎管内病变的首选检查：①矢状面 SE（或 FSE）-T_1WI：层厚 3mm，层间距 0.3mm，11 层；②矢状面 FSE-T_2WI：层厚 3mm，层间距 0.3mm，11 层；③横状面 FSE-T_2WI：层厚 3mm；④根据需要增加冠状扫描、脂肪抑制或增强扫描。

正常椎体及其附件的表面是由致密的骨皮质构成，其内充满交织排列的骨小梁，小梁间隙由骨髓充填。正常 MRI 图像上，骨皮质组织中因为缺乏产生磁共振信号的氢质子，在任何序列上均表现为线状极低信号；椎骨信号主要由骨髓产生，骨髓的信号取决于其所含的脂肪和水的比例，红骨髓含脂肪和水均约 40%，黄骨髓含水约 15%，含脂肪约 80%，随着年龄的增加，椎骨中红骨髓的比例逐渐减少，黄骨髓的比例增加，在 SE-T_1WI 上，新生儿红骨髓的信号强度和肌肉信号相似；在 T_2WI 上，红骨髓的信号强度增高类似脂肪。成人骨髓在 T_1WI 和 T_2WI 上分别呈明显高信号和中高信号。椎体内骨小梁显示不明显，主要是因为骨小梁氢质子密度低，占明显优势的骨髓信号因部分容积效应将骨小梁掩盖所致。

在矢状面和冠状面图像上可以显示脊柱的连续解剖结构，椎体在矢状面和冠状面图像上大致呈矩形，其内信号均匀，在矢状面上可见椎体后缘中间部位有短的条状凹陷，为正常椎基静脉所致。轴位像上可清楚显示椎间盘和神经根、硬膜囊及关节突关节之间的关系。

脊柱的韧带包括前纵韧带、后纵韧带、黄韧带、棘间韧带、棘上韧带和项韧带等，在各个序列上均表现为中低信号。

MRI 图像上可显示椎间盘的结构，在 T_1WI 上椎间盘呈较低的信号，分不清髓核、纤维环和软骨终板；在 T_2WI 上，髓核呈高信号，而软骨终板、纤维环呈低信号。椎间盘最外层的纤维环和前、后纵韧带在各个序列上信号基本相同不能区分。

脊髓在 T_1WI 和 T_2WI 上均表现为中等信号，在周围脑脊液的衬托下可清楚显示。

1. 颈椎矢状位 MRI T_1WI 显示松质骨中等偏高信号，脂肪沉积呈高信号，T_2WI 呈中等或偏高信号。骨皮质、前纵韧带、后纵韧带 T_1WI 与 T_2WI 均呈低信号。关节软骨于 T_1WI 与 T_2WI 均呈中等信号；椎间盘在 T_1WI 呈中等信号，信号强度低于椎体，T_2WI 较椎体的信号高，呈"夹心面包"状。椎基底静脉穿过椎体后部的中部，与硬膜外静脉相汇合，T_1WI 呈低信号，T_2WI 呈高信号。C_1 没有椎体，根据前后弓的断面来辨认；C_2 的齿状突与基底结合处为软骨，呈低信号（非骨折），齿状突信号较 C_2 基底部信号稍低。

2. 颈椎斜矢状位 MRI 可以显示下位椎体的上关节突与上位椎体的下关节突形成椎小关节；C_1～C_3 椎管的前后径逐渐变细，C_1 椎管为 16mm，C_2 椎管为 15mm；而 C_3～C_7 椎管前后径均匀一致≥12mm。

3. 颈椎横轴位 MRI T_1WI 椎间盘呈中等信号，不易区分髓核和纤维环的信号；T_2WI 呈稍高信号。椎间孔和侧隐窝内高信号脂肪的衬托下，T_1WI 神经根和根鞘为中等信号。椎动脉位于背侧脊神经的前方，T_1WI 呈低信号，T_2WI 呈高信号。

4. 胸椎矢状位 MRI 胸椎体呈方形或长方形，从上至下逐渐增大；松质骨在 T_1WI 与 T_2WI 均呈等信号，骨皮质呈低信号。下位椎体的上关节突位于前外侧，面向后内方，与上位椎体的下关节突相对，形成滑膜关节。椎间盘由髓核和内外纤维环构成，T_1WI 低信号，不易区分髓核与纤维环；T_2WI 髓核与内纤维环呈高信号，外纤维环呈低信号；成年人椎间盘中央可见一条横行低信号带，属正常现象。胸椎的硬膜外腔富含脂肪、韧带、血管和神经，蛛网膜下腔在脊髓后方比前方宽，不要误认为蛛网膜囊肿；黄韧带位于椎管内部的后面，T_1WI 与 T_2WI 均呈等信号。

5. 腰椎矢状位 MRI 腰椎体呈肾形，横径大于前后径，前缘凸，后缘凹，外侧缘平直；松质骨在 T_1WI 与 T_2WI 均呈中等信号，随年龄增长，脂肪成分多，T_1WI 可见斑点状高信号，T_2WI 呈中等信号，骨皮质呈低信号。椎基底静脉位于椎体中部，T_1WI 低信号，T_2WI 为高信号；腰椎的椎小关节为前后走行，有透明软骨覆盖，SE 序列呈等信号，GE 序列为高信号。硬膜外脂肪呈 T_1WI 高信号，L_5/S_1 水平通常见不到硬膜外脂肪，属于正常现象。

6. 脊髓矢状位 MRI T_1WI 与 T_2WI 呈均匀中等信号，脊髓圆锥位于 T_{11} 或 T_{12} 水平，向下圆锥逐渐变细，其末端位于 L_1～L_2 水平，偏椎管的后方；马尾神经与脊髓相比呈低信号；约 5% 正常人的终丝可见脂肪，脂肪可局限存在，也可沿终丝分布至盲囊；T_2WI 上脊髓与脑脊液有良好对比，但脊髓中央管难以显示。

7. 脊髓横轴位 MRI　圆锥末端位于椎管中线稍靠后,周围有许多神经根围绕,自上而下,越在下腰椎层面,神经根的分布越少,而且越分散。

三、磁共振导引脊柱病变穿刺活检术

随着影像与核医学技术的发展,椎体病变的检出率显著提高,但椎体病变定性困难,外科手术复杂且风险较高,因此诊断困难的病变治疗前采用影像导引经皮穿刺活检获得明确的病理学诊断十分必要。目前 X 射线透视和 CT 是两种最常应用的经皮椎体病变穿刺活检术的导引方式,其穿刺诊断准确率分别为 82.6%～92.1 和 82.9%～94.6%。但 X 射线透视为重叠影像,软组织结构显示不清,CT 导引病变显示易受穿刺针伪影干扰,且对神经根的显示欠佳,因此,文献报道神经及周围血管损伤是以上两种导引方式的主要并发症。

磁共振具有良好的骨骼及软组织对比度,现已成为诊断脊柱病变的最佳影像技术,而且能够清晰显示脊髓、神经根及椎体前方血管与病变的关系,但目前磁共振导引椎体穿刺活检研究较少。磁共振导引下的经皮脊柱穿刺活检的优势是简便快捷、并发症少等。与其他诊断手段一样,适应证和禁忌证都是相对的,应根据患者的具体情况,权衡利弊进行决定。

（一）适应证

1. 可疑脊柱继发性肿瘤,患者有或无原发肿瘤病史。
2. 可疑脊柱继发性肿瘤,患者两处或以上原发性肿瘤病史。
3. 可疑脊柱原发性肿瘤或原发性椎旁肿瘤。
4. 病理性压缩骨折。
5. 可疑感染性脊柱炎症。
6. 其他影像方法不能显示的病变。

（二）禁忌证

1. 出、凝血功能障碍者。
2. 装置心脏起搏器或体内有金属异物者。
3. 严重心、肺、肝、肾功能不全者。
4. 严重恶病质不能耐受手术者。
5. 周围软组织明显感染,穿刺途径不能避开者。

（三）术前准备

1. 完善实验室检查及心电图检查,如血常规、凝血功能、病毒血清学、肝肾功能等;对于有其他基础疾病患者,应补充相关检查。
2. 术前 1 周行强化 CT 或者强化 MRI 等影像学检查,明确病变最新进展,确定穿刺靶点及进针路线。
3. 术前 1 周内禁止应用具有抗凝作用的药物,如服用华法林抗凝药物患者需要术前停药,直至凝血指标正常。
4. 必要时可行功能影像学检查,如弥散成像、波谱、灌注成像等或核素成像、PET/CT 检查,有利于确定穿刺靶点,减少假阴性的出现概率,提高穿刺准确性。
5. 建立静脉通道。
6. 患者及家属(受委托人)签署知情同意书。

（四）设备与器械

1. 磁共振扫描仪,参照第一章第二节"二、磁共振介入系统的硬件设备要求"。
2. MRI 相容性经皮共轴骨活检装置,如 14G Tru-Cut-Typezhen 针、14G 同轴针、18G 活检穿刺针、19G 细胞学抽吸针等。
3. 心电监护系统。磁共振兼容性心电监护仪。

4. 磁共振专用患者转运平床和轮椅。

（五）导引方式

常用的导引方式为常规磁共振导引、磁共振透视导引及光学导航系统辅助磁共振成像导引（参照第一章第一节"二、磁共振导航技术的特点"）。

（六）快速序列选择

第一章第三节"二、磁共振介入扫描序列"。与常规磁共振应用的诊断序列不同，磁共振介入通常都是应用快速成像序列，要求其在成像时间尽可能短的情况下，能够清晰、客观地显示病变及穿刺针，如稳态自由进动（steady-state free procession，SSFP）序列、真稳态进动快速成像（true fast imaging with steady-state precession，True FISP）序列、场回波（filed echo，FE）序列、快速自旋回波（fast spin echo，FSE）序列等，联合呼吸门控技术在呼气末扫描进行数据采集，减少呼吸运动带来的伪影，导引并调整穿刺针到达理想位置；如需磁共振增强扫描，可在注射磁共振对比剂后使用 FFE-T_1WI 或 FSE-T_1WI 序列进行成像，以更好地显示病变范围及特点。

（七）光学导航导引操作步骤

1. 光学导航系统的导引下，行横轴位和矢状位（FSE、CBASS 序列）扫描，寻找拟穿刺的病变。在确定病变的位置和范围后，调整光学持针板的位置，使虚拟针在横轴位上经过椎弓根长轴延伸至病灶（注意避开椎管），行斜矢状位扫描，确定椎弓根与神经根的关系，再次调整持针板的位置，使虚拟针在斜矢状位上经过椎弓根长轴延伸至病灶（注意避开椎弓根下缘走行的神经根）。

2. 皮肤上标记此点作为穿刺点。退出检查床，常规消毒、铺巾，在穿刺点标记处以 1% 利多卡因局部麻醉，需麻醉至椎弓根骨膜。重新进床，扫描，再次确认病灶位置及穿刺路径。

3. 光学导航系统导引下进针，并根据需要随时进行扫描，确定针道和针尖的真实位置，如有偏差可及时调整。当重新扫描确定骨钻环踞通过椎弓根进入病灶内后，以环踞钻取组织。

4. 获取足量标本组织后，将其置于 4% 甲醛溶液中固定，送组织病理学检查。病理学诊断困难的病例进行免疫组织化学检测，以辅助诊断。怀疑感染性病变者还需做细菌培养及药敏检查。

5. 术后无菌明胶海绵填塞骨性针道预防出血。再次扫描确认无出血等并发症发生后，退出骨钻。

（八）常规磁共振导引操作步骤

1. 患者体位。根据术前影像学显示病变的位置，设定进针路径，确定患者的体位。可灵活选用俯卧位或者侧卧位、斜卧位。

2. 体表定位。体表定位可采用鱼肝油胶囊矩阵定位及自由手技术定位。

3. 穿刺活检。将扫描床退出磁体，常规消毒、铺巾，以 1%～2% 利多卡因局部麻醉。根据磁共振扫描选定肿瘤活跃区，标定靶点、确定穿刺角度和深度，多采用分步进针法进行穿刺，插入活检针（18G），管芯针或带有套针的共轴骨活检装置的导引套管（14G）；通过观察实时图像确定器械的实际位置，并对体内器械进行控制；用共轴骨活检系统穿刺时，导引套管抵达骨膜，将套针换为 16G 骨钻及其套针；移走套针，用手施加轻微的轴向压力并顺时针旋转骨钻，直到靶病灶。

穿刺过程中切忌一步到位，途经重要结构如血管等时要沿穿刺针多方位扫描，确保穿刺入路无重要结构时再继续进针。若进针方向有偏差，则通过调整使方向正确后进针至病灶，再次行两个交互垂直方位的扫描确定穿刺针针尖是否位于预定穿刺靶点。根据病变大小、病变位置选择切割深度、方向及切割次数，切割标本固定于 10% 甲醛溶液中，细胞学标本涂在玻片上，尽可能使取材标本量达到病理诊断及分子生物学检测的要求。

4. 选择穿刺途径是经皮脊柱活检最重要的一个环节，一般来讲，穿刺途径主要由病变的部位和大小决定，重要器官和结构的位置对途径选择也有重要影响。比如对胸椎病变穿刺活检时，为了避开心脏和大血管，需要让患者取左侧卧位，经右侧穿刺，除非病变恰恰位于椎体的左侧。颈部的重要结构主要有颈部大血管、颈髓、咽、喉、气管、食管、甲状腺、肺尖等；胸部主要有心脏、肺脏、主动脉；腰部主要有主动脉、下腔静脉、肾脏、大肠和小肠、脊髓圆锥、出椎管的神经等，当病变邻近上述器官时，应慎重选择穿刺路径。

5. 椎体病变和附件区病变的穿刺路径的选择是不同的，附件病变位置一般表浅，周围无重要结构，穿刺方法的选择比较灵活，而椎体周围解剖结构复杂，对其进行穿刺必须认真选择途径。经后方穿刺常用的有 3 种途径：侧后方途径、经椎弓根途径和经肋椎关节途径。经侧后方途径对位于腰椎椎体、椎间盘和椎旁的软组织病变，经椎弓根途径可以对胸腰椎椎体病变，经肋椎关节途径对胸椎椎体、胸椎间盘、胸椎旁软组织病变进行穿刺都是非常安全的。

颈椎穿刺一般经侧前方途径，患者取仰卧位，颈部垫高，使肩部尽量下移，进针点一般选择在胸锁乳突肌的前缘。局麻后，用中指和示指向椎体方向按压，将颈动脉鞘和气管之间的间隙撑开，这时手指可以感觉到椎体的前缘，然后进行穿刺。一般穿刺途径的选择见表 2-9-2。

表 2-9-2　穿刺途径的选择

病变类型	穿刺途径	病变脊柱节段
骨病变	椎旁斜路	附件及周围
	经椎弓根途径	胸椎或腰椎
	经肋椎关节途径	胸椎
	侧后方途径	腰椎、胸椎或颈椎
	侧前方途径	颈椎
椎间盘病变	椎旁斜路	颈椎、胸椎、腰椎
	侧后方途径	胸椎或腰椎
	侧前方途径	颈椎
椎旁软组织病变	椎旁斜路	颈椎、胸椎、腰椎
	侧后方途径	胸椎或腰椎
	侧前方途径	颈椎

（九）术后处理

1. 一般处理　穿刺部位加压包扎、保温，绝对卧床 24h；预防感染，静脉滴注或肌内注射广谱抗生素 3d。

2. 并发症及处理

（1）疼痛：穿刺活检后疼痛多为轻度，1~2d 内可自行消失，无需处理，若出现剧烈疼痛，应考虑损伤血管或神经，除给予镇痛药外，还应给予止血药和抗生素。

（2）出血：穿刺通道或穿刺靶器官内出血常见于使用粗针或切割针（>16G）时，少量出血可自行停止。若有活动性出血进行凝胶海绵条填塞止血，抑或使用止血药无效时，应请外科协助处理。

（3）感染：穿刺活检后感染多与穿刺器械或皮肤消毒不严有关，一旦出现感染症状或体征应及时应用抗生素治疗。

（4）诱发肿瘤转移：为防止肿瘤的穿刺道种植转移，应尽可能减少穿刺次数。

（十）典型病例

女性患者，69 岁，腰背部疼痛 3 个月，MRI 显示 T_7 椎体病变，行磁共振导引病变穿刺活检，病理结果示弥漫性小 B 细胞淋巴瘤，如图 2-9-1 所示。

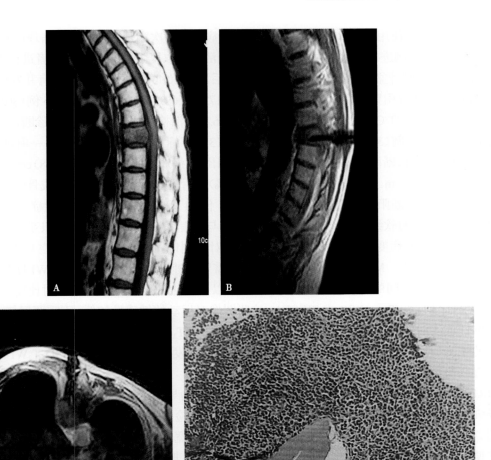

图 2-9-1 磁共振导引 T_7 椎体病变穿刺活检

A. 磁共振 T_1WI 矢状位显示 T_7 椎体异常信号改变；B、C. 磁共振矢状位、横轴位导引下，磁兼容性骨钻行椎体穿刺；D. 活检病理（苏木精 - 伊红染色×40）示弥漫性小 B 细胞淋巴瘤。

（朱统寅 张 肖 何祥萌 李成利）

第十节 四肢骨骼与软组织病变穿刺活检术

一、影像导引四肢骨骼与软组织病变穿刺活检术的现状与进展

X 线、CT、磁共振诊断技术的进步提高了发现和诊断骨骼肌肉系统病变的能力，但是穿刺活检在明确病变性质上仍扮演着重要的角色，目前已经成为诊断骨病的重要方法。1930 年，Martin 和 Ellis 首次成功进行了骨骼和肌肉软组织的穿刺活检。1945 年 Synder 及 Coley 首先将针吸活检细胞学检查用于骨肿瘤的诊断。

骨骼穿刺活检多在 X 射线透视、CT 扫描或 CT 透视导引下进行，CT 以其良好的密度分辨率在骨骼穿刺导引术中占主导地位，应用最广。CT 导引适用于认为需要对骨骼进行取样的病变，或位于骨盆或脊柱等复杂解剖部位的病变。对于骨外软组织肿块较大（最大径＞2cm）且靠近皮肤表面的病变，可以选择超声导引，进行便捷的穿刺活检。

Kalus 等对 139 例疑似骨尤因肉瘤的患者进行了影像导引的同轴针穿刺活检，其中 CT 导引 101 例，超声

导引38例,2例同时使用CT和超声导引。97.9%的病例经一次穿刺活检即获得病理诊断,3例患者未能取得病理诊断,其中2例进行了第2次影像导引的穿刺活检并取得阳性结果,1例患者进行外科手术切除。并发症方面仅1例左侧骨盆骨尤因肉瘤患者出现了术后尿潴留和疼痛,其余患者没有并发症发生。Francis等回顾了249例经CT导引穿刺活检的肋骨病变,其中172例(69%)为溶骨性病变,75例(30%)为成骨性病变,2例(1%)仅通过与PET/CT图像对照识别。241例(96.8%)活检标本足以作出病理诊断,其中168例(69.7%)为恶性肿瘤诊断,73例(30.3%)为良性病变;而8例(3.2%)标本无法作出诊断。另一项研究指出,根据肋骨病变的大小,活检的诊断阳性率存在显著差异,诊断阳性的病灶平均直径为(2.8±1.8)cm,而诊断阴性的病灶平均直径为(1.3±0.5)cm。在肋骨病变中,170例(99%)溶骨性病变和69例(92%)成骨性病变获得病理诊断,溶骨性病变的活检诊断阳性率明显高于成骨性病变。仅14例(5.6%)发生轻微并发症,无严重并发症发生。

MRI具有良好的软组织对比度,可以区分病变与骨髓和肌肉,显示不同组织亚分子水平的病理学特征,靶向病变可疑的病变组织活跃成分,不必使用对比剂即可清晰显示血管流空且无电离辐射,是一种理想的介入导引方式。MRI导引的介入脉冲序列需要快速成像。一般来说,T_1WI序列可以最大化肿瘤和骨髓等脂肪组织之间的对比度,而T_2WI序列可以最大化肿瘤和肌肉之间的对比度。平衡稳态自由进动(B-SSFP)序列,如True FISP或FIESTA,这些图像对运动的敏感性较低,不需要屏气。B-SSFP序列可用于间歇性或实时穿刺针导引。偶尔,B-SSFP序列的T_2/T_1对比度不足以显示病变,在这种情况下,可使用更强的T_2WI序列,例如HASTE(半傅立叶采集单次激发涡轮自旋回波)或3D T_2WI序列,如容积内插屏气检查或快速自旋回波。

MRI的成像优势和快速扫描序列的应用使MRI成为导引活检的一个有吸引力的选择。最初,具有较低场强(<1.0T)的开放式磁体序列被用于导引穿刺活检,但由于总体成像性能较差,这些磁体已经很少应用。将更高的场强(1.5、3.0T)闭孔磁体设计成有更宽和更短的孔,非常适合导引介入操作,而且现在经常使用。应用磁共振导引穿刺活检需要专用的MRI兼容工具,如骨钻头、导引套管、细针抽吸针和半自动同轴活检针等。

Ahrar等报道了使用1.5T闭孔磁体的经验,该磁体具有更宽(直径70cm)和较短(长度124cm)的孔径。对97例患者进行了100次活检,结果显示,诊断成功率为99%,灵敏度为97%,特异性为100%,准确率为97.6%,且无并发症发生。Wu等报道了他们在1.5T MRI扫描仪上为24例患者进行了穿刺活检,这些患者的病灶大多是CT显示不佳的骨骼病变,穿刺活检的技术成功率为96%,准确率为100%,且无并发症发生。Noebauer-Huhmann等介绍了使用3.0T MRI为42例软组织肿瘤患者进行活检的经验。他们发现诊断准确率为100%,对一般恶性肿瘤的准确率为100%,对特定组织学的准确率为95.2%,对肿瘤分级的准确率为90.5%。他们报道的轻微并发症发生率为2%,没有严重并发症。

总体而言,MRI以其卓越的病灶显示能力及快速成像序列的应用,使磁共振导引下的骨骼肌肉系统活检成为一种准确和安全的技术。但在便捷性和经济性方面不如CT、超声导引方式,所以,对于不同特点的病灶,综合评估,选择合适的导引方式,提高骨骼肌肉系统病变穿刺活检的准确性,减少并发症的发生。

(柳 明 朱统寅 鲁 东 张学彬 杨 坡 何晓峰 李成利)

二、磁共振导引四肢骨骼与软组织病变活检术

大多数的骨骼肌肉系统病变可以根据X线平片、CT或MRI作出正确诊断。但是有10%左右的良性病变影像学表现不典型,需要组织病理学的证实;另一些病灶恶性征象虽然较明显,但为了进一步明确诊断或指导治疗,也需要行病理学活检,因此影像导引下的经皮活检在骨骼肌肉系统病变诊断与鉴别诊断上有着重要的作用。

(一)适应证与禁忌证

1. 适应证

(1)占位性病变是经皮穿刺活检的主要适应证:用于鉴别肿瘤与非肿瘤、肿瘤的良恶性、原发性与转

移性,以及明确肿瘤的组织学类型,确定治疗方案。

(2)可疑感染性病变。

(3)其他影像方法不能显示的病变。

(4)积液或病变邻近金属植入物。

(5)靶定病变的特定区域。

2. 禁忌证

(1)出、凝血功能障碍者。

(2)装置心脏起搏器或体内有金属异物,如人工金属关节者。

(3)严重心、肺、肝、肾功能不全者。

(4)恶病质不能耐受手术者。

(二)术前准备

1. 完善实验室检查及心电图检查,如血常规、凝血功能、病毒血清学、肝肾功能等;对于有其他基础疾病患者,应补充相关检查。

2. 术前 1 周行强化 CT 或者强化 MRI 等影像学检查,明确病变最新进展,确定穿刺靶点及进针路线。

3. 术前 1 周内禁止应用具有抗凝作用的药物,如服用华法林抗凝药物患者需要术前停药,直至凝血指标正常。

4. 必要时可行功能影像学检查,如弥散成像、波谱、灌注成像等或核素成像、PET/CT 检查,有利于确定穿刺靶点,减少假阴性的出现概率,提高穿刺准确性。

5. 术前禁饮食 6h 以上,去除所携带的金属异物。

6. 建立静脉通道。

7. 患者及家属(受委托人)签署知情同意书。

(三)设备与器械

1. 磁共振扫描仪,参照第一章第二节"二、磁共振介入系统的硬件设备要求"。

2. MRI 相容性经皮共轴骨活检装置,如 14G Tru-Cut-Typezhen 针、14G 同轴针、18G 活检穿刺针、19G 细胞学抽吸针等。

3. 心电监护系统。磁共振兼容性心电监护仪。

4. 磁共振专用患者转运平床和轮椅。

(四)导引方式

常用的导引方式为常规磁共振导引、磁共振透视导引及光学导航系统辅助磁共振成像导引(参照第一章第一节"二、磁共振导航技术的特点")。

(五)快速序列选择

参照第一章第三节"二、磁共振介入扫描序列"。

(六)操作步骤

1. 患者体位 根据术前影像学显示病变的位置,设定进针路径,确定患者的体位。可灵活选用俯卧位或者侧卧位、斜卧位。

2. 体表定位 体表定位可采用鱼肝油胶囊矩阵定位及自由手技术定位。

3. 穿刺活检 将扫描床退出磁体,常规消毒、铺巾,以 1%～2% 的利多卡因局部麻醉。根据磁共振扫描选定肿瘤活跃区,标定靶点、确定穿刺角度和深度,多采用分步进针法进行穿刺,插入活检针(18G),管芯针或带有套针的共轴骨活检装置的导引套管(14G);通过观察实时图像确定器械的实际位置,并对体内器械进行控制。用共轴骨活检系统穿刺时,导引套管抵达骨膜,将套针换为 16G 骨钻及其套针,用手施加轻微的轴向压力并顺时针旋转骨钻,直到靶病灶。

穿刺过程中切忌一步到位,途经重要结构如血管等时要沿穿刺针多方位扫描,确保穿刺入路无重要结构时再继续进针。若进针方向有偏差,则通过调整使方向正确后进针至病灶,再次行两个交互垂直方位的扫描确定穿刺针针尖是否位于预定穿刺靶点。根据病变大小、病变位置选择切割深度、方向及切割次数,切割标本固定于 10% 甲醛溶液中,细胞学标本涂在玻片上。尽可能使取材标本量达到病理诊断及分子生物学检测的要求。

(七)术后处理

1. 一般处理 穿刺部位加压包扎、保温,绝对卧床 24h;预防感染,静脉滴注或肌内注射广谱抗生素 3d。

2. 并发症及处理

(1)疼痛:穿刺活检后疼痛多为轻度,1～2d 内可自行消失,无需处理,若出现剧烈疼痛,应考虑损伤血管或神经,除给予镇痛药外,还应给予止血药和抗生素。

(2)出血:穿刺通道或穿刺靶器官内出血常见于使用粗针或切割针(>16G)时,少量出血可自行停止。若有活动性出血而使用止血药无效时,应请外科协助处理。

(3)感染:穿刺活检后感染多与穿刺器械或皮肤消毒不严有关,一旦出现感染症状或体征应及时应用抗生素治疗。

(4)诱发肿瘤转移:为防止肿瘤的穿刺道种植转移,应尽可能减少穿刺次数。

(八)典型病例

【病例 1】男性患者,58 岁,左侧大腿肿块,为了明确诊断行磁共振导引穿刺活检术,如图 2-10-1 所示,病理结果示骨肉瘤。

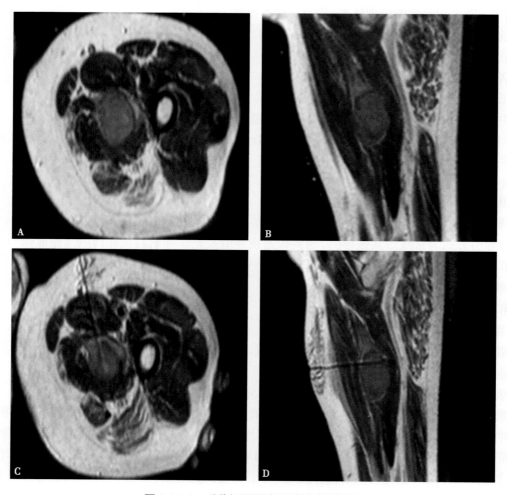

图 2-10-1 磁共振导引大腿肿块穿刺活检

A、B. MRI 多模态图像显示病灶,C、D. 横轴位与矢状位图像导引下左侧大腿穿刺活检术。

【病例2】女性患者，51岁，右侧颈椎旁软组织肿块，行MRI导引下穿刺活检，如图2-10-2所示，病理结果示乳腺癌转移瘤。

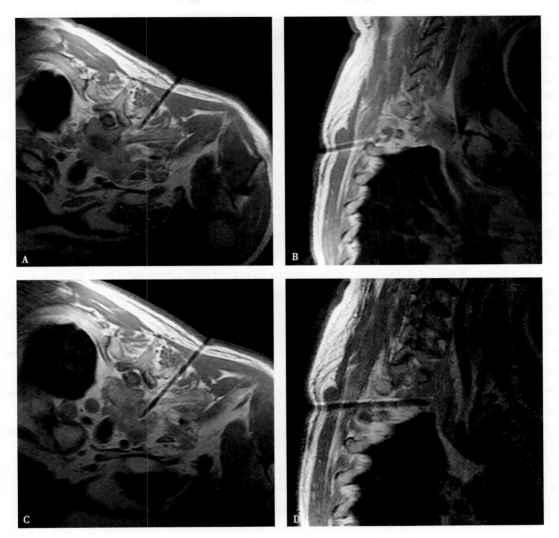

图2-10-2 磁共振导引下颈椎旁软组织病变穿刺活检

A、B. 术中磁共振显示右侧颈椎旁软组织病变，采用分步进针法进针，于横轴位及矢状位显示穿刺针方向；
C、D. 穿刺针进入病灶靶点。

（张　肖　张啸波　韦　兴　朱统寅　柳　明　陈　强　肖越勇）

参 考 文 献

1. Heywang-Köbrunner SH，Heinig A，Schaumlöffel U，et al. MRI-guided percutaneous excisional and incisional biopsy of breast lesions[J]. Eur Radiol，1999，9（8）：1656-1665.

2. Langen HJ，Walter C，Ernst S，et al. MRI-compatible and conventional marker wires in breast diagnosis--experimental studies on their dislocatability and artifact size in MRIT[J]. Rofo，1999，170（3）：310-315.

3. Kuhl CK，Morakkabati N，Leutner CC，et al. MRI imaging--guided large-core（14-gauge）needle biopsy of small lesions visible at breast MRI imaging alone[J]. Radiology，2001，220（1）：31-39.

4. Ojala R，Klemola R，Karppinen J，et al. Sacro-iliac joint arthrography in low back pain: feasibility of MRI guidance[J]. Eur J Radiol，2001，40（3）：236-239.

5. Gossmann A，Bangard C，Warm M，et al. Real-time MRI-guided wire localization of breast lesions by using an open 1.0-T imager：initial experience[J]. Radiology，2008，247（2）：535-542.

6. Jackman RJ，Marzoni FA Jr，Rosenberg J. False-negative diagnoses at stereotactic vacuum-assisted needle breast biopsy：long-term follow-up of 1，280 lesions and review of the literature[J]. AJR Am J Roentgenol，2009，192（2）：341-351.

7. Wu HT，Chang CY，Chang H，et al. Magnetic resonance imaging guided biopsy of musculoskeletal lesions[J]. J Chin Med Assoc，2012，75（4）：160-166.

8. Peng H，Zhao XY. Clinical Application and Analysis of Contrast-enhanced Cone-beam Breast CT（CE-CBBCT）in Differentiating Benign and Malignant Breast Lesions[C]// Radiological Society of North America 2013 Scientific Assembly and Annual Meeting，Chicajo，USA，2013-11-28.

9. Sconfienza LM，Mauri G，Grossi F，et al. Pleural and peripheral lung lesions：comparison of US- and CT-guided biopsy[J]. Radiology，2013，266（3）：930-935.

10. Arsov C，Becker N，Rabenalt R，et al. The use of targeted MRI-guided prostate biopsy reduces the risk of Gleason upgrading on radical prostatectomy[J]. J Cancer Res Clin Oncol，2015，141（11）：2061-2068.

11. El-Shater Bosaily A，Parker C，Brown LC，et al. PROMIS--Prostate MRI imaging study: A paired validating cohort study evaluating the role of multi-parametric MRI in men with clinical suspicion of prostate cancer[J]. Contemp Clin Trials，2015，42：26-40.

12. Garnon J，Schlier A，Buy X，et al. Evaluation of percutaneous biopsies of renal masses under MRI-guidance：a retrospective study about 26 cases[J]. Eur Radiol，2015，25（3）：617-623.

13. Gombos EC，Jagadeesan J，Richman DM，et al. Magnetic Resonance Imaging-Guided Breast Interventions：Role in Biopsy Targeting and Lumpectomies[J]. Magn Reson Imaging Clin N Am，2015，23（4）：547-561.

14. Kaye EA，Granlund KL，Morris EA，et al. Closed-Bore Interventional MRI：Percutaneous Biopsies and Ablations[J]. AJR Am J Roentgenol，2015，205（4）：W400-W410.

15. Aribal E，Tureli D，Kucukkaya F，et al. Volume Navigation Technique for Ultrasound-Guided Biopsy of Breast Lesions Detected Only at MRI[J]. AJR Am J Roentgenol，2017，208（6）：1400-1409.

16. Liu M，Huang J，Xu Y，et al. MRI-guided percutaneous biopsy of solitary pulmonary lesions using a 1.0-T open high-field MRI scanner with respiratory gating[J]. Eur Radiol，2017，27（4）：1459-1466.

17. McGrath AL，Price ER，Eby PR，et al. MRI-guided breast interventions[J]. J Magn Reson Imaging，2017，46（3）：631-645.

18. Park SB，Kim JG，Lim KW，et al. A magnetic resonance image-guided breast needle intervention robot system：overview and design considerations[J]. Int J Comput Assist Radiol Surg，2017，12（8）：1319-1331.

19. Uhlig J，Fischer U，von Fintel E，et al. Contrast Enhancement on Cone-Beam Breast-CT for Discrimination of Breast Cancer Immunohistochemical Subtypes[J]. Transl Oncol，2017，10（6）：904-910.

20. Wang L，Liu M，Liu L，et al. MRI-guided Percutaneous Biopsy of Focal Hepatic Dome Lesions with Free-hand Combined with MRI Fluoroscopy Using 1.0-T Open High-field Scanner[J]. Anticancer Res，2017，37（8）：4635-4641.

21. Wienbeck S，Lotz J，Fischer U. Review of clinical studies and first clinical experiences with a commercially available cone-beam breast CT in Europe[J]. Clin Imaging，2017，42：50-59.

22. Groenhuis V，Siepel FJ，Veltman J，et al. StorMRIam 4：An MRI Safe Robotic System for Breast Biopsy[J]. Ann Biomed Eng，2018，46（10）：1686-1696.

23. He X，Liu M，Liu C，et al. Real-time MRI-guided brain biopsy using 1.0-T open MRI scanner[J]. Eur Radiol，2019，29（1）：85-92.

24. 王立刚，刘风海，何祥萌，等. 1.0T 高场开放式磁共振自由手透视技术导引肝顶部结节穿刺活检术 [J]. 介入放射学杂志，2019，28（11）：1042-1046.

25. Fischbach F，Hass P，Schindele D，et al. MRI targeted single fraction HDR Brachytherapy for localized Prostate Carcinoma：a feasibility study of focal radiation therapy（ProFocAL）[J]. Eur Radiol，2020，30（4）：2072-2081.

26. Patel HD，Nichols PE，Su ZT，et al. Renal Mass Biopsy is Associated with Reduction in Surgery for Early-Stage Kidney Cancer[J]. Urology，2020，135：76-81.

27. Sung H，Ferlay J，Siegel RL，et al. Global Cancer Statistics 2020：GLOBOCAN Estimates of Incidence and Mortality Worldwide for 36 Cancers in 185 Countries[J]. CA Cancer J Clin，2021，71（3）：209-249.

28. Kelly PJ，Earnest F 4th，Kall BA，et al. Surgical options for patients with deep-seated brain tumors：computer-assisted stereotactic biopsy[J]. Mayo Clin Proc，1985，60（4）：223-229.

29. Kelly PJ，Alker GJ Jr，Kall BA，et al. Method of computed tomography-based stereotatic biopsy with arteriographic control[J]. Neurosurgery，1984，14（2）：172-177.

30. 曹澄，左玉江. CT 与 MRI 导向立体定向活检手术在诊断颅内疑难病例中的应用分析 [J]. 长春中医药大学学报，2013，29（2）：516-517.

附录 2-1　脑内病变经皮穿刺活检术知情同意书（供参考）

姓名_____性别____年龄____科室_____门诊号_____住院号_____

临床诊断_____活检方式_____

导引方式_____麻醉方式_____

是否存在磁共振检查禁忌：

1. 是否安装心脏起搏器；

2. 是否有眶内尤其是眼球内金属异物；

3. 是否有电子耳蜗等神经刺激器植入史；

4. 是否有体内金属异物；

5. 是否体内安装输液泵。

主要目的：

1. 明确病理类型，指导治疗方案；

2. 基因检测，指导治疗方案；

3. 其他：_____。

患者若拒绝进行经皮穿刺活检操作，可选择替代方案有：_____。

潜在风险、可能发生的并发症：

1. 任何手术麻醉都存在风险；

2. 任何所用药物都有可能出现过敏或产生不良反应，轻者可有恶心、皮疹等症状，重者可出现过敏性休克、呼吸心跳骤停，危及生命；

3. 如果患有心脏病、高血压、糖尿病、肾功能不全、静脉血栓等疾病，手术风险可能会加大，或者术中、术后相关疾病加重或心脑血管意外，甚至死亡；

4. 此手术潜在风险、可能发生的并发症包括但不限于：

（1）穿刺病灶部位或穿刺路径中血管损伤、脑出血、脑水肿，可能需要开放手术、药物治疗，重者可危及生命；

（2）穿刺活检过程中的脑组织、血管损伤，可能引起神经功能损伤及出现相应临床症状，如运动感觉障碍、失语、偏瘫、昏迷、植物生存等；

（3）穿刺过程中可能出现癫痫发作，需要药物处理，重者可危及生命；

（4）术后可能出现颅内感染及呼吸功能障碍导致的气道不畅、肺部感染；

（5）术中、术后出现心脑血管意外、房颤、应激性溃疡、消化道出血；

（6）病灶以外如头皮、颅骨、脑膜等损伤；

（7）肿瘤沿穿刺部位、针道、脑脊液的种植转移可能；

（8）术后病理考虑为恶性时，可能需要免疫组化进一步确诊；

（9）术后病理结果可能为假阴性，必要时需再次穿刺活检；

（10）因病变部位解剖畸形或其他意外情况导致变更初定术式或致手术无法顺利进行而放弃手术；

（11）特殊风险（根据患者病情特点列出）：_____；

（12）其他无法事先预知的医疗风险及其他罕见的并发症。

患者及其授权亲属声明：

1. 我已明确知晓，基于本人疾病状况及临床诊断，有必要实施上述手术以达到对本人疾病进一步诊疗的目的；

2. 在我明确表示接受手术方案之前，医师已将手术方法、麻醉方式和术中、术后的并发症及其他风险都已经向我做了交代，并解答了我关于此次手术的相关问题，我对医师告知的内容已经清楚并理解，我_____（愿意 / 不愿意）选择应用上述方法进行穿刺活检，_____（愿意 / 不愿意）承担穿刺活检的风险与后果；

3. 除上述情况外，在手术中可能会发生预想不到的情况，在此，我授权医师，在发生预料之外的情况时，及时与家属沟通，如情况紧急无法与家属沟通时，从考虑本人利益角度出发，按照医学常规予以处置。上述问题一旦发生，相信医务人员将全力救治，本人对此有充分的思想准备，并积极配合医师治疗；

4. 我授权医师对手术切除的组织或标本进行处置，包括病理学检查、细胞学检查等以及医疗废物处理；

5. 其他：_____。

患者签名：_____　　日期_____

若患者无法签署知情同意书，请其授权的亲属在此签名：

患者授权亲属签名：_____　　与患者关系：_____　　日期：_____

经治医师签名：_____　　手术医师签名：_____　　日期：_____

附录 2-2 乳腺病变经皮穿刺活检术知情同意书（供参考）

姓名_____性别____年龄____科室_____门诊号_____住院号_____

临床诊断_____活检方式_____

导引方式_____麻醉方式_____

是否存在磁共振检查禁忌：

1. 是否安装心脏起搏器；

2. 是否有眶内尤其是眼球内金属异物；

3. 是否有电子耳蜗等神经刺激器植入史；

4. 是否有体内金属异物；

5. 是否体内安装输液泵。

主要目的：

1. 明确病理类型，指导治疗方案；

2. 其他：_____。

患者若拒绝进行 MRI 导引下经皮穿刺活检操作，可选择替代方案有：_____。

潜在风险、可能发生的并发症：

1. 任何手术麻醉都存在风险；

2. 任何所用药物都有可能出现过敏或产生不良反应，轻者可有恶心、皮疹等症状，重者可出现过敏性休克、呼吸心搏骤停，危及生命；

3. 如果患有心脏病、高血压、糖尿病、肾功能不全、静脉血栓等疾病，手术风险可能会加大，或者术中、术后相关疾病加重或心脑血管意外，甚至死亡；

4. 此手术潜在风险、可能发生的并发症包括但不限于：

（1）穿刺病灶部位或穿刺路径中血管损伤、血肿形成，可能需要开放手术、药物治疗，重者可危及生命；

（2）术后可能出现穿刺点周围及术区的感染；

（3）术中、术后出现心脑血管意外、房颤、应激性溃疡、消化道出血；

（4）肿瘤沿穿刺部位、针道的种植转移可能；

（5）术后病理考虑为恶性时，可能需要免疫组化进一步确诊；

（6）术后病理结果可能为假阴性，必要时需再次穿刺活检；

（7）特殊风险（根据患者病情特点列出）：_____；

（8）其他无法事先预知的医疗风险及其他罕见的并发症。

患者及其授权亲属声明：

1. 我已明确知晓，基于本人疾病状况及临床诊断，有必要实施上述手术以达到对本人疾病进一步诊疗的目的；

2. 在我明确表示接受手术方案之前，医师已将手术方法、麻醉方式和术中、术后的并发症及其他风险都已经向我做了交代，并解答了我关于此次手术的相关问题，我对医师告知的内容已经清楚并理解，我_____（愿意／不愿意）选择应用上述方法进行穿刺活检，_____（愿意／不愿意）承担穿刺活检的风险与后果；

3. 除上述情况外，在手术中可能会发生预想不到的情况，在此，我授权医师，在发生预料之外的情况时，及时与家属沟通，如情况紧急无法与家属沟通时，从考虑本人利益角度出发，按照医学常规予以处置。上述问题一旦发生，相信医务人员将全力救治，本人对此有充分的思想准备，并积极配合医师治疗；

4. 我授权医师对手术切除的组织或标本进行处置，包括病理学检查、细胞学检查等以及医疗废物处理；

5. 其他：_____。

患者签名：_____ 日期_____

若患者无法签署知情同意书，请其授权的亲属在此签名：

患者授权亲属签名：_____ 与患者关系：_____ 日期：_____

经治医师签名：_____ 手术医师签名：_____ 日期：_____

附录2-3 经直肠路径磁共振导引前列腺病变穿刺活检术知情同意书(供参考)

姓名_____性别____年龄____科室_____门诊号_____住院号_____

临床诊断_____活检方式_____

导引方式_____麻醉方式_____

是否存在磁共振检查禁忌:

1. 是否安装心脏起搏器;

2. 是否有眶内尤其是眼球内金属异物;

3. 是否有电子耳蜗等神经刺激器植入史;

4. 是否有体内金属异物;

5. 是否体内安装输液泵。

主要目的:

1. 明确病变性质及病理分级,指导治疗方案。

2. 其他:_____。

患者若拒绝进行经直肠穿刺活检操作,可选择替代方案有:_____。

潜在风险、可能发生的并发症:

1. 术中以及术后出血、便中带血、肉眼血尿或血精等;

2. 术后可能出现感染引起发热,肛周脓肿、肛瘘、附睾炎、精囊腺炎等泌尿生殖系统感染;

3. 术后病理结果可能为假阴性,必要时需再次穿刺活检;

4. 因患者术中制动不佳或其他意外情况导致手术无法顺利进行而放弃手术;

5. 其他无法事先预知的医疗风险及其他罕见的并发症。

患者及其授权亲属声明:

1. 我已明确知晓,基于本人疾病状况及临床诊断,有必要实施上述手术以达到对本人疾病进一步诊疗的目的;

2. 在我明确表示接受手术方案之前,医师已将手术方法和术中、术后的并发症及其他风险都已经向我做了交代,并解答了我关于此次手术的相关问题,我对医师告知的内容已经清楚并理解,我_____(愿意/不愿意)选择应用上述方法进行穿刺活检,_____(愿意/不愿意)承担穿刺活检的风险与后果;

3. 除上述情况外,在手术中可能会发生预想不到的情况,在此,我授权医师,在发生预料之外的情况时,及时与家属沟通,如情况紧急无法与家属沟通时,从考虑本人利益角度出发,按照医学常规予以处置。上述问题一旦发生,相信医务人员将全力救治,本人对此有充分的思想准备,并积极配合医师治疗;

4. 我授权医师对手术切除的组织或标本进行处置,包括病理学检查、细胞学检查等以及医疗废物处理;

5. 其他:_____。

患者签名:_____ 日期:_____

若患者无法签署知情同意书,请其授权的亲属在此签名:

患者授权亲属签名:_____ 与患者关系:_____ 日期:_____

经治医师签名:_____ 手术医师签名:_____ 日期:_____

第三章　磁共振导引经皮路径良性病变与晚期癌痛的介入治疗

第一节　多房性脑脓肿穿刺引流术

脑脓肿多由细菌感染引起，少部分也可是真菌、结核菌等入侵脑组织所致。脑脓肿的病理学分期包括急性脑炎期、脓肿形成期及包膜形成期，单纯抗生素治疗在急性脑炎期和脓肿形成早期阶段有效，当完整的脓肿形成后常需脓肿腔穿刺或开颅外科手术切除后再联合敏感抗生素治疗。1876年，Macewen对脑脓肿进行定位诊断并建议在治疗副鼻窦炎症的同时，对脑脓肿进行引流手术；1926年，Landy首先采取钻孔引流的方法取得成功；1936年，Vincent主张采取开颅完全摘除脑脓肿的根治性手术。现今立体定向技术得到广泛普及，脓腔穿刺成为非常有效的治疗方法，因其具有创伤小、风险低、疗效确切的优点，故备受推崇。

一、多房性脑脓肿穿刺引流术的现状与进展

既往文献显示，立体定向导引穿刺引流术已成为治疗单发性脑脓肿的首选方式，并取得良好的效果，复发率为13.1%；多房性脑脓肿占细菌性脑脓肿的10%～43%，多房性脑脓肿的治疗是临床上的难点。立体定向导引脑脓腔穿刺抽吸术应用于多房性脑脓肿存在针道调整困难、脓液抽吸不全、脓腔冲洗不干净等缺点，应用于多房性脑脓肿则复发率显著上升至38%，效果欠佳，考虑为脓腔分隔导致无法将各个腔的脓液逐一抽吸彻底所致。多房性脑脓肿目前仍以外科开放性手术切除为主，但也存在着创伤大、风险高及易残留、复发的问题，目前多房性脑脓肿仍以开颅外科手术切除为首选。

既往研究显示，多房性脑脓肿治疗风险高且效果欠佳，死亡率为14%～20%。近10年来，对脑脓肿的治疗已提出了不同的治疗方法。CT或磁共振导引下脑脓肿穿刺引流术较常规手术开颅脑脓肿摘除术有明显优势。尤其是磁共振导引介入技术的应用及迅速推广，对脑脓肿的治疗做出了巨大贡献，开创了一条新的治疗途径。近年来，高场强磁共振导引颅脑介入治疗发展迅速，其在颅脑病变穿刺活检、脑胶质瘤消融治疗、脑癫痫灶激光诱导间质热疗等多个领域得到应用，取得良好的效果。2013年，Lv等报道了0.23T低场强磁共振导引穿刺抽吸治疗11例脑脓肿患者，其中单发脓肿9例，多发脓肿2例，局麻下经皮颅骨钻孔穿刺脓腔，所有手术均顺利完成，且患者6个月以上的临床与影像随访均取得显著疗效，体现了磁共振导引穿刺抽吸治疗脑脓肿的优势。2020年，有研究者报道了9例多房性脑脓肿患者共进行了25次抽吸、冲洗，取得了显著的效果，有效率为100%。高场强磁共振导航具有优秀的软组织对比度、多序列成像、功能成像及无电离辐射损伤等优点，尤其磁共振导引的任意平面成像、任意角度进针、近实时进针的特点在理论上是多房性脑脓肿穿刺抽吸理想的导引工具。

多房性脑脓肿的穿刺引流术治疗难点是如何针对所有已成形的脓腔进行逐一彻底的抽吸和冲洗。研究中应用高场强磁共振的优秀软组织对比度的优势联合多平面成像的技术，能够在多个平面的增强FSE-T$_1$WI序列上清晰显示多房性脓肿的脓腔数目与大小，利于术前的治疗方案设计。在穿刺过程中，利用磁共振无电离辐射及近实时导引的特点，采用磁共振透视技术，在两个交互垂直的平面导引穿刺针准

确穿刺至靶病灶脓腔内。无框架的磁共振导引具有灵活的进针路径设计优势，在抽吸冲洗完靶病灶脓腔后，可适时调整穿刺针的进针角度，准确穿刺至下一脓腔，直至所有成形脓腔抽吸、冲洗完毕。另外，单次穿刺手术后，脓肿壁的持续坏死会导致脓腔再次充盈，成为多房性脓肿复发的主要因素之一。李培培等研究显示，9 例多房性脑脓肿患者中，两次抽吸冲洗术 2 例，3 次抽吸冲洗术 7 例，手术间隔时间 48～72h。短期内的重复抽吸、冲洗利于脓液的彻底清除，辅助以敏感抗生素治疗，对提高多房性脑脓肿的治疗效果有明显帮助。

MRI 不存在骨骼伪影，以及其本身无电离辐射损害优势，使手术操作者可以在磁共振手术室环境内安全进行操作，保证手术者持续导引穿刺针时的稳定性与准确性；避免出现其他影像导引方式治疗中出现的危险，如当进行 CT 扫描时，操作者需要离开扫描室，可能会出现穿刺针自然下垂、位置偏斜或过度穿刺导致脑组织损伤等危害现象发生。

总之，磁共振导引脑脓肿穿刺引流术这种治疗方法在安全性、手术成功率和疗效等方面均优于外科手术治疗。高场强磁共振导引下经皮精准穿刺引流术治疗单房和 / 或多房性脑脓肿具有较高的安全性和显著的疗效。

二、磁共振导引多房性脑脓肿穿刺引流术

磁共振导引穿刺引流术是在磁共振导引与监控下，利用 MRI 兼容性穿刺针和引流导管等器材，对人体管道、体腔或器官组织内的病理性积液、血肿、脓肿或胆汁、胰液、尿液等体液潴留进行穿刺抽吸、引流，达到减压和治疗的目的。

脑脓肿是由化脓性细菌侵入颅内所引起的继发性感染，直接造成脑组织的严重破坏，是脑的局限性化脓性炎症，多发生于青少年，尤其在一些合并发绀型先天性心脏病的患者中发病率较高。男性较女性略多见。脑脓肿大都继发于自体其他部位的化脓性感染，如乳突炎、鼻窦炎、支气管扩张症合并感染、脓胸、颅脑外伤后感染及脓毒血症等。随着 CT 和 MRI 影像医疗技术的进步、超早期的诊断、先进的细菌分离技术、更有效的抗生素以及介入治疗水平的显著提高，目前脑脓肿的死亡率已经变得较低。

（一）适应证

1. 主要适用于颅内各部位单个脑脓肿、脑内的单房脓肿或相互沟通的多房脓肿；一般最大径＜5cm 的脓肿采用经颅骨钻孔后单纯穿刺抽吸、冲洗治疗；最大径≥5cm 的脓肿需采用经颅骨钻孔后穿刺抽吸、冲洗结合置管引流治疗。多发和多房脓肿如数目、分房不多时，可分别做穿刺引流处理。经颅骨穿刺引流也可作为二期手术的准备治疗，通过缓解病情，为进一步手术治疗创造条件。

2. 非典型性脑脓肿 CT 及 MRI 缺乏特征性的化脓性脑脓肿影像，通过穿刺对抽出液进行细胞学、细菌学和生化检测，作出明确诊断并指导用药。同时，还可以经引流管进行局部抗炎、引流等治疗，达到减压、抗感染等作用。

3. 多个脑脓肿腔相互聚合，磁共振导引穿刺引流手术可一次性进行多个脓肿穿刺抽吸。

4. 深部或位于语言中枢、运动中枢等脑重要功能区的脑脓肿。

5. 婴幼儿、年老体弱或同时合并有严重内科疾病不能耐受开颅手术者。

6. 先天性心脏病引起的脑脓肿患者。

7. 开颅切除治疗后复发的脑脓肿患者。

（二）禁忌证

1. 严重心、肺、肝、肾功能不全者。

2. 严重的出凝血功能障碍者，如术前 1 周内血常规检查血红蛋白＜70g/L、有严重出血倾向、血小板＜$100×10^9$/L 和不能纠正的凝血功能障碍者（凝血酶原时间＞18s，凝血酶原活度＜40%），及服用抗凝药物者。

3．术前 1 周内禁止应用具有抗凝作用的药物，如服用华法林抗凝药物患者需要术前停药，直至凝血指标正常。

4．眼球内有金属异物者；动脉瘤术后存留金属银夹者；植入不兼容 MRI 的心脏起搏器患者。

5．脑脓肿包膜较厚或已形成肉芽肿者。

6．脑脓肿合并有骨髓炎或瘘管者。

7．多房性脑脓肿，各脓肿腔最大径＜2cm。

（三）术前准备

1．常规准备

（1）术前行心电图及实验室检查，如血常规、凝血功能、病毒血清学、血生化、肿瘤标志物等。对于有其他基础疾病患者，应补充相关检查。

（2）术前 1 周内禁止应用具有抗凝作用的药物。

（3）术前禁食 12h，术前 0.5h 肌内注射苯巴比妥钠 100mg 以镇静和抗惊厥；必要时留置导尿管。

（4）颅骨钻孔与穿刺部位备皮，去除所携带的金属异物。体位选择要使患者采取尽可能舒服的姿势，并固定好头部，防止钻孔时头部滑动造成损伤。

（5）术前 0.5h 快速静脉滴注脱水剂如甘露醇等，降低颅内压，防止术中刺激脑组织，引发颅内压增高危象。

（6）对患者进行心理辅导。患者及家属须了解该病的危险性、诊疗方法的选择、穿刺引流治疗的过程及重要性、危险性和并发症，并签订知情同意书。

2．影像学准备

（1）术前 1 周内行颅脑增强 CT 及 MRI 检查：详细了解病灶及其周围结构情况。

（2）穿刺活检术前功能皮质的定位至关重要：功能影像学检查（弥散成像、波谱、灌注成像等）或 PET/CT 检查。

（3）辨认重要的脑功能解剖区域：在选择穿刺路径时尽可能避免损伤脑功能区，防止产生并发症，功能磁共振检查能够个体化确定皮质功能区与病变的关系，从而尽可能地避免损伤脑功能区。

（四）设备与器械

1．磁共振扫描仪，参照第一章第二节"二、磁共振介入系统的硬件设备要求"。

2．同轴穿刺活检系统，参照第一章第五节"一、磁共振兼容性介入手术器械装置及相关因素"。

（1）穿刺针：根据磁共振导引介入手术要求，有各种规格型号。表面必须标有刻度，指示器械工作长度；从 12～22G 直径，50～200mm 长度不同规格，以适应不同大小脓肿的引流；通常选用 16G 磁共振兼容性钝头半球型穿刺针穿刺，针对小脓肿，可选用 18G 磁共振兼容性钝头半球型穿刺针。

（2）导引导丝：直径 0.038 inch MRI 兼容性导丝与 18G 穿刺针匹配。

（3）引流管：5～8F 常规引流猪尾型导管。

3．介入专用线圈。柔性多功能表面线圈或专用颅脑磁共振介入线圈。

4．心电监护系统。磁共振兼容性心电监护仪。

5．颅骨钻孔使用磁共振兼容性电动或手动骨钻（如果使用非磁兼容骨钻，需将手术视野拖离 5 高斯线外），颅骨钻头直径为 2～4mm。

6．磁共振专用患者转运平床和轮椅。

（五）导引方式

常用的导引方式为常规磁共振导引、磁共振透视导引及光学导航系统辅助磁共振成像导引（参照第一章第一节"二、磁共振导航技术的特点"）。

（六）快速序列选择

1．参照第一章第三节"二、磁共振介入扫描序列"。

2．术中及术后即刻进行（T$_2$-weighted fast field echo，T$_2$ FFE）或 T$_2$ FSE 序列进行成像为了快速了解是否有急性出血改变。

（七）操作步骤

1．患者体位 根据术前影像学及术中预扫描所见，确定体位；首先进行一组 5～7 层的标准体位和方向扫描，如横轴位、矢状位或冠状位等，明确病变与周围组织的关系，可灵活选择仰卧位、俯卧位或侧卧位，侧卧位时可应用负压真空垫辅助固定体位。

2．体表定位 将鱼肝油胶囊矩阵固定于头颅相应位置，横轴位及矢状位或冠状位两个交互垂直的平面进行扫描，以确定进针点、进针角度并测量进针深度，使用标记笔在相应的鱼肝油胶囊处进行标记。

3．穿刺与引流流程 将扫描床退出磁体，常规消毒、铺巾，以 2% 的利多卡因逐层麻醉至帽状腱膜（部分特殊患者可行全身麻醉）。

（1）局麻 5～10min，水肿样皮丘吸收后固定头颅，采用外科骨钻钻取适当直径的颅孔（通常直径为 2～4mm）。若所用外科骨钻是非磁共振兼容性器械，切记钻孔时需将扫描床移出至 5 高斯线外或使机器处于去磁状态。

（2）成功钻孔后，重新定位，静脉注射磁共振对比剂 10～20ml，通过实时 MRI 成像扫描（MRI 透视技术）或器械追踪系统导引来调节导引套针的入路、方向和深度，确认穿刺针的位置与穿刺路径及其与脓肿的空间关系，实时观察扫描图像，逐渐进针，采用分步进针法进行穿刺，初次进针深度至硬脑膜外，行磁共振两个交互垂直方位扫描，如进针方向有偏差，则通过退针调整使方向正确后进针至病灶，前端位于脓肿内 1/3～1/2 处。

（3）拔出针芯，首先经套针抽吸 2～5ml，送细菌培养和药敏试验。

（4）静脉推注 10～20ml 钆喷酸葡胺对比剂显示脓腔轮廓，检查脓腔与邻近其他结构有无相通。

（5）经 16G 或 18G 套管针尽量抽尽脓液，脓腔内用等渗氯化钠注射液多次冲洗至洗液澄清，必要时，推注甲硝唑（2～5ml）腔内保留治疗。

4．术后即刻再行磁共振 两个交互垂直方位的扫描确定穿刺针针尖是否位于预定穿刺靶点（推荐采用 FSE 序列扫描），了解是否出现脑出血及功能区损伤等情况。

（八）注意事项

1．脓肿冲洗压力要低，冲洗液体量要少于抽出脓液量，通常注入的冲洗液（等渗氯化钠注射液）为每次抽出脓液的 1/4～1/3，以免引起颅内压力增高形成脑疝或引起脓毒血症。

2．脓肿壁未形成者不宜行脓腔冲洗，以免感染播散。

3．脓液稠厚时应置入较粗穿刺针（14G）或引流管。

4．患者体温、周围血象恢复正常，影像检查示脓腔或囊腔最大径 <2cm，脓液少而稀，细胞少等情况作为拔除引流管的条件。

（九）术后处理

1．绝对卧床休息 24h，降颅压治疗（快速静脉滴注甘露醇 250ml，1～2 次 /d，联合静推呋塞米 20mg，1～2 次 /d）。

2．术后肌内注射 1kU 血凝酶，防止脑出血发生。

3．术后每天记录引流量、体温、周围血象。

4．抗生素使用应按脓液培养和药敏实验结果调整。

5．置管引流者，定期冲洗脓腔，同时检查引流管位置，防止出现脱落或位置不当。

6．菌血症。操作轻柔，避免穿破脓肿壁时出现感染扩散，术后给予抗生素治疗。

7．脑出血。多为穿刺过度，损伤脑内细小动静脉或畸形血管团引起血管破裂出血。预防方法有：尽量减少对脑血管的刺激；操作熟练，尽可能在短时间内完成。如发生脑血管痉挛，可静脉推注罂粟碱 10～15mg，尼莫地平 100mg，24h 静脉滴注维持。

8. 颅内压增高，脑疝形成。尤其是较大多房性脑脓肿（最大径＞10cm），脓腔内0.9%氯化钠溶液冲洗应在引流良好的情况下进行，使用低压力、小流量。一旦脑疝形成，立即请外科会诊。

（十）典型病例

男性患者，45岁。头痛、头晕、高热，体温最高达39.4℃，抗生素治疗近月余不见好转，行磁共振导引多房性脑脓肿引流，如图3-1-1所示。

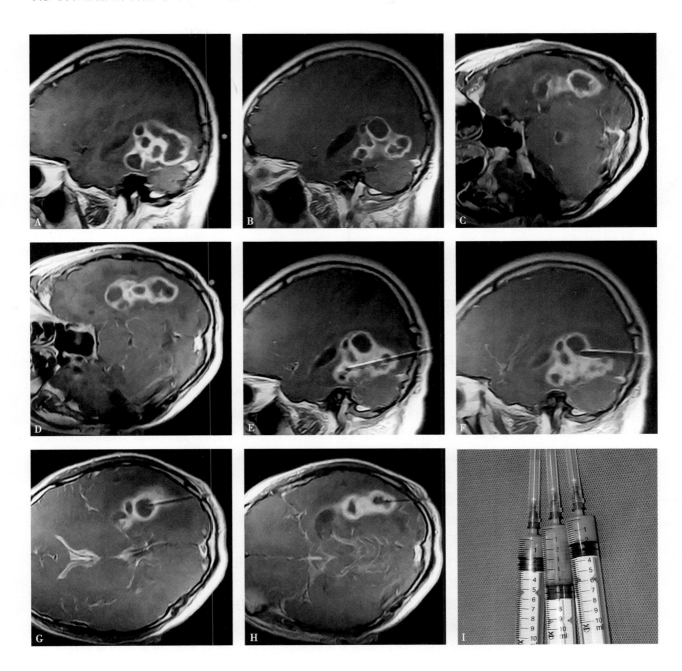

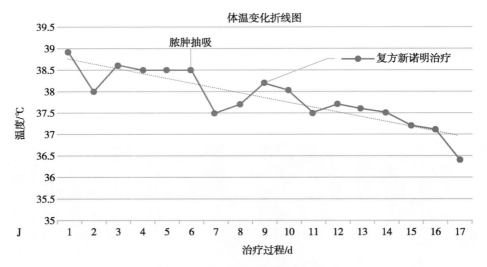

图 3-1-1　磁共振导引多房性脑脓肿引流

高场强磁共振矢状位（A、B）与轴位（C、D）增强 FSE-T_1WI 均清晰显示多房性脑脓肿；E～H. 磁共振导引下将磁兼容性穿刺针准确穿刺至各个脓腔内，逐一抽吸、冲洗；I. 抽出的脓性液体，进行细菌培养（鼻疽奴卡菌）与药敏试验（磺胺类抗生素敏感）检测；J. 体温变化折线图示磺胺类敏感抗生素（复方新诺明）治疗后体温逐渐恢复正常。

（何祥萌　刘　超　刘　冰　李成利）

第二节　脑血肿抽吸引流术

一、影像导引脑血肿抽吸引流术的现状与进展

　　颅内出血是临床上的常见病、多发病之一，占全部脑血管病的 10%～15%。临床按出血性质分为外伤性颅内血肿和自发性颅内血肿。外伤性颅内血肿按部位分为硬脑膜外血肿、硬脑膜下血肿、脑内血肿。自发颅内血肿通常由动脉瘤破裂、脑动静脉畸形破裂、高血压性脑出血引起，这类出血引起的血肿通常为蛛网膜下腔出血与脑内出血。脑内血肿按部位分为脑叶内血肿（幕上血肿、幕下血肿），脑室内血肿，脑干血肿。按照时间又分为急性、亚急性及慢性出血。

（一）血肿演变过程的影像学表现

　　迄今能够较好地显示颅内出血并反映其被液化、吸收过程的影像学检查方法主要是 CT 与磁共振。与 CT 相比，磁共振更具优势，其所揭示的出血信号动态变化是建立在细胞、分子水平。不论出血的原因与部位，其磁共振信号的演变总是有规律可循的。脑出血超急性期是指出血后 0～24h 以内，细胞内氧合血红蛋白向急性期的细胞内脱氧血红蛋白伴周围水肿演化，主要变化为红细胞的完整性破坏。急性期是指出血后 1～3d，外渗血液中的红细胞还保持其完整性，红细胞内的去氧血红蛋白有显著缩短 T_2 时间的作用，所以急性期血肿在 T_2 加权像中呈低信号，T_1 加权像上信号无明显异常或稍低信号。亚急性血肿是指出血后 3～14d，已由急性期的脱氧血红蛋白氧化为正铁血红蛋白；出血第 3 天，绝大多数血肿在 T_1 加权像上开始从血肿周缘出现高信号，这是血肿进入亚急性期的标志。慢性血肿是指出血后 15d 以上，已由亚急性期的正铁血红蛋白转化为铁蛋白和含铁血黄素，病灶形成囊腔，水肿减轻，逐渐吸收并胶质增生，遗留裂缝样病灶；T_2 加权像上血肿与周围水肿之间可出现线条状低信号环（含铁血黄素形成），即提示血肿开始进入慢性期。

　　硬膜下血肿常呈新月形，与邻近脑组织分界欠清；磁共振信号强度演变可与脑内血肿近似，也可不一样，硬膜下血肿有时信号不均匀，信号混杂，这是由于血液与渗出的血清或脑脊液相混所致。硬膜外

血肿常呈梭形或双凸透镜形，与邻近脑组织分界清楚，急性期 T_1 与 T_2 加权像均为低信号，近乎新鲜血凝块信号；在亚急性期、慢性期呈短 T_1 信号。

（二）脑血肿内外科治疗现状

对颅内血肿的治疗，目前主要是由神经外科医师经皮开颅骨钻孔引流或开颅直视下血肿清除。即使是损伤较轻的钻孔引流术，也需要切开头皮 4.0cm。颅骨钻孔 1.0cm，直视下开颅血肿清除术通常颅骨钻孔 4～5 个，骨瓣开颅。这样的外科操作，无论术者怎样谨慎都难以避免脑组织的损伤，甚至有的患者留有终身功能障碍。以往的开颅手术往往造成患者创伤大，住院时间长，危险性高，且适应证局限，并且高龄患者死亡率极高。内科应用脱水剂及一般支持疗法效果不理想，死亡率高达 50%～70%。有报道高血压性脑出血传统内、外科治疗死亡率分别为 46.7%～90% 和 67.9%。因此，寻找一种更为安全、快捷、有效的颅内血肿治疗方式，是临床医师一直以来思考和探索的课题。

（三）磁共振导引脑血肿抽吸引流术应用与前景

影像导引微创血肿抽吸治疗技术应运而生，磁共振导引下颅内血肿抽吸引流术治疗方式由山东第一医科大学附属省立医院（原山东省医学影像研究所）李成利教授率先在国内提出，2010 年出版的《磁共振导引微创诊疗学》认为，血肿穿刺抽吸后，因血肿压迫造成的脑水肿消散快，中线复位快，能迅速减轻占位效应促进脑细胞功能的恢复，从而提高疗效，改善预后，书中明确了该手术方式的适应证与禁忌证、术前准备、术中操作及注意事项、术后处理等内容；书中报道典型病例 2 例，描述了 1 例外伤后硬膜下血肿抽吸引流和 1 例自发性脑内血肿抽吸引流术。在磁共振导引下对脑内血肿的抽吸，定位、定向更加准确，操作过程简单，迅速，疗效好，能及时降低颅内压，且创伤小，并发症少，并可随时观察血肿情况。笔者查阅近 5 年的国内外文献，对于磁共振导引下的经皮颅骨钻孔穿刺抽吸引流术罕有报道。在线发表的一篇文章中提到，磁共振导引脑血肿穿刺抽吸可以显著提高准确度，并可最大限度地减少脑损伤；2020 年，Pan Jonathan 提出微创穿刺技术有助于改善患者的预后，两篇文献均缺少大宗病例的统计学分析。

影像导引微创血肿抽吸治疗是近年来临床治疗自发性脑出血的研究热点，穿刺抽吸术后血肿吸收速度比自然吸收速度快 10 倍，水肿消散快，中线复位快。穿刺抽吸血肿法能迅速清除颅内积血，减轻占位效应，有利于减轻脑水肿的程度，促进脑细胞功能的恢复，从而提高疗效、改善预后。据报道，脑出血后数小时内，血肿内 20% 为液体，80% 为血凝块，1～3d 后血肿内血红蛋白破坏，纤维蛋白溶解，故穿刺抽吸的最佳时间是发病后 1～3d。目前国内医院在磁共振导引下的微创诊断治疗文献报道多在恶性肿瘤和不明性质的病灶活检方面，少数拥有磁共振导航的医院其神经外科优势显著，绝大多数患者的治疗均在神经外科完成，这也是该类患者不能得以应用磁共振导引下颅内血肿抽吸引流治疗的主要原因。

现代神经外科的发展已经越来越密切地依赖神经影像学、计算机及空间定位技术等现代科技。神经影像学通过提高神经外科医师的"视力"，来增强他们的能力。这种视力的提高不仅表现在能透过表面看到表面以下的解剖结构和病变，而且表现在能获得血管分布和功能等方面的信息。神经影像结合空间定位技术，开发出来的神经导航系统，可以将影像信息注册到三维空间定位图上，并将计算机计算出来的手术器械的虚拟影像叠加到磁共振三维空间图像上，由此对手术器械进行精确的导引。开放式磁共振的出现，方便我们在术中获得近乎实时的磁共振影像。利用开放性磁共振实时导引与监控，行经皮钻颅孔抽吸、清除血肿，通过全程显示针道、血肿，以及神经功能解剖区的关系，可导引穿刺针和 / 或引流套管放置在最适当的途径位置上，不仅可以缩短治疗时间，还避免了手术者与患者双方暴露于电离辐射（CT）中的危险，使手术安全性大大提高。

伴随磁共振影像技术的长足发展，特别是开放式磁共振导航系统在临床中的应用，国内同行对磁共振导引技术的认可与医院设备引进的增加，未来的研究突破点可能在以下几个方面：①与神经外科合作，明确磁共振导航下颅内血肿抽吸引流术的时间窗，更适合抽吸引流的颅内血肿的类型及血肿体积，最大限度降低穿刺并发症；②降低所需穿刺针的成本及新型的磁共振影像可显示的引流管；③通过多家医院的合作，获得大宗病例并进行统计学分析，对比与常规治疗方式的优劣性。

伴随开放式磁共振导航的普遍使用和患者及临床医师对"能治"及"能治好"的理念更新,临床病例的不断积累,未来颅内血肿在磁共振导航导引下抽吸引流术一定会迎来新的进展与曙光。

二、磁共振导引脑血肿抽吸引流术

脑出血是比较严重的疾病,如果脑出血过多,会在大脑中形成大量血块,出血的演变时期是基于 MRI T_1 和 T_2 信号特征进行大致区分;超急性期 MRI 与 CT 同样敏感,亚急性和慢性期则 MRI 更为敏感;且 MRI 信号改变是从病灶周围到中心进展。

脑出血如果按照出血量来分级,一般分为 15 个等级,每 3ml 血液是一级,脑出血达到 9 级的时候就比较严重了,这个时候出血量标准是 25ml。脑出血等级越高越危险,出血量达到 20ml 以上的时候,患者就很容易出现昏迷现象。脑出血量计算有 3 种方法:①头颅 CT 成像后,资料导入电脑,计算每一层面积后,叠加面积得出体积,此为体积计算的"金标准",但很少用到。②将血肿模拟为椭球体,体积公式为 $V = 4/3\pi(A/2) \times (B/2) \times (C/2) = \pi/6(A \times B \times C)$;A 表示最大血肿面积层面血肿的最长径,B 表示最大血肿面积层面上与最长径垂直的最长径,C 表示若层厚为 1cm,则厚度计算为各层面系数的叠加。③血肿量 $= \pi/6 \times$ 最大血肿层面的血肿长 × 最大血肿层面的血肿宽 × 层数,选择面积最大的那个平面,量出长度和宽度。MRI 层面如果是 0.5cm,就长度乘以宽度乘层数除以 4。MRI 层面如果是 1cm,就除以 2。

(一)适应证

适用于高血压性及外伤性颅内出血如硬膜外、硬膜下和脑内血肿穿刺抽吸。

1. 本方法对患者再次损伤轻,无电离辐射,无需全麻(部分不配合、躁动患者,需要全麻),所以不论患者年龄大小,颅内血肿集中的患者均适用于该方法。

2. 该方法对脑组织损伤小,尽可能避开神经功能解剖区及血管结构,因此,即便血肿小但只要出现一定的临床体征,用该方法吸除血肿也是非常有益的。在确保不出现并发症的情况下吸除血肿,可以使患者得以痊愈。对于过大的血肿如血肿量在 60ml 以上,估计不再出血的患者亦可采用磁共振导引下抽吸治疗方法。

3. 实施抽吸、清除血肿时间一般为发病后 24h 至 14d 以内为宜,过早治疗因破裂血管闭合不牢,吸除血肿后容易并发再出血,过迟则因血肿周围脑组织受压及缺血发生变性、坏死,影响以后功能的恢复。

(二)禁忌证

1. 严重心、肺、肝、肾功能不全者;伴有出凝血功能障碍者。

2. 装置心脏起搏器,眼球内有金属异物者。

3. 脑血管动脉瘤术后存留金属银夹者。

4. 脑出血量过大,病程进展较快且持续出血者。

5. 动脉瘤或脑血管畸形所致的脑出血。

6. 散在的多发性小灶性出血。

(三)术前准备

1. 常规准备

(1)术前行心电图及实验室检查,如血常规、凝血功能、血生化等。对于有其他基础疾病如高血压、冠心病、糖尿病等患者,应补充相关检查。

(2)术前 1 周内禁止应用具有抗凝作用的药物,如服用华法林抗凝药物患者需要术前停药,直至凝血指标正常。

(3)术前 12h 禁食,必要时留置导尿管。

(4)穿刺部位备皮,去除所携带的金属异物。

(5)术前 0.5h 肌内注射苯巴比妥钠 100mg 以镇静和抗惊厥;术前 0.5h 快速静脉滴注脱水剂如甘露醇等,降低颅压,防止术中刺激脑组织,引发颅内压增高危象。

（6）肌内注射 1kU 血凝酶，以防再次出血。

（7）尿激酶（1～10）万 U，注射溶解血凝块。

（8）对患者进行心理辅导，患者及家属须了解该病的危险性、诊疗方法的选择、穿刺引流治疗的过程及重要性、危险性和并发症，并签订知情同意书。

2. 影像学准备

（1）术前 3d 内行颅脑增强 CT 及磁共振检查，详细了解出血大小及其周围结构情况。

（2）辨认重要的脑功能解剖区域，在选择穿刺径路时尽可能避免损伤脑功能区，防止产生并发症，功能磁共振检查能够个体化确定皮质功能区与病变的关系，从而尽可能地避免损伤脑功能区。

（四）设备与器械

1. 磁共振扫描仪，参照第一章第二节"二、磁共振介入系统的硬件设备要求"。

2. 同轴穿刺活检系统，参照第一章第五节"一、磁共振兼容性介入手术器械装置及相关因素"。

（1）穿刺针：根据磁共振导引介入手术要求，有各种规格型号，表面必须标有刻度，指示器械工作长度；各种型号穿刺针（12～22G 直径，50～200mm 长度），以适应不同大小与不同演化时段血肿的引流；通常选用 16G 磁共振兼容性钝头半球型穿刺针穿刺，针对小血肿，可选用 18G 磁共振兼容性钝头半球型穿刺针。

（2）导引导丝：直径 0.038 inch 磁共振兼容性导丝与 18G 穿刺针匹配。

（3）引流管：5～8F 常规引流管。

3. 介入专用线圈。柔性多功能表面线圈或颅脑磁共振介入线圈。

4. 心电监护系统。磁共振兼容性心电监护仪。

5. 颅骨钻孔。使用电动或手动骨钻，颅骨钻头直径 2～4mm。

6. 磁共振专用患者转运平床和轮椅。

（五）导引方式

常用的导引方式为常规磁共振导引、磁共振透视导引及光学导航系统辅助磁共振成像导引，具体参照第一章第一节"二、磁共振导航技术的特点"。

（六）快速序列选择

1. 参照第一章第三节"二、磁共振介入扫描序列"。

2. 术中及术后即刻进行 FFE-T_2WI 或 FSE-T_2WI 序列成像来快速了解是否有急性再出血情况。

（七）操作步骤

1. 患者体位　根据术前影像学及术中预扫描所见，确定体位，首先进行 5～7 层的标准体位和方向扫描，如横轴位、矢状位或冠状位等，明确病变与周围组织的关系，可灵活选择仰卧位、俯卧位或侧卧位，侧卧位时可应用真空垫辅助固定体位。体位选择要使患者采用尽可能舒服的姿势，并固定好头部，防止钻孔时头部滑动造成损伤。

2. 体表定位　将鱼肝油胶囊矩阵固定于颅脑相应位置，应用横轴位及矢状位或冠状位两个交互垂直的平面进行扫描，以确定进针点、进针角度并测量进针深度，使用标记笔在相应的鱼肝油胶囊处进行标记。

3. 穿刺引流流程　将扫描床退出磁体，常规消毒、铺巾，以 2% 的利多卡因逐层麻醉至帽状腱膜（部分特殊患者可行全身麻醉）。

（1）局麻 5～10min，水肿样皮丘吸收后固定头颅，采用外科骨钻钻取适当直径的颅孔（通常直径为 2～4mm）。若所用外科骨钻是非磁共振兼容性器械，切记钻孔前需将扫描床移出至磁场 5 高斯线外或使机器处于去磁状态（适用于常导型磁共振设备）。

（2）钻颅骨孔成功后，重新定位，静脉注射磁共振对比剂 10～20ml，通过实时 MRI 或器械追踪系统导引来调节导引套针的入路、方向和深度，确认穿刺针的位置与穿刺路径及其与血肿的空间关系，实时观察扫描图像，逐渐进针，采用分步进针法进行穿刺，初次进针深度至硬脑膜外，行磁共振两个交互垂直方位扫描,如进针方向有偏差,则通过调整使方向正确后进针至病灶,前端位于血肿内 1/3～1/2 处。

(3)拔出针芯,用 5ml 或 10ml 空针行负压缓慢抽吸,若遇有血凝块堵塞空针时,可将空针撤出,将堵塞块清除后抽吸;但有较大血凝块不能吸除时,可注入尿激酶 1 万 U,待次日或隔日再吸除。可根据术中磁共振扫描图像所显示的残余血肿情况,选择继续抽吸或停止。

(4)磁共振图像显示血肿清除彻底又无再出血时,则可撤除穿刺针并对穿刺点局部加压包扎。

(5)再次出血,利用导丝导引(0.038 inch),放置一引流管(5～8F),并固定于头皮上,严密观察,同时做好各种处理办法的准备工作,以便针对病情的变化,选择可行的处理办法,如再吸除等。出血不止时,请神经外科会诊,开颅清除血肿及止血的手术方法。

(6)相邻的两个血肿的穿刺引流,当用一个方向的穿刺不能全部吸除多个血肿时,清除一个血肿后,将穿刺针退回至颅骨钻孔处,再次利用光学导航系统标定另一血肿后进行穿刺抽吸。切勿将穿刺针在颅内做横向移动,损伤脑组织和血管。

4. 术后即刻磁共振扫描 选用 FSE-T_2WI 扫描,了解是否继续脑出血及功能区损伤等情况。

(八)术后处理

1. 血肿穿刺抽吸术后,穿刺点用无菌纱布局部加压包扎,无需其他特殊处理,但要严密观察术后生命体征的变化。

2. 绝对卧床休息 48～72h,降颅压治疗(快速静脉滴注甘露醇 125ml,1～2 次/d 或联合静推呋塞米 20mg,1～2 次/d)。

3. 术后肌内注射 1kU 血凝酶,防止脑出血发生。

4. 术后再出血者,应及时复查,请神经外科协诊或开颅手术清除血肿。

(九)典型病例

女性患者,42 岁,右放射冠区急性期脑出血 5d,磁共振导引下置管引流,术后 3 个月复查,如图 3-2-1 所示。

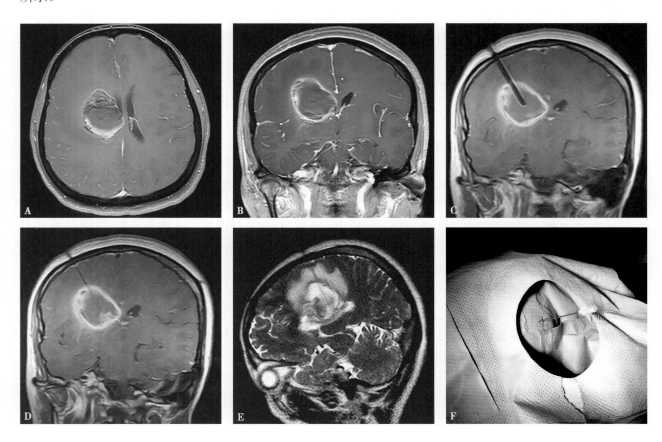

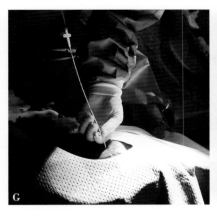
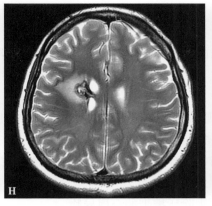
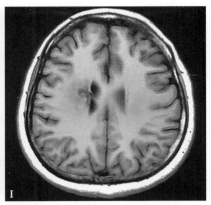

图 3-2-1　磁共振导引脑血肿置管引流

A、B. 高场强磁共振轴位与冠状位增强 FSE-T_1WI 清晰显示右侧周边高信号中心低信号亚急性期脑血肿；C. 在 1.0T 开放式磁共振透视导引下将磁共振兼容性钝头穿刺针准确穿刺至血肿腔内；D、E. 经穿刺针外鞘植入引流管，行磁共振扫描，显示低信号的引流管位置理想；F. 植入穿刺针；G. 植入引流管；H、I. 血肿引流后 3 个月复查，显示血肿吸收。

（刘　冰　王立刚　李成利）

第三节　良性囊肿固化术

一、磁共振导引肝囊肿固化术

肝囊肿是一种比较常见的良性肝疾病，根据发病原因不同，可将其分为非寄生虫性肝囊肿和寄生虫性肝囊肿两种。此节讨论的肝囊肿固化术主要是针对非寄生虫性肝囊肿。非寄生虫性肝囊肿又分为先天性和后天性（如创伤性、炎症性和肿瘤性囊肿）两种。通常所称的肝囊肿就是指先天性肝囊肿，先天性肝囊肿起源于肝内迷走的胆管，或因肝内胆管和淋巴管在胚胎期的发育障碍所致。

通过超声、CT 或磁共振检查，一般可以明确肝囊肿的诊断。小的囊肿而又无症状者无需特殊处理，而大的或处于特殊部位的囊肿，则可压迫邻近脏器，产生相应症状，如上腹部不适、恶心、黄疸、肝功能损伤、心慌、心律不齐等，应予以治疗，尤其当其有出血、感染至囊肿短期迅速增大或张力高有破裂的危险时更有必要进行治疗。

肝囊肿治疗方法包括囊肿穿刺抽液术、囊肿开窗术、囊肿引流术或囊肿切除术等，而经皮穿刺医用无水乙醇固化治疗是经典的、有效的治疗方法，应用广泛。

（一）适应证

1. 肝囊肿巨大或多囊肝，影响肝功能。

2. 肝囊肿伴感染或出血等，体积急剧增大。

3. 有明显的腹胀、腹痛、恶心等临床表现。

（二）禁忌证

1. 神志不清或精神障碍者；年老体弱无法进行呼吸配合者。

2. 有凝血功能障碍及出血倾向者，如术前 1 周内血常规检查血红蛋白 $<70g/L$、血小板 $<50×10^9/L$ 和不能纠正的凝血功能障碍者（凝血酶原时间 $>18s$，凝血酶原活度 $<40\%$），以及服用抗凝药物者。

3. 穿刺路径存在皮肤及皮下软组织感染或菌血症等全身性感染未得到控制者。

4．乙醇或局麻药过敏。

5．包虫性肝囊肿。

6．磁共振检查禁忌者，如眼球内金属异物、植入心脏起搏器或人工耳蜗等。

（三）术前准备

1．常规准备

（1）完善实验室检查（如血常规、凝血功能、病毒五项指标、HIV、肝肾功能等）及心电图检查：对于有其他基础疾病患者，应补充相关检查。

（2）术前1周内禁止应用具有抗凝作用的药物，如服用华法林抗凝药物患者需要术前停药，直至凝血指标正常。

（3）术前少量饮食，排空膀胱，去除所携带的金属异物。

（4）建立静脉通道。

（5）患者及家属（受委托人）签署知情同意书。

2．影像资料准备

（1）术前1周内行强化CT或者强化磁共振等影像学检查，除外其他病变可能。

（2）明确病变最新进展，设定进针路线。

（四）设备与器械

1．磁共振扫描仪，参照第一章第二节"二、磁共振介入系统的硬件设备要求"。

2．同轴穿刺活检系统，参照第一章第五节"一、磁共振兼容性介入手术器械装置及相关因素"。

3．介入专用线圈。柔性多功能表面线圈或体部磁共振介入专用线圈。

4．心电监护系统。磁共振兼容性心电监护仪。

5．磁共振专用患者转运平床和轮椅。

（五）导引方式

常用的导引方式为常规磁共振导引、磁共振透视导引及光学导航系统辅助磁共振成像导引，具体参照第一章第一节"二、磁共振导航技术的特点"。

（六）快速序列选择

参照第一章第三节"二、磁共振介入扫描序列"。

（七）操作步骤

1．患者体位　根据术前影像学显示病变的位置，设定进针路径，确定患者的体位。可灵活选用仰卧位、俯卧位或者侧卧位。肝右叶病变多选择仰卧位右侧肋间进针，肝左叶病变多选用仰卧位腹侧进针。

2．体表定位　体表定位可采用自由手技术或鱼肝油胶囊矩阵定位。自由手定位是指医师将自己示指置于体表，进行快速类实时扫描，不断移动示指的位置，在扫描图像上同时显示手指和病变，在横轴位及冠状位确定好进针路径，从而确定体表进针点。鱼肝油胶囊矩阵定位是指将鱼肝油胶囊矩阵置于体表横向鱼肝油排列与磁共振定位激光红外线一致，应用横轴位及冠状位或者矢状位两个交互垂直的平面进行扫描，以确定进针点、进针角度并测量进针深度，使用标记笔在相应的鱼肝油胶囊处进行标记。

3．穿刺　通过实时MRI或器械追踪系统导引来调整穿刺针的入路、方向和深度，确认穿刺针的位置与穿刺路径及其与囊肿的空间关系，实时观察扫描图像，逐渐进针，沿穿刺针路径行磁共振两个交互垂直方位扫描，如进针方向有偏差，则通过调整使方向正确后进针至病灶，前端位于囊肿内1/3～1/2处。

4．引流　拔出针芯，用5ml或10ml空针行负压缓慢抽吸，可根据术中磁共振扫描图像所显示的残余囊液情况，选择继续抽吸或停止。巨大囊肿可利用导丝导引（0.038 inch），放置一引流管（6～8F），并固定于体表。

5. 囊壁固化　抽尽囊液后，囊内注射无水乙醇硬化囊壁。无水乙醇一般用量为抽出和引流囊液的1/4，反复冲洗总用量超过 100ml 时，应酌减或分次治疗。硬化剂在囊内留置 5～10min 后抽出，可再次留置少量硬化剂保留治疗。

6. 术毕拔针

（八）注意事项

1. 预扫描后设计进针路径时，应注意避开肋骨、胃、胆囊等结构。

2. 穿刺针后方接引流管可防止空气进入囊腔，保证 MRI 清晰显示低信号的针尖，且针尖不易脱出囊腔，而且阻止气体进入可以使囊液抽吸彻底，硬化剂与囊壁内膜的接触充分。

3. 注射无水乙醇时，若出现阻挡感、磁共振扫描未见囊腔重现、患者疼痛明显，则提示针尖脱出，应立即停止注射。

4. 肝包膜下囊肿或靠近肝包膜的囊肿，穿刺路径设计应经过部分正常肝组织。

5. 肝脏近膈顶的囊肿，应利用磁共振透视技术（多方位成像）及光学系统的虚拟针技术的优势，自肋膈角下方进针，尽可能避免穿刺针经过肋膈角。

6. 连续扫描观察抽液过程，调节针尖位置，使之始终位于囊腔中央。

7. 术中扫描时应要求患者进行呼吸配合，每次憋气时相与幅度一致。

8. 多发性肝囊肿或多囊肝患者，优先处理体积较大的囊肿。

9. 穿刺点应选择较低的位置，利于充分引流。

10. 留置无水乙醇后，通过变动体位，无水乙醇能够与囊壁上皮组织充分接触。

（九）并发症的预防和处理

1. 乙醇过敏症状　部分患者术后出现面色潮红、头晕、脉搏加速等乙醇过敏症状，症状明显者可静脉推注 50% 的高渗糖 50ml，并补充足量的液体。

2. 腹痛　少数患者术中、术后可出现，多为乙醇外渗刺激腹膜引起的，必要时给予镇痛处理。

（十）典型病例

女性患者，58 岁，查体发现多发肝囊肿。术中磁共振 TFE-T_1 序列扫描显示肝左叶囊性病灶，占位效应明显，行肝囊肿固化术，如图 3-3-1 所示。

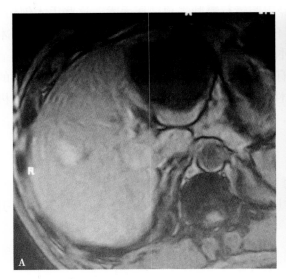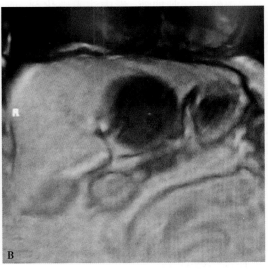

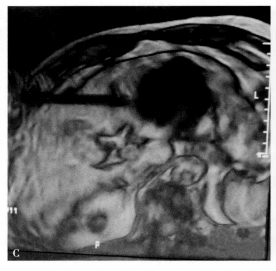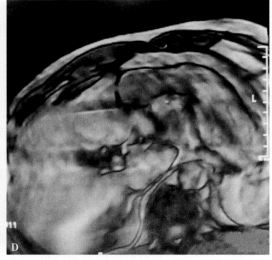

图 3-3-1　磁共振导引肝囊肿固化术

A. 磁共振 TFE-T_1 显示肝左叶囊肿；B. T_1 冠状位图像显示肝左叶囊肿位置；C. 术中以 18G 磁共振兼容性穿刺针准确穿刺至囊肿病灶内；D. 囊液抽吸完毕后注入无水乙醇硬化治疗，TFE-T_2WI 扫描横轴位图像显示囊肿明显缩小，囊腔内保留少量无水乙醇。

二、磁共振导引肾囊肿固化术

肾囊肿一般指单纯肾囊肿，临床多见，好发于老年人，其大小、数目和部位不等。单纯的肾囊肿是肾脏的良性病变，对于小的肾囊肿，无症状时不需要做任何治疗，但要定期复查，观察囊肿是否继续增大。无症状者应经常进行尿液检查，包括尿常规、尿培养，每半年至 1 年进行一次肾功能检查，包括内生肌酐清除率等。肾囊肿可随年龄的增长而增大，囊肿达到一定体积以上（最大径＞5cm 时）可能引起患侧腰部胀痛、不适，较大囊肿长期压迫肾脏，还可造成肾脏不可逆的损害，如合并感染引起脓肿等，现在认为囊肿最大径＞5cm 时需接受干预治疗。

目前常用经皮穿刺抽液、囊内注入硬化剂，或经腹腔镜行囊肿去顶减压手术。这些手术创伤小，对患者干扰轻，术后效果较好，一般情况下，术后囊肿不会再继续增大，患者有一些轻度合并症时手术不受影响，如高血脂和已经控制的糖尿病不会影响肾囊肿的疗效。

影像导引囊液抽吸并注射硬化剂治疗肾囊肿，有效率近 100%，治愈率为 70%～100%。常用的硬化剂为无水乙醇，高浓度乙醇可使蛋白质很快凝固变性，乙醇弥散蛋白性内膜通透性反而下降，对机体及周围组织无明显不良影响。治疗时应尽量抽尽囊液，以防稀释注入无水乙醇浓度。

（一）适应证

1. 最大径＞大于 5cm 的肾囊肿。

2. 有症状的肾囊肿，如肾囊肿合并出现血尿、肾盂积水或腰背酸痛。

3. 压迫周围脏器引起继发性合并症，如肾囊肿压迫肾动脉引起继发性高血压或压迫输尿管引发肾积水。

4. 年老体弱不宜手术治疗者。

5. 囊肿合并感染者。

（二）禁忌证

1. 有凝血功能障碍及出血倾向者，如术前 1 周内血常规检查血红蛋白＜70g/L、血小板＜50×10^9/L 和不能纠正的凝血功能障碍者（凝血酶原时间＞18s，凝血酶原活度＜40%），以及服用抗凝药物者。

2. 乙醇、局部麻醉药物过敏者。

3. 某些先天性囊肿或病变，如重复肾输尿管异位开口并肾积水；囊肿与肾盂、输尿管相通者，如肾盂源性囊肿和钙乳症肾囊肿往往与肾盂、肾相通。

4. 病变性质不明者。

5. 出现严重尿毒症，以及全身衰竭情况者。

6. 严重心、肺、肝、肾功能不全者。

7. 磁共振检查禁忌者，如眼球内金属异物、植入心脏起搏器或人工耳蜗等。

（三）术前准备

常规准备如下：

（1）完善实验室检查（如血常规、凝血功能、病毒五项指标、HIV、肝肾功能等）及心电图检查，对于有其他基础疾病患者，应补充相关检查。

（2）术前1周行肾脏强化CT或者强化磁共振等影像学检查，明确病变最新进展，设定进针路线。

（3）术前1周内禁止应用具有抗凝作用的药物，如服用华法林抗凝药物患者需要术前停药，直至凝血指标正常。

（4）术前少许饮食，排空膀胱，去除所携带的金属异物。

（5）建立静脉通道。

（6）患者及家属（受委托人）签署知情同意书。

（四）设备与器械

设备参照第一章第二节"二、磁共振介入系统的硬件设备要求"。

器械参照第一章第五节"一、磁共振兼容性介入手术器械装置及相关因素"。

（五）导引方式

常用的导引方式为常规磁共振导引、磁共振透视导引及光学导航系统辅助磁共振成像导引，具体参照第一章第一节"二、磁共振导航技术的特点"。

（六）快速序列选择

参照第一章第三节"二、磁共振介入扫描序列"。

（七）操作步骤

1. 患者体位　选用俯卧位或者侧卧位；根据术前影像学显示病变的位置，设定进针路径。

2. 体表定位　体表定位可采用自由手技术或鱼肝油胶囊矩阵定位。

（1）自由手定位是指将操作者示指置于患者体表，进行快速类实时扫描，不断移动示指的位置，在扫描图像上同时显示手指和病变，在横轴位及冠状位确定好进针路径，从而确定体表进针点。

（2）鱼肝油胶囊矩阵定位是指将鱼肝油胶囊矩阵置于体表，使横向鱼肝油排列与磁共振定位激光红外线一致，应用横轴位及冠状位或者矢状位两个交互垂直的平面进行扫描，以确定进针点、进针角度并测量进针深度，使用标记笔在相应的鱼肝油胶囊处进行标记。

3. 穿刺　通过实时MRI或器械追踪系统导引来调整穿刺的入路、方向和深度，确认穿刺针的位置与穿刺路径及其与囊肿的空间关系，实时观察扫描图像，逐渐进针，行磁共振两个交互垂直方位扫描，如进针方向有偏差，则通过调整使方向正确后进针至病灶，前端位于囊肿内 1/3～1/2 处。

4. 引流　拔出针芯，用5ml或10ml空针行负压缓慢抽吸，可根据术中磁共振扫描图像所显示的残余囊液情况，选择继续抽吸或停止。巨大囊肿可利用导丝导引（0.038 inch），放置一引流管（6～8F），并固定于体表。

5. 囊壁固化　抽尽囊液后，囊内注射无水乙醇硬化囊壁。无水乙醇一般用量为抽出和引流囊液的 1/4，反复冲洗总用量超过 100ml 时，应酌减或分次治疗。硬化剂在囊内留置 5～10min 后抽出，可再次留置少量硬化剂保留治疗。

（八）注意事项

1. 预扫描后设计进针路径时,应注意避开肋骨、肠道、输尿管等结构。

2. 穿刺针后方接引流管可防止空气进入囊腔,保证 MRI 清晰显示低信号的针尖,且针尖不易脱出囊腔。而且阻止气体进入可以使囊液抽吸更彻底,使硬化剂与囊壁内膜的接触更充分。

3. 注射无水乙醇时,若出现阻挡感、磁共振扫描未见囊腔重现、患者疼痛明显,则提示针尖脱出,应立即停止注射。

4. 无水乙醇一般用量为抽出和引流囊液的 1/4,注射量超过 100ml 时,应酌减或分次治疗。硬化剂在囊内留置 5～10min 后抽出,可再次留置少量硬化剂保留治疗。

5. 肾被膜下囊肿或靠近肾盂、肾门的囊肿,穿刺路径设计应经过部分正常肾组织。

6. 连续扫描观察抽液过程,调节针尖位置,使之始终位于囊腔中央。

7. 术中扫描时应要求患者进行呼吸配合,每次憋气时幅度一致。

8. 多发性肾囊肿或多囊肾患者,优先处理体积较大的囊肿。

9. 穿刺点应选择较低的位置,以利于充分引流。

10. 留置无水乙醇后,变动体位使无水乙醇能够与囊壁上皮组织充分接触。

（九）术后处理

1. 一般处理

（1）术后观察 24h 以上,如无不良反应,可回家休息。

（2）72h 内禁止剧烈活动,并每日检查尿常规 1 次,较重血尿者应卧床休息。

（3）穿刺针经过集合系统、肾实质者,卧床休息 48～72h。

2. 并发症的预防和处理

（1）常见并发症:一过性腰痛、光镜下血尿、发热等,多自行消失,不需要处理;严重并发症如大出血、肾损伤、周围肾脏损伤罕见,必要时请外科处理。

（2）乙醇过敏:部分患者术后出现面色潮红、头晕、脉搏加速等乙醇过敏症状,症状明显者可静脉推注 50% 的高渗糖 50ml,并补充足量的液体。

（3）腹痛:少数患者术中、术后可出现,多为乙醇外渗刺激肾被膜与腹膜引起的,必要时给予镇痛处理。

（十）典型病例

男性患者,81 岁,腰部酸胀不适,查体发现左肾囊肿,行囊肿固化术,如图 3-3-2 所示。

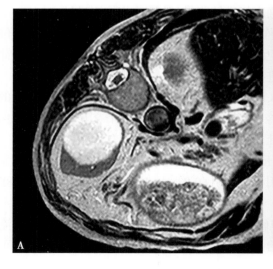
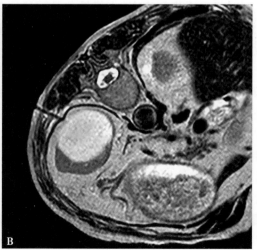

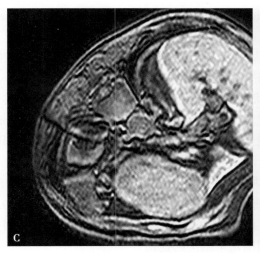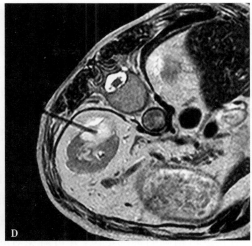

图 3-3-2　磁共振导引下左肾囊肿固化术

A. 术前 FSE-T$_2$WI 序列可清晰显示左肾上极囊肿及与邻近结构的关系,肾皮质受压变薄; B. 术中在磁共振导引下将穿刺针成功穿刺入靶点部位,将囊液抽出,于腔内注射无水乙醇; C. 囊液抽吸后行 THRIVE 序列扫描显示囊腔大小; D. FSE-T$_2$WI 扫描显示囊腔内保留无水乙醇。

(何祥萌　朱丽平　宋冬梅　李成利)

第四节　周围神经节阻滞术

神经节是由神经细胞聚集而形成的结节状结构,交感神经节是由交感神经细胞所形成的。由分别具有输出和传入功能的交感神经细胞所构成的交感神经干,沿脊髓左右两侧纵向而行,贯穿颅骨至骶尾部。在整个长度的交感神经干上,分布着多个由交感神经细胞聚集而形成的略显膨大的突出部分,这些分布在不同部位上的交感神经细胞群,可统称为交感神经节或椎旁神经。根据不同神经节的位置和特性,各有其命名,疼痛感受主要与受累的支配神经有关,通过麻痹或坏死神经节让其丧失感受疼痛的能力,从而缓解剧痛,即为神经节阻滞术。

一、星状神经节阻滞术

交感神经系统的重要功能之一是保证人体在受到外界强烈刺激或紧张状态下能够迅速产生应急反应,交感神经干是传递交感神经信息的重要细胞结构。交感神经系统的功能不受人体主观意识的控制,而是主动、有序地调整人体各种组织器官的不同功能状态。与疾病治疗密切相关的星状神经节就属于交感神经节,是人体交感神经系统的组成部分。

(一)星状神经节阻滞术的现状及进展

1. 星状神经节解剖　大约 80% 的星状神经节是由颈下神经节和第 1 胸神经节融合而成,有些人的第 2、3 胸神经节也融合入星状神经节。星状神经节为多角形,与脊髓长轴平行,体积约为 25mm×1mm×0.5mm,明显大于腰部和骶尾部的交感神经节。星状神经节也称颈下神经节或颈胸神经节,位于人体颈部,在脊柱两侧的斜前方,横向水平位置相当于第 7 颈椎和第 1 肋骨之间,与颈中神经节借数条节间支环包椎动脉的起始段。星状神经节最常见的形态为星形,其次为椭圆形、哑铃形、扁平形。星状神经节内侧为颈长肌;外侧为前斜角肌及膈神经;前方为颈动脉鞘;下前方为锁骨下动脉第 1 段、椎动脉起始部、肺尖和胸膜顶;其深面为第 8 颈神经的前支;后内侧为椎间孔;后外侧为肋颈干。星状神经节的下端是胸膜顶部,上方有锁骨动脉通过,后面有颈动脉,锁骨下动脉和从椎孔发出的椎动脉根。星状神经节毗邻多个颈部和胸腔上部的某些器官，也包括了一些重要的大血管和神经，如气管、食管、甲状腺、甲状腺下动脉、喉返神经和臂丛神经等。

2. 星状神经节功能支配　星状神经节发出的节后神经，除了连接第7、8颈神经和第1胸神经外，也发出分支绕行锁骨下动脉、腋动脉、椎动脉，并上行进入颅腔，通过基底动脉，至大脑后动脉。星状神经节还发出心下神经，分布于下方胸腔内的心脏。星状神经节掌控其节后神经分布的区域，主要对包括头颈部、上肢及心脏等器官的功能进行调节，并开启应急反应。鉴于星状神经节（stellate ganglion，SG）解剖位置的特殊性，邻近器官结构复杂，在操作中可能会出现声音嘶哑、气胸、硬膜外阻滞、蛛网膜下隙阻滞、食管损伤、血管损伤等严重并发症。

颈段及上胸段交感节前神经纤维，星状神经节内交换神经元后发出节后神经纤维支配头面、颈项、上肢及胸内的心脏等多个器官组织。星状神经节前后径、上下径、左右径分别为：(13.86 ± 0.32) mm、(6.84 ± 0.42) mm、(3.78 ± 0.28) mm，高分辨力薄层磁共振扫描能显示星状神经节；多数情况，根据固定的解剖位置可对其进行精确的解剖定位，并可避免对周围正常结构的损伤。

3. 星状神经节阻滞术的临床应用　星状神经节阻滞是一种适应证广泛、治疗效果确切的疼痛治疗方法，在颈、胸、头面部疼痛的治疗中有着广泛的应用。星状神经节具有交感神经的生理功能：①增强心肌收缩力；②增加心率；③收缩冠状血管；④扩张支气管；⑤增加腺体分泌；⑥扩瞳；⑦松弛睫状肌；⑧促进肾上腺髓质激素分泌；⑨促进肝糖原分解，使血糖升高；⑩增加红细胞等。

星状神经节阻滞术由于阻滞部位的节前和节后神经纤维功能受到抑制，分布区内的交感神经纤维支配的心血管运动、腺体分泌、肌肉紧张、支气管收缩及痛觉传导也受到抑制，这些外周作用一直被用来治疗头、颈、上肢、肩、心脏和肺部的一些疾病。近年来对星状神经节阻滞机制的研究进一步深入，结果表明，除以上外周作用外，星状神经节阻滞还通过下丘脑机制对机体的自主神经系统、内分泌系统和免疫系统的功能具有调节作用，从而有助于维持机体内环境的稳定，星状神经节阻滞已广泛地应用于许多自主神经功能失调性疾病的治疗。

目前，临床常用的影像导引学检查如CT、超声等一般不能显示星状神经节全貌，根据其固定的解剖位置进行精确的解剖定位，导引穿刺并可避免对周围正常结构的损伤。

（二）磁共振导引星状神经节阻滞术

1.5T或3.0T磁共振由于具有高分辨力及薄层扫描能力，可以显示星状神经节影像解剖结构与空间定位，磁共振导引精准穿刺并可避免对周围正常结构的损伤。

1. 适应证

（1）头面部偏头痛、紧张性头痛、丛集性头痛、脑血管疾病（如脑血管痉挛、栓塞及脑外伤后遗症等）、视网膜血管栓塞、视神经炎、角膜溃疡、青光眼、面神经麻痹、不典型面神经痛、三叉神经痛、带状疱疹后神经痛、颞下颌关节综合征、咀嚼肌痉挛、突发性耳聋、过敏性鼻炎、萎缩性鼻炎、鼻窦炎、耳鸣等。

（2）颈肩、上肢疾患颈椎病、肩周炎、胸廓出口综合征、上肢血管性疾病、臂丛神经病变、带状疱疹后神经痛、乳房切除后综合征等。

（3）呼吸循环系统疾患哮喘、支气管炎、肺水肿、心绞痛、神经官能症等。

（4）妇科疾患痛经、更年期综合征、经前期紧张症、子宫或卵巢切除术后自主神经功能紊乱、女性不孕症等。

（5）消化、泌尿系疾病：过敏性结肠炎、溃疡性结肠炎、胃肠功能紊乱、阳痿、神经性尿频、男性不育症等。

（6）全身性疾病不定陈述、反射性交感神经萎缩症、原发性高血压、原发性低血压、体位性低血压、甲状腺功能亢进、甲状腺功能低下、皮肤瘙痒、慢性疲劳综合征、失眠、多汗症、冻伤等。

2. 禁忌证

（1）对侧气胸。

（2）近期心肌梗死患者。

（3）未经治疗的心脏传导阻滞、青光眼患者。

（4）术前1周内血常规检查血红蛋白<70g/L、有严重出血倾向、血小板<50×10⁹/L和不能纠正的凝血功能障碍者（凝血酶原时间>18s,凝血酶原活度<40%），及服用抗凝药物者。

（5）严重恶病质、严重高血压未控制者、心肺功能不全不能耐受本项穿刺操作术者；急性感染或慢性感染急性期。

（6）安装心脏起搏器等磁共振检查禁忌及意识不清不能配合者；术中不能合作者（不能控制的咳嗽、幽闭恐惧症患者）。

（7）其他磁共振检查和介入治疗一般禁忌证。

3. 术前准备

（1）完善实验室检查（血常规、凝血、病毒、肝肾功能等）及心电图检查,对于有其他基础疾病患者,应补充相关检查。

（2）术前1周内行颈部星状神经节周围强化磁共振等影像学检查,了解病变最新进展,明确星状神经结与周围大血管的关系,设定进针路线。

（3）术前1周内禁止应用具有抗凝作用的药物,如服用华法林抗凝药物患者需要术前停药,直至凝血指标正常。

（4）术前少许饮食,排空膀胱,去除所携带的金属异物。

（5）建立静脉通道。

（6）镇痛混悬阻滞液制备:0.9%氯化钠溶液5ml,2%利多卡因5ml,维生素B₆ 200mg,甲钴胺1mg,复方倍他米松注射液3.5mg。

（7）患者及家属（受委托人）签署知情同意书。

4. 设备与器械

（1）磁共振扫描仪:参照第一章第二节"二、磁共振介入系统的硬件设备要求"。

（2）同轴穿刺活检系统:参照第一章第五节"一、磁共振兼容性介入手术器械装置及相关因素"。

（3）介入专用线圈:柔性多功能表面线圈或颈部磁共振介入线圈。

（4）心电监护系统:磁共振兼容性心电监护仪。

（5）磁共振专用患者转运平床和轮椅。

5. 导引方式　常用的导引方式为常规磁共振导引、磁共振透视导引及光学导航系统辅助磁共振成像导引,具体参照第一章第一节"二、磁共振导航技术的特点"。

6. 快速序列选择　参照第一章第三节"二、磁共振介入扫描序列"。

7. 操作步骤

（1）患者体位:根据术前影像学显示病变的位置,设定进针路径,确定患者的体位。患者仰卧位,颈部下垫薄枕,稍伸展颈部,让患者轻轻张口,以消除肌紧张。用左手示指和中指在胸锁乳突肌内侧缘把颈动脉挤向外侧,中指可触及C₆横突的前结节,体表穿刺点一般选择在C₆横突的前结节下方1.5cm处。

（2）体表定位:体表定位可采用自由手技术定位或鱼肝油胶囊矩阵定位。自由手定位是指将示指置于体表,进行快速类实时扫描,不断移动示指的位置,在扫描图像上同时显示手指和病变,在横轴位及冠状位确定好进针路径,从而确定体表进针点。鱼肝油胶囊矩阵定位是指将鱼肝油胶囊矩阵置于体表,应用横轴位及冠状位或者矢状位两个交互垂直的平面进行扫描,以确定进针点、进针角度并测量进针深度,使用标记笔在相应的鱼肝油胶囊处进行标记。

（3）穿刺:通过实时MRI或器械追踪系统导引来调节导引套针的入路、方向和深度,磁兼容性穿刺针（直径21~23G,长度10cm）在经环状软骨外侧、胸锁乳突肌内侧缘穿刺,将针头垂直刺入,确认穿刺针的位置与穿刺路径及其与星状神经节的空间关系,实时观察扫描图像,避开流空血管,逐渐进针；磁共振两个交互垂直方位扫描,如进针方向有偏差,调整方向后进针至靶区,所经层次由浅入深依次为:皮肤、浅筋膜、颈深筋膜浅层、舌骨下肌群、气管前筋膜、椎前筋膜,抵达椎前筋膜时可有阻力感,再稍进针1~2cm便穿过椎前筋膜到达椎前间隙。

(4)阻滞治疗:磁共振扫描确定针尖位置准确无误,抽吸无血、无脑积液后缓慢注射镇痛混悬液 2ml。

(5)星状神经节阻滞成功的标志:阻滞侧出现 Horner 综合征,表现为瞳孔缩小、眼球下陷、鼻塞及结膜充血、面部无汗等。

8. 注意事项

(1)正确选择进针点:经气管旁入路避开血管垂直进针,这是防止并发症发生的关键。

(2)穿刺针不宜向外下倾斜,避免损伤外下方的胸膜顶而产生气胸。

(3)穿刺时一定要回抽无血方可注药,以防麻醉药直接注入血管内。

(4)食管和喉返神经位于星状神经节内侧,尤其是左侧星状神经节与两者更为接近,故行左侧星状神经节阻滞时穿刺针不能过分向内侧倾斜,以防损伤食管和喉返神经阻滞造成声音嘶哑等症状。

(5)双侧星状神经节阻滞可造成呼吸抑制、喉反射消失或严重低血压等,严禁同时行双侧星状神经节阻滞,交替阻滞需间隔 5h 以上。

9. 术后处理

(1)一般处理:①穿刺部位包扎,卧床休息 24h;②常规神经系统检查,确定有无周围神经损伤及其他并发症发生;③严密观察患者生命体征,如血压、心率、呼吸等。

(2)并发症及处理:操作是在磁共振实时导引与监控下进行,术中使用细穿刺针,并发症很少发生且一般症状轻微不需特殊处理。

可能出现的情况主要有:①气胸,穿刺时注意针尖不宜向下倾斜,以免刺入胸膜顶产生气胸,右侧星状神经节与胸膜顶接近,阻滞时容易引起气胸,左侧的胸膜顶约低 2cm,较少发生气胸。少量气胸无需特殊处理,可在 1~2 周内自行吸收,大量气胸可行胸膜腔穿刺抽气或闭式胸腔引流,促使肺脏尽早膨胀,并使用抗生素预防感染;②出血或药物注入血管内,肋颈干、胸廓内动脉、甲状腺下动脉、颈总动脉、颈内静脉、头臂静脉、椎动脉、椎静脉等,均在星状神经节的前侧附近,阻滞时要回抽无血,方可注射药物;③膈神经麻痹,穿刺时针头偏外超过环状软骨弓外侧缘 15mm 可阻滞膈神经,引起膈神经麻痹;④右淋巴导管和胸导管损伤,淋巴导管(右侧)或胸导管(左侧),均位于星状神经节的前侧附近,穿刺时应小心误伤此结构;⑤喉返神经被阻滞而致声音嘶哑,左、右喉返神经入喉前都经过环甲关节后方,故甲状软骨下角可作为寻找喉返神经的标志,喉返神经位于星状神经的内侧,因此在行星状神经节阻滞时应注意这一结构;⑥穿刺过深,向内侧过度倾斜,穿刺针可经椎间孔误入蛛网膜下隙或硬膜外阻滞,甚至损伤脊髓,穿刺时回抽无脑脊液方可注药;⑦食管被刺伤甚至撕裂,食管在环状软骨下缘平面续咽,星状神经节的内侧为食管,穿刺时应注意不要误伤食管。

二、脊神经根阻滞术

神经丛阻滞是指将消炎镇痛混悬液和皮质类固醇激素注入颈丛、臂丛及腰骶丛的硬膜外间隙,透过脊神经根处硬膜暂时性地阻断脊神经根的神经传导。脊柱旁神经分布十分丰富,解剖结构复杂,功能重要。椎旁神经阻滞在颈、腰部及上下肢慢性疼痛的诊断和治疗中以及其他原因引起的疼痛的治疗中有着十分重要的意义。

(一)脊神经的典型分支

脊神经干很短,出椎间孔后即分为 4 支:粗大的前支和细小的后支以及脊膜支、交通支。

1. 脊膜支经椎间孔返回椎管分布于脊髓被膜和脊柱韧带。

2. 交通支有灰、白之分,连于脊神经与交感干之间。

3. 后支向后走行，呈节段性分布于枕、项、背、腰和骶部的肌肉与皮肤及其上的汗腺、竖毛肌和血管平滑肌。

4. 除 12 对胸神经前支保持明显节段性直接分布于躯干外，其余脊神经前支都先彼此交织成神经丛，由丛再分支至相应的区域。第 1～11 对胸神经前支位于各自肋间隙中，称肋间神经，第 12 对称肋下神经。脊神经前支形成的丛有颈丛、臂丛、腰丛和骶丛等。脊神经前、后支均含有 4 种纤维成分，因此脊神经前、后根的损伤和前、后支损伤后的结果是完全不同的。

（二）脊神经的节段性分布

脊神经感觉支在皮肤的节段性分布，称为皮节。躯干的皮节分布区比四肢的典型，如脊神经的 T_2 相当于胸骨角平面，T_4 相当于乳头平面，T_6 相当于剑突平面，T_8 相当于肋弓平面，T_{10} 相当于脐平面，T_{12} 相当于耻骨联合与脐连线中点平面，L_1 分布于下腹部近腹股沟处。临床上常以上述胸骨角、乳头、剑突和脐等为标志检查感觉障碍的节段，有助于对脊神经或脊髓损伤作定位诊断和腰椎麻醉时判断麻醉的平面。

脊神经在皮肤上的分布是呈羽状重叠的。即每个皮肤节段的神经分布，与它相邻上、下皮肤节段的神经分布有一定程度的重叠，故当一条脊神经受损时，皮肤上的感觉丧失不明显，一般要相邻两条以上脊神经受损，才出现分布区感觉丧失。

1. 颈丛　颈丛由第 1～4 颈神经前支和第 5 颈神经前支一部分构成。位于胸锁乳突肌上部深面、中斜角肌和肩胛提肌前方，其分支主要分布于颈部的肌肉和皮肤。其分出的皮支有耳大神经、枕小神经、颈横神经、锁骨上神经，主要分布于耳周、枕、颈、胸壁和肩部的皮肤；肌支支配颈深肌群、肩胛提肌、舌骨下肌群和膈。膈神经管理膈肌运动、胸膜、心包和膈下腹膜的感觉，右膈神经还分布于肝和肝外胆道等。

2. 臂丛　臂丛由第 5～8 颈神经前支和第 1 胸神经前支的大部分组成。位于斜角肌间隙（由前、中斜角肌和第 1 肋围成）、锁骨后方，在腋腔内围绕腋动脉形成内、外侧束和后束，由束发分支到上肢的肌肉和皮肤。如支配上肢的腋神经、肌皮神经、桡神经、尺神经和正中神经等。

3. 胸神经前支　胸神经前支共 12 对，其中第 1～11 对胸神经前支位于相应的肋间隙中，称肋间神经；第 12 对胸神经前支位于第 12 肋下缘，叫肋下神经。

4. 腰丛　腰丛由第 12 胸神经前支的一部分、第 1～3 腰神经前支和第 4 腰神经前支的大部分组成。位于腰大肌深面、腰椎横突的前方。主要有分布于股内侧区的闭孔神经、股前区的股神经，以及髂腹下、髂腹股沟神经、股外侧皮神经等。

5. 骶丛　骶丛由腰骶干（第 4 腰神经部分前支与第 5 腰神经前支组成）、第 1～5 骶神经和尾神经前支组成。位于盆腔后壁、骶骨和梨状肌前面。其分支有分布于臀部的臀上神经和臀下神经，分布于会阴、肛门和外生殖器的阴部神经及全身最长的坐骨神经等。

（三）磁共振导引脊神经阻滞术

神经根痛是常见病，致残率及治疗费用逐年增加，外科手术创伤性大、并发症多，因而并非是理想的治疗手段。神经根阻滞能有效缓解患者症状，而且属微侵袭性治疗，对一些年龄较大、不宜手术或不愿手术的患者尤为有效。以往大多由医师凭经验进行穿刺，不采用任何成像手段导引，由于医师水平和经验的不同，成功率不一，尤其是一些手术后复发的患者，解剖结构较紊乱，徒手穿刺常出现损伤神经根等并发症。近年来许多医师在 X 射线透视、CT 导引下进行操作，提高了安全性与准确性。介入性磁共振操作出现于 20 世纪 90 年代，它将诊断性 MRI 的所有功能应用于介入或治疗手术中，不但使神经根阻滞多了一种导引手段，而且具有其他导引手段所不可比拟的优势。

1. 适应证
（1）神经根性疼痛的诊断与鉴别诊断。
（2）神经根性疼痛的治疗。

2. 禁忌证
（1）近期心肌梗死患者；未经治疗的心脏传导阻滞、青光眼患者。

（2）术前 1 周内血常规检查血红蛋白＜70g/L、有严重出血倾向、血小板＜50×10⁹/L 和不能纠正的凝血功能障碍者（凝血酶原时间＞18s，凝血酶原活度＜40%），及服用抗凝药物者。

（3）严重恶病质、严重高血压未控制者、心肺功能不全不能耐受本项穿刺操作术者；急性感染或慢性感染急性期。

（4）安装心脏起搏器等磁共振检查禁忌及意识不清不能配合者；术中不能合作者（不能控制的咳嗽、幽闭恐惧症患者）。

（5）其他磁共振检查和介入治疗一般禁忌证。

3. 术前准备　同星状神经节阻滞术。

4. 设备与器械　设备参照第一章第二节"二、磁共振介入系统的硬件设备要求"。器械参照第一章第五节"一、磁共振兼容性介入手术器械装置及相关因素"。

5. 导引方式　常用的导引方式为常规磁共振导引、磁共振透视导引及光学导航系统辅助磁共振成像导引，具体参照第一章第一节"二、磁共振导航技术的特点"。

6. 快速序列选择　参照第一章第三节"二、磁共振介入扫描序列"。

7. 操作步骤

（1）患者体位：根据术前影像学显示病变的位置，设定进针路径，确定患者的体位，取侧卧位，患侧在上，以相对扩展患侧椎间孔。

（2）表面线圈固定：用一种细长的环形多功能介入专用表面线圈环绕在患者的体部，邻近拟穿刺部位。

（3）体表定位：体表定位可采用自由手技术定位或鱼肝油胶囊矩阵定位。自由手定位是指医师将自己示指置于体表，进行快速类实时扫描，不断移动示指的位置，在扫描图像上同时显示手指和病变，在横轴位及冠状位确定好进针路径，从而确定体表进针点。鱼肝油胶囊矩阵定位是指将鱼肝油胶囊矩阵置于体表，横向鱼肝油排列与磁共振定位激光红外线一致，应用横轴位及冠状位或者矢状位两个交互垂直的平面进行扫描，以确定进针点、进针角度并测量进针深度，使用标记笔在相应的鱼肝油胶囊处进行标记。

（4）穿刺：通过实时 MRI 或器械追踪系统导引来调整穿刺针入路、方向和深度，实时观察扫描图像，磁兼容性穿刺针（直径 18～21G，长度 10～15cm）逐渐进针，行磁共振两个交互垂直方位扫描，经穿刺路径的一个平面成像即可明确穿刺路径中有无重要解剖结构存在，如神经、血管等；若进针方向有偏差，则通过调整使方向正确后进针至脊神经病变区。

（5）阻滞治疗：穿刺针到达靶定神经丛，行磁共振扫描确定针尖位置准确无误，抽吸无血和脑脊液后，即可缓慢注入局麻药或阻滞液（颈丛 2～3ml，臂丛 3～5ml，腰骶丛 3～5ml），使相应神经丛阻滞。

（6）注药后观察：保持侧卧位 15～20min，然后改为平卧位；为使药液在肌间沟内充分扩散，注药前、后可加压注入 5ml 空气。术后磁共振扫描（通常采用脂肪抑制的重 T₂WI，快速扫描 EXPRESS 序列成像），清楚显示阻滞液的分布范围。

8. 注意事项

（1）颈神经根与前方的椎动脉紧密相邻，从侧后方途径穿刺更容易损伤椎动脉，建议经侧前方途径。

（2）将阻滞液直接注射入血管内可引起脑卒中或癫痫发作，注药前一定要再次确定针尖的实际位置，并且回抽无血时才可以缓慢注射阻滞液。

（3）为了避免神经根或脊髓损伤，手术操作应在局麻下进行，禁用强镇静或止痛药物，患者保持一定的反应灵敏性。

（4）阻滞液不易注射过多，颈丛 2～3ml，臂丛 3～5ml，腰骶丛 3～5ml，避免阻滞液反流进入硬膜外腔，失去选择性阻滞的意义，同时可避免阻滞液在局部积聚，造成神经根压迫。这在颈神经阻滞时尤其重要，阻滞液反流入椎管可造成颈髓麻醉，引起呼吸中枢麻痹，造成严重并发症。

（5）术前使用视觉模拟评分法（visual analogue scales，VAS）或语言描述评分法来测定和评估疼痛的程度，以便术后观察疗效。

9. 术后处理

（1）一般处理：由于使用较细（19～23G）的穿刺针，术中及术后并发症十分少见。术后并发症的发生率与术者的操作熟练程度有关，文献报道为1%～5.8%，并发症一般都比较轻微，多数无需特殊处理即可自行缓解或消失。①门诊患者术后平卧观察0.5～1h，观察皮肤穿刺部位无活动性出血、阻滞神经支配区无运动感觉障碍后即可让患者回家；②术后可视具体情况，嘱患者口服抗生素3d预防感染。

（2）并发症及处理：①脊髓麻醉：与穿刺不精确和注射阻滞液过多有关，腰髓麻醉一般不需要处理，1～3d后症状自行减轻或消失；颈髓麻醉可造成呼吸抑制，应尽早行气管插管和呼吸支持；②神经损伤：在局麻下操作是避免这类并发症的前提，术中要使患者保持清醒状态，操作要细致；③神经根炎：严格无菌操作是预防该类并发症的关键，一旦发生应尽早选择有效抗生素积极治疗。

10. 典型病例　男性患者，45岁，半月前劳累后出现右侧下肢放射性疼痛，经保守治疗2周，症状无缓解，行脊神经根阻滞术，如图3-4-1所示。

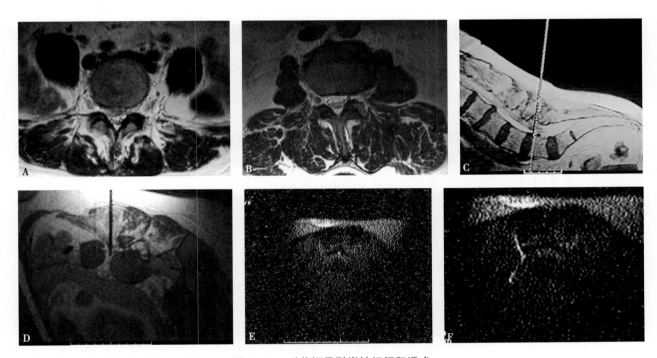

图3-4-1　磁共振导引脊神经根阻滞术

A. 磁共振图像矢状位显示右侧L_5神经根肿胀；B. 横轴位呈T_2WI高信号改变；C、D. 磁共振实时导引22G磁兼容性穿刺针（C）到达右侧L_5神经根附近（D）；E. 当穿刺针到达靶定神经丛时，回吸无血和脑脊液后，即可缓慢注入局麻药或阻滞液3～5ml（腰骶丛）；F. 脂肪抑制的重T_2WI快速扫描显示阻滞液沿脊神经前后支浸润，腰5脊神经阻滞。

三、枕大和枕小神经阻滞术

（一）枕大和枕小神经解剖

1. 枕大神经由C_2神经背支神经纤维组成，少量来源于C_3，穿过枕动脉走行的上项线正下方筋膜，支配后内侧头皮，向前可达头顶部。

2. 枕小神经由C_2和C_3腹支神经纤维组成，沿胸锁乳突肌后缘向上走行，分出皮支支配后外侧头皮及耳廓。

（二）适应证

1. 枕神经痛的诊断和治疗。

2. 枕大、小神经区域手术麻醉。

（三）操作技术

1. 取坐位，颈椎向前弯曲使前额靠在铺有头垫的床沿或椅背，在上项线水平触及枕动脉。

2. 沿枕动脉内侧垂直穿刺，至枕骨外膜，轻微向上方调整针尖位置，回抽无血后，扇形注射 5ml 药物，向外侧和下方调整可阻滞枕小神经和部分枕大神经浅支。

（四）并发症

1. **出血** 枕大、枕小神经阻滞枕大神经阻滞穿刺点在患侧乳突与第 2 颈椎脊突之间连线中点赴或枕骨后隆起的外下方 2.5cm 处，该处常有压痛。消毒后，在穿刺点先用手指触摸是否有动脉波动感，穿刺针针尖应避开枕动脉直接穿刺，以免引起动脉渗漏出现一过性出血。

2. **误入枕大孔** 少见，操作失误，刺针针尖滑落偏移枕骨大孔，引发注射药物误入硬膜下腔。

（张啸波　张　肖　许玉军　李成利　肖越勇）

第五节　神经丛毁损治疗顽固性癌痛

癌性疼痛，简称癌痛，是指癌症、癌症相关疾病及抗癌治疗等所致的疼痛，是晚期癌症患者主要痛苦之一。目前全球每年至少有 500 万癌症患者在遭受疼痛的折磨。新诊断的癌症患者约 25% 出现疼痛，接受治疗的 50% 癌症患者有不同程度的疼痛，晚期癌症患者的疼痛发生率为 60%～80%，其中 1/3 的患者为重度疼痛。随着晚期肿瘤患者对生存质量要求的提高，癌痛越来越受到重视。以往对癌痛患者多使用麻醉性镇痛药止痛，WHO 推荐采用的"三阶梯"药物疗法，可以解决 80%～90% 的轻中度疼痛，对于多数难治性癌痛患者，往往药物治疗效果欠佳或者出现不能耐受的不良反应。

难治性癌痛又称顽固性癌痛，占癌痛患者的 10%～20%。目前，难治性癌痛在国际上尚无公认统一的定义、诊断与评估无统一标准、无明确诊疗流程，且治疗效果往往不佳，患者痛不欲生，专科医师束手无策，是临床亟待解决的一类顽固性疼痛。

各种微创介入治疗技术的开展为难治性癌痛的治疗提供了一种有效的解决方案。

（1）射频热凝术是常用的物理毁损技术，其通过射频电流阻断或改变神经传导，达到缓解疼痛的目的。射频热凝术主要推荐用于胸部节段的神经，颈部及腰骶部，涉及肢体运动功能应慎用，除非已经存在肢体运动功能障碍。

（2）化学性毁损常用的药物包括乙醇、苯酚，在乙醇或苯酚毁损风险较大时也可考虑使用亚甲蓝。①苯酚：苯酚具有神经选择性，首先阻断痛觉，随后为触觉和本体感觉，最后为运动障碍。在临床运用中，通常与甘油混合，使得其在机体中扩散有限，在局部组织作用效果大。苯酚不能用于在较多血管附近的腹腔神经丛的阻滞。②乙醇：主要作用于神经纤维节和髓磷脂鞘上，产生脱髓鞘，进而导致神经破坏。乙醇存在导致神经及周围组织炎风险，用于外周躯体神经毁损时应慎重，避免注入参与脊髓血供的肋间及腰动脉，以防截瘫。

一、影像导引经皮腹腔神经丛毁损术的现状与进展

上腹部顽固性癌痛多由原发性胃、肝、胆、脾、胰腺癌或肝及腹膜后转移癌等压迫和刺激腹腔神经反射引起。针对 10%～20% 顽固性癌痛患者需要通过微创介入手术来缓解疼痛，常用的技术包括患者自控镇痛泵技术、神经毁损术、经皮椎体成形术、放射性粒子植入术和鞘内药物输注系统植入术等，也称为"第四阶梯"疗法。

采用经皮腹腔神经丛阻滞与毁损术（percutaneous neurolytic coelius plexus block，PNCPB），可使该神经丛纤维发生脱髓鞘变，失去传导痛觉的功能而缓解疼痛。影像导向下腹腔神经丛与毁损术是治疗上腹部癌痛的有效方法。PNCPB 能有效缓解上腹部恶性肿瘤所致疼痛，缓解有效率为 80%～94%。近年来，

随着介入放射学的快速发展，利用 CT、内镜和磁共振导引行 PNCPB 治疗上腹部中晚期肿瘤顽固性癌痛的应用日益广泛。

（一）腹腔神经丛解剖

腹腔神经丛是人体最大的内脏神经丛，由腹腔神经节、终止于该节的内脏大神经及神经节发出的纤维和迷走神经后干的腹腔支等共同组成。腹腔神经丛又称腹腔自主神经丛、太阳丛，是内脏交感神经、副交感神经和内脏感觉神经在到达所支配的脏器前相互交织而成的网状结构，它是人体最大的自主神经丛，位于 T_{12}～L_1 水平，在腹主动脉上前方或前侧方，围绕腹腔干和肠系膜上动脉的根部，丛内主要含有腹腔神经节、肠系膜上神经节和主动脉肾神经节等。

腹腔神经丛前方有胰腺及位于其后方的下腔静脉、门静脉、肠系膜上静脉，外侧有肾上腺，后方有膈脚。腹腔神经节为腹腔神经丛重要的组成部分，位于 T_{12}～L_1 椎体之间，内侧达腹腔干根部、腹主动脉前面或侧缘，外侧达肾上腺，有的伸入肾上腺后方，其下方为肾血管。

（二）腹腔神经丛阻滞与毁损机制

上腹部内脏器官的痛觉冲动主要是由交感神经内的传入纤维传导，其痛觉纤维传导的典型路径是起自内脏的游离神经末梢，经椎前神经节进入内脏神经，穿行于交感干及其神经节，经白交通支至脊神经节；内脏的感觉神经元位于脊神经节内，其轴突经神经后根到脊髓，在脊髓和躯体运动神经元和自主神经元联系，形成反射弧；并且与脊髓丘脑束神经元联系形成上行路径，因此对顽固性的剧烈内脏器官癌痛可用中断痛觉路径的方法来消除。肿瘤局部压迫造成血管和淋巴管受阻，相应组织内致癌物质增多也是疼痛的一个原因，阻滞交感神经可使其支配区域内血管扩张，血流加速，从而也可以消除由此引发的疼痛。PNCPB 一般可使患者术后疼痛缓解 6 个月至 1 年，因为术后 6～12 个月会有新的神经传递通路形成。

腹腔神经丛向上腹部的器官（包括胰腺、肝脏、胆道、脾脏、肾上腺、肾脏、肠系膜、胃以及靠近横结肠的大肠、小肠）传递交感神经、副交感神经和内脏感觉传入纤维，因此腹腔神经丛毁损术是控制这些器官疼痛的有效方法。而左半结肠和盆腔器官是通过下腹下神经丛、盆腔神经丛支配，因此，腹腔神经丛毁损不会引起内脏神经完全失神经支配。该技术适用于治疗胰腺、胃、十二指肠、近端小肠、肝脏、胆管恶性肿瘤以及转移性肿大淋巴结所致的长期顽固性腹痛以及慢性胰腺炎导致的慢性腹痛。

（三）不同影像技术导引

能够作为 PNCPB 导引的影像技术有 X 射线透视、超声（包括内镜超声）、计算机断层成像（computed tomography，CT）、磁共振成像（magnetic resonance imaging，MRI）。

1. X 射线透视导引 在 1979 年 Hegedus 首次报道 X 射线透视导引在神经阻滞定位中的重要性，在此之前，人们都是根据体表骨性标志定位进行此治疗方法的研究。X 射线透视导引影像直观，整体性强，能够实时观察手术进程。X 射线透视是二维成像，对骨骼等结构显示较好，但对血管及脏器结构的显示不如超声、CT 和 MRI，并且穿刺过程中患者和术者均接受大量电离辐射。三维旋转血管造影（three dimensional rotational angiography，3DRA）技术目前已应用于临床，除了广泛应用于血管系统外，3DRA 亦能应用于腹腔神经阻滞术。3DRA 能准确显示穿刺针尖的位置，亦能提供混以对比剂的神经毁损药物在体内的三维分布情况以及周围骨质结构影像，可为术者提供准确的体表进针点和穿刺路径。3DRA 患者接受的辐射剂量仅为 CT 扫描的 1/4，并且 3DRA 能实时评估注射药物的分布情况，可防止神经毁损药物破入血管。3DRA 的缺点是设备较笨重，不能显示软组织影像。

2. 超声导引 超声操作简单易行、经济，能较清晰显示腹部大血管结构，比如腹主动脉、腹腔干和肠系膜上动脉。超声显像还可以观察到局麻药的注射过程，从而可保证局麻药被准确地注入神经周围。超声缺点是整体观差，对骨性标志导引不如 X 射线透视、CT 和 MRI，不能提供精确的解剖信息，且只能采用经腹侧入路方法，此外，操作者的经验亦有一定的影响。采用超声内镜经胃行腹腔丛阻滞，图像更清楚，避免了胃内气体的干扰，但该技术操作较复杂，需经内镜行经胃穿刺腹腔神经丛。

3. CT 导引　CT 导引 PNCPB 是一项安全可靠的技术，可以避免术中神经毁损药物损伤脊髓，穿刺针损伤血管结构和内脏器官，术中可准确观察混有对比剂的神经毁损药物在体内的分布情况。其缺点为操作较复杂，费用较高，有电离辐射，在手术过程中需注射对比剂观察弥散范围，增大了并发症发生率。

4. MRI 导引　随着 MRI 导引设备的发展和 MRI 兼容性穿刺针研制成功，MRI 导引 PNCPB 已经应用于临床，HolPK 等开始了在 MRI 导引下阻滞腹腔丛治疗上腹部顽固性癌痛的研究，国内李成利等于2003 年始率先开展此项研究工作。MRI 导引下血管流空，不需对比剂便可很好地显示主动脉、腹腔干、肠系膜上动脉等局部解剖结构，可准确定位靶点。光学导航系统能自动跟踪穿刺针平面并实时地显示 MRI 解剖图像，同时又能让手术者实时了解在三维空间内进针方向是否正确，提高了操作的准确性，解决了穿刺过程中精细定位的困难，并能提高疗效和减少并发症；而且介入 MRI 序列能清楚地显示液体药物在腹腔神经丛区的弥散情况。与普通 X 射线透视、CT 和超声相比，MRI 具有多方位、多层面成像的特点，同时具有更高的时间、空间分辨率和软组织对比度，不需对比剂即可具备良好的内在组织对比，且无电离辐射，快速成像序列能达到了近实时监控的目的，从而提高了穿刺的准确性、安全性和治疗的可靠性。

（四）穿刺路径

1. 背侧入路途径或经膈脚后途径　患者俯卧或者侧卧位，穿刺针行至腹主动脉两侧并注射神经毁损药物：①后路经腹主动脉途径，术中使用穿刺针经左后旁正中途径穿过腹主动脉前后壁后注射神经毁损药物，此种方法在腹腔神经丛区注射神经毁损药物，剂量虽小，但伴随高风险，可导致腹膜后血肿的发生。②经椎间盘入路腹腔神经丛阻滞术，术中穿刺针经 T_{12}/L_1 或者 L_1/L_2 椎间盘穿刺至腹主动脉周围的腹腔神经丛区域注射神经毁损药物，报道称此入路方法的缺点是可导致椎间盘炎、椎间盘疝以及脊髓刺伤的发生。

Ischia 等将经背侧进针方式分为 3 种：传统的膈脚后阻滞术、双侧化学性内脏神经阻断术、经主动脉神经丛阻滞术。

（1）双侧化学性内脏神经阻断术：是传统的膈脚后阻滞术的改良，两者均不是严格的 NCPB 术，由于腹腔神经丛的交感神经经此进入脊髓，故可达到同样的目的。具体方法是：分别经两侧腰椎横突旁进针，穿刺针的方向与大动脉的角度为 20°～30°，针尖最后应位于膈脚前腹主动脉两侧侧壁，因左侧腹腔神经节的位置较右侧略低，右侧进针角度应较左侧略大。

（2）经腹主动脉 NCPB 术：单侧进针，进针点通常选在第 12 肋下缘，居正中线左侧 7cm 处，针尖须穿破主动脉后前壁到达主动脉前方间隙。当主动脉穿破时，有突破感，抽出针芯，可见回血，向前进针，同时缓慢注射少量 0.9% 氯化钠溶液，接近动脉前壁时，压力突然增大，突破后，针尖进入主动脉前方腹膜后的脂肪组织，回抽无血，即可行预阻滞和永久性阻滞。

经背侧进针方式，其优点是针尖可直接接触双侧神经节，缺点是操作费时，且易发生并发症。腹壁动脉瘤、腹主动脉钙化和附壁血栓被认为是此项技术的禁忌证。Ischia 对这 3 种经背侧进针方式行 NCPB 术治疗胰腺癌所致上腹部疼痛的治疗效果进行了统计学比较，结果显示差异无统计学意义，但经主动脉神经丛阻滞术可减少神经破坏药向后扩散到腰丛而致截瘫的危险。Yamamuro 对经腹侧和经背侧进针行NCPB 术后疗效进行了统计学处理，结果显示差异无统计学意义。Hol 等主张当癌性肿块侵及腹腔丛时，选择背侧进针方式更佳；De Cicco 则认为经腹侧入路，阻滞剂的弥散很大程度上受局部解剖变异的妨碍，局部解剖变异患者不宜使用经腹侧进针方式。

2. 经皮腹侧入路途径前路腹腔神经丛阻滞术　患者术中保持仰卧位，经皮前路穿刺，通过针尖激惹肠管滑动或徒手推移胃肠道达到腹腔神经丛分布区。优点是术中穿刺针的针尖是在脊髓动脉和椎管的前方，可避免损伤腹主动脉，降低了神经系统损伤并发症的发生率。其缺点是：有穿刺到胃、小肠、肝、胰腺的可能。

（五）神经毁损药物选择

腹腔神经丛阻滞术治疗顽固性癌痛常以无水乙醇或者石炭酸作为神经毁损药物，以利多卡因或者丁哌卡因作为局部麻醉药。无水乙醇神经毁损机制为其对神经组织的脱水作用，提取神经膜的胆固醇、磷脂和脑苷脂，使脂蛋白和黏蛋白沉淀导致神经的凝固性坏死，破坏神经节和纤维，阻断来自内脏的交感传入神经通路。国外无水乙醇的剂量一般为 20～50ml，浓度为 50%～100%，50% 以上浓度的乙醇均可造成神经节和纤维不可逆的损伤。李成利等报道，PNCPB 术的疗效与无水乙醇的剂量应用相关性小、无水乙醇浓度及其在腹腔丛的分布是否完全浸润有依赖相关性。有报道称石炭酸的缺点为作用时间慢、维持时间短以及可造成粘连。尽管一些学者建议在无水乙醇注射之前行长效麻醉阻滞试验，但是发现患者对阻滞试验的反应很难对患者的镇静作用和疼痛缺失作出准确评价。

（六）侵犯腹腔神经节的程度分级

腹腔神经节本身在 CT 图像上不能显示，可以通过肿瘤侵犯腹腔神经节的位置进行分级。CT 分级于 1997 年提出，其可判断肿瘤侵犯腹腔神经节的程度。根据肿瘤组织侵犯腹腔神经节水平腹主动脉周围和下腔静脉周围脂肪组织的程度分为 4 级：Ⅰ级，脂肪组织几乎完全存在；Ⅱ级，受侵区域中超过 50% 的脂肪组织存在；Ⅲ级，超过 50% 的脂肪组织区域被肿瘤组织侵犯，仅有少量脂肪组织存在；Ⅳ级，几乎所有的脂肪组织被肿瘤组织侵蚀。疼痛缓解的主客观标准和 CT 分级具有明显的相关性。腹腔神经节受侵的程度越重，腹腔神经丛阻滞后疼痛缓解率越低，CT 分级同样适用于磁共振。

（七）疗效评估

关于内镜超声导引 PNCPB 的一项前瞻性研究表明，其术后 2 周患者疼痛 VAS 评分明显降低，但是疗效于 8～12 周后降低，辅以放化疗的患者其疗效为 24 周。

Akhan 等在 CT 导引下对癌症患者经前路行 PNCPB，84%～95% 的患者疼痛症状得到缓解，无明显并发症发生。而且他们也发现随着腹腔神经节侵犯级别的增高，镇痛效果则降低。

HolPK 等利用开放式磁共振完成了 14 例 PNCPB，疼痛缓解率为 93%，完全缓解率为 57%。李成利等在磁共振导引下对 12 例癌性腹痛患者实施 PNCPB，大多数患者疗效显著，仅 1 例无效，并认为对于腹膜后淋巴结广泛转移并融合成团者采用腹腔神经丛阻滞术及淋巴结转移灶内插植放化疗粒子置入术，可起到止痛及局部放化疗的双重效果。

PNCPB 失败的原因可能是肿瘤高级别侵犯腹腔神经节区，技术上的不足为穿刺针针尖位置放置不准确以及神经毁损性药物剂量不足。Akhan 认为，术前未能准确评价肿瘤组织对腹腔神经节区侵犯的程度也是手术失败的原因之一。Vranken 等对 2 例行 PNCPB 患者尸检，对腹腔神经丛进行病理组织学检查，认为神经修复是 PNCPB 镇痛短暂的原因。

（八）并发症

PNCPB 最常见的并发症为局限性腹痛、背痛、自限性腹泻以及体位性低血压。由于神经毁损性药物的烧灼作用，有 96% 的患者术中或术后即刻出现局限性腹痛和背痛。60% 的患者出现自限性腹泻，其原因是腹腔神经丛阻滞后交感神经被阻断，抑制副交感神经的传出，此种腹泻一般在 48h 内缓解。30% 患者术后出现体位性低血压，其原因为交感神经紧张性降低和腹部血管扩张，一般持续时间为 6～12h，静脉补液后能得到控制。PNCPB 最严重的并发症为截瘫，截瘫产生的原因可能是术中直接损伤脊髓或者神经毁损药物进入脊髓前动脉。术中穿刺损伤肝脏、胃、胰腺以及肠道非常少见，Takahashi 等的报道中有 1 例胰腺癌患者行 PNCPB 术后出现了胃穿孔，采用正确的导引设备和使用钝头穿刺针可避免此并发症的发生。其他的一些罕见并发症有阳痿、胃痉挛、肠系膜上静脉血栓形成、乳糜胸、气胸、化学性心包炎、假性动脉瘤、主动脉夹层、血肿以及腹膜后纤维化等。

（九）小结

影像导引经皮穿刺腹腔神经丛阻滞与毁损术简便、安全，手术成功率高，并发症少，能够缓解癌症患者因腹腔神经丛受侵而引起的顽固性腹痛。术前对患者进行肿瘤侵犯程度准确的分级，可以提高腹腔神经丛阻滞的效果。

二、磁共振导引腹腔神经丛毁损术

腹腔神经丛毁损术是指将药物注入腹腔神经丛所在部位，使神经组织脱水、神经元和神经纤维变性、脱髓鞘，从而阻断支配内脏的交感传入神经通道，以缓解疼痛和减少止痛药物使用的一种方法。

腹腔神经丛毁损术常用的导引方式有 X 射线透视、超声（包括内镜超声）、CT、磁共振等，虽然 X 射线透视在刚开始的时候比较流行，但是由于其较低的密度分辨率和软组织分辨率，不能清晰显示正常的器官、血管、肿瘤以及淋巴结，导致并发症的发生率增高，再由于电离辐射伤害，已基本淘汰。超声导引 PNCPB 经济、方便，可以实时显示腹主动脉及腹腔内血管，并且不需要对比剂就能查看毁损药物的扩散情况。尽管有这些优点，但是超声导引下 PNCPB 主要依赖于术者的操作技巧和经验，以及患者肠道的准备等。随着多层螺旋 CT、三维后处理技术及四维 CT 成像技术的发展，结合强化扫描，CT 已经能够清晰显示腹腔神经丛及其周围血管、脏器结构及穿刺针尖位置，神经毁损剂和对比剂的使用使药物分布集中，减少了神经破坏药物用量过大造成的大血管侵蚀等严重并发症。但是 CT 扫描软组织分辨率低，平扫时不易分辨病变与正常结构，不易分辨血管等重要结构，而强化扫描呈一过性强化，由于电离辐射又无法实时透视扫描穿刺。磁共振可做到多参数、多层面、多方位成像，具有较高的时间、空间分辨率和软组织对比度，并且其特有的血管流空效应能清晰地显示血管，同时光学导航系统或者磁共振自由手透视技术等可动态实时显示磁共振穿刺针平面图像，有利于三维空间内评估进针角度。此外，磁共振技术无电离辐射，在脂肪抑制 T_1WI、T_2WI 序列上，大部分腹腔神经丛分别表现为稍低信号、稍高信号的板状或线状结构，增强扫描呈渐进性强化。近年来，磁共振三维神经成像技术、扩散张量纤维束示踪成像技术等逐渐应用于临床，这些技术可清晰显示腹腔神经丛的微细结构、分布及走行等，使穿刺更准确、安全、可靠。

（一）适应证

1. 胰腺、胃、胆管、食管恶性肿瘤等引起的持续性和顽固性腹痛。

2. 肝脏转移肿瘤引起的腹痛。

3. 腹膜后转移淋巴结引起的腹痛。

4. 慢性胰腺炎引起的长期腹痛。

5. 严重的恶心和呕吐（如胰腺癌引起，神经丛毁损后胃肠道蠕动加快，促进胃排空，交感神经抑制，副交感神经相对增强等）。

（二）禁忌证

1. 近期心肌梗死患者；未经治疗的心脏传导阻滞、青光眼患者。

2. 术前 1 周内血常规检查血红蛋白＜70g/L、有严重出血倾向、血小板＜50×10⁹/L 和不能纠正的凝血功能障碍者（凝血酶原时间＞18s，凝血酶原活度＜40%），及服用抗凝药物者。

3. 严重恶病质、严重高血压未控制者、心肺功能不全不能耐受本项穿刺操作术者。

4. 急性感染或慢性感染急性期。

5. 腹主动脉瘤、主动脉壁血栓患者。

6. 意识不清不能配合者或术中不能合作者（不能控制的咳嗽、幽闭恐惧症患者）。

7. 其他磁共振检查和介入治疗一般禁忌证。

（三）术前准备

1. 常规准备

（1）完善实验室检查，包括术前血常规、凝血四项、血糖及肝、肾、心功能检查。

（2）术前 1 周内禁止应用具有抗凝作用的药物，如服用华法林抗凝药物患者需要术前停药，直至凝血指标正常。

（3）术前禁饮食 6h 以上，排空膀胱，去除所携带的金属异物。

（4）建立静脉通道，术前、术后补充液体。对体质极差、血压偏低者，术前、术中应补液，以防阻滞术中及术后的低血压反应。

（5）术前尽量不使用任何镇痛药或镇静剂，以妨碍术中对阻滞效果的判断。

（6）告知患者及家属明确腹腔神经丛毁损术的目的是减轻患者疼痛，减少因疼痛服用止疼药物带来的严重消化道反应，而不是完全去除疼痛。患者及家属（受委托人）签署知情同意书。

（7）术前记录患者疼痛指数，与术后疼痛指数比较，评价治疗效果。

2. 影像学准备 术前 1 周内行强化 CT 或者强化磁共振等影像学检查，明确病变最新进展，确定穿刺靶点及进针路线。

3. 神经丛毁损剂 常用的毁损剂为乙醇和苯酚。乙醇黏度比较低，弥散快，引起腹腔神经丛内神经内脂蛋白和黏蛋白的迅速沉淀固化，使胆固醇、磷脂、脑苷脂从神经鞘膜中脱离、神经变性，注射过程中有一过性疼痛，起效比较快。当乙醇浓度超过 50% 时，神经元和神经纤维发生不可逆损伤，这时的毁损效果与浓度无关，而与药物的弥散或者穿刺位置相关。无水乙醇与利多卡因按照 2:1 的比例配制，每侧注射 25～30ml。苯酚比较少用，其黏度比较高，弥散慢，可引起蛋白质凝固和神经坏死，起效慢，注射过程中无疼痛不适，每侧注射约 10～15ml。

（四）设备与器械

1. 磁共振扫描仪，参照第一章第二节"二、磁共振介入系统的硬件设备要求"。

2. 同轴穿刺活检系统，参照第一章第五节"一、磁共振兼容性介入手术器械装置及相关因素"。

3. 介入专用线圈。柔性多功能表面线圈或体部磁共振介入专用线圈。

4. 心电监护系统。磁共振兼容性心电监护仪。

5. 磁共振专用患者转运平床和轮椅。

（五）导引方式

常用的导引方式为常规磁共振导引、磁共振透视导引及光学导航系统辅助磁共振成像导引，具体参照第一章第一节"二、磁共振导航技术的特点"。

（六）快速序列选择

1. 参照第一章第三节"二、磁共振介入扫描序列"。

2. 单次激发 FSE（EXPRESS）序列有效显示液体的高信号弥散情况 在注射液性药物后，可显示皮下局麻药、脑脊液及包绕神经丛的神经阻滞与毁损药物分布，神经丛在高信号的毁损药物中显示为较低信号影。

（七）操作步骤

1. 患者体位 选择合适的体位使穿刺路径最短、最简单、最安全，患者最舒服，移动少。

（1）俯卧位：应用最广，可以双侧后路穿刺，体位比较稳定和舒适，但是对于肥胖的患者不是首选。在这种体位下，穿刺针从肋膈角经过，有一定的气胸风险。

（2）侧卧位：当患者不能俯卧位时，可以采用侧卧位，可以减少气胸的发生率。

（3）仰卧位：仰卧位是最舒服的体位，但是前路穿刺或者侧路穿刺容易损伤正常器官，导致并发症的发生率增高。

（4）斜卧位：当患者不能俯卧时，可采用该体位行双侧双针穿刺行 PNCPB。

2. 体表定位 体表定位可采用鱼肝油胶囊矩阵定位及自由手技术定位。

3. 毁损药物的注射部位 最理想的位置为腹主动脉前方 1～2cm，在膈脚和胰腺之间，腹腔干和肠系膜上动脉之间。

（1）膈脚前：指位于膈脚和腹主动脉前方的区域，该区域是最常用也是达到疼痛控制最好的用药部位，可以直接毁损腹腔神经丛。

（2）膈脚后：膈脚后区域，药物几乎不会扩散到腹腔神经节，主要毁损内脏神经和腹腔神经丛后支部分，采用后路穿刺路径时常常注药于此。

（3）膈脚前和膈脚后联合：常用，可以提高疗效。

4. 穿刺入路

（1）后路椎旁膈脚前路径：最常用的穿刺路径，可用双针法把药物注射到膈脚前，需要小心避开肋骨、横突、椎体、肾脏和大血管等结构。

（2）前路穿刺路径：尽管磁共振导引下软组织分辨率高，组织结构显示清晰，前入路穿刺路径并发症少，体位也很舒适，但除非俯卧不能，否则风险还是相对较大，穿刺往往经胃、肝、肠、胰腺等才能达到理想部位。

（3）椎旁膈脚后路径：可以单针也可以双针，是较为理想的替代膈脚前穿刺的方法，也常与膈脚前穿刺相联合，提高镇痛效果。膈脚后空间有限，一般注射 5～10ml 药物，药物在椎体的前方和侧方分布，但损伤脊神经的概率增高。

（4）后路经椎间盘路径：该穿刺路径可以避免肝、肾和胰腺的损伤，膈脚前后均可注射，但有导致椎间盘炎、椎间盘突出、脊髓穿刺损伤的风险，尤其有胸腰椎退变的患者慎用。

（5）后路经腹主动脉穿刺：慎用。

（6）肿瘤直接浸润：可采用局部消融或者放射性 ^{125}I 粒子植入联合局部毁损药物注入，达到肿瘤局部治疗和神经丛毁损止痛双重效果。这种情况往往见于腹膜后间隙被肿瘤充填，毁损药物无法良好弥散的情况。

（八）注意事项

1. 注射毁损药物之前要反复回抽，预防注入血管等器官。

2. 拔针前经穿刺针注入 2～5ml 的 0.9% 氯化钠溶液或者利多卡因，减轻残留在穿刺针中的毁损药物对穿刺路径的损伤。

3. 一定要放入针芯再拔针，防止毁损药物渗漏。

（九）术后处理

1. 术后必须住院留观 观察、评估、处理急性并发症，尤其是老年而且心肺功能和营养状态差的患者。

2. 绝对卧床 生命体征监护至少 12h，常规监测心肺等生命体征，如血压、心电图、血氧饱和度等。

3. 充分补液 术前准备好血管活性药物，患者出现体位性低血压及相关症状可能持续到 72h。

4. 镇痛效果和神经学评估 包括疼痛缓解情况、神经体征以及阿片类药物用量的变化等。

（十）并发症的处理及预防

1. 背痛 背痛是腹腔神经丛毁损最常见的并发症，常放射至肩，有时持续时间会超过 72h，这往往与膈肌刺激有关。

2. 腹痛 多由于腹膜受刺激所致，常见于前入路时。

3. 体位性低血压 10%～52% 的患者会出现，与交感张力降低后血管扩张、相对低容量导致心排血量下降相关。因此要求术后卧床 12h，并补充血容量。

4. 短暂性腹泻 约 44% 的患者会出现腹泻，可能与肠道通过时间降低、副交感神经作用相对增强导致肠蠕动增强有关。该并发症有自限性，慢性腹泻很少且比较难治，阿托品和奥曲肽有时有效。

（十一）典型病例

男性患者，74 岁，胰腺癌术后 2 年，"三阶梯"药物治疗半年余，出现顽固性腹痛 20 余天，行磁共振导引腹腔神经丛毁损术，如图 3-5-1 所示，术后患者疼痛明显减轻。

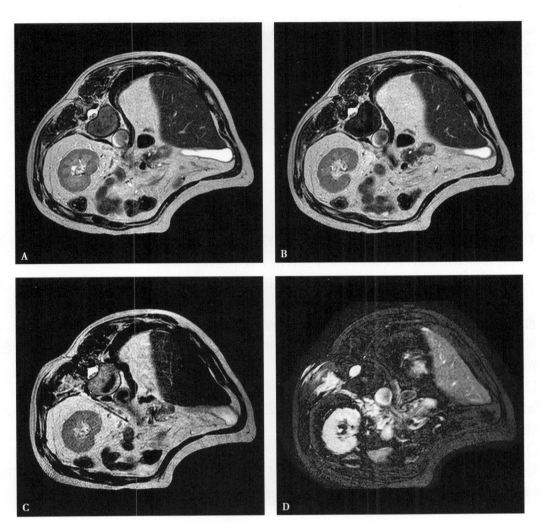

图 3-5-1　磁共振导引腹腔神经丛毁损术

A、B. 术前磁共振扫描显示腹腔动脉干周围病灶，浸润左侧腹腔神经丛区域；C. 在 1.0T 磁共振导引下以 18G 磁兼容穿刺针穿刺至腹腔干旁，注入无水乙醇 15ml，同步植入 ^{125}I 粒子；D. 术中 T_2 抑脂序列扫描显示无水乙醇弥散范围覆盖左侧腹腔神经丛区域。

三、神经丛(节)毁损治疗顽固性癌痛

奇神经节是腰交感神经链的终端结合点。奇神经节接受腰骶部的交感及副交感神经纤维并提供盆腔脏器及生殖器官部位的交感神经支配。其位置位于骶尾联合部的前方，在此水平可行神经阻滞（毁损），使奇神经节前及节后纤维功能持续受到抑制，改善血管内血液循环，阻断疼痛反射弧传递，缓解肌紧张。

(一)适应证

治疗及评价交感神经介导的下腹部、会阴部、直肠肛门区及生殖器的疼痛，以缓解那些保守治疗无效、行神经节阻滞术有效的下腹及会阴部疼痛，特别是癌性疼痛。

1. 治疗保守治疗无效的恶性肿瘤疼痛，如直肠癌术后肛门部疼痛，结肠癌、直肠癌、宫颈癌及卵巢癌等盆腔内浸润压迫神经引发的疼痛。

2. 治疗继发于子宫内膜异位症的疼痛、反射性交感神经营养不良性疼痛、外伤后肛门部瘢痕性疼痛、难治性肛门疼痛、外伤后会阴部难治性疼痛、放射性肠炎的疼痛、痔切除术后持续性疼痛等。

3. 在解剖学基础上评价下腹部及会阴部疼痛,以及提供神经节毁损术的预后信息。

(二)禁忌证

1. 穿刺部位皮肤、软组织感染。

2. 全身严重感染。

3. 凝血功能异常,有严重出血倾向。

4. 合并精神疾病或严重心理异常。

5. 严重心肺功能异常。

6. 穿刺路径存在肿瘤侵袭。

7. 体位欠配合。

(三)操作技术

1. 取俯卧位,空气负压垫固定患者体位,保持舒适状态,安放介入专用表面线圈于骶尾联合部区域。

2. 体表定位可采用鱼肝油胶囊矩阵定位及自由手技术定位。

3. 术前根据影像学表现合理选择穿刺路径,避开重要脏器、血管、神经以及避免经过瘤体,以免增加损伤。

4. 推荐使用18G 10cm长度磁共振兼容穿刺针在MRI实时扫描导引下准确穿刺靶定奇神经节。

5. 推注奇神经节毁损化学药物5%~6%浓度苯酚,给药剂量少于600mg通常与甘油混合,使得其在奇神经节周围扩散有限,在局部组织作用效果大。

(四)不良反应

直肠穿孔、感染、瘘管形成、出血等,罕见不良反应为毁损药物扩散至腰骶脊神经周围或进入硬膜外导致的截瘫。

(五)典型病例

患者男,56岁,直肠癌患者行低位前切除术后5个月,感下腹部疼痛,行CT导引奇神经节毁损术,如图3-5-2所示。

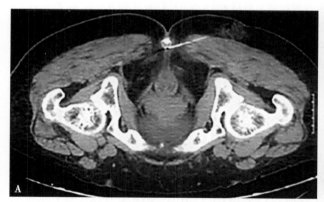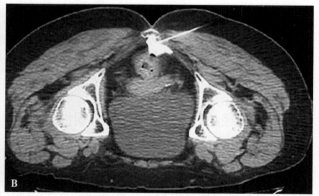

图3-5-2 CT导引奇神经节毁损术

A. CT横轴位显示奇神经节,同轴针准确靶定奇神经节;B. 5%苯酚混合甘油及碘对比剂沿针道注射至奇神经节,进行神经毁损,CT横轴位示高密度碘对比剂浸润范围。

（柳 明 马 丽 王晴文 李成利 肖越勇）

第六节　单纯性颈、腰椎间盘突出症切吸联合臭氧消融治疗

椎间盘突出症是一个多发病、常见病，它主要因椎间盘劳损变性、纤维环破裂或髓核脱出等刺激或压迫脊神经、脊髓等引起的一系列症状群。颈、腰椎间盘突出症是临床上较为常见的脊柱疾病之一。主要是因为颈、腰椎间盘各组成部分（髓核、纤维环、软骨板），尤其是髓核，发生不同程度的退行性病变后，在外界因素的作用下，椎间盘的纤维环破裂，髓核组织从破裂之处突出（或脱出）于后（侧）方或椎管内，从而导致相邻的组织，如脊神经根等受压引起临床症状。

研究表明，腰椎的退变过程，除随年龄变化以外，也与腰椎是否长期过度的屈伸活动及负重损伤等因素有关，这是腰椎退变及发病的外在因素。某些腰部负重过大以及腰部容易受到外伤的职业，腰椎退变的速度要快一些，出现腰椎疾病的可能性也要大一些。

目前对于腰椎间盘突出症的治疗手段大致分为 3 种方法：保守治疗，包括牵引、针灸和推拿理疗等；各种影像导向下的经皮微创治疗；外科开放性手术治疗。对于保守治疗疗效各家报道差异较大，其确切疗效许多人甚至仍然持怀疑态度；开放性外科手术虽然疗效确切，但费用高、手术创伤大。外科椎间盘切除术失败率为 5%～20%，术后并发症发生率约为 15%，且术后恢复较慢，患者和医师都对其谨慎对待。近年来，随着影像导引设备的不断更新，介入治疗手术器械及技术的改进，介入治疗技术得到迅猛的发展，椎间盘突出的微创介入治疗也已经成为介入放射学的一个重要领域。

近年来发展起来的椎间盘微创治疗技术主要有经皮腰椎间盘摘除术（percutaneous lumber diskectomy，PLD）、经皮髓核化学溶解术（chemonucleolysis，CN）、经皮激光椎间盘减压术（percutaneous laser disc decompression，PLDD）、经皮椎间盘臭氧（O_3）消融术、椎间孔内镜椎间盘切除术等。这些治疗手段都具有创伤小、疗效可靠、并发症少、患者术后恢复快等特点，目前已经成为轻、中度腰椎间盘突出患者的首选治疗方法。

以往文献对各种腰椎间盘介入治疗方法的疗效报道较多，总体的有效率为 70%～75%，其中经皮椎间盘臭氧消融术是近年由欧洲新兴起来的治疗技术，它可以选择性地破坏髓核细胞和氧化髓核的黏多糖蛋白，使髓核固缩、椎间盘回缩、减轻腰椎间盘造成的压迫症状而不会对周围正常组织造成损伤。由于治疗使用的是气体，穿刺针可以做得很细，进一步减少了手术创伤。

以前腰椎间盘突出的微创介入治疗是在常规 X 线、CT 导引的基础上完成的，由于软组织分辨率差、穿刺针金属伪影及不能实时导引等原因，为安全起见都常规采用经侧后方入路又称安全三角入路的穿刺方法，但侧后方入路存在明显的不足，主要表现在穿刺路径一般不经过椎间盘的突出部分，无法对突出的髓核直接进行治疗；无法对椎管内的病变进行治疗；对 L_5～S_1 穿刺时，受到髂骨嵴的限制，使手术过程复杂化等。近年来影像导引手段得到迅猛发展，磁共振导引下的介入治疗也日益成熟。磁共振导引具有多方位成像、软组织分辨率高等优势，同时，用于介入治疗的磁共振系统一般都配备光学导向装置，通过主动显示和被动显示两种方式可达到对整个介入手术过程的实时导引和监控，这使得探索一种更简便、安全有效的穿刺路径成为可能。

一、磁共振导引椎间盘造影术

椎间盘造影术是将对比剂直接注入病变椎间盘内，以显示髓核的造影方法。椎间盘造影术作为一种激惹性试验，主要用于准确地判定引起临床综合征的相对应病变椎间盘，为椎间盘源性颈、腰背痛行各种类型的微创治疗前的检查。以往该方法主要在 CT、X 线导引下进行，磁共振导引微创介入技术的出现，使椎间盘造影术的应用更具有针对性。

（一）适应证

1. 患有持续颈、腰或背部神经根疼痛，且其他诊断方法如磁共振、CT、肌电图无法诊断者。

2. 用以明确其他诊断方法未能明确的诊断，如椎间盘膨出。

3. 椎体融合术前，以明确具体哪些椎体需被融合。

4. 曾接受椎体融合术，用以明确融合上方或下方是否仍为疼痛原因。

5. 其他诊断方法难以区分的椎间盘突出复发与术后瘢痕。

（二）禁忌证

1. 近期心肌梗死患者；未经治疗的心脏传导阻滞、青光眼患者。

2. 术前 1 周内血常规检查血红蛋白 $<70g/L$、有严重出血倾向、血小板 $<50×10^9/L$ 和不能纠正的凝血功能障碍者（凝血酶原时间 $>18s$，凝血酶原活度 $<40\%$），及服用抗凝药物者。

3. 严重恶病质、严重高血压未控制者、心肺功能不全不能耐受本项穿刺操作术者；急性感染或慢性感染急性期。

4. 安装心脏起搏器等磁共振检查禁忌及意识不清不能配合者；术中不能合作者（不能控制的咳嗽、幽闭恐惧症患者）。

5. 其他磁共振检查和介入治疗一般禁忌证。

（三）术前准备

1. 常规准备

（1）完善实验室检查：术前血常规、凝血四项、血糖及肝、肾、心功能检查。

（2）术前 1 周内禁止应用具有抗凝作用的药物，如服用华法林抗凝药物患者需要术前停药，直至凝血指标正常。

（3）术前禁饮食 6h 以上，排空膀胱，去除所携带的金属异物。

（4）椎间盘造影术对比剂准备：Gd-DTPA 与 0.9% 氯化钠溶液（1:8）混悬液 10ml。

（5）术前记录患者疼痛指数，与术中疼痛指数比较，评价检测效果。

（6）告知患者及家属椎间盘造影术的目的；患者及家属（受委托人）签署知情同意书。

2. 影像学准备 术前 1 周内行强化 CT 或者强化磁共振等影像学检查，明确病变最新进展，确定穿刺靶点及进针路线。

（四）操作方法与注意事项

1. 操作方法

（1）患者体位：对于胸腰椎及骶椎病变的患者，一般采用侧卧位或俯卧位；颈椎病变一般采用仰卧位，颈椎附件的病变也可采用仰卧位或侧卧位。

（2）体表定位：体表定位可采用鱼肝油胶囊矩阵定位、自由手技术定位或在光学导航系统的导引下选择皮肤进针点；在皮肤表面标记后，沿着欲穿刺的方向行新的扫描，并使病变显示在中间层面上，可将 MRI 和触诊相结合，以确保选择恰当的穿刺点。

（3）穿刺：在最后扫描的磁共振图像上确定穿刺路径的长度、角度，然后消毒、铺无菌单；进针点局麻后，在光学导航系统的实时导引下进行穿刺，当穿刺针到达预定髓核位置后，应再次行磁共振扫描，确定针尖的实际位置。

（4）髓核造影：穿刺髓核成功后，拔出细针芯，注入 2ml Gd-DTPA 与 0.9% 氯化钠溶液（1:8）混悬液。

（5）评估：记录可能出现的激惹性疼痛程度，进行术前、术中对比；磁共振扫描显示病变髓核的形态改变。

2. 注意事项 光学导航系统是以假设穿刺针为直线作为前提，一旦穿刺针过细因手术需要或操作误差而弯曲时，虚拟针与实际针道即存在误差，从而造成潜在性神经根损伤危险，因此在穿刺过程中，需要多次重复扫描确认穿刺针的实际位置。

（五）快速序列选择

参照第一章第三节"二、磁共振介入扫描序列"。

（六）术后处理

皮肤穿刺点用无菌敷贴覆盖，术毕仰卧 4～6h。

（七）典型病例

女性患者，56 岁。腰部疼痛伴右下肢放射性疼痛 2 个月，临床怀疑腰椎间盘突出症，行磁共振导引椎间盘造影明确为椎间盘源性病变，如图 3-6-1 所示。

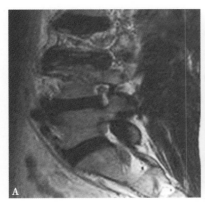 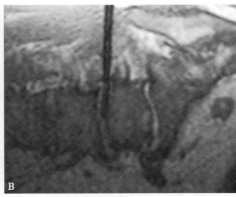 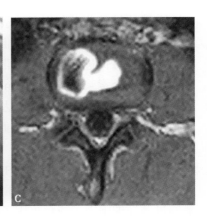

图 3-6-1　磁共振导引椎间盘造影

A. 磁共振导引磁兼容性 19.5G 细穿刺针经右侧安全三角入路到达 $L_{4/5}$ 髓核中心；B. 行椎间盘髓核造影检查，推注 0.5ml Gd-DTPA 与 0.9% 氯化钠溶液（1∶8）混悬液时即诱发出相对应的临床疼痛症状并逐渐加重；C. 髓核形态失常，向右侧突出，纤维环尚保持完整。

二、臭氧消融治疗椎间盘突出症

椎间盘突出的臭氧消融治疗最早出现在欧洲，因方便使用，疗效确凿，迅速在欧洲得到普及。我国南方医院何晓峰、俞志坚等于 2002 年率先在国内开展了椎间盘突出症的臭氧消融治疗，并进行了大量的基础和临床方面的研究，推动了该技术在我国的开展应用。

（一）臭氧消融治疗腰椎间盘突出的作用机制

臭氧，又名三原子氧，因其类似鱼腥味的臭味而得名，其分子式是 O_3，是氧气的同素异形体。150 多年以前，由德国化学家先贝因（Schanbein）博士在水电解试验时首先发现，先贝因博士认为其气味类似于希腊文的 OZEIN（意为"难闻"），由此将其命名为 OZONE（臭氧）。臭氧是目前已知可利用的强氧化剂之一，几乎对所有病菌、病毒、霉菌、真菌及原虫、芽孢都具有灭活效果，在医学中被广泛应用于消毒、灭菌和空气净化等方面。近 10 多年来，随着人们对臭氧认识的加深，人们发现适当浓度的臭氧在人体内产生的反应性氧产物可作为生理激活因子，引起多种生理反应，如刺激多种细胞因子产生、促进细胞间信息传递介质合成、改善细胞供氧和代谢等，因此又被广泛地应用于临床治疗领域，如治疗心脑血管疾病和治疗口腔疾病等。

目前对臭氧消融治疗腰椎间盘突出症的机制，已有许多学者进行了广泛的研究，但部分机制尚不十分明确，根据动物及临床实验推测臭氧消融治疗椎间盘突出主要与以下因素有关。

1. 臭氧对髓核的作用　正常髓核由黏蛋白多糖、胶原纤维网和髓核细胞构成。黏蛋白多糖是髓核最主要的大分子结构之一，可吸附电荷至髓核基质内，使髓核基质产生高渗透压，是髓核含水量较高的主要原因，出生时髓核含水量高达 90%，成年后约为 80%。治疗浓度的臭氧可氧化髓核的黏蛋白多糖，使其固定电荷的特性丧失，渗透压降低，水分丢失。

同时，臭氧可破坏髓核细胞，造成髓核细胞合成和分泌黏蛋白多糖减少，早期即可造成细胞变性，严重时导致细胞死亡。由于以上两方面的作用，使髓核固缩，椎间盘内压降低，此为臭氧消融治疗腰椎间盘突出症的主要机制。

2. 抗炎作用　椎间盘突出患者由于髓核由破裂口溢出扩散至相邻的神经根，髓核的糖蛋白和β蛋白对神经根具有强烈的化学刺激性，髓核与神经根接触后释放大量组织胺，引起神经根的化学性炎症；另外，髓核的多糖蛋白和蛋白质具有免疫源性，与神经根接触后可以引起免疫性炎症。注射臭氧后，臭氧可以特异性地氧化髓核结构、收敛和固化液状髓核，消除髓核的化学刺激性和免疫源性，改善神经根的无菌炎症。

臭氧能够氧化分解髓核内蛋白质、多糖大分子聚合物，使髓核结构遭到破坏，髓核被氧化后体积缩小、固缩，随时间的延长，突出椎间盘对神经根的压迫减轻或消失，使神经根的炎性水肿减轻或消失。

臭氧还可促进炎症过程消散，主要通过以下几个方面：影响细胞因子拮抗剂和/或自免抑制细胞因子如白细胞介素 -10（interleukin-10，IL-10）和转化生长因子 -β1（transforming growth factor-β1，TGF-β1）的释放；引起抗氧化酶过度表达以中和过量的反应性产物；刺激血管内皮细胞产生一氧化氮（NO）和血小板源性生长因子（PDGF），从而引起血管扩张，改善静脉回流从而导致炎症消散。

3. 镇痛作用

（1）臭氧氧化突出到椎管内的髓核组织，减轻由髓核组织对神经根的刺激引起的化学性炎症。

（2）由于突出椎间盘的挤压，椎后静脉回流不畅、椎后静脉丛迂曲扩张压迫等使神经根产生炎症。臭氧通过诱导细胞因子或免疫因子的释放，改善静脉回流，减轻神经根的炎症。

（3）Bocci 认为经穿刺针注入臭氧产生了所谓"化学针刺"的效果，通过激活疼痛感受抑制机制，从而刺激抑制性中间神经元释放脑啡肽而镇痛；同时，臭氧通过抑制化学物质释放、促进炎症过程消散亦可达到镇痛的目的。

（二）臭氧消融治疗腰椎间盘突出症的临床应用

臭氧是一种由 3 个氧原子组成的具有强氧化作用的气体，易分解，常温下半衰期为 20min。1988 年，Verga 首先将其应用于治疗腰腿痛。1998 年，Muto 报道了 90 余例臭氧注入椎间盘及椎旁间隙治疗腰椎间盘突出症，效果良好。使用臭氧消融治疗椎间盘突出症时，我们使用"三点注射法"：①先进行盘内中心注入浓度为 35～45μg/ml 医用 O_2-O_3 混合气体 5ml，采用分次反复注射、抽出，使髓核组织充分氧化，并根据患者的承受程度选择合适剂量；②依据穿刺针刻度标记，在光学导引装置指导下逐步退针，至局限性髓核突出物处，注射 O_2-O_3 混合气体 5ml；③继续退针 1.0～1.5cm（中后方入路至纤维环外、侧隐窝处，侧后方入路至椎旁间隙），向神经根旁注射 5～10ml 的 35～45μg/ml 医用 O_2-O_3 混合气体及 4ml 混悬镇痛液。侧后方入路穿刺时一般很少直接经过髓核的突出部分，第 2 点注射时也应该尽可能选择在接近髓核的突出部分。

臭氧的化学性质十分活泼，一般抽进针管后要在 10s 内注射完毕，否则臭氧会发生分解，影响疗效。椎间盘内注射臭氧时，应不断调整针尖位置并适当加压，以利于臭氧在髓核内的弥散，但注射压力不可太大，以免造成患者术中出现腰腿疼痛症状加剧。椎间盘内容积有限，不可一次注射量太大，一般每次注射 3～5ml，然后抽出，反复注射 2～3 次。

（三）混悬镇痛液在腰椎间盘突出症治疗中的作用

在侧隐窝或椎旁间隙注射臭氧后于神经根或神经节旁注射镇痛混悬液，磁共振 SSFSE 序列扫描可显示镇痛液沿神经根弥散的全程状况，注射时，患者会感到腰腿痛症状明显加重，随后立即缓解。这一方面利用了液体及空气的物理松解作用，因大量气体、液体快速进入硬膜外腔，利用其液气压分离效应，可达到钝性无创粘连分离及扩大神经根间隙的作用，同时大量液体可减少单位容积内致痛介质含量；另一方面利多卡因可阻断痛觉传导，促进血管扩张，改善病变部位组织代谢和营养状况，促进受压神经恢复。

混悬镇痛液中的糖皮质激素具有抗炎、调节免疫力作用，可减轻和消除机体对刺激性损伤所引起的异常病理反应，抑制神经根周围组织增生，降低神经末梢兴奋性，减少炎性渗出，抑制水肿。B 族维生素作为辅酶参与机体代谢，有营养神经和调节神经功能的作用，同时 B 族维生素为自由基消除剂，可直接消除细胞体系和化学体系中产生的 O_2 和 OH 自由基，改善组织病理性脂质过氧反应和消除硬脊膜及神经根粘连。臭氧可扩张血管，解除血管痉挛，改善组织灌注，同时尚有抗菌抗炎、促进创面愈合、抗纤维化以及免疫抑制作用，与混悬镇痛液有协同作用，共同注射可加强治疗效果。

混悬镇痛液：0.9% 氯化钠溶液 10ml×1、甲钴胺注射液 0.5mg×2、复方倍他米松注射液 1ml×1、2% 利多卡因 5ml×1、维生素 B_6 100mg×2。

三、磁共振导引切吸联合臭氧消融治疗腰椎间盘突出症

自 1934 年 Mixter 和 Barr 确定腰椎间盘突出症为坐骨神经痛的主要原因起，医学家就开始对腰椎间盘突出症的治疗进行不断探索。椎间盘突出症是一种常见病，常规外科手术创伤较大，尽管手术方法不断改进，由最初的全椎板切除、经硬脊膜入路很快改进为半椎板切除或椎板间开窗的硬膜外入路，但手术并发症仍然相对较高。1963 年，Smith 将木瓜凝乳蛋白酶注射入患者的椎间盘内，溶解髓核组织，可达到治疗椎间盘突出的目的，并取得很好的效果，由此开创了微创治疗椎间盘疾病的新时代。目前影像技术导引经皮微创治疗椎间盘已取得了可喜的成绩，并逐渐成为与传统手术和保守治疗并列的 3 种主要的治疗方法之一。影像导引微创治疗腰椎间盘突出症的主要方式有化学髓核溶解术、经皮髓核摘除术、经皮椎间盘切除术、激光椎间盘减压术、射频椎间盘内电热凝术、椎间盘内电热纤维环成形术及椎间盘内髓核臭氧消融术等技术。

1975 年，Hi-jikata 在椎间盘造影的基础上，率先实施了经皮椎间盘切除术并获得成功。经皮椎间盘切除术能够部分地切除髓核，使椎间盘内压降低、减少突出部分的椎间盘的内容并改变髓核的突出方向，从而缓解对神经根及椎间盘周围痛觉感受器的刺激，达到消除症状的目的。

腰椎间盘突出症根据突出物与椎管的位置分为中央型、后外侧型、椎间孔内型（外侧型）和椎间孔外型（极外侧型），以前两型多见，占 85% 左右，而后两型相对少见。目前的影像导引各种微创介入疗法多从侧后安全三角入路进针，因此对于中央型及后外侧型腰椎间盘突出，并不能直接切除突出的椎间盘组织，难以得到彻底的减压。而且 L_5/S_1 椎间盘位置较低，因由髂骨翼的阻挡和限制及其腰骶角的存在，应用常规侧后方穿刺方法较困难。因此我们建议，对于不同类型、不同位置的腰椎间盘突出，行影像导引的微创介入治疗时应区别对待，选择不同的进针路径，达到个性化治疗。

（一）适应证

1. 磁共振导引小关节内侧入路切吸 + 臭氧消融治疗腰椎间盘突出症适应证

（1）CT 或磁共振表现与症状、体征吻合，证实为单纯性椎间盘突出，且突出类型为后外侧型。

（2）L_5/S_1 椎间盘突出。

（3）腰椎间盘突出引发坐骨神经痛：患者确有腰痛，但腿痛应比腰痛更剧烈。

（4）腰椎间盘突出脊神经受压体征阳性：如直腿抬高试验及加强试验阳性；引发下肢感觉与运动障碍。

（5）腰椎间盘突出：经保守治疗 6 周疗效不佳，或病史虽短，但痛苦大，患者坚决要求治疗者。

2. 磁共振导引安全三角入路切吸 + 臭氧消融治疗腰椎间盘突出症适应证

（1）CT 或磁共振表现与症状、体征吻合，证实为单纯性椎间盘突出，且突出类型为外侧型、极外侧型或椎间盘膨出。

（2）后外侧型椎间盘突出：小关节内侧缘入路进针失败（因为椎板的阻挡，失败率约为 10%）。

（3）脊神经受压体征阳性：如直腿抬高试验及加强试验阳性，伴有下肢感觉与运动障碍。

（4）腰椎间盘突出引发坐骨神经痛：患者确有腰痛，且腿痛应比腰痛更剧烈。

（5）腰椎间盘突出：经保守治疗 6 周疗效不佳，或病史虽短，但痛苦大，患者坚决要求治疗者。

（二）禁忌证

1. 近期心肌梗死患者；未经治疗的心脏传导阻滞、青光眼患者。

2. 术前 1 周内血常规检查血红蛋白 <70g/L、有严重出血倾向、血小板 <50×10^9/L 和不能纠正的凝血功能障碍者（凝血酶原时间 >18s，凝血酶原活度 <40%），及服用抗凝药物者。

3. 腰背部或穿刺区域附近皮肤急性感染或慢性感染急性期。

4. 椎间盘髓核游离者。

5. 腰椎退行性变严重者，如椎间隙严重狭窄、侧隐窝狭窄、黄韧带肥厚、小关节严重退行性变。

6. 先天性或骨质增生导致椎管明显狭窄。

7. 安装心脏起搏器等磁共振检查禁忌及意识不清不能配合者；术中不能合作者（不能控制的咳嗽、幽闭恐惧症患者）。

8. 其他磁共振检查和介入治疗一般禁忌证。

（三）术前准备

手术者必须明确掌握病史、体征、影像学检查及实验室检查资料，从而判断患者是否具有手术适应证，除外禁忌证。尤其应注重患者症状、体征是否与影像学检查相吻合，因为同时存在多个椎间盘突出时，有时引起临床症状者并不一定是影像学上表现最明显的椎间盘。

1. 常规准备

（1）完善实验室检查，如术前血常规、凝血四项、血糖及肝、肾、心功能检查。

（2）术前 1 周内禁止应用具有抗凝作用的药物，如服用华法林抗凝药物患者需要术前停药，直至凝血指标正常。

（3）术前行抗炎、脱水、激素及中药熏蒸治疗 3d。

（4）术前禁饮食 6h 以上，排空膀胱，去除所携带的金属异物。

（5）椎间盘造影术对比剂准备：Gd-DTPA 与 0.9% 氯化钠溶液（1∶8）混悬液 10ml。

（6）术前记录患者疼痛指数，与术中疼痛指数比较，评价检测效果。

（7）患者及家属（受委托人）签署知情同意书。

2. 影像学准备　术前 1 周内行强化 CT 或者强化磁共振等影像学检查，明确病变最新进展，确定穿刺靶点及进针路线。

（四）设备与器械

1. 磁共振扫描仪　参照第一章第二节"二、磁共振介入系统的硬件设备要求"。

2. 同轴穿刺活检系统　参照第一章第五节"一、磁共振兼容性介入手术器械装置及相关因素"。

3. 臭氧发生器。

4. 混悬镇痛液（0.9% 氯化钠溶液 10ml×1、甲钴胺注射液 0.5mg×2、复方倍他米松注射液 1ml×1、2% 利多卡因 5ml×1、维生素 B$_6$ 100mg×2）。

5. 介入专用线圈　柔性多功能表面线圈或体部磁共振介入专用线圈。

6. 心电监护系统　磁共振兼容性心电监护仪。

7. 磁共振专用患者转运平床和轮椅。

（五）导引方式

常用的导引方式为常规磁共振导引、磁共振透视导引及光学导航系统辅助磁共振成像导引，具体参照第一章第一节"二、磁共振导航技术的特点"。

（六）快速序列选择

参照第一章第三节"二、磁共振介入扫描序列"。

（七）操作方法

1. 磁共振导引小关节内侧入路切吸＋臭氧消融治疗腰椎间盘突出症

（1）患者体位：患者取侧卧位，患侧在上，背向手术者。

（2）体表定位：体表定位可采用鱼肝油胶囊矩阵定位、自由手技术定位或在光学导航系统的导引下选择皮肤进针点；在皮肤表面标记后，沿着欲穿刺的方向行新的扫描，并使病变显示在中间层面上，可将MRI和触诊相结合，以确保选择恰当的穿刺点。

（3）入路途径：磁共振能够清晰地显示突出的椎间盘、水肿增粗的神经根、硬膜囊、小关节及马尾神经等重要结构，因此使中后入路进入椎间盘内切除髓核成为可能。中后入路进针途径为：棘突旁开 2cm→棘间韧带→黄韧带→小关节内侧缘→硬膜囊外缘→神经根内侧或外侧→椎间盘突出部分→髓核中心，如图 3-6-2 所示。

（4）术中定位：以棘突为中心，行矢状位扫描，找出待穿刺的椎间盘；在该椎间盘平面行横轴位扫描；根据该椎间盘所在的横轴位，以患侧皮肤上棘突旁开 2cm 处与椎间盘突出部的连线行矢状位扫描。

（5）根据所得的横轴位及矢状位图像找出椎间盘突出部分，并应用导引系统的虚拟针技术找到理想的穿刺路径，穿刺路径的设计中一定要注意避开小关节和椎板的阻挡，定出体表穿刺点并标记。

（6）穿刺：常规消毒、铺巾，以 2% 利多卡因局部麻醉，以 14G 或 12G 的磁共振兼容性穿刺针在导引系统的导向下进行穿刺，紧贴小关节内侧缘，避免伤及硬膜囊，缓慢进针，如患者出现放射性下肢疼痛，则应进行磁共振扫描，明确穿刺针与神经根的关系，然后调整方向进针至椎间盘髓核。完毕后磁共振扫描确定位置正确，确定针尖的实际位置，位于椎间盘内 2cm。

（7）椎间盘切吸及臭氧消融治疗：拔出穿刺针针芯，以 16G 或 14G 穿刺切割枪对髓核进行切割，连续的两次切割时以穿刺针为轴旋转 15°，直至无髓核切出为止，此时以注射器抽取 30%～40% 浓度的臭氧 5ml 对椎间盘髓核进行加压反复冲击 2 次。然后退针 0.5cm，重复以上步骤。退针至椎间盘边缘及突出部分时，应不断调整方向，重点切割。当穿刺针退至椎间盘外时，用注射器回抽，确定无脑脊液渗出时，于脊神经根周围注入 30% 臭氧 10ml 及混悬镇痛液 2～4ml。

2. 磁共振导引安全三角入路切吸＋臭氧消融治疗腰椎间盘突出症

（1）体位：患者取俯卧位，患侧向手术者。

（2）入路途径：棘突旁开 6～10cm 导引进针→竖脊肌→小关节外侧→椎间盘纤维环→髓核中央，如图 3-6-3 所示。

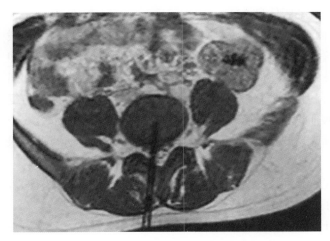

图 3-6-2　磁共振导引小关节内侧入路

磁共振导引小关节内侧入路横轴位 CBASS 序列图像，清晰显示穿刺针进针路径全貌，以及与相关结构组织的关系。

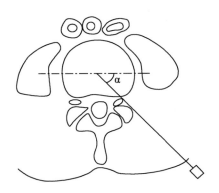

图 3-6-3　磁共振导引安全三角入路示意图

导引穿刺针经棘突旁开 6～10cm 进针→竖脊肌→小关节外侧→椎间盘纤维环→髓核中央。

（3）术中定位：①以棘突为中心，行矢状位扫描，找到待穿刺的椎间盘；②在该椎间盘平面行横轴位扫描；③根据该椎间盘所在的横轴位，以患侧皮肤上棘突旁开 6～10cm 处与椎间盘中心部的连线行矢状位扫描。

（4）标定靶点：根据所得的横轴位及矢状位图像，将椎间盘中心处定为靶点，并应用导引系统的虚拟针找到理想的穿刺路径，并标定出体表穿刺点。

（5）穿刺方法：常规消毒、铺巾，以 2% 的利多卡因局部麻醉，以 14G 或 12G 的磁共振兼容性穿刺针在导引系统的导引下进行穿刺，紧贴小关节外缘，缓慢进针，如患者出现放射性下肢疼痛，则行磁共振扫描，明确穿刺针与神经根的关系，然后调整方向进针至椎间盘髓核，使针尖位于椎间盘内 2cm。

（6）椎间盘切吸及臭氧消融治疗：拔出穿刺针针芯，以 16G 或 14G 穿刺切割枪对髓核进行切割，连续的两次切割时以穿刺针为轴旋转 15° 的角度，直至无髓核切出为止，此时以注射器抽取 30%～40% 浓度的臭氧 5ml 对椎间盘髓核进行加压反复冲击 2 次。然后退针 0.5cm，重复以上步骤。当退针至椎间盘外缘时，于神经根周围注入 30% 臭氧 10～15ml 及混悬镇痛液 4ml。术毕，拔针。

（八）注意事项

1. 柔性线圈应尽量靠近穿刺点，以提高术中扫描时 MRI 质量。

2. 一般 $L_{3/4}$ 及以上椎间盘采用安全三角穿刺法，$L_{4/5}$ 及以下椎间盘穿刺采用旁正中路径穿刺法，穿刺针穿透黄韧带时有明显的突破感。穿刺时动作要轻柔，切勿将硬膜囊一并穿破。穿过黄韧带后，将穿刺针的钝面朝向硬膜囊方向缓慢进针，使穿刺针滑过硬膜囊的外缘而不易将其穿破。术前磁共振扫描，应注意观察脊髓末端的位置，如果有脊髓低位，旁正中后路穿刺路径不能避开，应选择安全三角穿刺法。

3. 穿刺时只能用局麻药物，不可注射太深将神经根麻醉，更不能应用全麻和硬膜外麻醉，应使神经根保持正常的敏感性；可将穿刺针进行适当的钝化处理，不可使穿刺针尖过度锐利。穿刺时动作要轻柔，切忌粗暴用力。

4. 在侧隐窝内注入镇痛混悬液和臭氧时要先回抽，确认针尖不在血管内方可注入。

5. 臭氧可强烈刺激人的呼吸道，造成咽喉肿痛、胸闷咳嗽、引发支气管炎和肺气肿等，并可造成其他方面的危害。因此，臭氧发生器最好放置在室外，随时使用随时制造臭氧。

（九）术后处理

1. 一般处理

（1）患者术后 3h 禁水，6h 禁食。6h 后嘱患者进食易消化食物。

（2）术后应密切观察穿刺点的局部变化，腰部症状及下肢感觉和运动变化，行脱水、激素治疗 3d；术后 24h，即可行中药熏蒸治疗 1 次 /d。术后患者应绝对卧床休息 3d。

（3）术后 3d 患者可带腰围小幅度运动，1 个月内严禁剧烈运动，要按照医师要求进行适当的康复锻炼。术后康复锻炼大致分 3 个阶段：第 1 阶段为术后 4d 至 2 周，此阶段主要是指导患者进行轻微腰部伸展运动，避免长时间坐立，严禁提举重物。第 2 阶段为术后 2 周至 6 个月，此阶段主要指导患者进行加强腰背肌力量和改善腰腿功能的锻炼，使腰背肌强壮有力，增强腰椎稳定性，治疗和防止肌肉萎缩，预防复发。方法：纠正腰椎姿势和平衡能力训练、腰背及腹肌锻炼、步行锻炼、游泳锻炼。第 3 阶段为术后 6 个月以后，此阶段患者可恢复轻体力活动，康复重点是指导患者纠正不良姿势，注意腰背部活动的自我保护，防止复发。

2. 并发症及处理　术中及术后并发症十分少见；术后并发症的发生率和术者的操作熟练程度有关，并发症一般都比较轻微，多数无需特殊处理即可自行缓解或消失。

（1）腹痛：大部分患者术后出现腹胀、腹痛，估计与臭氧溢入椎旁间隙刺激腹腔神经节有关。疼痛一般不太剧烈，持续时间较短，多在 3～4h 以内，无需治疗，症状可自行缓解。

（2）头痛：小关节内侧入路时，如果在硬膜囊外注射臭氧量过大或速度过快，则会因为硬膜囊受压，脑脊液上流入脑室系统引起一过性的颅内压增高，导致头痛、恶心。因此小关节内侧入路于神经根周围注射臭氧时,不应量过大,最好少于 20ml,且应该缓慢推注。

(3)椎间盘炎:术后患者短期内出现明显的腰部疼痛,则应高度怀疑术后椎间盘炎的可能。术后椎间盘炎的预防极其重要,而其关键部分在于术前明确穿刺部位周围组织没有感染并在术中采用严格的无菌措施。术后椎间盘炎的常规治疗包括严格卧床、腰背部制动、持续静脉应用抗生素 6 周以上。必要时可再次行经皮椎间盘穿刺治疗,应用 0.9% 氯化钠溶液、甲硝唑及过氧化氢溶液对病变部位进行冲洗,效果良好。

(4)腰神经根损伤:少见,避免神经根损伤的重要方法是关键部位操作细微,随时与患者交流,当出现明显的神经根刺激症状时,应行磁共振扫描确认穿刺针与神经根的关系,明确患者的神经根刺激症状是穿刺针挤压引起还是直接穿刺至神经根引起。如直接穿刺至神经根处则应调整方向再进针,切忌粗暴操作,不可勉强。另外,术前行 3~5d 的抗炎、脱水、激素及中药熏蒸治疗有利于减轻神经根水肿,增加进针间隙,对预防神经根损伤亦有积极意义。

(5)马尾神经损伤:极少见,预防马尾神经损伤的关键在于穿刺过程中勿损伤硬膜囊。穿刺针至小关节内侧与硬膜囊的间隙时操作谨慎,必要时可行磁共振扫描明确位置后,拔出针芯,无脑脊液流出时,注入过滤空气 2ml,使小关节内侧与硬膜囊之间形成一个人为的间隙,有利于操作安全。只要不损伤硬膜囊,马尾神经的损伤自然少见。

(十)疗效评价

1. Hijikata 腰背痛手术评定标准

(1)显效:症状和体征完全消失,恢复正常工作。

(2)有效:症状和体征基本消失,偶有腰背痛但不影响工作。

(3)无效:症状同术前或改变不明显或加重。

2. N.Nakano 和 T.Nakano 腰背痛手术评定标准

(1)优:症状全部消失,恢复工作。

(2)良:仍有腰背痛不影响日常生活。

(3)可:症状同前或有轻度改善。

(4)劣:症状加重。

3. 中华医学会骨科学分会脊柱学组腰背痛手术评定标准

(1)优:术后症状缓解,腰椎活动度、直腿抬高试验和神经功能均恢复,并能恢复原来的工作和生活。

(2)良:术后症状部分缓解,腰椎活动度、直腿抬高试验和神经功能部分改善,不能恢复原来的工作和生活。

(3)差:治疗无效或症状加重,有关体征无改善。

(十一)典型病例

女性患者,32 岁。搬运杂物时,突然出现剧烈腰疼并向右侧下肢放射,不能活动,无法站立,难以忍受。磁共振导引腰椎间盘突出髓核切吸,术后疼痛症状消失,如图 3-6-4 所示。

(十二)小结

小关节内缘入路进针空间较小,退行性变导致骨性椎管狭窄等情况会造成进针空间的进一步缩小。因此,手术禁忌证掌握不好则很容易因为小关节或椎板的阻挡而造成穿刺操作失败,禁忌证的掌握对于小关节内侧入路进针极其重要,我们总结禁忌证如下:①椎间盘髓核游离者;②椎间隙严重狭窄;③小关节骨质增生严重;④骨性椎管狭窄;⑤腰椎滑脱;⑥椎间盘突出物钙化;⑦后纵韧带骨化。

磁共振导引小关节内缘入路切吸联合臭氧消融治疗后外侧型腰椎间盘突出症操作相对复杂,对导引设备及术者的手术技巧都有较高的要求。但与传统的安全三角入路比较,小关节内缘入路可以更直接切除椎间盘的突出部分,直接解除对神经根的压迫,在更靠近受压神经根的位置注射臭氧及混悬镇痛药物,故在掌握好手术适应证及禁忌证的情况下,见效更快,疗效更确切,值得推广。

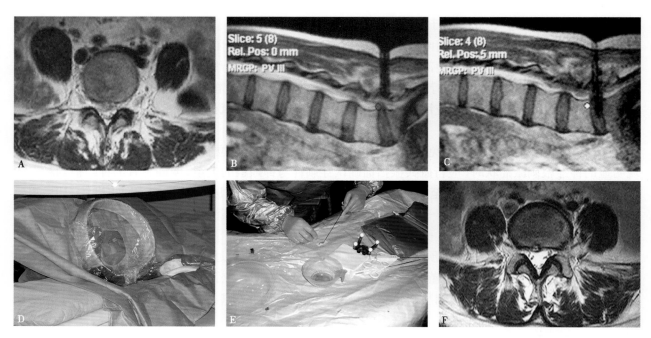

图 3-6-4　磁共振导引腰椎间盘突出髓核切吸

A. 术前磁共振横轴位显示 $L_{4/5}$ 椎间盘向椎管内右后方突出，明显压迫硬脊膜囊及神经根；B、C. 在 0.23T 开放式磁共振扫描仪下，利用术中光学导航系统导引 14G 磁兼容穿刺针沿小关节内缘路径逐步到达髓核突出物（B）及髓核中心（C）；D、E. 穿刺针到达靶点后，撤出针芯，引入 16G 切割枪，按照治疗计划切割髓核组织；F. 术后 3 个月，患者坐骨神经疼痛症状消失，复查磁共振扫描见原椎间盘突出物消失，见点状瘢痕组织残留。

四、单纯性颈椎间盘突出症的切吸联合臭氧消融治疗

颈椎间盘突出症是包括由颈椎间盘膨出、突出及脱出而引起的颈脊髓或神经根受压的临床综合征。其主要表现为颈、肩、臂丛神经痛及上、下肢运动、感觉障碍等，临床上以压迫颈神经根症状为多，压迫脊髓或兼有神经根者较少。外科开放性手术治疗疗效确切，但存在创伤大、并发症多、椎体稳定性遭受破坏及住院费用高等缺陷。1964 年美国学者 Smith 在动物实验的基础上使用木瓜凝乳蛋白酶治疗椎间盘突出症取得良好疗效，并一度得到一致的认可和广泛的应用。虽然木瓜凝乳蛋白酶可引起严重的并发症，存在严重的致死性过敏反应及其他一些严重的并发症，如横断性脊髓炎等，并于 1974 年被美国食品药品监督管理局（FDA）禁止应用，但是其开创了介入微创治疗椎间盘突出症的先河，激起了人们探索微创方法治疗椎间盘突出的极大兴趣。

臭氧消融治疗是近年来由欧洲兴起的一项治疗技术，创伤更小，疗效显著。臭氧消融治疗椎间盘突出的机制主要由以下几方面组成：①能够氧化髓核的主要大分子结构——蛋白多糖，并能破坏髓核细胞，从而造成髓核水分丢失，髓核缩小，减轻对神经根的压迫；②臭氧能够拮抗炎症反应的细胞因子的释放，刺激细胞内皮释放 NO 及 PDGF，促进神经根无菌性炎症的吸收；③臭氧能够刺激抑制性中间神经元释放脑啡肽等物质从而达到镇痛作用。

虽然各种微创介入治疗方法都有各自的优势和特点，但又都有自己的局限性。有学者报道适当联合使用两种治疗方法可以取得更好的疗效。近年来，国内多家医院开展 CT 或 C 臂锥束 CT 导引经皮微创技术治疗颈椎间盘突出症，具有安全、创伤小、手术时间短、恢复快、花费低等优点，总有效率为 78.1%～87.5%，已逐渐被专业人员及患者接受。磁共振导引颈椎间盘微创介入治疗的优势：①磁共振在颈椎成像方面具有 CT 及 C 臂锥束 CT 等无法比拟的优势，能够清晰地显示椎间盘的突出部分及脊髓、神经根等重要的结构，利于术中辨认穿刺针与上述组织的位置关系，保证手术的安全性；②与 CT 导引相比，磁共

振无影响图像质量的骨骼和穿刺针伪影；③开放性磁共振与光学导航系统配合，能够以穿刺针为轴任意平面成像，这对于穿刺点的选择及手术路径的设计都至关重要；④光学导航系统的虚拟针技术可以实时模拟穿刺路径，且能够使进针深度精确到毫米，从而避免损伤脊髓及重要血管；⑤颈椎周围重要结构较多，术前、术中需要多次扫描，以确保进针位置正确，磁共振扫描无电离辐射，避免医护人员及患者受到CT或C臂锥束CT导引时所接受的电离损伤。

（一）适应证

1. 颈椎间盘突出程度为轻、中度，病程较短。

2. 神经根型颈椎间盘突出症，颈、肩、臂疼痛向前臂和手部放射，且其症状、体征与CT、磁共振检查结果相吻合。

3. 脊髓型颈椎间盘突出症，脊髓损伤Frankel分级D、E级。

4. 经保守治疗2个月无效者。

（二）禁忌证

1. 脊髓受压严重，Frankel分级A、B、C级。

2. 突出的椎间盘组织已钙化。

3. 颈椎间盘游离。

4. 合并骨性椎管狭窄、后纵韧带钙化及黄韧带肥厚者。

5. 椎间隙显著狭窄。

6. 椎体前缘有明显的骨质增生、骨桥形成。

7. 术前1周内血常规检查血红蛋白<70g/L、有严重出血倾向、血小板<50×10⁹/L和不能纠正的凝血功能障碍者（凝血酶原时间>18s，凝血酶原活度<40%），及服用抗凝药物者。

8. 穿刺区域附近皮肤急性感染或慢性感染急性期，周围软组织明显感染，穿刺途径不能避开者。

9. 近期心肌梗死患者；未经治疗的心脏传导阻滞、青光眼患者。

10. 安装心脏起搏器等磁共振检查禁忌及意识不清不能配合者；术中不能合作者（不能控制的咳嗽、幽闭恐惧症患者）。

11. 其他磁共振检查和介入治疗一般禁忌证。

（三）术前准备

手术者必须明确掌握病史、体征、影像学检查及化验室检查资料，从而判断患者是否具有手术适应证，除外禁忌证。尤其应注重患者症状、体征是否与影像学检查相吻合，因为同时存在多个椎间盘突出时，有时引起临床症状者并不一定是影像学上表现最明显的椎间盘。

1. 常规准备

（1）完善实验室检查，如术前血常规、凝血四项、血糖及肝、肾、心功能检查。

（2）术前1周内禁止应用具有抗凝作用的药物，如服用华法林抗凝药物患者需要术前停药，直至凝血指标正常。

（3）术前行抗炎、脱水、激素及中药熏蒸治疗3d。

（4）术前禁饮食6h以上，排空膀胱，去除所携带的金属异物。

（5）椎间盘造影术对比剂准备：Gd-DTPA与0.9%氯化钠溶液（1∶8）混悬液10ml。

（6）术前记录患者疼痛指数，与术中疼痛指数比较，评价检测效果。

（7）告知患者及家属椎间盘造影术及颈椎间盘突出物旋转切吸的目的；患者及家属（受委托人）签署知情同意书。

2. 影像学准备　术前1周内行强化CT或者强化磁共振等影像学检查，明确病变最新进展，确定穿刺靶点及进针路线。

3. 药物准备　混悬镇痛液：0.9% 氯化钠溶液 10ml×1、甲钴胺注射液 0.5mg×2、复方倍他米松注射液 1ml×1、2% 利多卡因 5ml×1、维生素 B$_6$ 100mg×2。

（四）设备与器械

1. 磁共振扫描仪，参照第一章第二节"二、磁共振介入系统的硬件设备要求"。

2. 同轴穿刺活检系统，参照第一章第五节"一、磁共振兼容性介入手术器械装置及相关因素"。

3. 18G 颈椎间盘旋转切吸器（图 3-6-5）。

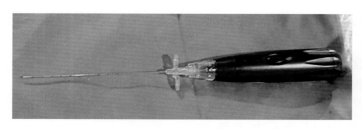

图 3-6-5　电动式负压颈椎间盘旋转切吸器

4. 臭氧发生器。

5. 介入专用线圈。柔性多功能表面线圈。

6. 心电监护系统。磁共振兼容性心电监护仪。

7. 磁共振专用患者转运平床和轮椅。

（五）导引方式

常用的导引方式为常规磁共振导引、磁共振透视导引及光学导航系统辅助磁共振成像导引，具体参照第一章第一节"二、磁共振导航技术的特点"。

（六）快速序列选择

参照第一章第三节"二、磁共振介入扫描序列"。

（七）操作方法与注意事项

1. 操作方法

（1）患者体位：患者取仰卧位，进针位点多选择健侧。

（2）体表定位：体表定位可采用鱼肝油胶囊矩阵定位、自由手技术定位或在光学导航系统的导引下选择皮肤进针点；在皮肤表面标记后，沿着欲穿刺的方向行新的扫描，并使病变显示在中间层面上，可将 MRI 和触诊相结合，以确保选择恰当的穿刺点。

行磁共振颈部预扫描，以椎间盘突出部分为靶点，应用光学导航系统的虚拟针技术，设计好进针路径及体表穿刺点。

（3）穿刺：常规消毒、铺巾、局麻。以左手示指、中指的指腹于胸锁乳突肌前缘将颈总动脉及颈内静脉压向后外侧，在磁共振导引下，以 16G 磁共振兼容性穿刺针经椎间隙中心，穿刺至椎间盘突出部分。

（4）旋转切吸椎间盘突出物：扫描显示位置正确后，退床至 5 高斯线外，拔出针芯，以电动式颈间盘旋转切吸器切割并同步抽吸突出部分椎间盘直至无任何组织切出，切割的过程中应注意患者的反应，有无神经根刺激症状等。

（5）向椎间盘局限突出部分注射 40μg/ml O$_2$-O$_3$ 混合气体 2ml。退针至椎间盘中心部，应用切割器对中心髓核进行部分切割直至无组织切出，注射 40μg/ml O$_2$-O$_3$ 混合气体 2ml（对于膨出型颈椎间盘突出，则直接穿刺至椎间盘中心处，切割及臭氧注射即可）。

2. 注意事项

（1）颈部伸展，使柔性线圈尽量靠近穿刺点，以提高术中扫描时 MRI 质量。

（2）穿刺时只能用局麻药物，不可注射太深将神经根麻醉，更不能应用全麻和硬膜外麻醉，应使神经根保持正常的敏感性；可将穿刺针进行适当的钝化处理，不可使穿刺针尖过度锐利。穿刺时动作要轻柔，切忌粗暴用力。

（3）臭氧可强烈刺激人的呼吸道，造成咽喉肿痛、胸闷咳嗽、引发支气管炎和肺气肿等，并可造成其他方面的危害。因此，臭氧发生器最好放置在室外，随时使用随时制造臭氧。

（八）术后处理

1. 一般处理　术后平卧并应用抗生素、甘露醇、地塞米松及甲钴胺等药物辅助治疗 5～7d；术后 24h 采用中药熏蒸治疗；1 个月内以卧床休息为主，以患者感觉舒适为宜，借以巩固上述治疗效果。

2. 并发症及处理

（1）头痛：一部分患者出现头痛症状，原因不太明确，头痛的程度由轻到重，个体差异较大。症状较轻者一般无需处理，数小时后症状自行消失，症状较重、难以忍受者，可给予吸氧、20% 甘露醇快速静脉滴注。

（2）出血及术后声音嘶哑：应考虑损伤血管或神经，多由操作粗暴造成颈动、静脉及喉返神经损伤所致。除给予镇痛药外，还应给予止血药和抗生素。若有活动性出血而使用止血药无效时，应请外科协助处理。

（3）椎间盘感染：是严重的并发症之一，与无菌操作不严格及穿刺路径选择不当有关，据国内外文献报道，其在椎间盘微创治疗术中的发生率为 1%～4%。臭氧消融术中椎间盘感染的报道较少，可能与臭氧的消毒作用有关。

椎间盘感染一般发生在术后 4～10d 围手术期内，主要表现为颈部疼痛持续不能缓解甚至加剧，发热，双上肢放射性疼痛、抽搐，血象升高，红细胞沉降率加快等。由于多数椎间盘炎为低毒性细菌感染，患者可无明显发热和血象升高，如患者术后颈部疼痛症状持续不能缓解或持续加重，手术部位有深压痛和叩击痛，应警惕椎间盘感染的可能性。最近的研究认为，C 反应蛋白增高和红细胞沉降率加快对诊断早期椎间盘炎最为敏感。影像学检查对早期的椎间盘感染不敏感，首选的检查方法为磁共振平扫加增强扫描，表现为 T_1WI 椎间盘及邻近椎体信号减低，T_2WI 信号明显增高，注射 Gd-DTPA 后，病变区不均质增强，一般在椎间盘感染 2 周左右可出现上述改变。X 线和 CT 对早期椎间盘炎的诊断价值不大，晚期可出现较特征的影像学表现。

当术后出现椎间盘的感染时，嘱患者绝对卧床休息，常规大剂量应用抗生素治疗 6 周以上。林可霉素和妥布霉素可渗入椎间盘内，抗炎效果较好。同时辅以热敷等其他的理疗手段。

疗效不佳者，可再次行椎间盘穿刺抽吸减压、直接注射臭氧 5ml 治疗，并将抽吸物送检做细菌培养和药物敏感试验，选用敏感抗生素。如上述方法均不能奏效，应请内外科会诊，协助治疗，必要时手术切开清除病变组织。

（九）典型病例

女性患者，44 岁，车祸后颈部疼痛，不能活动伴双上肢麻木、酸胀、疼痛，行磁共振导引颈椎间盘髓核旋切术，术后半年复查磁共振显示相应水平突出物消失伴脊髓压迫解除，如图 3-6-6 所示。

（十）小结

颈椎间盘体积较小，直接于盘内注射臭氧，压力较大，短期内有加重椎间盘膨出或突出的危险。

膨出型或外纤维环未破的椎间盘突出症，椎间盘切割能够部分切除椎间盘中心髓核组织，并且不会造成颈椎不稳，既可以直接降低椎间盘内的压力，又可以使椎间盘内形成一定的空间，增加臭氧与髓核组织的接触，使氧化作用更充分。

纤维环已破的椎间盘突出症，椎间盘旋切还能够直接切除部分突出髓核，减轻突出组织对脊髓或神经根的压迫，快速缓解患者的临床症状；且臭氧能够降解剩余的髓核组织，防止盘内残留的髓核组织在压力的作用下沿破裂的纤维环再次溢出造成椎间盘突出症复发，使远期疗效更加巩固。

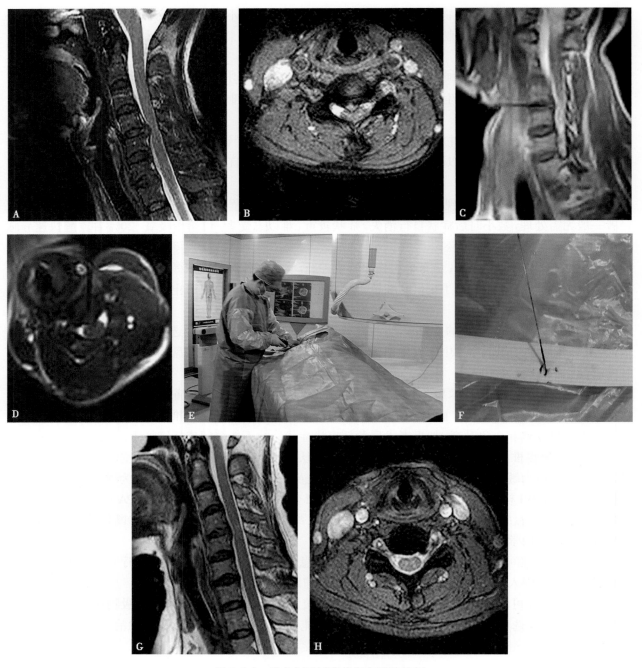

图 3-6-6　磁共振导引颈椎间盘髓核旋切

A. 术前磁共振显示中央型颈椎间盘突出症；B. C$_{4/5}$ 椎间盘向后方突出，压迫脊髓；C、D. 在开放式磁共振及光学导航系统的导引下，14G 穿刺针准确穿刺至椎间盘突出部分；E. 应用椎间盘切割器切除椎间盘突出部分；F. 电动旋切器上黏附髓核组织；G、H. 术后 6 个月复查，磁共振矢状位（G）与横轴位（H）图像示椎间盘突出部分显著回纳，对脊髓压迫解除。

旋切与臭氧消融治疗相结合，能够做到优势互补，近期效果好、远期疗效巩固。该项技术治疗单纯性颈椎间盘突出具有安全、创伤小、疗效确切等优点。

（鄢行畅　何晓峰　李成利　肖越勇）

第七节 磁共振导引椎体成形术

一、椎体成形术的现状与进展

骨水泥成形术,又称椎体填充或椎体成形术,是在影像设备导引下穿刺病损骨,将填充剂聚甲基丙烯酸甲酯(polymethyl methacrylate,PMMA)以半固体形式注入病骨内,并在其内进一步聚合凝固,从而防治椎体塌陷及病理性椎体引起的疼痛。主要用于症状性的骨质疏松和恶性肿瘤,能明显减轻疼痛,加固病变椎体并改善患者生活质量。

骨水泥的止痛效果不能单纯用病理性骨的坚固化来解释。椎体转移瘤患者,仅仅注射 2ml 的 PMMA 就可获得良好的疼痛缓解,而此时骨的固化效应是很小的。PMMA 在聚合过程中具有化学效应和热效应,因此它具有细胞毒性,其聚合温度足以使得肿瘤细胞凝固,因此少量骨水泥即可缓解疼痛。

(一)脊柱转移瘤骨水泥椎体成形术

经皮途经进行椎体填充治疗脊柱转移性病灶可作为外科开放手术的有效替代。椎体成形术是一种比外科开放手术侵袭性更小的方法,在治疗脊柱恶性病变时加固椎体硬度。1981 年,Harrington 是第 1 个提出采用骨水泥填充来缓解恶性脊柱肿瘤引起的疼痛的医师。从此以后,经皮椎体填充治疗,如椎体成形术和后凸成形术,就成为治疗恶性脊柱病灶的成功而有效的方式。在 20 世纪 90 年代中期,Cottoon 及其同事报道 97% 患者在椎体成形术后 48h 疼痛可获得不同程度的缓解,其他学者也报道了相似的结果。

脊柱是恶性肿瘤骨转移最常见的部位,约 30%～70% 的恶性肿瘤患者会出现脊柱转移,每年约有 5% 癌症患者,或大约 61 000 人会出现脊柱转移,严重影响患者生存质量。肿瘤常首先侵犯椎体后半部分,然后累及前方的椎体、椎板和椎弓根,约 50% 只侵犯骨髓,50% 髓质及邻近皮质均破坏。溶骨性病灶表现为虫蚀样、穿凿状骨质缺损;成骨性转移病灶表现为病灶局部出现反应性新生骨质。晚期有剧痛,常伴严重贫血、体重减轻,骨质溶解后可导致血清钙、磷增高,若有骨修复时血清碱性磷酸酶(alkaline phosphatase,ALP)会增高。脊椎溶骨性病灶早期仅为骨质疏松,然后出现椎体破坏和塌陷,但椎间隙正常。乳腺癌、肾癌、肺癌和鼻咽癌多为溶骨性转移,而前列腺癌几乎全是成骨性转移。

脊柱转移性肿瘤多伴有疼痛,患者大多极度虚弱,常常合并活动困难,有的生活难以自理,治疗难度加大。此类患者常需要开放外科手术,创伤巨大,即使在正常生理应力下也会出现病理性骨折。椎体前半部出现部分或全部破坏,脊柱承重能力会明显下降,因为位于腹侧的肿瘤比位于背侧的肿块具有更大的不稳定性。

椎体成形术是将骨水泥直接注入目标椎体,临床应用被证明有发生较高的无症状或有症状的水泥渗漏的可能,使用高黏度的骨水泥能降低渗漏率。球囊后凸成形术则是首先利用球囊在椎体内膨胀制造出一个空腔,同时在一定程度上恢复压缩骨折椎体的高度,再向空腔内注入骨水泥。椎体成形术在恢复椎体高度方面不如球囊后凸成形术有效。崩塌严重的椎体和陈旧性骨折椎体已不可能通过气囊在椎体内膨胀恢复高度,因此在这些情况下,两种技术的差别并不大。此外,脊柱椎体的成骨性转移瘤和放疗后椎体硬化可能会阻碍气囊有效膨胀。

(二)骨水泥椎体成形术的联合治疗

1. 骨水泥椎体成形术联合消融 椎体成形术不仅能够减轻疼痛,而且还可以恢复机械的稳定性,但是骨水泥本身抗肿瘤活性很差,所以通过联合其他的治疗手段,在临床治疗中,有可能获得最大的效果。射频消融治疗以后,肿瘤的边缘形成生物膜样的屏障,可以阻止骨水泥渗漏入椎管,从而减少脊髓的损伤,延长患者的生存时间,这对椎体后缘不完整的转移瘤来说,可能是最安全的。

2003 年开始出现应用射频消融联合椎体成形术治疗脊柱肿瘤的报道,在 CT 及 X 射线透视导向下,采用射频消融治疗肿瘤。当肿瘤侵犯到椎体后壁，由于脊髓距离消融野相对比较近，射频消融（radiofrequency ablation，RFA）过程中可能会造成神经损伤，对 RFA 释放能量的方式进行改良，避免射频电流对脊髓的损伤将是未来研究的方向之一。射频消融从 40W 的能量水平开始，每 3min 提高 10W（达到 80W），直到起始的 45Ω 组织电阻抗上升并且不再进一步地产生电流（衰减），消融针进一步地向转移灶的腹侧前进，开始实施第二次的射频消融，能量范围为 40～70W，当 CT 扫描显示治疗区域内微泡形成，表明肿瘤坏死。另外，也有报导联合冷消融和椎体成形术，也是一种安全有效的治疗方式，特别是对缓解单个椎体的转移引起的疼痛是非常有效的。

2. 骨水泥椎体成形术联合碘 -125（¹²⁵I）**粒子植入**　通过近距离放疗治疗计划系统（treatment planning system，TPS）规划放射剂量学控制，保证治疗椎体转移瘤后不出现放射性脊髓损伤，经皮椎体成形术联合碘 -125（¹²⁵I）粒子植入是一种有效的姑息治疗方法，对终末期椎体转移瘤患者可以减轻背部的疼痛，增强椎体的强度。

（三）疗效评估

张学彬等研究总结了 5 年间采用 CT 导引下椎体成形术治疗骨质疏松性椎体压缩性骨折或恶性肿瘤导致的骨溶解病变的数据，总共 251 例患者，其中骨质压缩性骨折 217 例，恶性肿瘤骨浸润患者 34 例，总共实施了 500 个椎体的椎体成形术。PMMA 水泥的用量为（4.5±1.9）ml。证实了 CT 导引的椎体成形术治疗椎体压缩性骨折安全有效，CT 透视可以非常完美地显示椎体的后缘骨水泥是否外渗。单纯骨水泥的外渗和临床并发症没有直接的关联，然而，如果合并有心肺功能不全的患者，那么即使是很少量的 PMMA 导致肺栓塞，也有可能会引起非常严重的后果。

表 3-7-1 列出了上海交通大学医学院附属仁济医院磁共振导航下的 58 个椎体成形术的统计分析结果：对于颈椎来说，主要采取前入路，胸腰椎以经椎旁入路和经椎弓根入路为主，骶椎主要为后入路。5 例（8.62%）出现骨水泥的外渗，2 例（3.45%）出现无症状肺栓塞，51 例（87.93%）患者无并发症发生。疼痛评分的改善平均为 4 分。

表 3-7-1　上海交通大学医学院附属仁济医院 58 例磁共振导航下椎体成形术临床数据　　单位：个

变量		椎体平面				合计
		颈椎	胸椎	腰椎	骶椎	
穿刺路径	经椎弓根入路	—	18	27	—	45
	经椎旁入路	—	3	2	—	5
	前入路	4	—	—	—	4
	后入路	—	—	—	4	4
并发症	骨水泥外渗	0	0	4	1	5
	无症状肺栓塞	0	1	1	0	2
	无并发症	4	20	24	3	51
疼痛改善评分		4	4	5	6	4*

*代表平均分。

（四）磁共振导引椎体成形术存在的问题及展望

1. 如何实时监控？　磁共振导引的骨水泥成形术还是有很多的挑战，MRI 的时间相对来说还是比较长，不能像 X 射线透视一样，可以实时地看到骨水泥在椎体内的流动。

2. 如不实时监控，如何定量骨水泥？　如果不能进行实时的监控，如何来确定注入的骨水泥的量？那么只有通过术前的影像，对于病灶进行详细评估重建，计算病灶的大小，从而确定注入骨水泥的量。

3. 骨水泥注入时机如何把握? 问题就是什么时间把骨水泥注射进去,因为不能实时监控,或者说即使监控注射,也不能很好地显示骨水泥的流动和边缘,所以可能注射时机的把握更加重要,一定强调在面团期的注射可能会更加安全,不容易导致骨水泥的外渗。

4. 骨水泥如何显影? 如何改进? 可能还需要更多的基础研究来改进骨水泥的成分,以及在不同的磁共振序列下骨水泥的显影,如何改进可能要做更多的基础研究和临床验证。

二、磁共振导引骨水泥椎体成形术

约 2/3 的椎体压缩性骨折临床表现为无症状,仅仅是在放射学检查的时候偶然发现。椎体成形术不适用于治疗无症状的压缩性骨折,椎体成形术的目的是缓解疼痛。

(一)适应证

1. 椎体压缩性骨折持续 6~12 周,经过保守治疗以后依然不能缓解,持续性椎体骨折部位的局部难治性沿着中线区的背痛,才需要进行椎体成形术。

2. 症状性椎体血管瘤。

3. 椎体肿瘤所致顽固性疼痛。

4. 严重疼痛性骨质疏松可采用椎体成形术缓解症状。

(二)禁忌证

1. 无法纠正的凝血功能障碍。

2. 局部明显感染甚至合并脓肿。

3. 不稳定性骨折。

4. 椎体后部附件受累。

5. 硬膜外侵犯病灶。

6. 针对儿童和青少年。

7. 预防性骨质疏松治疗。

8. 磁共振导引下相关的禁忌同样不适用该手术。

(三)术前准备

1. 物品准备

(1)手术包。

(2)一次性磁兼容穿刺针。

(3)持针器(消毒备用)。

(4)磁兼容锤子。

(5)骨水泥套装。

2. 病变椎体影像图像及路径图像准备 磁共振导航下进行椎体成形手术,治疗前先扫描病变椎体,主要包括矢状位、横轴位扫描。采用 FLASH、T_1WI、T_2WI 这些序列进行扫描,这些序列图像对我们判断椎体病变的性质、范围以及与周围脊髓和神经根关系有很重要的参考意义。

另外,为了手术的需要,还要沿着穿刺路径进行扫描,对腰椎来说,多为经过椎弓根进行扫描,对胸椎来说大多是经过胸椎关节进行扫描,对颈椎来说,根据穿刺路径决定扫描的层面,也就是说确定一个穿刺针所经过的路径的扫描平面。

(四)操作方法与注意事项

1. 局麻联合地西泮镇痛 在磁共振导引下手术的麻醉,经常采用地西泮和局部镇痛麻醉,术前可以给予地西泮、利多卡因局部麻醉,穿刺路径上一直麻醉到骨膜的表面。

2. 确定靶点和穿刺路径(避开神经血管) 对于各个部位的椎体成形术,都首先要确定穿刺的靶点,一般来说,这个靶点应该位于椎体正中的前 1/3,这个点就是穿刺的目标点,根据光学的导航和穿刺路径扫描层面,这个层面就是之前磁共振扫描已经确定过了,然后在皮肤上找到一个最佳的入针点,在导航下缓慢进针。

3. 磁共振导航下进针到达靶点(实时导航或移动穿刺)　目前所用的磁共振导航就是光学定位导航,现在因为磁体空间的限制,可以进行移动定位穿刺,就是将检查床移出磁体之外,然后进行导引下穿刺。

4. 骨水泥准备及注射(面团期)　骨水泥注射前需根据病灶部位、范围、病灶性质决定骨水泥量、注射速度、注射时机,注射过程中注意观察患者的症状。

5. 磁共振重复扫描　了解骨水泥沉积情况及有无病变周围的异常信号,必要时 CT 复查观察骨水泥沉聚分布状态。

(五)并发症及处理

由有经验的专业人员局麻下,影像导引经安全途经,如椎弓根途径,实施这一手术的时候,经皮椎体成形术是一个安全的操作,仅仅有少量的有症状的并发症。报道的主要并发症有神经根病、脊髓受压和栓塞现象,大部分为骨水泥外渗或者椎体内压改变所致。

骨水泥外渗以转移性疾病多见,超过 10% 会出现外渗。有报道认为,术中骨水泥外渗出椎体的发生率甚至达到 85.7%,而骨质疏松约为 1%～2%,外渗也与注射量显著相关。总体上 CT 检测出的骨水泥的外渗率为 55.4%,包括外渗进入椎间盘间隙(25.2%)、硬膜外静脉丛(16.0%)、通过后壁渗出(2.6%)、进入神经孔(1.6%)、进入椎旁静脉(7.2%)。对于椎间盘渗漏来说,没有终板骨皮质的破坏,也就不会有邻近椎间盘间隙内骨水泥渗漏。但没有 schmorl 结节病也会有椎间盘内骨水泥渗漏,因此,必须小心进行骨水泥注射,才能减少椎间盘渗漏。

1. 骨水泥外渗导致神经根压迫　常常会出现比较剧烈的神经痛,最有效的办法是将渗出的骨水泥用外科手术去除,以解除对神经根的压迫,姑息的药物治疗常常采用激素、营养神经等对症支持以缓解神经根水肿。

2. 骨水泥外渗导致肺栓塞　一般没有症状,可以不予特殊处理。如果栓塞面积广泛,继发血栓,或者合并有心肺基础疾病,可能会出现咳喘等呼吸道症状,需考虑监测心肺功能、必要时抗凝、改善心功能、止咳平喘等对症处理措施。

根据一项回顾性研究的报道,椎体成形术相关死亡很少,仅有 1 例患者发生了操作相关的死亡,发生率为 0.4%(1/251),证实是因肺栓塞导致的死亡。与操作有关并发症的发生率为 2.8%,包括 1 例术后 12h 出现急性冠脉综合征,1 例由于椎弓根骨质破坏,骨水泥渗漏到神经孔周围,出现膝跳反射消失。另外,1 例患者在椎体成形术的当晚因为跌倒出现脊髓圆锥综合征,2 例患者意识模糊,还有 2 例患者出现新发骨折(1 例椎弓根骨折,1 例肋骨骨折)。

椎体成形术后出现骨水泥肺栓塞相对来说是比较常见的并发症,但大部分都是无症状的,在多发性骨髓瘤患者行椎体成形术手术发生率相对高,发生率约为 18.9%;在其他恶性肿瘤中约为 7.3%。骨质疏松性骨折及恶性肿瘤椎体骨折之间的水泥肺栓塞的发生率没有差异。当然进行长期大型前瞻性研究可以帮助识别和确定危险因素及临床结局从而提出更好的预防和治疗策略。

有实验数据显示,20% 的填充率即可导致腰椎抗压强度显著提高。即使是低至 10% 的体积填充量也可能会显著影响低骨密度椎体的抗压强度,转移性肿瘤的椎体在椎体成形术过程中产生的椎体内压力明显高于完整椎体。骨水泥注射量越大椎体内压增加越大。因此当椎体成形术用于稳定溶骨性病变时,椎体内压增高可以解释临床上较高的并发症发生率。

(六)典型病例

男性患者,60 岁,肾癌根治术后,口服靶向药物治疗中,发现骨多发转移,T_{10} 椎体转移瘤引发剧烈疼痛,行磁共振导引胸椎骨水泥椎体成形术治疗,如图 3-7-1 所示。

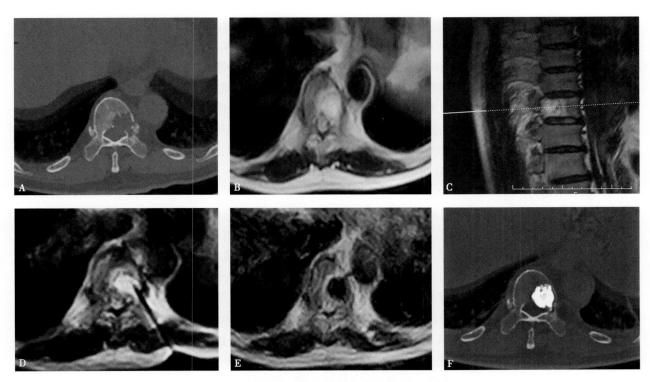

图 3-7-1　磁共振导引胸椎骨水泥椎体成形术

A．肾癌 T_{10} 胸椎转移，CT 图像可见椎体左后方骨质缺损，椎体后缘不完整；B．磁共振平扫，病灶在 T_2 加权像上为高信号，椎体后缘受累，硬膜囊受压；C．术中导航图像，红点代表着靶点，黄实线代表穿刺针，虚线代表穿刺针前进的方向；D．磁兼容穿刺针进入病灶；E．针撤出穿刺道，病灶内充填有低信号的骨水泥；F．CT 平扫显示骨水泥完全填充在病灶内，没有出现明显渗漏。

（张学彬　鲁　东　韦　兴　李成利）

第八节　股骨头缺血性坏死钻孔髓芯减压术

一、股骨头缺血性坏死钻孔髓芯减压术的现状与进展

　　股骨头缺血性坏死（avascular necrosis of femoral head，ANFH）是由于多种病因造成的股骨头缺血和骨细胞坏死的病理过程，使关节功能丧失，致残率很高。造成 ANFH 的原因大致有两类：一类是创伤性因素，多因髋部受伤后引起股骨头骨折、股骨颈骨折、髋关节脱位，以及没有骨折脱位的髋部软组织损伤。其中，由股骨颈骨折而发展成 ANFH 者最为多见，约占股骨头颈骨折的 30% 左右，而且患者年龄越小，发生 ANFH 的机会越多，这主要是因为创伤引起股骨头滋养血管中断或瘀阻，股骨头缺血而造成；另一类是非创伤性因素，包括长期大量使用糖皮质激素、乙醇中毒、减压病等，这些因素有的可以造成血液黏稠度增加，也可以导致血管壁增厚、管腔狭窄。不论是创伤性还是非创伤性因素，最终的结果一是造成动脉供血不足，二是造成静脉瘀阻，而后者又可以引起骨内压升高，进一步加重动脉供血不足，最终导致股骨头缺血、缺氧、骨细胞变性、坏死。ANFH 若未经有效治疗，多数患者在 1～4 年内出现股骨头塌陷，而股骨头一旦塌陷，约 87% 会出现髋关节功能障碍，最终行人工关节置换术。

　　ANFH 的发病机制一直是学术上争论的焦点，目前有脂肪栓塞学说、骨细胞脂肪变性坏死学说、骨内压增高致静脉淤滞学说、骨质疏松学说、微血管损伤学说、血管内凝血学说及激素的细胞毒性学说等。很多学者认为，ANFH 是由于多种原因诱导多能干细胞成脂肪化，导致股骨头内骨髓脂肪化，变成脂肪髓；骨

髓内脂肪堆积导致股骨头内骨内压升高，静脉回流障碍，股骨头骨髓内血流减低而缺血，动脉供血减少，最终导致骨坏死。无论何种原因造成的 ANFH，其组织病理学改变大致相同。骨坏死的基本病理变化是髓内骨梗死发生坏死，骨小梁表面成排的成骨细胞消失，骨细胞陷窝空虚，骨组织酸化及溶酶体释放，释放的钙与骨髓脂肪细胞释放的游离脂肪酸结合形成不溶解的脂肪酸钙盐。机体无特殊的酶溶解梗死的组织，因而可在体内长期存留，临床上表现为静止状态，不再进展。早期，邻近骨组织显示充血、毛细血管及成纤维细胞增生等修复反应；另外，有成骨细胞形成新骨覆盖在坏死骨表面，因而在 X 线片上表现为骨密度增加。随着修复反应的进一步发展，骨组织完整性遭到破坏，出现骨小梁骨折，导致软骨破坏、股骨头变形。

ANFH 的治疗归纳起来主要分为非手术治疗和手术治疗两大类：

1. 非手术治疗

（1）避免负重：包括部分负重及完全不负重，要求患者卧床甚至绝对卧床。单纯避免负重的治疗效果并不理想。Mont 等通过随访发现，80% 单独避免负重的患者病情均有不同程度的加重。

（2）药物治疗：建议选用抗凝、增加纤溶、扩张血管与降脂药物联合应用，如低分子肝素、前列地尔、华法林与降脂药物的联合应用等；也可联合应用抑制破骨和增加成骨的药物，如磷酸盐制剂、美多巴等。药物治疗可单独应用，也可配合保髋手术应用。

（3）电刺激：电刺激可促进骨再生及新血管形成，有报道称利用电刺激治疗 ANFH，方法包括非侵入性的电磁场刺激、髓芯减压后插入电极进行直流电刺激、髓芯减压后进行非侵入性直流电刺激。电刺激取得了较好的疗效，但并未在临床上推广应用，因需对最佳电量、用法及治疗时间进一步研究。

（4）中医药治疗：以中医整体观为指导，强调早期诊断、病证结合、早期规范治疗。对高危人群及早期无痛患者以活血化瘀为主，辅以祛痰化湿、补肾健骨等中药，具有促进坏死修复、预防塌陷的作用；对早期出现疼痛等症状的股骨头坏死，在保护性负重的基础上应用活血化瘀、利水化湿的中药，能缓解疼痛、改善关节功能；对中晚期股骨头坏死，应用活血化瘀、利水化湿中药配合外科修复手术，能提高保髋手术效果。

（5）生物物理治疗方式：目前应用较广泛的生物物理治疗方式主要包括体外高能震波和高压氧，此类非侵入性的治疗方式容易被患者接受，可作为较早期 ANFH 的保髋治疗方式。研究证实，体外震波可促进股骨头内血管形成相关因子、改善微循环及骨前体细胞的增殖和成骨分化的能力。

2. 手术治疗

（1）髓芯减压术（core decompression，CD）：CD 是个被意外发现的手术，最早由 Ficat 和 Arlet 用于骨功能探查，术后患者常可立刻缓解疼痛，因此成为一种治疗 ANFH 的方法。其理论基础是通过 CD 可以降低骨内压，增加股骨头内血流，而且可以刺激减压隧道内的血管生长，促进死骨的爬行替代。Castro 的 meta 分析显示，CD 治疗 Steinberg Ⅰ、Ⅱ及Ⅲ期坏死的成功率分别为 84%、63% 和 29%，而保守治疗相应各期的成功率分别为 61%、59% 和 25%。相对而言，CD 仅对 Steinberg Ⅰ期的疗效优于保守治疗。CD 理论上可降低骨内压力，促进血管化，防止缺血和进行性骨破坏，曾被广泛应用于 ANFH 的治疗。但文献报道的 CD 对 ANFH 的疗效相差很远，单纯的 CD 已逐渐被取代，但这一方法创伤小，如果适应证选择适宜，可获得相对较佳的疗效，患者容易接受，而且操作简单，即使手术失败也不会增加其他手术的复杂性等优点，所以至今仍在沿用，许多学者仍致力于这一方法的改良工作，特别是 CD 复合植入物增加支撑力和改善成骨能力的临床研究已越来越受到重视。

为促进减压后成骨和血管新生的能力，提高 CD 的临床疗效，很多学者联合应用其他的治疗方式。Aaron 等应用 CD＋脱钙骨基质（decalcified bone matrix，DBM）植入术，股骨头成活率明显高于单纯 CD 的治疗效果。Gangji 等应用 CD＋自体骨髓移植术也获得较好的临床效果。Santori 等联合应用 CD＋电刺激或脉冲式电磁场（pulsed electromagnetic field，PEMF）治疗 ANFH 取得了较单纯 CD 更好的疗效，且 PEMF 对股骨头软骨下骨折有一定的治疗作用。杨述华等在进行 CD 后应用空心骨螺钉结合自体骨移植强化股骨头力学结构治疗早期 ANFH 患者 31 例，平均随访 2.8 年，成功率为 94%。也有研究者尝试联合应用各种生长因子如人骨形成蛋白（bone morphogenetic protein，BMP）、成纤维细胞生长因子（fibroblast growth factor，FGF）和血管内皮细胞生长因子（vascular endothelial growth factor，VEGF）等来加速股骨头的愈合进程。虽然以上的治疗方式可能有利于成骨和加快股骨头愈合，但因缺乏大样本量的随机对照研究，其临床疗效有待进一步验证。

（2）不带血运骨移植术：应用较多的术式有经股骨转子减压植骨术、经股骨头颈灯泡状减压植骨术等。植骨方法包括压紧植骨、支撑植骨等，植骨材料包括自体皮质骨和松质骨、异体骨、骨替代材料等。已有的研究多为不带血管的腓骨移植术，不带血管的腓骨获取简易，通过建立骨隧道，在坏死病灶清除后，腓骨可以对坏死部位提供有力的支撑，恢复其力学稳定性。但由于腓骨无血运，与受区的相互愈合存在一定风险。已有研究证实，不带血管的腓骨移植治疗 ANFH 疗效不如带血管的腓骨移植，在没有显微外科技术条件的地区，其可以用于 Steinberg Ⅰ、Ⅱ、Ⅲ 期 ANFH。

（3）支撑架植入术：近一个世纪以来，临床医师采用 CD 加植骨、血管植入、带肌瓣或带血管骨瓣移植等方法试图重建股骨头的血运，但均因股骨头内缺乏有力的支撑而无法阻止股骨头的进一步塌陷。王岩等采用自行设计的记忆金属网球支架经股骨颈植入坏死塌陷的股骨头内，取同侧髂骨松质骨植入网球内顶起已塌陷的股骨头，并将带血管蒂的骨块植入，这样既可重建股骨头的血运，又增加了对软骨下骨的机械支撑力，从而有效地防止了股骨头的进一步塌陷，经临床应用疗效满意。杨述华等为防止股骨头塌陷，为坏死股骨头软骨下骨板提供足够的力学支撑，先后设计了呈圆柱状中空带螺纹的钛金属支撑架和同种异体骨支撑架，通过 CD 隧道植入到坏死区软骨骨板下，防止股骨头塌陷。同时，将自体松质骨和DBM 放入支撑架内，用于治疗早期股骨头坏死，取得满意疗效，为股骨头的治疗提供了一种崭新的思路。

（4）截骨术：目的是将坏死区移出股骨头负重区。截骨术包括内翻或外翻截骨、经股骨转子旋转截骨等，以不改建股骨髓腔为原则选择术式。

（5）带血管蒂或肌蒂的骨瓣转移术：髋部血运丰富，通过将原本不是股骨头血供来源的血管或肌蒂骨瓣转运至坏死病灶，可以改善股骨头内循环，促进骨生成。但其没有力学支撑作用，且由于转运的骨量较少需联合植骨术同时进行。大转子骨瓣和髂骨瓣是最常采用的骨瓣，缝匠肌、股直肌、股方肌等均可作为肌蒂，而最常采用的血管是旋股外侧动脉和旋髂深动脉。其技术优势是无需行血管吻合。

（6）人工关节置换术：股骨头塌陷较重、出现关节功能严重丧失或中度以上疼痛，应选择人工关节置换术。

（7）多孔金属棒植入术：多孔金属是一类特殊的材料，它特有的孔隙率能够诱导新骨生成。临床常用的多孔金属是钽，将其制成的钽棒近 10 年来被应用于青壮年 ANFH 的保髋治疗。它可以提供 ANFH 区域力学支撑，对于塌陷前的 ANFH 有一定治疗作用，早期随访满意。但也有研究显示，钽棒不能终止ANFH 的病理进程，其疗效并不优于 CD，应引起重视。

其他方法如 CD＋碳棒植入、骨水泥填塞强化、机器人辅助下钻孔减压术等。此外尚有个别报道的髋关节周围软组织松解术、血管束植入术等，但因这些治疗方法临床疗效欠佳，目前再未见到类似报道。

二、磁共振导引股骨头缺血性坏死钻孔髓芯减压术

根据国际骨循环研究会（ARCO）的分期标准对病变程度进行分级。

（一）适应证

1. 股骨头缺血性坏死Ⅰ、Ⅱ期患者，磁共振或 X 线检查阳性，股骨头无塌陷。

2. 股骨头缺血性坏死ⅢA、ⅢB 期患者，股骨头塌陷较轻，患者疼痛剧烈，而又有其他手术治疗禁忌证者。

（二）禁忌证

1. 股骨头缺血性坏死ⅢC、Ⅳ期患者，股骨头明显塌陷变形，伴或不伴髋臼受累患者。

2. 术前 1 周内血常规检查血红蛋白＜70g/L、有严重出血倾向、血小板＜$50×10^9$/L 和不能纠正的凝血功能障碍者（凝血酶原时间＞18s，凝血酶原活度＜40%），及服用抗凝药物者。

3．穿刺区域附近皮肤急性感染或慢性感染急性期，周围软组织明显感染，穿刺途径不能避开者。

4．近期心肌梗死患者；未经治疗的心脏传导阻滞、青光眼患者。

5．安装心脏起搏器等磁共振检查禁忌及意识不清不能配合者；术中不能合作者（不能控制的咳嗽、幽闭恐惧症患者）。

6．其他磁共振检查和介入治疗一般禁忌证。

（三）术前准备

手术医师应该与患者进行详细交流，充分了解发病经过、患者的身体状况、患者的症状、体征以及治疗经过；了解患者的药物过敏史和不良反应史，特别是对局麻药物和对比剂的反应。再次对患者进行系统的查体、认真复习患者的影像学资料及实验室检查资料，避免不必要的过度治疗。

1．常规准备

（1）完善实验室检查，如术前血常规、凝血四项、血糖及肝、肾、心功能检查。

（2）术前 1 周内禁止应用具有抗凝作用的药物，如服用华法林抗凝药物患者需要术前停药，直至凝血指标正常。

（3）术前禁饮食 6h 以上，排空膀胱，去除所携带的金属异物。

（4）术前记录患者疼痛指数，与术中疼痛指数比较，评价检测效果。

（5）告知患者及家属股骨头钻孔髓芯减压术的目的；患者及家属（受委托人）签署知情同意书。

2．影像学准备　术前 1 周内行双侧髋关节股骨头 CT 或磁共振等影像学检查，明确病变最新进展，确定穿刺靶点及进针路线。

（四）设备与器械

1．磁共振扫描仪，参照第一章第二节"二、磁共振介入系统的硬件设备要求"。

2．磁共振兼容同轴骨钻系统，参照第一章第五节"一、磁共振兼容性介入手术器械装置及相关因素"。

3．介入专用线圈。柔性多功能表面线圈。

4．心电监护系统。磁共振兼容性心电监护仪。

5．磁共振专用患者转运平床和轮椅。

（五）导引方式

常用的导引方式为常规磁共振导引、磁共振透视导引及光学导航系统辅助磁共振成像导引，具体参照第一章第一节"二、磁共振导引技术的特点"。

（六）快速序列选择

参照第一章第三节"二、磁共振介入扫描序列"。

（七）操作方法与注意事项

1．操作方法

（1）患者体位：患者一般取仰卧位，患侧向手术者。

（2）体表定位：体表定位可采用鱼肝油胶囊矩阵定位、自由手技术定位或在光学导航系统的导引下选择经股骨大转子进入股骨的皮肤进针点；在皮肤表面标记后，沿着欲穿刺的方向行新的扫描，并使病变显示在中间层面上，可将 MRI 和触诊相结合，以确保选择恰当的穿刺点。

（3）穿刺：磁共振鱼肝油栅栏格和 / 或光学导航系统的导引下，避开神经血管，确定使用同轴骨钻装置，经股骨颈的前下方对病变区进行穿刺。将同轴骨钻装置的尖端固定在骨皮质的表面后，经套针植入 2、3mm 环钻（依据病情需要而定）旋转切割通路上的骨组织，环钻的通道通过病变区并尽可能对坏死硬化区进行旋切，环钻的末端以到达骨性关节面下方 0.5cm 为宜。可将钻取的坏死骨组织置于 4% 甲醛溶液中送病理学检查。

（4）Ⅲ、Ⅳ期因病变区为坏死组织，囊壁为缺血组织，囊壁以外为健康组织，术中要穿破囊壁，使股骨头部与大粗隆区相交通，来沟通囊壁内外的血液循环，打破股骨头缺血性坏死的"恶性循环"。对于病变范围较广泛者,应使用同样方法钻切 2～3 个通道,使通道在病变区均匀分布。钻孔后再以 50mg/100ml 浓度的肝素盐水反复冲洗骨孔内的淤血及骨屑,冲至流出的液体清亮为止,使减压通道不至于在很短时间内因血液凝固而阻塞,有利于骨性通道的血管再生。

2. 注意事项

(1)严格选择适应证,避免盲目扩大治疗范围。

(2)局部麻醉时,应麻醉至穿刺点骨膜下,以减少术中患者不适。

(3)选择适当的穿刺点,避免损伤关节软骨。

(4)严格无菌操作,预防感染。

(八)术后处理

1. 术毕无菌纱布加压包扎穿刺部位,卧床休息 2 周,卧床期间,应进行被动功能锻炼。术后患者保护性部分负重活动至少 6 周。

2. 严密观察患者穿刺部位有无活动性出血以及患侧感觉和运动功能的变化。

3. 预防感染,术后静脉或肌内注射广谱抗生素 3d。

4. 可辅助使用一些对症治疗或改善微循环的药物。

(九)典型病例

男性患者,47 岁,有长期酗酒史,左侧髋部疼痛 2 年余,加重。磁共振检查发现股骨头缺血性坏死ⅢA 期,行磁共振导引髓芯减压术治疗,髋部疼痛明显减轻,如图 3-8-1 所示。

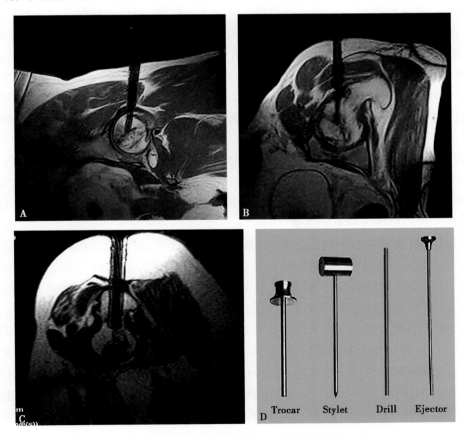

图 3-8-1　磁共振导引股骨头缺血性坏死髓芯减压术

A～C. 磁共振显示左侧股骨头缺血性坏死,以磁兼容性同轴骨钻穿刺至左侧股骨头内,自旋回波序列冠状位(A)及横轴位(B)显示钻孔路径,梯度回波序列显示骨钻(C);D. 磁兼容性同轴手动骨钻:套管针(Trocar)、骨针(Stylet)、骨钻(Drill)、推杆(Ejector)。

(李成利　刘　超　鲁　东)

第九节　良性血管瘤介入治疗

一、蔓状血管瘤介入治疗

血管瘤在病理上分为 3 种主要类型：海绵状血管瘤、毛细血管型血管瘤和蔓状血管瘤。蔓状血管瘤在临床上较少见，约占所有血管瘤的 1.5%，属脉管畸形中的复杂性高流量型动静脉畸形。组织病理学上特点是管壁增厚、纤维化，其内弹力层破碎，瘤巢由供血动脉、动静脉瘘和扩张的静脉组成。蔓状血管瘤主要发生在头颈部及四肢皮下，深部组织中少见。蔓状血管瘤分为局限型和弥漫型两种类型，局限型没有明显的侵袭性生长，手术治疗效果好、复发率低；而弥漫型范围广，可侵及肌肉、血管、神经及骨骼等深部组织，易发生大出血，难以完整切除和修复缺损，可能致残、截肢，甚至危及患者生命。

DSA 不仅能显示血管瘤、供血动脉、引流静脉、瘘口、周围组织关系，还能行介入栓塞治疗，通过导管将栓塞剂注入病灶内，使血流减慢，改变血流方向，促进畸形血管团的血栓形成，可作为术前辅助治疗，减少术中出血，使手术安全，更易达到完整切除病变；或作为永久栓塞以替代手术，达到根治的目的。现主要介绍一下弥漫型蔓状血管瘤的介入治疗。

（一）介入栓塞治疗

采用 Seldinger 或改良 Seldinger 技术穿刺股动脉置入血管鞘，经股动脉插管行选择性动脉造影明确病灶为蔓状血管瘤，然后将血管造影导管超选择插入蔓状血管瘤的主要供血动脉再次进行血管造影，观察有无动静脉瘘存在，对明确没有动静脉瘘者，采用直径 200～300μm 的聚乙烯醇（PVA）颗粒栓塞供血动脉；对有动静脉瘘者，若引流静脉在 1～2s 显影，则采用直径 500～700μm 的 PVA 颗粒栓塞；2～3s 显影者，采用直径 350～500μm 的 PVA 颗粒栓塞；3s 以上者可用直径 200～300μm 的 PVA 颗粒栓塞。因颈外、颈内的血管系统存在一定的"危险吻合支"，应避免栓塞剂反流造成误栓，进而出现动静脉痉挛、失语、面瘫、失明、肺栓塞等严重并发症。

经血管途径的介入栓塞技术具备更多的优势：①经导管介入治疗可阻断血管瘤血供，可作为手术前预防出血措施，也可以作为根治性手段；②能够将导管超选择性进入靶血管，使栓塞剂精准进入瘤体内，减少或避免对正常组织的影响；③对于首次治疗效果欠佳者可于 6 个月后再次进行介入栓塞治疗，具有可重复性。

（二）影像导引经皮腔内注射平阳霉素

平阳霉素作为一种新颖的抗肿瘤抗生素，能够促使血管硬化，造成血管的内皮细胞受到破坏，继而使瘤体的增生受到抑制。应用平阳霉素治疗血管瘤最早由郑勤田等于 1991 年提出。郑家伟等认为，单纯平阳霉素瘤腔内注射对海绵状血管瘤有较好疗效，而蔓状血管瘤存在较多的微小动静脉瘘，瘤腔内注药后药物迅速进入全身血液循环，局部浓度低，因此对蔓状血管瘤无效。

经皮腔内注射平阳霉素经常与介入栓塞治疗联合，一般在介入栓塞术后在 B 超导引下行经皮穿刺瘤腔内注射术。用法：穿刺瘤腔回抽见回血，注入 1% 利多卡因 5ml 行瘤腔局部麻醉，然后，注入平阳霉素 8mg＋0.9% 氯化钠溶液 5ml 或无水乙醇 5～20ml，多点注射。吴鹏等探索了瘤腔内注射平阳霉素联合介入栓塞治疗颌面部蔓状血管瘤的疗效。将 60 例颌面部蔓状血管瘤患者分为对照组和试验组，每组各 30 例，对照组采取瘤腔内注射平阳霉素治疗，试验组采取介入栓塞联合瘤腔内平阳霉素治疗，研究结果显示，单纯瘤腔内注射平阳霉素治疗组的总有效率为 80.0%（24/30），低于联合介入栓塞治疗组的 96.67%（29/30），证实瘤腔内注射平阳霉素联合介入栓塞治疗能够提高疗效，促进患者恢复。

（三）手术治疗

手术切除蔓状血管瘤一般需与介入栓塞术联合进行。在介入栓塞术后第 2～3 周内，根据血管瘤的范围及与周围血管、神经等组织的关系，制定周密的手术方案，特别是要对术中出血的有效控制准备充分。对于不能使用止血带的部位要用控制性出血的方法进行血管瘤切除,对巨大血管瘤、多肌群性,甚至整个肢体的蔓状血管瘤必要时需分期手术。

手术完整切除瘤体是弥漫型蔓状血管瘤的最佳治疗选择,手术切除前行经导管动脉介入栓塞术和/或经皮穿刺瘤腔内注射术可以增加肿瘤完整切除机会,减少出血,减少复发及致残、致死可能。

二、磁共振导引肝脏巨大海绵状血管瘤热消融治疗

肝血管瘤是最常见的肝脏良性肿瘤之一,发病率为 0.4%~20.0%,一般认为与肝血管先天发育异常、雌激素紊乱有关。根据含有纤维组织的多少可分为海绵状血管瘤、硬化性血管瘤、血管内皮血管瘤和毛细血管瘤等类型,临床上以海绵状血管瘤最为常见。大多数肝血管瘤体积小,无不适症状,且无恶变倾向,一般无需特殊治疗。然而,对于最大径≥5cm 且伴随明显不适症状和并发症(如腹痛、贫血、破裂出血、黄疸、血小板减少症、低纤维蛋白原血症、压迫胃肠引起纳差、消瘦等)、严重心理负担的肝血管瘤患者是需要治疗干预的。目前外科手术切除是肝血管瘤的主要治疗方法,肝血管瘤切除术效果明确,但往往伴随巨大的手术创伤和较高的手术并发症风险。随着肝血管瘤体积的增大,手术切除的难度和风险相应增加,尤其是对于最大径≥10cm 的巨大肝血管瘤患者。由于我国目前暂无统一的肝血管瘤诊疗规范,对于最大径≥10cm 的巨大肝血管瘤治疗方式选择仍存有争议。

微波消融和射频消融作为常见的局部治疗方法,已经应用于巨大肝血管瘤的治疗中。两者治疗原理类似,均是利用高温热效应损伤肿瘤细胞,导致组织凝固性坏死。微波消融作为巨大肝血管瘤的微创治疗手段之一,优势明显。与手术切除相比,微波治疗实施时间短,无腹部切口,康复迅速,住院时间短;微波消融治疗巨大肝血管瘤可以获得与手术切除同等效果的根治术。尤其对位于肝脏Ⅳ、Ⅴ、Ⅶ、Ⅷ段的巨大肝血管瘤,微波消融治疗的特点更为明显。与射频消融相比,微波消融加热快速、消融范围大、效率更高。微波消融治疗肝血管瘤患者效果显著,可缩短手术时间,降低术中出血量,降低术后疼痛视觉模拟评分,由于其消融范围限于血管瘤体内,还能有效避免患者肝损伤,安全性较好。

(一)适应证

1. 增强 CT 或增强磁共振检查诊断为肝血管瘤,且最大径≥5cm。

2. 肝功能 Child-Pugh 分级 A/B 级。

(二)禁忌证

1. 肝血管瘤体内包含肝脏主要大血管。

2. 肝功能 Child-Pugh 分级 C 级。

3. 严重心肺脑肾疾病。严重恶病质、严重高血压未控制者、心肺功能不全不能耐受本项穿刺操作术者。

4. 急性感染或慢性感染急性期。

5. 近期心肌梗死患者;未经治疗的心脏传导阻滞、青光眼患者。

6. 术前 1 周内血常规检查血红蛋白 <70g/L、有严重出血倾向、血小板 $<50 \times 10^9$/L 和不能纠正的凝血功能障碍者(凝血酶原时间 >18s,凝血酶原活度 <40%),及服用抗凝药物者。

7. 安装心脏起搏器等磁共振检查禁忌及意识不清不能配合者;术中不能合作者(不能控制的咳嗽、幽闭恐惧症患者)。

8. 其他磁共振检查和介入治疗一般禁忌证。

(三)术前准备

1. 常规准备

(1)完善实验室检查(血常规、凝血、病毒、肝肾功能等)及心电图检查:对于有其他基础疾病患者,应补充相关检查。

(2)术前 1 周内禁止应用具有抗凝作用的药物,如服用华法林抗凝药物患者需要术前停药,直至凝血指标正常。

（3）术前少许饮食，排空膀胱，去除所携带的金属异物。

（4）建立静脉通道。

（5）患者及家属（受委托人）签署知情同意书。

2. 影像资料准备

（1）术前1周内行强化CT或者强化磁共振等影像学检查，除外其他病变可能。

（2）明确病变最新进展，设定进针路线。

（四）设备与器械

设备参照第一章第二节"二、磁共振介入系统的硬件设备要求"。

器械参照第一章第五节"一、磁共振兼容性介入手术器械装置及相关因素"。

（五）导引方式

常用的导引方式为常规磁共振导引、磁共振透视导引及光学导航系统辅助磁共振成像导引，具体参照第一章第一节"二、磁共振导航技术的特点"。

（六）快速序列选择

参照第一章第三节"二、磁共振介入扫描序列"。

（七）操作方法

1. 患者体位　根据术前影像学显示病变的位置，设定进针路径，确定患者的体位。可灵活选用仰卧位、俯卧位或者侧卧位。肝右叶病变多选择仰卧位右侧肋间进针，肝左叶病变多选用仰卧位腹侧进针。

2. 体表定位　体表定位可采用自由手技术定位或鱼肝油胶囊矩阵定位。自由手定位是指将操作者示指置于患者病变区域体表，进行快速类实时扫描，不断移动手指的位置，在扫描图像上同时显示手指和病变，在横轴位及冠状位确定好进针路径，从而确定体表进针点。鱼肝油胶囊矩阵定位是指将鱼肝油胶囊矩阵置于体表，应用横轴位及冠状位或者矢状位两个交互垂直的平面进行扫描，以确定进针点、进针角度并测量进针深度，使用标记笔在相应的鱼肝油胶囊处进行标记。

3. 麻醉　根据病变的位置及患者的状况可行局部麻醉或局部麻醉联合静脉复合麻醉，麻醉前评估可参照美国麻醉医师协会（ASA）的分级标准，≤3级的患者方可采用静脉复合麻醉。

4. 治疗计划　根据血管瘤的位置、大小、形状及其与胃肠道等周围脏器的关系，选择适当的体位及穿刺路径，初步确定消融方案及消融参数。

5. 穿刺　通过实时MRI或器械追踪系统导引来调节导引套管针或微波天线的入路、方向和深度，确认穿刺针的位置与穿刺路径及其与囊肿的空间关系，实时观察扫描图像，逐渐进针，行磁共振两个交互垂直方位扫描，如进针方向有偏差，则通过调整使方向正确后进针至病灶，前端穿越出血管瘤远端边缘5mm。

6. 扫描序列　采用快速序列T_2WI扫描，应用呼吸门控装置辅助以减少呼吸运动伪影对病灶显示的干扰。

7. 消融监测　根据预定的消融方案，开启微波消融，推荐微波消融输出功率50～60W，6～10min。在微波消融的过程中，血管瘤组织在热消融下水分缺失表现为T_2WI低信号。行病灶区域呼吸门控装置辅助下的磁共振常规序列T_2WI扫描以评价术后即刻的消融效果。

8. 择期消融　对于极其巨大肝血管瘤的消融治疗，为了避免长时间高温损伤肝内血管及胆管，可采用分点、择期、多次的操作方式进行彻底消融。

（八）术后处理

1. 一般处理　术后常规给予止血药物，监测生命体征4h，术后24～48h行磁共振扫描，观察有无迟发性出血等并发症发生，并记录。

2. 常见并发症及处理

（1）腹腔出血、胆漏：腹腔出血与胆漏主要是由于微波针穿刺路径中损伤肝内大血管或胆管所致，选取合适的穿刺位置十分重要，磁共振导引下避开肝内大血管和胆管尤为关键。

（2）血红蛋白尿、肾功能损伤：血红蛋白尿主要是由于微波的高温破坏了肝血管瘤体内的红细胞，导致大量血红蛋白被释放入血，在肾脏沉积引起血红蛋白尿或阻塞肾小管引起急性肾衰。微波消融治疗巨大肝血管瘤因消融温度的升高和消融时间的延长，血红蛋白尿发生的风险也相应增加，严重者可导致急性肾衰竭，术中、术后使用碳酸氢钠碱化尿液和补液可预防和改善血红蛋白尿。

（九）术后随访

1. 随访时间 术后每 6 个月复查一次。

2. 随访手段 腹部增强 CT 或增强磁共振为常规随访手段。记录患者的一般情况，如饮食、体重、卡诺夫斯凯计分（KPS）等。

（十）典型病例

【**病例 1**】女性患者，42 岁，腹胀、纳差 1 年余，CT 检查发现肝右叶巨大血管瘤，最大截面径线 9cm×12cm，行磁共振导引下血管瘤微波消融，患者腹胀症状明显减轻，如图 3-9-1 所示。

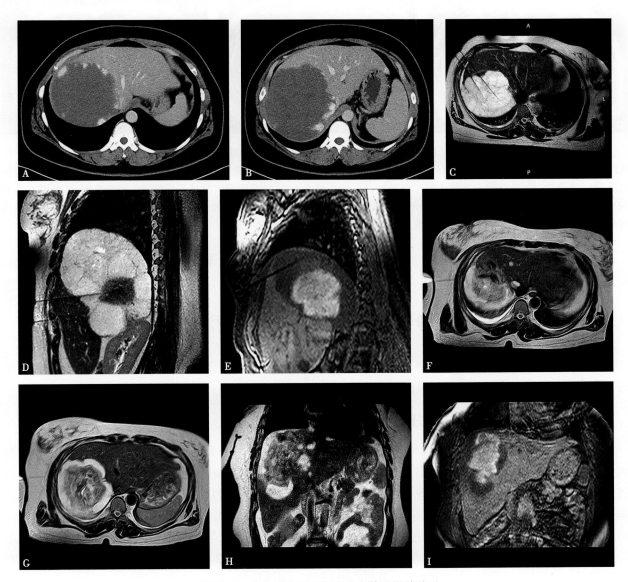

图 3-9-1 磁共振导引下肝右叶血管瘤微波消融

A、B. CT 示肝右叶巨大血管瘤（最大经线 9cm×12cm），行磁共振导引下血管瘤微波消融；C. 静脉复合麻醉下，磁共振导引下以多根微波消融针对肝血管瘤进行适形消融；D. 术中磁共振实时显示 T_2WI 低信号；E. 术中血管瘤磁共振 THRIVE 序列呈高信号的消融范围，因病灶范围大，采取择期分次消融；F～I. 术后瞬间磁共振评估显示血管瘤凝固硬化。

【病例2】女性患者，50岁，因上腹痛、嗳气就诊，磁共振检查发现肝左叶大血管瘤，静脉复合麻醉下，行磁共振导引下血管瘤微波消融，如图3-9-2所示。

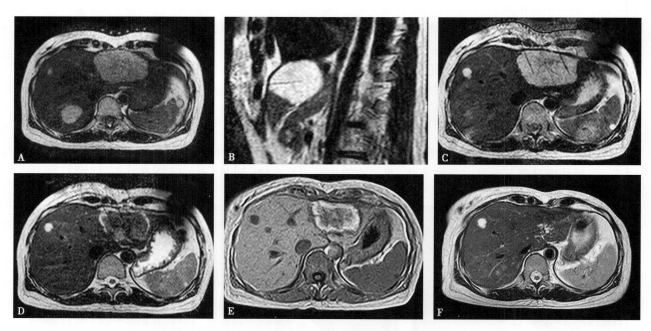

图3-9-2　磁共振导引下肝左叶血管瘤微波消融

A. 术前磁共振显示肝左叶大血管瘤，最大径为8.5cm；B. 行磁共振导引下微波消融，以3根微波针平行布针，在横轴位图像上显示微波针；C. 在矢状位图像上显示微波针；D. 术中磁共振 T_2 序列图像实时显示低信号的消融范围，病灶基本达到完全消融；E. T_1WI 序列图像显示高信号的消融边界，评价达到术前治疗计划；F. 消融后1年复查，T_2WI 显示肝左叶高信号巨大血管瘤完全呈凝固纤维化低信号改变，病变消失。

（李成利　何祥萌　陈　强　郭晓彤）

第十节　磁共振导引磁兼容射频消融导管消融治疗心律失常

心律失常是指心脏冲动的频率、节律、起源位置、传导速度或激动先后顺序的异常。其可发生于生理情况，但更多见于病理状态下，包括心脏本身疾病和非心脏疾病。

一、心律失常发生机制与分类

心律失常有多种分类方法，其中按照心律失常的发生机制可分为冲动形成异常和冲动传导异常两大类。冲动形成异常根据是否由窦房结起搏的激动分为窦性心律和异位心律，窦性心律分为窦性心动过速、窦性心动过缓、窦性心律不齐、窦性停搏。异位心律分为主动性和被动性，主动性异位心律是由于窦房结本身的自律性正常，而异位起搏点的兴奋性增高或折返激动所产生的心律，分为期前收缩（房性、房室交界区性、室性）；阵发性心动过速（房性、房室交界区性、室性）与非阵发性心动过速；心房扑动、心房颤动；心室扑动、心室颤动。被动性异位心律是由于窦房结兴奋性降低或者停搏，导致异位起搏点在窦房结冲动发出前先除极达到阈电位，引起心脏搏动。冲动传导异常分为①生理性：干扰性房室分离；②病理性：窦房阻滞、房内阻滞、房室阻滞（一度、二度和三度房室传导阻滞）、室内阻滞（左束支、右束支和分支阻滞）；③房室间传导途径异常：预激综合征。

由于本节主要介绍关于心房扑动的消融治疗，所以着重介绍一下心房扑动的具体分类。心房扑动简称房扑，是介于房速和心房颤动之间的快速型心律失常。健康者很少见，患者多伴有器质性心脏病，如风湿性心脏病、冠心病、高血压性心脏病、心肌病等。此外，肺栓塞，慢性充血性心力衰竭，二、三尖瓣狭窄与反流导致心房扩大，甲状腺功能亢进，乙醇中毒，心包炎等，亦可出现房扑；部分患者也可无明显病因。2001 年，欧洲心脏病学会、北美心脏起搏电生理学会发表了房扑新的分型。最近，Scheinman 等发表了心房扑动最新分类。房扑分为右房房扑和左房房扑，右房房扑根据是否依赖腔静脉 - 三尖瓣环 - 峡部分为右房腔静脉 - 三尖瓣环 - 峡部依赖型房扑和非右房腔静脉 - 三尖瓣环 - 峡部依赖型房扑。

（一）右房腔静脉 - 三尖瓣环 - 峡部依赖型房扑

分为逆钟向房扑、顺钟向房扑、双波折返型房扑、低位环形折返型房扑、峡内折返型房扑。逆钟向和顺钟向是根据左前斜位透视下的激动顺序来定义的。

逆钟向的激动顺序是冠状窦口→右房顶部→高位右心房→低位右心房→三尖瓣峡部→冠状窦口；顺钟向的激动顺序是右房顶部→冠状窦口→三尖瓣峡部→低位右心房→高位右心房→右心房顶部。右房腔静脉 - 三尖瓣环 - 峡部依赖型逆钟向房扑：此类型的病例在临床上大约占 90%，是最常见的典型房扑。体表心电图表现为下壁导联（Ⅰ、Ⅲ、AVF）为负向波，V₁ 导联为正向波。折返环下部界线即所提到的腔静脉 - 三尖瓣口 - 峡部，是折返的关键区域，也是射频消融治疗的靶点。右房腔静脉 - 三尖瓣环 - 峡部依赖型顺钟向房扑：体表心电图表现为下壁导联为正向波，V₁ 导联为负向波，折返环关键部位也是腔静脉 - 三尖瓣口 - 峡部，故对三尖瓣峡部进行消融可以治愈此种类型。双波折返型房扑：由体表心电图知，是由两个激动波在同一折返环沿着同一方向进行传播的，三尖瓣峡部是导致心律失常的机制。能够在典型房扑患者通过一个适时的期前刺激诱发，从而在心动过速发作过程中产生第 2 个激动波，其周长约为第 1 激动波周长的 70%，而且通常由于一个激动波在峡部受阻而自发转为单波折返典型房扑。双折返房扑一般不持续。双折返终止可引起复杂的房性心律失常，包括房颤。低位环形折返房扑：折返环路，位于低位右房。可逆时针也可顺时针围绕下腔静脉，也可同时围绕下腔静脉和三尖瓣环形成"8"字形折返。峡内折返：折返环局限于三尖瓣环峡部，在右房腔静脉 - 三尖瓣环 - 峡部中间至冠状窦口，而峡部的侧面不参与折返。线性消融间隔峡部能够治疗这种心动过速。非右房非腔静脉 - 三尖瓣环 - 峡部依赖型房扑：瘢痕依赖性右房大折返房扑：精准的折返环取决于瘢痕所在的位置以及邻近的解剖结构。三维标测系统可导引消融，可定位瘢痕区域，对于围绕瘢痕的折返环，线性消融瘢痕与周围解剖屏障之间的区域。高位环形折返房扑：应用电三维技术可发现折返环位于右房的上部包括界峡，传导方向可为逆钟向或顺钟向。因传导速度缓慢而形成功能性阻滞。对界峡的传导减慢区进行消融可终止心动过速。

（二）左房房扑

分为二尖瓣房扑、瘢痕 - 肺静脉房扑和左间隔折返房扑。二尖瓣房扑：这一环路包括以逆钟向或顺钟向方式绕过二尖瓣环。电解剖电压图通常显示作为该环路后界的左心房后壁上的瘢痕或低电压区域，将二尖瓣与另一个解剖屏障（通常为左下肺静脉）或后瘢痕相连接的消融术可消除这种心律失常。瘢痕 - 肺静脉房扑：折返围绕 1 个或多个肺静脉（一个回路涉及一个肺静脉是不常见的）和后部瘢痕或低电压区域，为了治愈这些复杂的回路，需要电解剖标测来显示回路并指导消融。左间隔折返房扑：这些环路累及卵圆窝，环路的后界为右肺静脉，前为二尖瓣环。体表心电图显示仅 V₁ 或 V₂ 出现明显的扑动波，其他导联低振幅。右肺静脉至卵圆窝或二尖瓣环至卵圆窝的线性消融可治疗此型房扑。

二、心房扑动的治疗方法与选择

心律失常的治疗方法包括药物治疗、埋藏式心脏复律除颤器、心脏起搏器、导管射频消融等。通过药物抗心律失常治疗和导管消融作为心房扑动患者主要治疗方法之间的前瞻性随机比较显示，接受射频消融治疗的患者仍然更稳固地保持了窦性心律，生活质量得到改善，再住院率降低，随后发生心房颤动的概率也降低。典型心房扑动消融治疗的目的是永久阻断三尖瓣环与下腔静脉之间峡部区域的折返环。消融导管从三尖瓣环到下腔静脉划出一条消融线，这会导致心房扑动的终止，并且阻止心房扑动再次发生。有学者对典型心房扑动射频消融与药物治疗进行比较,比较射频消融和药物治疗典型心房扑动的疗效、安全性,结果证实,射频消融治疗典型房扑的有效率高于药物治疗,且安全可靠,长期随访复发率低,手术成功率在 90% 以上,可推荐在典型房扑中作为一线治疗。房扑现在越来越多地被认识,随着三维电解剖的开展,不典型的房扑(也就是折返还在左房内的),能够有效地被标记出房扑的折返环,这种情况下射频消融手术的成功率也是比较高的。

导管消融治疗心房扑动是介入性电生理学的一个不断发展的领域。1990 年报道的第 1 例成功的心房扑动导管消融,使用的是右后间隔低位的直流电能量,在接受该手术的患者中,最初的成功率为 50%。随后,直流电已被放弃,取而代之的是射频消融,用于包括心房扑动在内的心律失常的介入性治疗。目前临床上开展比较多的关于心脏射频消融的治疗方法主要为数字减影血管造影(DSA)导引下的射频消融以及超声导引下的射频消融。

射频消融,是在血管造影机的监测下,通过穿刺股静脉或锁骨下静脉,将电极导管装入心脏的介入性技术。做射频消融时,需先通过检查确定心律失常异常结构的位置,然后在异常位置释放射频电流导致局部心内膜及心内膜下心肌凝固性坏死,达到阻断快速心律失常异常传导束和起源点的介入性技术。经导管向心腔内导入的射频电流损伤范围为 1~3mm,不会造成机体危害。通俗来讲,心律失常就好比是心脏电路老化,射频消融就是对这些老化漏电的电路进行修理。对于典型心房扑动患者进行消融最常用的是在 X 射线血管造影检查下进行射频消融。

三、X 射线血管造影检查下峡部依赖性房扑射频消融

(一)适应证
1. 反复发作的阵发性房扑和持续性房扑,药物治疗无效,症状明显者。
2. 反复发作的阵发性房扑和持续性房扑,药物不能耐受或者不愿长期服药治疗,但症状明显者。

(二)禁忌证
1. 心房内血栓者。
2. 严重瓣膜病、心衰、休克者。
3. 穿刺部位或全身感染者。
4. 严重肝肾功能不全者或其他脏器功能不全,不能耐受手术者。
5. 出凝血功能障碍及有出血倾向者。

(三)术前准备
1. 患者准备
(1)术前停用所有抗心律失常药物至少 5 个半衰期(停用胺碘酮至少 15d)。
(2)停用抗凝治疗 2d。
(3)检测血常规、出凝血时间和凝血酶原时间是否在正常范围,若出现异常应进行药物处理直至恢复正常。
(4)注意导管插入处皮肤是否适合经皮血管穿刺,是否有胸廓畸形。
(5)术前 4~6h 禁食,向患者及其家属详细说明射频消融可能发生的并发症,取得患者的配合,并与其签订知情同意书。

2. 器械准备
(1)C 型臂 X 射线心血管造影机。
(2)多导心电生理记录仪。
(3)三维心电生理标测系统。
(4)心脏射频消融仪、标测和消融导管。
(5)抢救设备包括监护设备,如心脏直流电复律除颤器。

（6）心肺复苏的必要设备。

3. 药物准备

（1）局麻药。

（2）备有异丙肾上腺素、普罗帕酮、胺碘酮等抗心律失常药物。

（四）操作方法与注意事项

1. 操作方法

（1）医务人员穿戴上无菌手术衣和无菌手套。

（2）患者躺在 X 射线检查床上，医务人员将各种监测装置与患者身体进行连接，并用无菌单盖住患者身体。连续采集体表心电图和双极心内电图，滤波带宽 30～500Hz。

（3）对要进行导管插入的部位进行皮肤消毒，并用局麻药进行局部麻醉。

（4）用穿刺针穿刺静脉，电生理检查导管通过血管插入心腔；电极导管记录心脏不同部位的电活动，并发放微弱的电刺激来刺激心脏，以便诱发心律失常，明确心动过速诊断。

（5）通过电极导管找到心脏异常电活动的确切部位，定位消融在下腔静脉 - 三尖瓣环峡部。

（6）通过消融仪发送射频电流消融治疗：采用 8mm 尖端的射频消融导管，为了使结果保持一致，不使用冲洗消融导管。将消融起点固定在三尖瓣的铰链处，终点固定于下腔静脉附近，在消融过程中，缓慢向后拉导管，然后逐点进行消融，形成线状病变。

消融能量：功率限制为 70W，目标温度为 60℃，每个消融点的时间限制为 60s。

（7）手术终点被定义为实现三尖瓣和下腔静脉之间的完全双向峡部传导阻滞。双向峡部传导阻滞是通过显示从术后起搏冠状窦近端，刺激到低位右心房的传导时间延长 >100ms；起搏低位右心房，刺激到冠状窦口的传导时间延长 >100ms 来确认的。在右心房起搏时，消融线上出现广泛分离的局部双电位（等电间隔为 0.11ms），进一步确认双向阻滞。

2. 注意事项 整个过程患者一般处于清醒状态，一般情况下，电生理检查不会引起患者的不适感，术中各项检查和操作比较安全，风险很小，如果患者过于紧张，也可以通过应用镇静剂来进行缓解。射频消融术后早期应密切观察心律情况，如果身体不适应该及时向医师汇报情况，必要时进行超声或者心电图检查。

（五）术后处理

1. 一般处理

（1）射频消融术后静脉穿刺处沙袋压迫 6h，并患肢制动（限制不动），注意观察是否出血。

（2）射频消融术后还需要抗凝治疗，一般需要 1～3 个月的抗凝药物，具体视患者的心律、年龄和全身情况而定。

（3）术后一般 1 周时间可恢复正常活动。

2. 并发症及处理

（1）并发症：①血管穿刺并发症，包括局部出血、血肿、感染、血栓形成、栓塞等；②导管操作并发症，包括主动脉瓣反流、心肌穿孔、心脏压塞等；③放电消融并发症包括房室传导阻滞、心肌梗死等。

（2）处理：①出血、血肿：术后应立刻加压并根据出血 / 血栓风险进行权衡，将抗凝药物适当减量，避免巨大血肿的产生。如果有活动性出血且应用促凝药物无效，或伴有大动脉损伤，须联合外科医师紧急处理。②感染：多与穿刺器械或皮肤消毒不严有关，术后一旦出现感染症状应及时应用抗生素，并根据感染细菌类型选用敏感抗生素。③气胸：如果少量气胸，无需特殊处理，对原有肺疾患而产生明显临床症状者或气胸超过 30% 者，应及时采用抽气或负压引流的方法治疗。④血栓、栓塞：为了减少这一并发症，抗凝治疗应该贯穿于术中和术后，术中一方面要充分肝素化，最好能有肝素检测，根据测得的数据决定术中肝素的应用。导管撤出鞘管时应注意从鞘管外侧阀门抽吸血液至少 5ml，观察抽吸液内有无血栓。术后口服华法林时需随访国际标准化比值（international normalized ratio，INR），直到达标。⑤心脏压塞：术中及术后 24h 内密切观察心率和血压，一旦发现心率加快或者血压下降，应立即进行心影透视，如果确定心脏压塞，应立即在透视的导引下进行心包穿刺引流，完成引流并情况稳定后，保留猪尾型导管 24h。由于这种情况多发生于心肌穿孔，加之应用抗凝药物，常常导致出血不止，这时需要与心外科密切配合。⑥房室传导阻滞：需要安装起搏器进行治疗。

（六）X 射线血管造影导引下导管消融术优点和缺点

1. 优点

（1）与药物治疗相比，导管消融术基本可一次性根治，术后不再需要应用抗心律失常药物。

（2）与外科手术相比，它不需要开胸和全麻，只需穿刺静脉或动脉血管，患者痛苦小，操作方法简便，不影响美观，创口小。

（3）实时评估：心内电生理检查可以证实手术是否成功。

（4）对心脏损伤小：由于使用的是射频电流，损伤范围在 3～4mm，对心肌局部造成损伤很小，不会影响心脏正常的功能。

（5）不良反应小：由于手术采取局麻方式，患者在手术过程中是保持清醒的，有不适感可以随时与医师沟通，避免了全麻带来的风险和不良反应。

（6）恢复快：手术时间较短，术后第 2 天就可以下地活动，2～3d 就可以出院。

2. 缺点

（1）由于是在 X 射线血管造影机监测下进行的，所以患者和手术操作者都要受到辐射。

（2）肝肾功能不好的患者不能耐受此种治疗方法。

四、磁共振导引经血管途径峡部依赖性房扑射频消融

几十年来，透视已经成为用于电生理（EP）研究和心脏导管消融术的可视化以及适当放置电极导管的标准技术。目前 X 射线血管造影检查下典型房扑射频消融已经发展成熟，但其要暴露于射线下，患者与医务人员都要受到辐射；如果患者有严重的肝肾功能不全，无法使用血管对比剂，那么这种治疗方法就难以实施。而随着磁共振介入技术的不断发展，磁共振自身的优势也被越来越多的人关注和重视。最近，心脏 MRI 已经被发现可以实现心律失常的可视化监控；实现在诊断和消融过程中，对心导管主动跟踪和实时可视化，以及对消融引起的心脏病变的可视化显示。

作为一项前沿性的介入手术方式，已经开始有人研究磁共振导引下的典型房扑的消融。德国 Christopher Piorkowski 博士，使用实时主动导管跟踪和被动导管成像相结合的技术对典型右心房扑动患者进行实时磁共振导引下的消融，并进行了连续病例报道。国内目前还没有人开展磁共振导引下的对典型右心房扑动进行的导管消融，所以此部分主要介绍 Christopher Piorkowski 博士关于此手术有关报道中的所需要的设备和具体操作。

（一）适应证

1. 反复发作的阵发性房扑和持续性房扑，药物治疗无效，症状明显者。

2. 反复发作的阵发性房扑和持续性房扑，药物不能耐受或者不愿长期服药治疗，但症状明显者。

3. 有严重肝肾功能不全而无法血管造影的患者。

（二）禁忌证

1. 心房内血栓。

2. 严重瓣膜病、心衰、休克者。

3. 穿刺部位或全身感染。

4. 严重脏器功能不全，不能耐受手术者。

5. 出凝血功能障碍即有出血倾向者。

6. 装置心脏起搏器者。

7. 眼球内有金属异物者。

（三）术前准备

1. 患者准备

（1）术前停用所有抗心律失常药物至少 5 个半衰期（停用胺碘酮至少 15d）。

（2）停用抗凝治疗 2d。

（3）测定血常规、出凝血时间和凝血酶原时间是否正常范围，出现异常进行药物处理直至恢复正常。

（4）注意导管插入处皮肤是否适合经皮血管穿刺，是否有胸廓畸形。

（5）术前 4～6h 禁食，向患者及其家属详细说明射频术可能发生的并发症，取得患者的配合，并与其签订手术协议书。

2. 器械准备

（1）介入用途磁共振：1.5T 磁共振或 3.0T 磁共振，要求孔径 70cm 以上。

（2）磁兼容各种用途导管：术中所用的诊断和消融导管，虽然在外观和功能上与传统的诊断和消融导管相似，但是是专门为磁共振环境下使用而设计的。是一种一次性射频消融导管，型号为 8.5F，患者可插入长度为 115cm，与大多数传统消融导管的偏转机制的工作方向相反。该导管在远端包含两个电极，用于高保真记录心电图信号，消融能量通过远端 3.5mm 的电极传递，该电极包括 6 个冲洗端口，用于冷却尖端，从而产生更有效的损伤。该导管尖端集成了两个微型磁共振接收线圈，接收到这些线圈的磁共振信号，可以在磁共振扫描仪的坐标系统中确定导管尖端的位置和方向，以此来实现导管的主动追踪，该导管同时还具备光纤尖端温度传感能力。

（3）磁共振 - 心电记录系统：由三部分组成，数字放大器刺激器、跟踪接口模块和主机。数字放大器刺激器充当患者接口，并为两个可视的磁共振导管和第三方体表心电图提供连接。数字放大器刺激器上有第三方消融发生器接口，使其允许在消融过程中提供射频能量。它还可以接收、过滤和数字化心脏内的心电图和体表心电图信号，然后通过光纤电缆将其发送到主机。

（4）心脏射频消融仪、抢救设备包括监护设备如心脏直流电复律除颤器、心肺复苏的必要设备。

3. 药物准备

（1）异丙酚。

（2）异丙肾上腺素、心律平、胺碘酮等抗心律失常药物。

（四）操作方法与注意事项

1. 操作方法

（1）医务人员穿戴上无菌手术衣和无菌手套。

（2）患者采取仰卧体位，躺在磁共振检查床上，放置体内监测仪电极（在主机显示并记录心脏内的心电图和体表心电图的波形，进行实时监测），放置体部 8 通道～32 通道表面线圈，并用无菌单盖住患者身体。

（3）对要进行导管插入的部位进行皮肤消毒，全程在静滴异丙酚镇静下完成。

（4）用穿刺针穿刺动、静脉，一支动脉鞘（用于有创血压监测）和两支静脉鞘（14F 和 12F）分别放置在右腹股沟和左腹股沟。

（5）引入导管，以一根导管作为标测导管，另一根导管作为消融导管被放置在右心房，自由呼吸下，在 1.5T 或 3.0T 磁共振扫描仪上使用导航和心电门控的 3D- 平衡稳态自由进动序列采集了包含了心脏和胸腔血管的三维（3D）数据。基于先进的磁共振 - 电生理平台，自动生成所有心腔的 3D 模型。导管内的接收线圈以虚拟导管图标，在自动生成的 3D 模型中实时显示，在三维数据库中进行的多方位重建图像中也可以显示。通过使用"实时"全心平衡稳态自由进动序列，被动成像来确认导管尖端的位置。

（6）通过电极导管找到心脏异常电活动的确切部位，结合解剖信息和心内心电图确定三尖瓣峡部，然后通过提供射频能量进行消融。

（7）再通过消融仪发送射频电流消融治疗,通过提供射频能量（45W,灌注率17ml/min,脉冲20s）进行三尖瓣峡部消融。

（8）手术终点被定义为实现三尖瓣和下腔静脉之间的完全双向峡部传导阻滞。从冠状窦导管的起搏证实了双向峡部阻滞,标测导管上可观察到宽双电势和导管延时（A1：106ms；A2：260ms）。信号在A1和A2处的电压分别为0.32mV和1.04mV。

2. 注意事项　介入手术过程,磁共振最长使用时间被限制在90min。这包括患者在扫描仪中的放置时间,预消融成像,导管放置和消融本身。如果在此时间限制内未完成峡部阻断,且该时间段内大部分时间已用于除消融前成像和消融之外的任务,则应由手术者自行决定是否延长磁共振允许消融的时间。如果在磁共振过程结束时没有记录到完全的峡部阻滞,则将患者转移到电生理实验室,并使用传统的参考和消融导管在透视导引下完成该过程。

（五）术后处理

1. 一般处理

（1）射频消融术后静脉穿刺处沙袋压迫6h,并患肢制动（限制不动）,注意观察是否出血。

（2）射频消融术后还需要抗凝治疗,一般需要1～3个月的抗凝药物,具体视患者的心律、年龄和全身情况而定。

（3）术后一般1周时间可恢复正常活动。

2. 并发症及处理　详见本节"三、X射线血管造影检查下峰部依赖性房扑射频消融"的并发症及处理。

（六）磁共振导引射频消融术优点和缺点

1. 优点

（1）与药物治疗相比,导管消融术基本可一次性根治,术后不再需要应用抗心律失常药物。

（2）与外科手术相比,它不需要开胸和全麻,只需穿刺静脉或动脉血管,患者痛苦小,操作方法简便,不影响美观,创口小。

（3）实时评估：心内电生理检查可以证实手术是否成功。

（4）对心脏损伤小：由于使用的是射频电流,损伤范围在3～4mm,对心肌局部造成损伤很小,不会影响心脏正常的功能。

（5）恢复快：手术时间较短,术后第2天就可以下地活动,2～3d就可以出院。

（6）与传统透视导引下进行的消融相比,患者和手术操作者都避免了辐射损伤。

2. 缺点

（1）为了获得导管的准确定位,并能够使用导管远端形状（电极所在的）的预定模型,需要≥2个有源线圈。由于射频耦合,这些线圈有加热的风险。

（2）在手术开始时生成用于导引的解剖图像,随着时间的推移,心脏的位置可能会相对于重建的解剖位置发生改变。尽管导管的位置使用了重复的实时磁共振扫描进行确认,但对于长时间的手术,这可能需要对磁共振参考系列（3D-全心数据集）进行更新,甚至需要一次全新的采集,包括解剖位置的3D重建。

五、磁共振导引经血管介入治疗的前景

介入性磁共振综合了MRI与介入放射学的优势,是一种多学科交叉的、较新的富有挑战的领域,自20世纪90年代开始应用于临床以来,经过这些年的发展,已经逐渐被临床医师接受。随着介入性磁共振的不断发展,目前已成功应用到临床多个系统病变的诊断和治疗中,由于高场强磁共振的高分辨率快速成像,近年来更是有很多人对磁共振导引的经血管介入方向进行了研究,使磁共振导引的血管内介入得以实现且已有研究报道。

磁共振导引经血管介入治疗包括：①磁共振导引下的经股动脉途径大动脉夹层的支架置入；②磁共振导引供血血管穿刺蔓状/海绵状血管瘤的硬化治疗；③经颈静脉肝内门体分流术；④磁共振导引经股

静脉途径针对心律失常的射频、微波消融等。

目前在 X 射线导引下进行的心脏射频消融已经比较成熟，但自身仍存在很多缺点，除了辐射暴露和肾毒性对比剂等有害影响外，透视导引还存在一些缺陷，比如若患者肾功能很差，就不能使用对比剂，这项手术也就无法进行。虽然超声导引下的心脏射频消融术也逐渐应用于临床，并发展得相对成熟，它克服了 X 射线导引下的辐射暴露问题，但对脂肪层太厚的患者来说，会影响超声的图像质量，并且还会受到胸部气体的干扰。与透视导引技术相比，MRI 对血管介入手术的导引提供了几个潜在的优势，包括在任何需要的方向获取图像，先进的三维软组织造影与同期可视化的介入装置，无电离辐射，并可以避免肾毒性对比剂。基于这些优势，越来越多的学者开始研究磁共振血管介入，磁共振导引心脏消融的发展已经取得了重大进展，使用先进的介入性磁共振软件和硬件（如消融导管）的磁共振导引的心脏电生理研究中，主动导管跟踪和基于磁共振图像的可视化相结合是安全的，并能实现高效的导航、测绘和消融，但与任何新的介入医学模式一样，仍存在一些挑战。虽然导管的实时可见性取得到了极大的改善，但这是一个新的领域，工具有限，且目前磁兼容心脏消融导管还未进入国内市场，对国内开展磁共振导引下心脏消融来说，是个需要克服的困难。而且这项手术对患者的选择要更加谨慎和理智，以确保患者的安全和手术的成功。虽然还需要进一步的研究来不断完善和发展，但相关研究已经证明了磁共振导引下的心脏消融的发展取得了重大进步，磁共振在血管内介入诊疗中具有广阔的应用前景。

（郭晓彤　朱统寅　刘永波　李成利）

参 考 文 献

1. Carpenter J, Stapleton S, Holliman R. Retrospective analysis of 49 cases of brain abscess and review of the literature[J]. Eur J Clin Microbiol Infect Dis, 2007, 26(1): 1-11.

2. Masala S, Roselli M, Manenti G, et al. Percutaneous cryoablation and vertebroplasty: a case report[J]. Cardiovasc Intervent Radiol, 2008, 31(3): 669-672.

3. Pitton MB, Herber S, Koch U, et al. CT-guided vertebroplasty: analysis of technical results, extraosseous cement leakages, and complications in 500 procedures[J]. Eur Radiol, 2008, 18(11): 2568-2578.

4. Varitimidis SE, Dimitroulias AP, Karachalios TS, et al. Outcome after tantalum rod implantation for treatment of femoral head osteonecrosis: 26 hips followed for an average of 3 years[J]. Acta Orthop, 2009, 80(1): 20-25.

5. 李成利, 武乐斌, 吕玉波. 磁共振导引微创治疗学 [M]. 北京: 人民卫生出版社, 2010.

6. 杨硕, 罗骏, 葛郁芝, 等. 典型心房扑动射频消融与药物治疗的对比研究 [J]. 中国循环杂志, 2010, 25(1): 41-43.

7. Fanord F, Fairbairn K, Kim H, et al. Bisphosphonate-modified gold nanoparticles: a useful vehicle to study the treatment of osteonecrosis of the femoral head[J]. Nanotechnology, 2011, 22(3): 035102.

8. Floerkemeier T, Thorey F, Daentzer D, et al. Clinical and radiological outcome of the treatment of osteonecrosis of the femoral head using the osteonecrosis intervention implant[J]. Int Orthop, 2011, 35(4): 489-495.

9. Wang CJ, Yang YJ, Huang CC. The effects of shockwave on systemic concentrations of nitric oxide level, angiogenesis and osteogenesis factors in hip necrosis[J]. Rheumatol Int, 2011, 31(7): 871-877.

10. Chen CH, Chang JK, Lai KA, et al. Alendronate in the prevention of collapse of the femoral head in nontraumatic osteonecrosis: a two-year multicenter, prospective, randomized, double-blind, placebo-controlled study[J]. Arthritis Rheum, 2012, 64(5): 1572-1578.

11. Yamaguchi R, Yamamoto T, Motomura G, et al. Effects of an anti-platelet drug on the prevention of steroid-induced osteonecrosis in rabbits[J]. Rheumatology(Oxford), 2012, 51(5): 789-793.

12. Li J, He C, Li D, et al. Early failure of the Durom prosthesis in metal-on-metal hip resurfacing in Chinese patients[J]. J Arthroplasty, 2013, 28(10): 1816-1821.

13. Masala S, Chiocchi M, Taglieri A, et al. Combined use of percutaneous cryoablation and vertebroplasty with 3D rotational angiograph in treatment of single vertebral metastasis: comparison with vertebroplasty[J]. Neuroradiology, 2013, 55(2): 193-200.

14. Mont MA. CORR Insights®：Does the extent of osteonecrosis affect the survival of hip resurfacing?[J]. Clin Orthop Relat Res，2013，471（6）：1935-1936.

15. Nakasone S，Takao M，Sakai T，et al. Does the extent of osteonecrosis affect the survival of hip resurfacing?[J]. Clin Orthop Relat Res，2013，471（6）：1926-1934.

16. Peled E，Davis M，Axelman E，et al. Heparanase role in the treatment of avascular necrosis of femur head[J]. Thromb Res，2013，131（1）：94-98.

17. 陈卫衡，周宇，何海军，等. 健脾活骨方治疗早中期非创伤性股骨头坏死临床回顾性研究 [J]. 中国中西医结合杂志，2013，33（8）：1054-1058.

18. 何伟. 科学看待中医药治疗非创伤性股骨头坏死 [J]. 中华关节外科杂志（电子版），2013，7（3）：284-286.

19. Hong SJ，Lee S，Yoon JS，et al. Analysis of intradiscal cement leakage during percutaneous vertebroplasty: multivariate study of risk factors emphasizing preoperative MRI findings[J].J Neuroradiol，2014，41（3）：195-201.

20. Issa K，Johnson AJ，Naziri Q，et al. Hip osteonecrosis: does prior hip surgery alter outcomes compared to an initial primary total hip arthroplasty?[J]. J Arthroplasty，2014，29（1）：162-166.

21. Kobza R. Contemporary treatment of atrial flutter[J]. Ther Umsch，2014，71（2）：93-97.

22. Toro A，Mahfouz AE，Ardiri A，et al. What is changing in indications and treatment of hepatic hemangiomas. A review[J]. Ann Hepatol，2014，13（4）：327-339.

23. 赵德伟，黄诗博，王本杰，等. 应用韦氏活骨Ⅰ号胶囊治疗早中期股骨头缺血性坏死的疗效评价 [J]. 中华关节外科杂志（电子版），2014，2014（5）：563-567.

24. Koren L，Ginesin E，Melamed Y，et al. Hyperbaric oxygen for stage Ⅰ and Ⅱ femoral head osteonecrosis[J]. Orthopedics，2015，38（3）：e200-e205.

25. European Association for the Study of the Liver（EASL）. EASL Clinical Practice Guidelines on the management of benign liver tumours[J]. J Hepatol，2016，65（2）：386-398.

26. Hilbert S，Sommer P，Gutberlet M，et al. Real-time magnetic resonance-guided ablation of typical right atrial flutter using a combination of active catheter tracking and passive catheter visualization in man: initial results from a consecutive patient series[J]. Europace，2016，18（4）：572-577.

27. van Tilborg AAJM，Dresselaars HF，Scheffer HJ，et al. RF Ablation of Giant Hemangiomas Inducing Acute Renal Failure: A Report of Two Cases[J]. Cardiovasc Intervent Radiol，2016，39（11）：1644-1648.

28. AlAzri A，Mok K，Chankowsky J，et al. Placement accuracy of external ventricular drain when comparing freehand insertion to neuronavigation guidance in severe traumatic brain injury[J]. Acta Neurochir（Wien），2017，159（8）：1399-1411.

29. Gao J，Fan RF，Yang JY，et al. Radiofrequency ablation for hepatic hemangiomas: A consensus from a Chinese panel of experts[J]. World J Gastroenterol，2017，23（39）：7077-7086.

30. Mansour A，Abdel-Razeq N，Abuali H，et al. Cement pulmonary embolism as a complication of percutaneous vertebroplasty in cancer patients[J]. Cancer Imaging，2018，18（1）：5.

31. Wang Z，Tang X，Qi X，et al. Feasibility，safety，and efficacy of ultrasound-guided percutaneous microwave ablation for giant hepatic hemangioma[J]. Int J Hyperthermia，2018，35（1）：246-252.

32. Baccillieri MS，Rizzo S，De Gaspari M，et al. Anatomy of the cavotricuspid isthmus for radiofrequency ablation in typical atrial flutter[J]. Heart Rhythm，2019，16（11）：1611-1618.

33. He X，Liu M，Liu C，et al. Real-time MRI-guided brain biopsy using 1.0-T open MRI scanner[J]. Eur Radiol，2019，29（1）：85-92.

34. Lu CW，Shao J，Wu YG，et al. Which Combination Treatment Is Better for Spinal Metastasis: Percutaneous Vertebroplasty With Radiofrequency Ablation，^{125}I Seed，Zoledronic Acid，or Radiotherapy?[J]. Am J Ther，2019，26（1）：e38-e44.

35. 国际肝胆胰协会中国分会肝血管瘤专业委员会. 肝血管瘤诊断和治疗多学科专家共识（2019 版）[J]. 临床肝胆病杂志，2019，35（9）：1928-1932.

36. Jinhuan Y，Gang D，Binyao S，et al. Is laparoscopic hepatectomy suitable for giant hepatic hemangioma larger than 10cm in diameter?[J]. Surg Endosc，2020，34（3）：1224-1230.

37. Pan J，Chartrain AG，Scaggiante J，et al. A Compendium of Modern Minimally Invasive Intracerebral Hemorrhage Evacuation Techniques[J]. Oper Neurosurg（Hagerstown），2020，18（6）：710-720.

38. Xie LL，Chen XD，Yang CY，et al. Efficacy and complications of ^{125}I seeds combined with percutaneous vertebroplasty for metastatic spinal tumors：A literature review[J]. Asian J Surg，2020，43（1）：29-35.

39. Yu Z，Tian S，Wang W，et al. Biomembrane formation after radiofrequency ablation prevents bone cement extravasation during percutaneous vertebroplasty for treating vertebral metastases with posterior margin destruction：An animal study[J]. J Cancer Res Ther，2020，16（5）：1082-1087.

40. 陈亚峰，杜锡林，董瑞，等. 腹腔镜下超声导引微波消融治疗巨大肝血管瘤疗效分析 [J]. 中华肝脏外科手术学电子杂志，2020，9（4）：333-338.

41. Macewen W. Wounds in Relation to the Instruments Which Produce Them[J]. Glasgow Med J，1876，8（1）：28-79.

附录3-1 磁共振导引脑脓肿抽吸引流术知情同意书（供参考）

住院号/门诊号＿＿＿＿＿＿＿＿

姓名＿＿＿＿性别＿＿年龄＿＿科室＿＿＿＿＿＿＿床号＿＿＿＿＿＿

我确认无以下磁共振检查禁忌：（　　）

1. 是否安装心脏起搏器？

2. 是否有眶内尤其是眼球内金属物？

3. 是否有电子耳蜗等神经刺激器植入史？

4. 体内是否有金属异物（如钢钉、银夹、金属瓣膜、金属支架、子弹、弹片等）？

5. 体内是否安装灌输泵（如胰岛素泵、化疗泵等）？

6. 是否有义齿、义肢、假发等？

7. 是否患有幽闭恐惧症等？

一、病情诊断及拟实施医疗方案

1. 术前诊断：＿＿＿＿＿＿＿＿＿＿＿＿＿＿＿＿＿

2. 拟实施的医疗方案：＿＿＿＿＿＿＿＿＿＿＿＿＿＿

3. 实施本医疗方案原因、目的及预期效果：＿＿＿＿＿＿＿＿＿＿＿＿＿＿

4. 其他可以应用的诊治方式：＿＿＿＿＿＿＿＿＿＿＿＿＿＿

5. 拟实施医疗及其风险和注意事项

（1）手术中穿刺针道出血、脑出血、术中癫痫发作、脑梗死、脑疝可能需开颅手术治疗，甚至导致死亡。

（2）手术中、手术后可能因脑干功能障碍等导致长期昏迷、偏瘫、高热、应激性溃疡、植物生存等，以及呼吸功能障碍导致气道不畅、窒息、肺部感染；需要气管插管，甚至气管切开，出现相应并发症。严重水、电解质紊乱，心、肺、肝脏等多器官功能衰竭等。

（3）术后可能出现偏瘫、感觉障碍、失语、视力下降、失明、颅内感染、积气。

（4）术后卧床可能出现下肢静脉血栓、肺栓塞等血管栓塞。

（5）麻醉意外，对比剂和其他药物过敏，心、肝、肺、肾等脏器损伤，严重者器官功能衰竭，引起死亡，极少部分病例可出现对比剂迟发性不良反应。

（6）术中和术后发生难以预料的情况（如心肌梗死），造成危险，甚至死亡。

（7）术中因机器障碍或其他原因（如穿刺、插管困难以及患者不能配合等）终止治疗。

（8）脓肿破溃导致感染扩散。

（9）术中或术后心脑血管意外。

（10）其他不可预知的风险。

其他：除上述情况外，本医疗方案尚可能发生的其他并发症或者需要提前请患者及家属特别注意的其他事项，如：＿＿＿＿＿。

二、医师声明

1. 根据患者的病情，患者需要上述诊断、治疗方案。该方案是一种有效的诊断、治疗手段，一般来说是安全的，但该方案具有创伤性和风险性，因此医师不能向患者保证方案的效果。一旦发生上述风险或其他意外情况，医师将从维护患者利益出发积极采取应对措施。

2．我已经尽量以患者所能了解之方式，反复多次解释该方案相关信息，特别是下列事项：

● 实施该方案的原因、目的、风险；

● 并发症及可能的处理方式；

● 不实施该方案可能发生的后果及其他可替代诊疗方式；

● 如另有关于该方案的相关说明资料，我已经交付患者。

3．已经给予患者充足时间以询问有关该拟实施医疗方案的问题，给予答复（如无请填写"无"）：＿＿＿
＿＿＿＿＿＿＿＿＿＿

医师签名：＿＿＿＿＿　　日期：＿＿＿＿年＿＿＿＿月＿＿＿＿日　时间：＿＿＿＿时＿＿＿＿分

三、患方声明

1．我已充分了解本病损拟实施的医疗方案及其他可替代诊疗方式，自愿选择本项诊疗方案。

2．医师已向我解释，并且我已经了解实施该医疗方案的必要性、步骤、风险、成功率之相关信息。

3．医师已向我解释，并且我已经了解选择其他医疗方案之风险。

4．医师已向我解释，并且我已经了解该医疗方案的风险和不实施该医疗方案的风险。

5．针对我的情况，我能够向医师提出问题和疑惑，并已获得说明。

6．我了解该医疗方案可能是目前最适当的选择，但是其仍然存在风险且无法保证一定能够达到预期目的。

7．我已经向医师如实介绍病史，尤其是与本医疗方案有关的病史。

8．紧急情况处置授权。本人明白除了医师告知的危险以外，医疗方案实施中有可能出现其他危险或者预想不到的情况，在此我也授权医师，在遇到预料以外的紧急、危险情况时，从考虑本人利益角度出发，按照医学常规予以处置。

基于上述声明，我＿＿＿＿＿＿（填同意或不同意）实施该项医疗方案。

患方签名：＿＿＿＿＿＿　　　　　　　与患者的关系：患者之＿＿＿＿＿＿

日期：＿＿＿＿年＿＿＿＿月＿＿＿＿日

附录 3-2　磁共振导引切吸联合臭氧消融治疗腰椎间盘突出症知情同意书（供参考）

住院号/门诊号_____

姓名_____性别___年龄___科室_____床号_____

我确认无以下磁共振检查禁忌：（　　　）

1. 是否安装心脏起搏器？

2. 是否有眶内尤其是眼球内金属物？

3. 是否有电子耳蜗等神经刺激器植入史？

4. 体内是否有金属异物（如钢钉、银夹、金属瓣膜、金属支架、子弹、弹片等）？

5. 体内是否安装灌输泵（如胰岛素泵、化疗泵等）？

6. 是否有义齿、义肢、假发等？

7. 是否患有幽闭恐惧症等？

一、病情诊断及拟实施医疗方案

1. 术前诊断：_____

2. 拟实施的医疗方案：_____

3. 实施本医疗方案原因、目的及预期效果：_____

4. 其他可以应用的诊治方式：_____

5. 拟实施医疗方案及其风险和注意事项

（1）可能发生麻醉意外危及生命。

（2）因创伤及疼痛等因素刺激，术中可能诱发心脑血管意外。

（3）术后感染可能，如椎间盘、皮肤软组织感染等。

（4）神经根、脊髓损伤致相应神经功能障碍。

（5）臭氧进入脑脊液循环引起头痛、颅内压升高。

（6）气体栓塞。

（7）术中、术后出血、血肿，伤口并发症。

（8）若有动脉损伤，术中及术后可能有再次出血风险。

（9）损伤周围组织。

（10）其他不可预知的风险。

其他：除上述情况外，本医疗措施尚可能发生的其他并发症或者需要提前请患者及家属特别注意的其他事项，如：_____。

二、医师声明

根据患者的病情，患者需要上述诊断、治疗方案。该方案是一种有效的诊断、治疗手段，一般来说是安全的，但该方案具有创伤性和风险性，因此医师不能向患者保证方案的效果。一旦发生上述风险或其他意外情况，医师将从维护患者利益出发积极采取应对措施。

我已经尽量以患者所能了解之方式，反复多次解释该方案相关信息，特别是下列事项：

- 实施该方案的原因、目的、风险；
- 并发症及可能的处理方式；
- 不实施该方案可能发生的后果及其他可替代诊疗方式；
- 如另有关于该方案的相关说明资料，我已经交付患者。

我已经给予患者充足时间，询问有关该拟实施医疗方案的问题，并给予答复（如无请填写"无"）：

_____

医师签名：_____　日期：_____年_____月_____日　时间：_____时_____分

三、患方声明

1. 我已充分了解本病损拟实施的医疗方案及其他可替代诊疗方式，自愿选择本项诊疗方案。

2. 医师已向我解释，并且我已经了解实施该医疗方案的必要性、步骤、风险、成功率之相关信息。

3. 医师已向我解释，并且我已经了解选择其他医疗方案之风险。

4. 医师已向我解释，并且我已经了解该医疗方案的风险和不实施该医疗方案的风险。

5. 针对我的情况，我能够向医师提出问题和疑惑，并已获得说明。

6. 我了解该医疗方案可能是目前最适当的选择，但是其仍然存在风险且无法保证一定能够达到预期目的。

7. 我已经向医师如实介绍病史，尤其是与本医疗方案有关的病史。

8. 紧急情况处置授权。本人明白除了医师告知的危险以外，医疗方案实施中有可能出现其他危险或者预想不到的情况，在此我也授权医师，在遇到预料以外的紧急、危险情况时，从考虑本人利益角度出发，按照医学常规予以处置。

基于上述声明，我_____（填同意或不同意）实施该项医疗方案。

患方签名：_____　　　　　与患者的关系：患者之_____

日期：_____年_____月_____日

第四章　磁共振导引实体肿瘤消融治疗

影像技术导引下的消融治疗具有创伤小、疗效确切、定位准确、选择性好等优势，能够提高肿瘤组织对放、化疗的敏感性，有助于减轻术前瘤负荷，可以有效解决术后残留或复发的问题，既是一种姑息性治疗，也可发展为一种根治性治疗。消融治疗最常见的导引方式是超声与 CT 导引下的经皮穿刺消融，超声与 CT 的组织分辨率低，导引定位病灶显示欠清晰，不能完全达到实时导引，呼吸运动会使穿刺定位不够精准，"盲穿""盲消"的治疗过程决定了消融风险高、耗时长、并发症多等缺陷。CT 导引下消融均以热消融后组织渗出出血、磨玻璃影覆盖原病灶、增强扫描时消融区域无强化作为消融成功及消融完成的标志，但消融后的渗出出血、磨玻璃影常与穿刺过程中组织机械损伤的出血相混淆，而且超声扫查与 CT 平扫时病灶回声及 / 或密度改变不明显，不能对消融损毁的边界进行实时精准监控，很难做到肿瘤完全适形消融而达到根治。术后即刻增强扫描亦不能反映微小残留灶和血管旁的潜在存活病灶，因此采用超声与 CT 评估肝肿瘤消融即时疗效并不完全准确，消融术后效果评价仍然是 1 个月左右通过增强 CT、PET/CT 或磁共振扫描来加以评估，如果肿瘤发生残留甚至消融位置错误，只能通过二次消融或其他手段加以弥补，无形中增加了患者的经济负担，部分患者甚至可能由此而失去最佳治疗时机。

第一节　肿瘤消融的分类、原理及术后评价

一、肿瘤消融的分类

肿瘤消融按照基本原理主要分为化学消融和物理消融两大类。化学消融是在影像导引下经皮穿刺肿瘤组织，将化学消融剂直接注入肿瘤内部，达到原位灭活肿瘤的方法，适用于全身各部位原发性和转移性肿瘤。物理消融是通过物理的方法使肿瘤细胞坏死的消融技术，可分为基于温度的物理消融和常温物理消融。基于温度的物理消融是通过极端温度作用致使肿瘤细胞坏死的方法，是目前最为常用的肿瘤消融方法。常温物理消融如不可逆电穿孔，又称纳米刀消融，是通过穿刺探针对肿瘤细胞施加高压电脉冲，在细胞膜上产生纳米级孔隙导致肿瘤细胞凋亡。

根据消融温度又分为热消融和冷消融。常用的热消融方法有：射频消融、微波消融、激光诱导间质热疗和高强度聚焦超声等，消融组织坏死特点为细胞的蛋白凝固性坏死。冷消融治疗主要以氩氦刀为代表，是通过冷冻 - 复温等循环使肿瘤细胞坏死，最终表现为液化性坏死的消融模式。

二、肿瘤消融的基本原理

（一）化学消融

化学消融是经皮穿刺肿瘤组织将化学消融剂直接注入肿瘤内部，引起肿瘤细胞损伤、细胞蛋白凝固性坏死，肿瘤血管内皮细胞迅速脱落、坏死和血小板聚集，导致肿瘤内部的微血管栓塞、癌周血管闭塞，继而引起癌组织缺血、凝固性坏死与纤维组织形成，最终达到原位灭活肿瘤的方法，适用于全身各

部位原发性和转移性肿瘤。常用化学消融剂有肿瘤细胞毒性剂和蛋白凝固剂。以肿瘤细胞毒性药物制备的消融剂由按照肿瘤细胞学类型配比的化疗药物与少量碘化油混合而成。经皮注入肿瘤内部或转移性淋巴结内，可使抗肿瘤药物在瘤组织内缓释杀灭肿瘤细胞。化学消融的优点是方法简单易行，且费用低、安全性高，缺点是药物在瘤体内精确用量、释放时间不易掌握，消融效率通常较低，尤其是对肿瘤最大径超过 2cm 或融合的转移性淋巴结由于病灶实质不均匀影响消融剂的弥散导致疗效有限，时常需要反复注射。

（二）射频消融

射频消融（radiofrequency ablation，RFA）是在影像导引下将电极针直接插入肿瘤内部，通过高频交变电流引起电极附近组织中的极性分子和离子发生高速摩擦、振动产热后将热量传导至远处组织，高温使局部组织发生凝固性坏死，是目前应用最为成熟的热消融技术，被广泛应用于各实体肿瘤的治疗。根据是否外接电极板可将 RF 电极分为单电极和双电极两种类型，前者又包括直的杆状电极和带有子针的伞状电极，后者多指 Celon RF 双电极。双电极的主要优点是穿刺简单、无需负极板以及可以多针组合消融，从而可以一次性消融最大径较大的肿瘤。

以射频消融为代表的热消融技术，是目前研究最为深入、应用最广泛的肿瘤消融治疗方法，穿刺简单，可以多针组合消融，对肝、肺、肾、肾上腺、骨转移瘤等实体肿瘤均取得了很好的治疗效果，对早期肝癌和 I 期非小细胞肺癌消融可与外科手术切除相媲美，也是中晚期肿瘤姑息治疗的重要手段。

（三）微波消融

微波消融（microwave ablation，MA）也是通过高温使肿瘤组织发生凝固性坏死，但其致热原理与射频消融不同，主要依靠偶极子（主要是水分子和蛋白质等极性分子）在微波交变磁场中发生剧烈摩擦碰撞而产生热量。微波消融是一种相对主动的消融方法，其消融范围及瘤内温度的增加不受电流传导、组织干燥或炭化影响，具有消融速度快、效率高、范围大等优点，但也存在消融范围不稳定的缺点。

（四）激光诱导间质热疗

激光诱导间质热疗采用纤维、可弯曲的光导纤维或特殊设计的内部水冷光纤在影像导引下插入肿瘤组织，组织吸收激光后通过热效应、压强效应、光化学效应及电磁效应产生热量，使肿瘤组织变性、凝固、汽化进而达到杀灭肿瘤的目的。激光诱导间质热疗范围大小不仅与其能量蓄积有关，还取决于肿瘤血供和周围正常组织血管舒张反应。主要应用于肝脏、甲状腺、骨组织、淋巴系统等各类脏器的良恶性肿瘤。

（五）冷冻消融

冷冻消融（cryoablation，CA）是利用焦耳-汤姆逊（Joule-Thomson）效应，采用常温高压氩气制冷，可在针尖部位快速产生最低可达 −185℃温度，高压氦气复温针尖可达 50℃，即通过冷冻-复温等循环加速肿瘤坏死。低温冷冻原理是细胞间质内外冰晶形成、细胞膜破裂，组织液化坏死。冷冻导致微血管收缩、血流减慢、血小板积聚、微血栓形成，造成组织缺血、缺氧。冷冻诱发的特异性或非特异性免疫反应，导致肿瘤细胞抗原释放激发机体免疫反应。在影像导引下冰球边界显示清晰，术中患者无疼痛、耐受性好，多针组合冷冻使肿瘤消融达到适形，能够涵盖较大体积的肿瘤，在肾癌、前列腺癌、肝癌、肺癌的治疗中得到了广泛应用。我国在影像学导引冷冻消融治疗肿瘤的病例种类和数量方面处于国际先进水平，国内多家医院的学者担任国际冷冻学术团体的学术职务。冷冻消融的缺点包括：易于消耗血小板，对有出血倾向患者不应首选；同时降温、复温速率及时间控制不严格以及大血管的"热池效应"等导致的肿瘤细胞残留、对周围健康组织的冻伤损伤等。

（六）高强度聚焦超声

高强度聚焦超声（high-intensity focused ultrasound，HIFU）是将体外的低能量超声波，经超声聚焦准确聚焦于体内靶组织，产生高温（65～100℃）和空化效应使肿瘤组织发生凝固性坏死。从 1927 年 Wood 报道超声波具有生物学效应，具有致热、致炎作用，1942 年 Lynn 提出了进行肿瘤治疗的可能性，通过长达 50 年以上的研究和实验, 1991 年对免实验性肝肿瘤治疗取得成功, 1997 年开始广泛运用于临床上各种肿瘤治疗: 如子宫瘤、脑肿瘤、乳腺、甲状腺、前列腺、眼部小肿瘤等。相比于其他消融方法, HIFU 不需要切口或经皮插入消融针, 是一种非侵入性治疗技术, 在肝脏、胰腺和骨肿瘤的治疗方面取得了一定成绩。缺点是治疗时间长, 可能发生并发症, 如皮肤烫伤、邻近器官和软组织的热损伤等。由于超声波在生物组织中传播时的能量衰减, 使得在治疗深部肿瘤及声通道上有阻挡的肿瘤时, 治疗靶区能量下降, 治疗效率降低。由于 HIFU 治疗所需的时间较长, 患者病情在长时间的治疗过程中难以保持静止, 这就增加了 HIFU 治疗的风险。

（七）纳米刀消融

纳米刀消融术, 也称为不可逆电穿孔 (irreversible electroporation, IRE)。对细胞施加一定剂量的脉冲电场后, 其脂质双层细胞膜会出现许多微孔和短暂渗透性增加, 这种生物电磁学现象称为电穿孔, 外加脉冲电场撤销后细胞膜不能恢复到正常生理状态, 即称为不可逆电穿孔技术。此技术是一种新型的微创治疗技术, 有别于依靠温度变化灭活肿瘤细胞的物理消融, 而是利用高频电能短脉冲破坏磷脂双分子层完整性, 在细胞膜上形成纳米级孔隙, 改变细胞膜通透性, 引起细胞凋亡, 在治疗过程中不会引起局部组织温度变化, 其最大优势是对消融区域内主要解剖结构如动脉、静脉、神经、胆管、气管、肠管、输尿管等损伤很小, 可有效地保护脉管结构。这种对组织消融的选择性, 尤其适合应用于其他物理消融无法实施的位于胰腺、肝门部及腹膜后等重要结构的肿瘤消融治疗。纳米刀消融要求条件高, 需要在全身麻醉、心电监护下同步发射电脉冲; 穿刺技术要求亦高, 需要探针平行、探针间距适合等。

（八）基于肿瘤消融治疗的综合治疗

20 世纪 80 年代前, 外科切除、放射治疗以及全身化疗是肝癌治疗的"三驾马车", 尤其外科切除, 几乎是肝癌患者能否长期生存的主要希望。然而, 由于外科切除对于一般身体状况及靶器官自身功能的较高要求、相对巨大的创伤和治疗风险以及较差的可重复性等因素严重限制了其适应证范围, 绝大部分患者一经诊断既已失去手术机会。因此, 临床亟需既具备外科切除的彻底性、又能最大限度克服其弊端, 确保更多肿瘤患者可在高质量生活状态下长期生存的新型治疗方式。20 世纪 90 年代以来, 物理工程学、生物工程学以及电子信息技术与医学快速联姻, 介入治疗开始成为失去外科切除机会肝癌患者的不二之选, 尤其以射频和微波为代表的局部消融术更被誉为堪与切除相媲美的局部治疗新技术。

局部消融治疗是指在超声、CT 或 MRI 等影像技术的导引下, 经皮或通过开腹、腹腔镜, 利用物理性诱导局部组织能量变化或局部注射化学药物的方法直接或间接杀伤肿瘤细胞, 使肿瘤凝固性坏死, 从而达到局部根除肿瘤的目的。经过多年的发展, 局部消融已经从最初的射频消融 (RFA) 衍生出多种不同类型的消融技术。

局部消融治疗技术目前已经成为和手术切除及肝移植同样重要的根治肝癌的主要方法。肿瘤消融的效果和临床预后不仅受肿瘤的大小、数量、位置、消融技术等因素的影响, 同时也与消融治疗的策略密切相关。现有的大量数据表明, 至少对于下列肝癌患者, 选择局部消融与手术切除效果无明显差异, 均可以获得局部根治效果。①单发病灶直径≤5cm 或 2~3 个病灶且最大病灶直径≤3cm; ②无血管、胆管和邻近器官侵犯以及远处转移; ③肝功能分级 A 级或 B 级。2006 年, 国内一项纳入 161 例患者的前瞻性随机对照研究比较了 RFA (71 例) 和外科切除 (90 例) 治疗直径≤5cm 肝癌的临床效果, 结果显示两组患者术后 1、2、3、4 年生存率分别为 95.8%、82.1%、71.4%、67.9% 和 93.3%、82.3%、73.4%、64%, 二者在长期疗效上无显著差异, 但在术后并发症发生率及住院时间上消融明显优于外科切除。国内另外一项随机对照临床试验探索了经皮 RFA 与外科手术切除治疗最大直径≤3cm 肝癌的效果差异, 结果显示, RFA 与手术切除治疗在局部控制及长期疗效上无显著差异, 同样地, RFA 组患者术后疼痛、并发症及住院时间却明显少于手术组, 提示对于小肝癌的治疗, 选择 RFA 可能使患者的临床获益更多。国外 Ng 等 2017 年报道了 RFA 和手术切除治疗符合米兰标准肝癌的前瞻性临床随机对照研究, 结果显示, 两组的长期生存率无显著差异, 而无瘤生存率手术切除略优于 RFA。尽管在无瘤生存率和复发率上外科切除优于局部消融，但消融治疗组严重并发症发生率更低，且具有更好的微创性和可重复性。因此，对于早期肝癌患者，局部消融完全有潜力作为优先选择。至于直径＞5cm或病灶＞3个的肝癌患者，经肝动脉化疗栓塞术联合RFA治疗效果优于单纯的消融治疗，甚至可以达到与外科切除相似的总生存率。

经动脉化疗栓塞术（transarterial chemoembolization，TACE）是常与肿瘤消融联合的肿瘤治疗手段之一。据报道，肿瘤消融与TACE联合治疗的安全性较好，且可以有效提高肝肿瘤局部治疗的效果和生存预后。对于最大径≤3cm的肝肿瘤的局部消融治疗的预后相对较好，故目前不推荐肿瘤消融与TACE联合治疗最大径≤3cm的肝肿瘤。然而，对于最大径＞3cm或位置不佳的肿瘤，单纯消融治疗较难实现肿瘤的完全消融或治疗后肿瘤的局部再发率较高，这部分患者推荐肿瘤消融与TACE联合治疗，治疗后可能获得更好的临床效果。Peng等的一项随机对照、前瞻性临床试验发现，对于中期肝癌，RFA与TACE的联合治疗较单纯RFA能够显著提高患者1、3、4年的生存率［92.6% *vs.* 85.3%，66.6% *vs.* 59%，61.8% *vs.* 45%；风险比（*HR*）＝0.525，95%置信区间（*CI*）：0.335～0.822，*P*＝0.002］以及1、3、4年的无复发生存率（79.4% *vs.* 66.7%，60.6% *vs.* 44.2%，54.8% *vs.* 38.9%；*HR*＝0.575，95%*CI*：0.374～0.897，*P*＝0.009）。同时，Peng等的前瞻性研究发现，RFA联合TACE较单纯RFA治疗能够有效提高早期（1年内）或最大径＞3cm的复发性肝癌患者的生存预后。此外，其他研究者还探索了其他消融手段MWA、冷冻消融等与TACE联合治疗肿瘤，但目前尚未得到可靠的结果，仍需开展更多的临床试验予以评估。

肿瘤消融与分子靶向治疗也是近年来肿瘤介入治疗领域的研究热点之一。肿瘤消融联合分子靶向治疗策略的初始目标是减少消融后肿瘤的远处转移或复发、改善患者的生存预后。然而，目前的相关临床试验结果并未达到这一目标。Bruix等报道的一项多中心随机、双盲、安慰剂对照、Ⅲ期临床试验（STORM研究）中，对于早期肝细胞癌，消融或手术根治性治疗与索拉非尼联合治疗不但没有改善患者1、3年的生存率（90.3% *vs.* 82.9%，68.3% *vs.* 61.2%；*HR*＝0.995，95%*CI*：0.761～1.300，*P*＝0.48），反而显著增加了与治疗相关的严重不良反应的发生率。目前对于肿瘤消融联合分子靶向治疗的相关随机对照研究较少，因此无法判定其真实的临床疗效，仍需开展更多的研究以进一步评估。

肿瘤消融治疗联合免疫治疗也是目前肿瘤多手段综合治疗的研究热点和方向之一。前期基础研究已发现，肿瘤消融可以通过直接或间接杀伤肿瘤细胞，促进肿瘤相关抗原的释放，免疫治疗可以激活抗肿瘤特异性免疫反应，因此肿瘤消融与免疫治疗［程序性死亡受体1（PD-1）/程序性死亡配体1（PD-L1）、细胞毒性T淋巴细胞相关抗原4（CTLA-4）等抑制剂］联合时可增强抗肿瘤免疫治疗的效果。目前许多相关的临床试验正在进行中，根据目前初步的研究数据，肿瘤消融联合免疫治疗的组合策略是相对安全的，并且显著增加了血液循环和肿瘤组织内的细胞毒性T淋巴细胞（CD8$^+$T或CTL），但目前尚无随机对照试验数据证明联合治疗是否优于单纯消融或单纯免疫治疗。此外，还有研究者对比了射频消融联合^{125}I粒子植入术治疗和单纯射频消融治疗的疗效发现，射频消融联合^{125}I粒子植入术治疗较单纯射频消融治疗具有更好的局部肿瘤控制效果，并能够提高患者的生存预后。

三、肿瘤消融术后磁共振信号变化与疗效评价相关性

磁共振可在术中实时精确评估消融范围和完整程度，并可根据检查结果即时决定是否需要补充治疗的新型导引及评价方式。随着灌注成像和功能磁共振的深入开展，以及在肝癌、肺癌、肾癌、乳腺癌等肿瘤消融治疗中应用研究表明，磁共振导引下经皮穿刺实体肿瘤消融无疑是符合上述要求的最佳候选。

与CT导引相比，磁共振导引的优势首先体现在病灶的实时精准定位穿刺方面：①磁共振的多方位成像能力确保在导引穿刺的过程中可显示消融器械整体以及与病灶间的关系，在CT导引下穿刺病灶往往被金属伪影遮盖；②磁共振可以任意多方位成像，可提供三维模拟定位信息，为病变精准定位提供三维导航功能，尤其是对于膈顶处的病灶，可避开肋膈角，减少了气胸等并发症的发生；③多序列结构成像及DWI、MRS、PWI等磁共振功能成像，对肿瘤病灶与周围组织的关系，如心脏大血管的关系判断以及肿瘤与肺不张界限的判断提供比CT更加精确和丰富的信息，使穿刺过程更简便、更安全、更准确。其

次,磁共振导引具有较高的时间及空间分辨率。

消融术中温度与形态变化均和病灶中水含量的变化密切相关,磁共振成像时,水分子的扩散系数、质子密度、自旋-晶格弛豫时间、磁化偏移和质子共振频率偏移等参数都是随温度的变化而变化,其多种温度敏感成像技术,能够有效、无创伤性地监控体内的温度分布,从而为温度依赖式热消融治疗提供了最佳实时监控手段。借助这些参数测量,监控温度场变化来确定消融效果及消融终点,设立消融参数的选择与肿瘤消融温度及热场分布的模拟模型,形成成熟的数学模型及计算机软件,从而为肿瘤消融计划系统的建立提供依据,让治疗效果从姑息治疗向根治水平飞跃。

然而磁共振导引肿瘤消融治疗应用仍受到限制:①磁共振磁体孔径固定、价格贵;②受呼吸运动、心脏大血管搏动影响较为严重;③扫描序列为多次闭气扫描,时间长,操作复杂;④对于较小肿瘤判断仍存在一定的困难;⑤手术室内要除外金属干扰,例如植有心脏起搏器及其他金属植入物的患者不适宜此种导引方式;⑥磁兼容的消融设备及消融针材质要求高,费用也贵。因此普及尚困难,不利于推广。

1. 磁共振的时间、空间分辨率高且对温度变化敏感,磁共振测温(magnetic resonance thermometry,MRT)可以通过非侵入方式提供实时的 3D 温度图,通过温度的升高或下降导致组织变性、坏死,因此监控消融病灶的温度变化对确保肿瘤组织达到致死性温度以及减少邻近重要结构热损伤非常重要。据组织温度分布及时调节所施加的热剂量,而在有效治疗的同时既能保证治疗过程安全性,避免损伤周围重要组织和结构,又能在术中更加精确地确定治疗范围和"终点",保证治疗效果,使其在物理消融方面具有 CT、超声等其他影像导引方式无可比拟的优势。

根据温度敏感参数进行磁共振测温的方法分类包括以下 3 种:质子共振频率测温法、扩散系数测温法、纵向弛豫时间测温法。

(1)质子共振频率测温法:该方法是目前使用最广泛,也被认为是最具临床应用前景的高场强磁共振测温方法。其原理是利用一定温度范围内($-15\sim100℃$)水质子共振频率与温度的线性关系来测量温度,该方法具有时间及空间分辨率高且无组织依赖性的特点。Hindman 在研究水分子的形成和作用力时,首先发现了水分子共振频率与温度的关系;随后由 De Poorter 用于磁共振测温中。与另外两种磁共振测温方法相比,质子共振频率测温法最大优点是:除脂肪外,测量其他组织温度时不需要针对不同组织进行校正,故在肝癌消融治疗实际测温过程中一般要对脂肪信号进行抑制。

(2)扩散系数测温法:该方法的原理是物体温度升高,其内部分子的布朗运动加剧,扩散系数随之改变,因此可以通过扩散系数的弥散加权成像(DWI)获得温度分布信息。该测温方法在临床应用中受到诸多因素的限制,如细胞结构、细胞膜、大分子蛋白等均会影响水分子在组织中的运动,消融过程中一旦出现组织变性、凝固性坏死,就会改变扩散系数;易受呼吸、心跳等运动影响。故目前基于水分子扩散系数的磁共振测温方法在临床实际操作中应用较少。

(3)纵向弛豫时间测温法:该方法的原理是当组织温度升高时,其内部质子与周围环境之间相互作用会随之改变,进而导致纵向弛豫时间发生改变。一般来说,在组织未被彻底破坏之前,其纵向弛豫时间随温度升高而增加,因而在 T_1 加权像中被加热的部分信号强度会变低。纵向弛豫时间测温法的缺点主要在于温度-图像灰度曲线依赖组织类型,这主要是由不同组织的 T_1 不同所导致。因此,该测温方法在高场强磁共振系统中的整体效果不如质子共振频率测温法。但在低场强系统中,由于大部分组织 T_1 值均比其在高场强系统上的 T_1 值小,温度-图像灰度曲线在组织间差异也随之减小。在不需要精确测量温度值情况下,尤其是只需要确定温度范围或是否达到温度阈值的应用场景下,纵向弛豫时间法是实现低场磁共振测温的较好选择。

2. 磁共振能够显示热消融中组织 T_1、T_2 加权像信号的变化,是目前唯一能清楚显示消融术后即刻原病灶与消融灶关系的影像导引手段。消融灶完全覆盖原病灶,消融安全边界超出原病灶边缘 $5\sim10mm$ 考虑完全消融。如病灶残留,则需行补充消融。

(1)即刻疗效评价:①完全消融术后即刻典型磁共振表现,T_1WI 上消融灶表现为特征性的"靶征",

外周高信号环（消融的正常肝组织）完全包绕中央低信号区（原病灶）并超出病灶边缘 5～10mm，外围见薄环状稍低信号水肿带。部分消融灶在 T_1WI 上见周边高信号环随时间的推移而信号逐渐增高现象。T_2WI 上消融灶呈低信号，周围可见薄环状稍长 T_2 水肿带环绕，原病灶信号改变较为复杂，可为低、等、稍高信号，多数均低于消融前信号。DWI 上消融灶呈等或低信号，周边呈环状稍高信号。②不完全消融术后典型磁共振表现，T_1WI 上周边高信号环未完全包绕低信号的原病灶，可见低信号缺口，"靶征"不完整，T_2WI 及 DWI 序列上残留灶仍呈高信号。射频消融术后常规磁共振平扫即可精准判断消融疗效，一般不需行即刻磁共振增强扫描。

（2）远期疗效评价：①完全消融，术后首次随访示消融灶内部或边缘无结节样强化考虑肿瘤完全消融，完全消融 T_1WI 上一般呈高信号，T_2WI 上信号较复杂，可呈低、等或稍高信号，增强扫描消融灶无明显强化。②不完全消融，消融灶内部或边缘存在结节样强化考虑不完全消融，残留灶 T_1WI 上一般呈低信号，T_2WI 及 DWI 上呈高信号，增强扫描可见强化。原先判定为完全消融的消融区内在其后任何一次随访中出现有活性病灶，考虑为局部肿瘤进展。

3. 动态增强扫描具有很高的价值，钆对比增强磁共振图像与病理对应结果良好，且病理对照研究表明，磁共振可显示 2～3mm 的凝固性坏死灶。动态增强扫描显示，残存癌灶或新、复发癌灶呈明显强化，坏死区强化不明显，动态增强曲线可反映病灶的血流灌注特点。

4. 磁共振弥散加权成像（diffusion-weighted imaging，DWI）是目前唯一能够反映人体内水分子运动状态的一种功能成像方法，弥散加权的程度由弥散敏感因子 b 决定，选择一定的 b 值进行弥散成像，对比研究消融前后的病灶表观弥散系数（apparent diffusion coefficient，ADC）来判断疗效。肿瘤区由于弥散受限，ADC 值较正常升高，消融后靶区 ADC 值下降，说明肿瘤细胞由于治疗而坏死导致细胞密度降低而有更多的空间让水分子弥散，证明治疗有效；而治疗无效（进展）病例，肿瘤体积的增大必定伴有肿瘤细胞的增生，细胞密度增高，以致出现 ADC 值较治疗前无变化，甚至于上升的现象。

总之，消融病灶磁共振信号的变化、动态增强的表现及 ADC 值的对比能准确反映癌灶的坏死或残存，是术中、术后即刻及定期随访消融疗效敏感且可靠的检查方法。

（肖越勇　李成利　张　欣　魏颖恬）

第二节　磁共振导引肿瘤消融的临床应用

一、磁共振导引激光诱导间质热疗的现状与进展

以 MRI 为基础，在其导引、控制和监测下的微侵袭介入手术已经由假想发展成为现实。原则上，磁共振导引下的间质治疗就是一种对人体深部肿瘤进行消融治疗的方法。与传统的外科手术相比，这些消融技术具有很多优势，例如可以降低发病率和死亡率，费用低廉，适合实时影像导引，而且可以在门诊实施这些手术。最近，人们对利用热能进行激光诱导间质热疗很感兴趣。早期临床应用结果已有很好效果的报道，其中包括对原发性肝癌、肝脏和脑转移瘤、肾脏和腹膜后肿瘤以及骨肿瘤（包括骨样骨瘤）的治疗。激光诱导间质热疗还可应用在治疗一些非恶性的骨骼肌肉疾患，如腰椎间盘脱出或小关节紊乱所致的疼痛。

目前临床用于实体肿瘤消融导引的磁共振场强范围为 0.12～3.0T（表 4-2-1）。许多用于常规磁共振诊断的技术，如 MnDPDP-磁共振（肝脏特异性对比剂磁共振增强扫描）、MRS、DWI 也已经开始应用于1.5、3.0T 高场强的磁共振术中导引，这也是目前高场强磁共振用于消融治疗越来越受到关注的原因。

表 4-2-1 用于磁共振介入的磁场系统

场强	厂家	型号
0.12T	Odin, Yokneam, 以色列	Polestar N-10
0.2T	西门子, Erlangen, 德国	Magnetom
0.23T	飞利浦, Vantaa, 芬兰	Proview
0.3T	日立, Twinsburg(OH), 美国	AIRIS Ⅱ
0.5T	通用电气, Milwaukee(WI), 美国	Signa SP
1.0T	飞利浦, panorama, 荷兰	panorama
1.5T	飞利浦, Best, 荷兰	Multiva
1.5T	IMRIS, Winnipeg, 加拿大	IMotion
1.5T	西门子, Erlangen, 德国	Magnetom Sonata
3.0T	西门子, Erlangen, 德国	Magnetom Spectra
3.0T	飞利浦, Best, 荷兰	Ingenia
3.0T	通用电气, Healthcare, 美国	Pioneer
3.0T	西门子, Erlangen, 德国	Magnetom Prisma
1.0T	安徽硕金, 中国	IMR810

（一）开放式磁共振导引系统

开放式磁共振导引系统使患者在磁共振内较为舒适，患者能多方向进入磁场，允许一个或多个医师进行手术操作并满足其术中需求，适于导引介入治疗。近年来磁共振用于介入的各种软件和序列不断创新和完善，配有先进器械定位和用户界面的新的开放式磁共振设备，使得几乎所有介入操作都能在近乎实时成像检测下进行。

开放式磁共振设备可根据磁体配置不同大致分为两种类型：一种是双平面或"C"字型磁配置设备，患者平躺于平行的磁极之间；另一种是"双环型"结构磁配置设备，磁体两部分间留有可供医师操作的空隙。开放式磁共振最大优势在于：提供交互式导引图像指导消融针置入靶标组织，一定程度上避免了患者因呼吸等动作导致"脱靶"的影响。同时，开放式结构为消融操作提供了足够的操作空间。

（二）高场强闭合式磁共振导引系统

磁体呈封闭式，由于磁场强度高，因而图像质量好，成像速度快，可充分利用最先进的磁共振性能，如快速高质量灌注成像、弥散成像、功能成像、磁共振血管成像和血流量化分析，以及实时交互成像等，与开放式磁共振不同，通过利用间歇性成像指导消融针置入肿瘤组织的闭合式磁共振，具有普及率高和多模态技术的优势。

（三）磁共振成像优势

MRI 拥有与众不同的特征，能够显示热消融治疗中 T_1、T_2 与 DWI 加权像的信号变化，在 T_2 加权像中信号减低可被用来作为凝固性坏死的标志。温度敏感的特殊序列已被研发应用。影像学和病理对照研究说明磁共振与 CT 成像可以清楚显示 2～3mm 的凝固性坏死区域。当然磁共振的优势是它的实时显示能力，这对治疗与重要结构毗邻的病变特别有用。磁共振和 CT 都可以用来随访检查。

肿瘤热消融治疗的主要目的就是应用微侵袭方式，在不损伤周围邻近重要结构的情况下，利用热能杀死整个肿瘤内的恶性肿瘤细胞。这通常需要在消融过程中，靶容积内的组织温度保持 50～100℃，如此导致不可逆的组织损伤、坏死。

在活体组织中，热量的蓄积是不均匀的。这是因为所治疗容积内的组织特点不同。血液灌注和血管结构减少了传递到肿瘤组织的热能。更加重要的是，热量的蓄积主要集中在探针的周围，较少达到深部组织。如果仅用一个单一的装置（RF 电极或单根激光纤维），能量蓄积产生的凝固性坏死范围直径仅能达到1.6cm。目前有多种改善热消融中组织能量间相互作用的新方法已被临床所采用。

改善能量蓄积最简单的方法就是一次应用多个探针或多排探针，并且这些探针可以排列成产生合适凝固性坏死范围的形状。内在性冷却探针可以防止其邻近的组织汽化或炭化，从而增加了能量的蓄积。还可以在一定时间内不断变化能量发射的水平，这也可以增加能量蓄积的平均强度。如果在靶目标周围注入液体，可以增加组织的导热性。

应用球囊阻塞血管可以减少血流，从而可以控制由于血液灌注引起的组织热量丢失。然而由于肝脏存在双重供血，这项技术应用于肝脏尚存在问题。应用明胶海绵或碘化油进行化学药物栓塞也许能克服这个问题。

（四）磁共振温度监测

在消融过程中要求监测能量的蓄积和发散，随访评估治疗效果。为了保证治疗过程的安全，必须监测靶组织内的温度分布，因为热消融技术的生物学效应主要依赖于肿瘤每一部分所达到的温度。

应用磁共振热成像的介入性磁共振具有很高的空间和时间分辨力，允许非侵入性地监测体内的介入步骤，与 CT 或超声导向的治疗相比，磁共振环境对激光治疗设备的要求更高。磁共振弛豫机制的温度依赖性和磁共振的高度敏感性，使它特别适于显示和控制组织的热能蓄积，这是介入性磁共振在消融治疗中应用的基础。

（五）磁共振导引激光诱导间质热疗临床应用

为确保热消融成功，诊断成像包括3个任务：精确显示靶病变，能够在图像的导引下将消融探针放到靶点；在消融过程中导引和监测能量的蓄积和发散；随访评估治疗方案。

Bown 在 1983 年首先报道了将石英光导纤维引入肿瘤进行激光诱导间质热疗（laser-induced interstitial thermotherapy，LITT）。鉴于这种能量导入的方法是侵入性的，它的优势是当激光作用于组织时，没有散射和能量的丢失，而且当到达器官内的某一特定点时，表面并没有由于导管的应用而发热。激光多为钕 - 钇 - 铝 - 石榴石激光（ND-YAG，波长 1 064nm）或二氧化碳激光，通过一条直径 0.4mm 的石英光导纤维，发射弥散的激光。在靶目标区域，激光转换成热能，组织继而发生凝固性坏死，变性萎缩，从而使肿瘤皱缩而确保不损伤周围的组织。所产生加热容积的大小取决于激光的能量、照射时间、到达靶区域的方式以及靶组织的光学和热学的特性。这种技术已被用于肝、肾、胰腺及鼻咽部肿瘤的姑息治疗。热消融临床治疗的成功依赖于将激光探针精确放置在病变中心，靶组织的温度变化得到准确的"实时监测"，准确记录治疗效果以及局部肿瘤控制率。由 LITT 治疗过的组织，依照其组织类型和病变大小的不同，在几个月内可降解或完全被吸收。

多平面成像技术可以较理想地将能量探针经皮放置到靶点。由于超声和 CT 廉价而有效，因此它们常常被用来作为导引设备，磁共振设备因为初期投资很高通常被认为是相对比较昂贵的导引设备，但是磁共振具有很多优势，使它在消融治疗中成为具有竞争力的一项成像技术。磁共振能提供最大的肿瘤与组织间的对比度，并且可以多平面导向，更为重要的是，磁共振可以实时检测靶组织的温度变化。

总之，在实施热消融手术时，可能不会单独使用磁共振作为成像设备，但是在一些大的设备良好的医疗中心，磁共振可能在大多数时候作为首选。这在肝肿瘤中特别重要，因为这些恶性肿瘤的治疗需要特别高的专业水平，而为了达到最佳效果，多种导引方式的结合以及放射科医师、外科医师和肿瘤科医师等相关学科的协作至关重要。

二、磁共振导引肿瘤射频消融的现状与进展

磁共振导引射频消融治疗是近年出现的肿瘤热消融技术。该技术通过 MRI 进行指导和监测，利用射频消融对靶组织进行灭活，从而达到治疗肿瘤的目的。由于该技术具有对软组织分辨率高、创伤小、安全性高以及可重复等特点，在肿瘤微创治疗领域有广阔的应用前景。

射频消融（radiofrequency ablation，RFA）是当今技术较为成熟，介入放射学领域应用较为广泛的物理消融方法。随着肿瘤微创介入诊疗技术的不断发展，影像导引下的实体肿瘤射频消融也越来越多地应用于临床。目前最常用于RFA的影像导引设备为超声和CT，但均有其不足之处。MRI作为目前广泛应用的临床诊断工具，具有无电离辐射，软组织分辨率高，多方位、多参数、多序列成像等优点，能够实现肿瘤组织的精准定位，在实体肿瘤RFA治疗中有其独特的优势。

（一）射频消融的基本原理

射频消融（radiofrequency ablation，RFA）是将电极针直接插入到肿瘤组织中，使用中高频电流激发电极周围肿瘤组织内的离子随电流变化发生振动、相互摩擦产生热量，导致肿瘤组织内部温度升高，当温度超过60℃即可使局部组织蛋白变性、细胞膜破裂、凝固性坏死，形成不可逆性损伤，从而达到灭活肿瘤的目的。同时，热能诱导了肿瘤细胞凋亡的发生。另外，高温也使肿瘤细胞周围血管闭塞，切断了肿瘤的血供。

（二）磁共振导引射频消融的优势

目前临床上进行射频消融治疗的影像学导引方法主要有超声、CT及磁共振3种。超声容易受气体、脂肪及骨骼的影响，消融产生的气泡高回声可能会扩大消融范围。另外，超声无法显示原瘤灶，对于微小病灶的显示也不如磁共振准确。CT对于特殊部位，如肝穹窿处的小病灶显示欠清晰，且辐射剂量较大。与超声和CT相比，磁共振具有明显的优势。首先，磁共振具有良好的组织分辨力，能够提供优质的组织图像，得到精确的靶点位置及肿瘤边界，在射频消融治疗中起着定位和指导作用。其次，磁共振的时间和空间分辨率高且对温度变化敏感，磁共振测温（magnetic resonance thermometry，MRT）可以通过非侵入方式提供实时的3D温度图，既能对即刻疗效进行精准评估，又可实时监测温度变化及消融范围从而保证手术的安全性。此外，有研究表明，磁共振导引射频消融与CT导引射频消融相比，具有更精确的靶向性和监测性，单次消融治疗的有效率较高，可减少肿瘤治疗所需的疗程。

（三）磁共振导引实体肿瘤射频消融的临床应用

1. 肝癌 肝癌是最常见的恶性肿瘤之一，RFA凭借其创伤小、安全、可重复、并发症少等优势，成为治疗复发性肝癌及无法手术切除的肝癌的主要方法之一。研究表明，对于严重肝硬化的患者或最大径小于30mm的肝癌病灶，RFA与手术切除的生存率相似。磁共振具有良好的软组织分辨率和多参数成像，可以很容易地区分肝硬化结节和肝癌病灶，对于超声及CT显示不清的病灶，如位于肝穹窿处的小肝癌的成像更清晰。初步的临床研究证实了磁共振导引RFA治疗肝癌的安全性和有效性。Huppert等首次进行了磁共振导引下射频消融治疗肝肿瘤的临床研究，对11例16个病灶（最大径1.3～3.0cm）进行治疗，术后未出现严重并发症，93%的肿瘤在3～18个月内磁共振显示完全坏死。Jin等对49例50个肝穹窿区域肝癌病灶行磁共振导引下射频消融治疗，术后1个月行磁共振检查，结果显示，技术成功率为100%，1、3、5年局部肿瘤无进展生存率均为98.0%。

2. 乳腺癌 目前，乳腺癌射频消融大多由超声导引，但超声导引存在明显的局限性，加热产生的高回声气泡可能会干扰成像。MRI由于软组织分辨率高，对乳腺恶性肿瘤的大小及分期的诊断准确率高，磁共振三维成像能更准确直观地判断病灶的位置及大小。在术中，磁共振温度敏感序列可实时监测温度变化，术后磁共振增强能提供即时的疗效评价。2008年Maurice van den Bosch等首先对磁共振导引下射频消融治疗乳腺癌进行了初步探索，术后病理学证实1例肿瘤消融成功（100%），2例肿瘤部分破坏（分别为33%和50%），均未出现并发症。李建等对12例确诊为乳腺癌的患者行磁共振导引下RFA治疗，术后磁共振检查显示肿瘤病灶均发生坏死，瘤内血供消失，无强化区，1年后全部患者均达到完全缓解。尽管目前关于磁共振导引RFA治疗乳腺癌还没有明确的指南，但研究报告一致认为RFA适用于最大径<2cm的乳腺癌，为了避免正常组织被烧伤，肿瘤与皮肤及胸壁的距离应>1cm。

（四）展望

磁共振导引RFA作为一种新的微创技术，其安全性、有效性正受到更广泛的认可。虽然磁共振导引

RFA 具有成像清晰、定位准确、无电离辐射、可实时监测靶点温度等诸多优势,但是仍存在一些不足:价格昂贵;时间相对 CT 和超声更长;手术器械及消融设备必须具备磁共振兼容性;有磁共振禁忌证,如安装心脏起搏器的患者不能接受该治疗;消融探针形成伪影可能会影响肿瘤位置和范围的显示;RFA 发生器可对磁共振图像采集产生电磁干扰导致噪声增强等。最近的研究介绍的一种新型仪器 MR-RFA(磁共振介导射频消融,magnetic resonance mediated radiofrequency ablation)解决了上述部分问题(图 4-2-1)。该设备不需要外接射频发生器,将磁共振扫描仪的射频能量导引到肿瘤部位从而实现热消融,将诊断和治疗集成到单个仪器中,解决了消融设备对成像的干扰,实现了成像和加热同步进行,为未来磁共振导引 RFA 提供了新的思路。

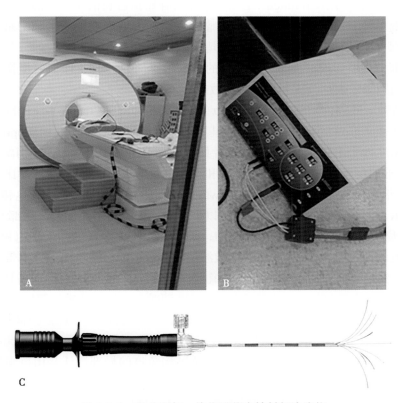

图 4-2-1 磁共振与一体化磁兼容性射频治疗仪

A. 1.5T 磁共振导引射频消融手术台;B. 磁兼容性射频治疗仪主机;C. 磁兼容多极射频针。

目前磁共振导引下 RFA 治疗实体肿瘤仍处于探索阶段,尚未在临床上普及,其疗效是否能替代传统手术治疗还需要更大样本、多中心的前瞻性研究来证实。随着开放式磁共振扫描仪及介入设备的更新和快速成像序列的开发,磁共振导引下 RFA 治疗向更快速、更精确的方向发展,相信在未来有广阔的应用前景。

三、磁共振导引肿瘤微波消融的现状与进展

微波消融(MWA)作为一种微创局部热消融技术,在临床上广泛应用于早期肺癌和一些肺转移癌。微波消融的原理实际上与"微波炉"的原理一样,就是通过微波加热导致肿瘤组织发生凝固性坏死,达到"烧死"肿瘤细胞的目的。具体就是:采用 915MHz 或 2 450MHz 两种频率,在 CT、超声、磁共振等影像技术导引下,将一根直径仅 2mm 的微波针经皮肤穿刺进入肿瘤组织内,在微波电磁场的作用下,基于微波的热效应及肿瘤组织对热量的敏感反应,高频交变的微波使肿瘤组织内的离子和极性分子高速旋转、相互碰撞,在短时间内产生 65~120℃的局部高温;因肿瘤组织内血管丰富、含水量高、对热的调节能力差,

所以当温度达到 60～100℃时肿瘤组织可即刻产生蛋白质凝固、细胞溶质酶及线粒体酶的核酸形成凝固性坏死从而使肿瘤组织凝固、变性、坏死,肿瘤血管发生透壁性坏死,达到部分损毁甚至原位灭活肿瘤。由于辐射器将微波能集中在一定范围内,故而能有效地辐射到所需靶区,避免损伤周围重要脏器。微波消融具有消融时间短、消融范围大,受血流灌注影响小,局部复发率低等优势。

微波消融治疗早期小肝癌(最大径≤3cm)具有与根治性手术切除相媲美的疗效和中长期生存预后。不可耐受手术的早期肺癌运用微波消融治疗,5 年生存率可达 50% 左右。但消融技术治疗大肿瘤(最大径＞5cm)或高危复杂部位肿瘤仍面临困境,常常由于肿瘤周边消融能量偏低或保护邻近重要脏器而导致灭活不全,由此带来的非致死性可逆热损伤又可能进一步增强肿瘤细胞侵袭性。

肿瘤微环境(tumor microenvironment,TME)是评估肿瘤预后和治疗效果的关键。癌细胞与周围基质的相互作用对肿瘤的生长和转移至关重要。肿瘤微环境的改变影响肿瘤细胞增殖凋亡和微环境内肿瘤干细胞的稳定。探究微波消融对肝癌肿瘤微环境影响的报道不多,但结果却不尽一致。有学者认为,微波消融对肿瘤局部微环境影响可能是多种因素的平衡结果,包括凋亡、微血管损伤、缺血再灌注损伤、Kupffer 细胞活化、细胞因子表达改变和免疫反应改变等。

Li 证实,微波消融后残癌内缺氧诱导因子 -1α(hypoxia-inducible factor-1α,HIF-1α)、血管内皮生长因子(vascular endothelial growth factor,VEGF)、基质金属蛋白酶 -9(matrix metalloproteinase-9,MMP-9)分子含量和微血管密度较手术组明显增高,且两者具有显著正相关。他认为微波消融促进上述分子过表达,通过 VEGF 信号通路促使肿瘤细胞增殖、迁移和新生血管形成。Erik Velez 等对比 5W 和 20W 微波消融对肝组织 IL-6、肝细胞生长因子(hepatocyte growth factor,HGF)、VEGF 分子表达和远处转移灶生长速度的影响。结果提示,与对照组比较,微波消融可以引起上述细胞因子在消融区局部及周边的表达增加。与 20W 消融能量治疗模式比较,5W 消融能量对 IL-6、HGF、VEGF 分子的激活作用和促进远处转移灶生长作用更加明显。他认为采用高功率、制热快的微波消融参数可能会减少消融技术带来的不良影响。

有研究对比了微波消融区与周围非肿瘤肝组织,发现消融区域 VEGF 表达增高且 VEGF 可以作为独立风险因素预测肝癌消融术后复发。也有研究证实,微波消融可以促进肿瘤局部抗癌微环境形成。Zhang 等发现,肝癌患者 MWA 后 17d,肿瘤基质肝窦周围 CD3+T 细胞、CD56+ 细胞及 CD45RO+T 细胞数量明显增多,且达到高峰。CD68+ 细胞在术后 3d 即达高峰。

不同细胞增长达峰时间差异可能提示 MWA 后抗肿瘤免疫的局部激活是由巨噬细胞依赖性抗原提呈功能实现的。Dong 等研究 MWA 后 T 细胞、NK 细胞、巨噬细胞数量变化及其与患者生存预后的关系,结果显示,消融后上述细胞在治疗肿瘤局部显著增多,并且细胞局部浸润程度与患者生存预后显著正相关。可见,MWA 对肿瘤局部微环境的影响是复杂的,目前尚存在争议。

MRI 因其具有无电离辐射,软组织分辨率高,可以多方位、多序列参数成像,并具有形态结合功能(包括弥散加权成像、灌注加权成像和波谱分析)综合成像技术能力,成为临床肿瘤检出、诊断和疗效评价的常用影像技术。近年来,MRI 快速成像技术已经发展起来,使得帧速率几乎可以与 X 射线透视相媲美。磁场均匀一致性、快速变化的磁场梯度、多通道接收器和计算系统能最大限度地提高转换速率的梯度和射频脉冲,MRI 透视序列实现了高速度成像数据采集、传输、交互控制和显示速度的提高,磁共振透视成为可能。术中对消融范围的监测是达到治疗效果和减少并发症的关键。

通过温度的升高或下降导致组织变性、坏死,因此监控消融病灶的温度变化对确保肿瘤组织达到致死性温度以及减少邻近重要结构热损伤非常重要。CT 与超声均不能准确测温,而磁共振对温度变化敏感,是唯一能够无创测温的影像学手段。在肿瘤消融治疗的磁共振扫描过程中,病灶及周围组织温度逐步出现变化的同时,磁共振信号也出现改变,术中 FS-FRFSE T$_2$WI 动态扫描表现为低信号的热凝固性坏死区范围随时间进展逐渐从中央向外周扩大并覆盖高信号原病灶区;术后即刻扫描示消融灶中央呈长 T$_1$ 短 T$_2$ 信号,周边见短 T$_1$ 长 T$_2$ 信号带环绕。磁共振特有的温度监测序列(MRI temperature imaging,MRITI)在肿瘤消融术中可实时监测治疗区域温度的三维空间分布,能实时监测和调控手术区域及其周围组织温度和治疗范围,根据组织温度分布及时调节所施加的热剂量,而在有效治疗的同时既能保证治疗过程的安全性,避免损伤周围重要组织和结构,又能在术中更加精确地确定治疗范围和"终点",保证治疗效果,使其在物理消融方面具有CT、超声等其他影像导引方式无可比拟的优势。

迄今为止,应用于肿瘤热消融手术中最常用的MR热成像方法仍然是基于质子共振频率法(PRFS)的相位映射技术,仅仅用于相对温度变化的监测,但容易出现运动伪影,具有一定的局限性。

与超声、X线、CT等导引方式相比,磁共振导引与监控系统能够将介入手术器械的信息(包括它的位置、方向等)以虚拟针影的形式与病变实时显示在同一张磁共振图像上,术者能够实时了解手术器械与靶区病灶位置关系,及时调整手术器械的进针点与进针方向,有效避开神经、血管等重要组织结构,从而降低并发症风险。

四、磁共振导引肿瘤冷冻消融的现状与进展

影像导引冷冻消融是在超声、计算机断层成像(computed tomography,CT)、磁共振成像(magnetic resonance imaging,MRI)等影像设备的精准导引与监控下应用冷冻方法消除病变组织活性的治疗技术,是肿瘤的微创治疗方式之一。该技术具有创伤性小、并发症少、导向精准、疗效显著、恢复迅速并能刺激机体肿瘤免疫等特点,已被广泛应用于临床。近年来,针对磁共振环境的磁兼容冷冻消融设备得到应用,通过不断优化磁共振技术方法,改进术中导引以及术后评估,可近乎实时监测冷冻消融的动态过程,使得冷冻消融治疗取得了长足进展,磁共振导引与监控肿瘤冷冻消融治疗极具前景。

(一)冷冻消融治疗肿瘤的机制

冷冻消融治疗肿瘤的主要作用机制为:①低温可以对靶组织进行物理性杀伤灭活;②冷冻能够引起微血管收缩、血栓形成,导致微血管栓塞;③冷冻消融会导致肿瘤细胞破裂及诱导特异性与非特异性的抗肿瘤免疫反应。冷冻消融存在空间温度梯度,最接近冷冻探针的部位温度最低,温度低于-170℃,冰球边缘处温度最高,温度接近-5~0℃(图4-2-2)。组织细胞死亡的温度通常为-20~-50℃。低温冷冻使肿瘤组织细胞温度迅速下降,冰晶迅速在肿瘤组织细胞内外形成,其后的复温期内,细胞膜的破裂及再水化作用可导致细胞死亡。超低温冷冻稍远的区域,温度下降相对缓慢,冰晶将在微血管内形成,溶液将从形成的冰晶内排出,使得细胞外间隙成高渗状态,未冷冻的肿瘤细胞脱水以平衡由此造成的化合物梯度从而造成细胞皱缩进一步增加细胞膜受损。血管的膨胀,可在复温期导致微血管破裂引起缺氧,从而导致肿瘤细胞死亡。

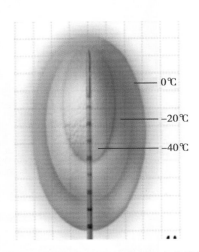

图 4-2-2　冷冻消融区域的空间温度变化梯度
近冷冻探针的部位温度最低,低于-170℃,冰球边缘处接近-5~0℃。

(二)冷冻消融中磁共振介入设备的应用

在磁共振介入技术的早期发展阶段,实验及临床工作主要在低场强开放式磁共振设备上进行,但由于成像时间长、图像质量差、缺少功能成像等缺点,其价值未能得到充分体现。近年来,各种高场强磁共振设备已越来越多地应用于导引与监控微创手术,它能够提供更高的信噪比、更短的图像采集时间并能进行功能成像。高场强开放式磁共振扫描仪或高场强短轴宽口径磁共振扫描仪提供更开阔的探针放置空间,与患者的接触更加便利,使提供近似实时图像的介入性磁共振成为可能。在导引过程中,提供多平面任意角度图像指导消融针置入靶标组织,避免了患者因呼吸等动作导致"脱靶"的影响。

(三)磁共振对肿瘤冷冻消融针的导引

高场强磁共振具有优秀的软组织对比度、多序列成像、功能成像、任意平面成像、任意角度近实时透视导引穿刺等优势。高场强磁共振的优秀软组织对比度、多序列成像联合功能成像对病变的显示具有高

度的灵敏度与特异性，能够准确定位超声、CT 等显示欠佳的病灶。磁共振任意平面成像的能力利于术者选择安全、便捷的穿刺路径。在布针的过程中，应用磁共振透视技术，术者可在近实时的两个交互垂直的平面图像导引下观察穿刺针与病灶的空间方位，以显著提高穿刺的准确性。大肿瘤的冷冻消融常需组合布针，磁共振任意方位成像可以始终沿针道成像，更利于提高空间位置中多针分布的准确性。

（四）磁共振对肿瘤冷冻消融的术中监控

冰是固体，具有超短 T_1 和 T_2 弛豫时间，冷冻冰球几乎在所有磁共振脉冲序列下均为低信号表现，与未冷冻区域形成鲜明对比（图 4-2-3）。磁共振可以通过快速成像序列短时间内成像来监测冷冻和解冻的动态过程。Matsumoto 等使用的脉冲序列，每 16s 内一帧图像，用于连续监测兔体内正常肝脏组织 2min 冷冻和 30min 解冻过程。磁共振不仅能够看到组织中可逆的温度变化，还能够看到冰球融化后留下的组织损伤。Matsumoto 等最早报道冷冻消融术中冰球的外观与兔体内正常肝脏中产生的冷冻坏死之间存在"正相关"。磁共振的测温技术以温度敏感的磁共振参数为基础设计，常用的热敏参数有 T_1/T_2 弛豫时间、扩散系数、质子共振频率及磁化传递等。以质子共振频率为基础的测温技术提供相对温度变化，可兼容各场强磁共振体系，测温范围宽、温度敏感且不依赖组织 T_1/T_2 数据，具有较高的发展潜力，但其易受组织运动、组织敏感性变化、磁场漂移和消融针伪影的干扰。

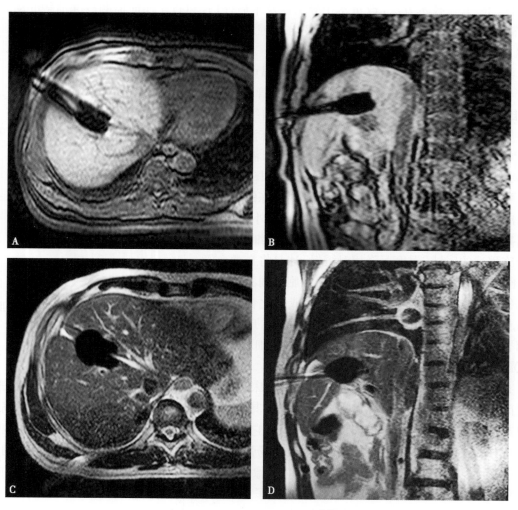

图 4-2-3　磁共振图像显示冷冻冰球形成过程

第一冷冻循环，T_1WI 横轴位图像冰球锥形（A），T_1WI 矢状位图像冰球锥形（B）；第二冷冻循环，T_2WI 横轴位图像增大消融冰球（C），T_2WI 矢状位图像增大消融冰球（D）。

（五）磁共振对肿瘤冷冻消融的质量控制

影像导引与监控肿瘤冷冻消融，主要为实现两个目的：一是冰球完全覆盖肿瘤，二是避免破坏正常结构。由于冰球对于组织固有的高对比度（信号缺失），磁共振特别适用于监测冷冻期间的肿瘤覆盖情况。由于这种对比度与所应用的脉冲序列无关，因此可以选择优化的脉冲序列提高肿瘤显示，并且可以观察到冰球。虽然磁共振图像采集不是瞬时的，但是扫描的持续时间和可以获得扫描的频率都适用于冷冻消融。冰球形成缓慢，大约每 2min 扫描一次就足以观察到变化，便于添加或重新定位探针或更改冻结的持续时间以确保覆盖。多层面图像采集有助于在空间位置内显示肿瘤、冰球和相邻结构关系。间隔 2min 扫描的频率可能有助于避免对正常和 / 或关键结构的损坏，冰球随时间的相对大小的图像反馈有助于冷冻减慢或停止冻结。探针是独立控制，通过减少或关闭冷冻剂流动到 1 个或多个探针以修改冰球足够的肿瘤覆盖，同时避免正常组织的过度消融。

（六）磁共振对肿瘤冷冻消融术后的疗效评估

磁共振对消融病灶的疗效评估除观察病灶的大小及信号变化外，动态增强扫描及弥散成像亦具有很高的价值。磁共振对水分子的敏感性高，由于消融后脱水样缺血坏死改变致瘤组织自由水含量低，缩短组织 T_2 弛豫时间，在 T_2WI 上与正常肝组织相比，呈等信号或相对低信号，对凝固性坏死的判断十分可靠。残存癌灶或新、复发癌灶的自由水含量较高，在 T_2WI 上表现为相对高信号。动态增强扫描显示残存癌灶或新、复发癌灶呈明显强化，坏死区强化不明显，动态增强曲线可反映病灶的血流灌注特点。

冷冻消融区肿瘤细胞膜破裂，有的细胞皱缩，使得细胞外容积分数上升，水分子有更多的弥散空间，从而使 ADC 值下降，这种现象提示肿瘤治疗有效。弥散加权成像图像分辨率低，对磁敏感伪影非常敏感，在组织与空气交界面图像扭曲变形严重，加之其他扫描的伪影，均影响 ADC 值的准确性，选择合适的扫描层面及技术一定程度上弥补了其缺陷。消融病灶磁共振信号的变化、动态增强的表现及 ADC 值的对比均能准确反映癌灶的坏死或残存，是随访冷冻消融疗效敏感且可靠的检查方法。

（七）磁共振导引冷冻消融的局限性

磁共振导引的冷冻消融存在一定的局限性。标准诊断磁共振通常使用 1.5T 或 3.0T 的闭孔扫描仪进行，高场强能提供更好的图像信噪比。然而，这些扫描仪限制了对患者的接触，并且在梯度场内置入冷冻探针的活动空间很小。与进行诊断检查的患者存在磁共振安全相关禁忌证一样（如含有一系列装置如心脏起搏器等人体植入物和材料），同样的问题也会阻止某些患者在磁共振扫描仪中接受治疗。在磁共振环境中，心脏监测也是不完整的，磁场使心电监护的 ST 段和 T 波失真。

（八）现状和未来

磁共振提供了在适当的冷冻时间内以 3D 影像模式监控冷冻消融过程的能力，介入医师可以基于冰球的形成情况调整参数或探针放置来优化治疗。自 2000 年以来，临床应用中报道磁共振导引的经皮冷冻疗法越来越多，技术上是可行的并且可以安全地进行，并且在一系列器官应用中都有良好的临床结果。磁共振导引冷冻消融的临床应用关键在于兼容磁共振的冷冻探针的可用性以及将冷媒控制系统集成到开放式配置磁共振扫描仪中。宽口径（> 70cm）高场强磁共振扫描仪为包括冷冻消融在内的介入手术提供了新的机会，预计未来介入性磁共振扫描仪的设计将被重新考虑。冷冻消融为不适宜手术、手术后复发的患者提供了一种保持生活质量的选择。磁共振导引下的冷冻消融可以很好地在肿瘤介入学领域发挥重要作用。

五、磁共振导引肿瘤化学消融的现状与进展

（一）肿瘤化学消融的分类与机制

化学消融是在影像导引下经皮穿刺肿瘤组织，将化学消融剂直接注入肿瘤内部，达到原位灭活肿瘤的方法，适用于全身各部位原发性和转移性肿瘤。转移性淋巴结是化学消融治疗最常见的适应证之一，由于病灶位置邻近重要结构，物理消融技术难以实施，传统放疗、化疗效果不佳。磁共振导引下经皮化

学消融可使瘤细胞凝固、细胞质脱水、肿瘤血管上皮细胞坏死、小血管血栓形成，从而使肿瘤细胞坏死。其安全性高、操作简单、治疗费用少，对于控制转移性淋巴结具有独特的优势。

最常用的消融剂为无水乙醇和冰醋酸，其均为蛋白质凝固性坏死剂，注射到瘤体内可以破坏肿瘤细胞使其达到坏死。无水乙醇是一种非常方便的消融剂，乙醇消融具有临床效果好、毒副作用小、方法简便实用、价廉等优点，已成为被广泛接受的肿瘤消融治疗方法。其原理是 95% 乙醇可以使肿瘤细胞的胞质脱水，肿瘤血管内皮细胞坏死，血小板凝集，形成血栓致肿瘤局部缺血，共同导致凝固性坏死和纤维化反应。在较小的病灶中可以达到比较均匀的分布，但由于较大的瘤体内存在纤维分隔使无水乙醇不能得到充分的弥散，影响治疗效果。肿瘤的组织学特征、同质性、血管化程度以及包膜或分隔的存在均影响消融坏死灶的大小形状及肿瘤复发率。

1. 乙醇消融 所需设备简单，主要有 95% 无水乙醇、注射器、连接管、圆锥形针尖的 21G 多孔针等，可在超声或 CT 导引下经皮注射 95% 乙醇于肿瘤内。该技术对伴有肝硬化的肝癌患者作用突出，但对转移癌的治疗无效。肿瘤体积应小于全肝体积的 30%。早期以最大径≤3cm，数目一般不超过 3 个的小肝癌为对象，随着技术改进，已可以对最大径 >5cm 的肿瘤进行有效治疗。对肝内多发的瘤灶，乙醇消融较化学栓塞法毒性更小且便于控制。根据肿瘤大小和数目，乙醇消融有不同施行方式。目前对最大径 <5cm 的肝细胞癌可以在门诊多次进行注射，更大的肿瘤则需住院，在全身麻醉下一次大剂量注射完成。依据患者年龄、肿瘤大小和数目，1 年生存率为 76.6%～98%，2 年生存率为 44.5%～88%。对于较大的浸润型肝癌，采用经皮动脉内乙醇注射方法可取得较常规乙醇消融治疗更好的效果。多次经皮注射后，约 1.7% 的患者出现并发症，包括腹膜血肿、胆道出血和肝脓肿。肝外病变、门静脉血栓、凝血酶原时间小于 40% 及血小板计数不低于 $60×10^9$/L 均为适应证。

乙醇消融对最大径小于 3cm 的肝细胞癌的长期治疗效果可与外科手术比拟，但注入乙醇扩散的不均质性或扩散范围的有限性影响了对肝癌的治疗及其疗效，因此较大肿瘤不能仅用该技术治疗。在一次化疗栓塞术的基础上再进行乙醇消融，可增强乙醇在瘤灶内的弥散，能造成最大径达 8cm 完全坏死区。应用乙醇消融和化疗栓塞术联合治疗肝细胞癌的研究证明其术后生存率明显高于单一治疗方法，肿瘤复发率也大大降低。乙醇消融治疗多发肝癌毒性小于化疗栓塞，在治疗肝转移瘤上，乙醇消融的有效性低于热消融技术，治疗时间长于射频消融。乙醇消融的主要缺点是难以彻底灭活较大的非均质肿瘤，肿瘤周边常有癌细胞残存，同时，多次注射可导致大量乙醇累及肝实质造成肝损害，甚至肝硬化。另外，许多患者难以忍受注射过程中的剧痛。

2. 冰醋酸消融 冰醋酸具有很强的脂溶性和蛋白质直接凝固作用，并能作用于病灶分隔中的胶原蛋白而破坏细胞的膜性结构，在组织中的弥散能力较乙醇更强。因此，有学者尝试用 50% 醋酸代替 95% 乙醇消融治疗小肝癌（最大径 <3cm），醋酸的组织渗透能力高于乙醇，初步对照研究结果显示，使用醋酸所需注射次数及剂量均少于乙醇消融，前者的 2 年内患者生存率高于后者（92% vs. 63%），肿瘤复发率也较后者低（8% vs. 37%）。Ohnishi 等研究证实，50% 的醋酸对肿瘤细胞的作用是无水乙醇的 3 倍。由于冰醋酸的渗透力大于无水乙醇，在对较小病灶治疗时冰醋酸容易渗透包膜达周围正常组织而导致剧烈痛，而对肿瘤最大径 3cm 以上病灶则采用冰醋酸注射治疗。对于消融剂的注射量，过去常常按照病灶体积设定的数学公式计算来确定注射量，公式 $D = 3/4\pi(R + 0.5)^3$，其中 R 为靶病灶半径，加 0.5 是为了扩大消融范围以保证完全覆盖肿瘤边缘。但是这个公式显然并不准确，磁共振监测下可以很好地显示消融剂注射过程中的弥散和分布，并能显示肿瘤的坏死情况，明显优于超声和 CT 导引。

3. 离子型液体基抗癌药物化学消融 由于液体消融剂注射如乙醇在肿瘤内的扩散效率低下，导致肿瘤残留和高复发率，所以其在过去 10 年中临床已经减少使用了。此外，注射乙醇消融肝肿瘤存在潜在的严重并发症，如门静脉血栓形成、腹腔积血、肝衰竭和死亡。然而，经皮局部区域疗法由于其低成本和广泛的实用性而继续在世界范围内被使用。实现在大肿瘤内静脉注射药物的均匀分布是当今肿瘤治疗的一个主要挑战，再者为了促进肿瘤的渗透而增加药物的剂量，化疗药物的毒性常常令人望而却步，使得患者的选择受到限制。

为了克服上述静脉途径化疗危害，直接肿瘤内注射是一种创新的方法，它具有产生局部高浓度的抗癌治疗潜能，从而避免了全身系统的毒性。目前有 30 多个临床试验正在进行尝试与研究，研究各种肿瘤内的注射疗法，包括肿瘤病毒、化疗和免疫治疗。目前有十几项临床试验测验注射技术，比如针头的大小、针头上的孔数和注射速度等。然而，尽管做出了这些努力，在影像导引下直接进入肿瘤时，肿瘤床内药物的均匀分布和滞留仍然是肿瘤学领域的瓶颈。在一项研究中，327 例精准影像导引肿瘤内注射抗癌药物到实体肿瘤和 113 例精准影像导引肿瘤内注射溶瘤病毒（talimogene laherparepvec，T-vec），使用了不同的注射方法，均表明是安全的；然而，最大化药物分布和滞留的方法仍未解决。

本节介绍一种新型离子液体作为药物载体和经皮肿瘤消融剂的功能，诱导局部肿瘤消融和提供化疗药物的手段，会引起明显的局部免疫刺激反应，这可能会促进和增强免疫治疗。这种离子液体被称为局部活性肿瘤治疗和根除剂（LATTE），很容易在现代影像技术导引下穿刺注射到组织中。经皮穿刺做到局部区域化学性消融肿瘤，为消融区提供和维持抗癌治疗延长了时间。瘤内注入离子型液体会改变局部渗透状态，从而烧灼肿瘤细胞。此外，离子液体（不包括无机盐组成的离子液体）中的疏水阴离子可能与细胞膜中的脂质相互作用，并增强在组织中的扩散。以胆碱 - 锗酸盐离子液体为基本成分，制备的离子液体基组合物，称之为 LATTE。

基础实验证明，LATTE 抑制 N1、S1 肿瘤细胞增殖，增强细胞凋亡，并刺激免疫细胞增长。0.9% 氯化钠溶液或乙醇注射 2 周后对 N1、S1 肿瘤组织进行组织学评估，显示细胞增多，正常组织结构丧失；然而，LATTE 处理的肿瘤显示完整的肿瘤坏死，几乎没有核染色；LATTE 处理的肿瘤切片进行的高倍镜检查显示整个肿瘤区坏死，周围有一个含有淋巴细胞的纤维包膜、巨噬细胞和多核巨细胞。试验证明，兔 VX2 肿瘤内注射 LATTE 与阿霉素混合乳胶可导致肿瘤组织消融和阿霉素的均匀分布与长期药物滞留。

LATTE 是一种新型的抗癌治疗药物，可以在影像导引下方便地进行治疗，有可能在门诊使用。它的制备成本低，使用简单，并具有乙醇（EtOH）治疗的优势。LATTE 不仅能单独使用有效地消融肿瘤组织，也可以作为药物载体协同肿瘤治疗。

（二）磁共振导引肿瘤化学消融的临床应用

1. 适应证

（1）全身各部位原发或转移性肿瘤，尤其位于头颈部、纵隔、肺门、腹膜后及盆腔等部位无法实施物理消融治疗者。

（2）肿瘤或淋巴结最大径以 <3cm 为佳，或 <5cm 者，肿瘤数目不应超过 4～5 个。

（3）确诊时已有远处转移，无法手术切除者。

（4）全身一般情况较差，年龄大，无法耐受外科手术者。

2. 禁忌证

（1）肿瘤全身进展病灶弥漫。

（2）严重的凝血功能障碍（Quick 法 <35%，血小板计数 <50×10^9/L）。

（3）患者无法耐受手术。

（4）预期寿命少于 3 个月。

3. 术前准备 术前检查患者血常规、凝血酶原时间、出血时间、凝血时间、血生化及心电图等；向患者家属说明手术方法，介绍化学消融的优点及术后可能出现的并发症及注意事项，并签署知情同意书。术前常规胃肠道准备，腹部手术患者术前口服对比剂。使用磁共振兼容的生命监护仪，严密监测患者的血压、脉搏、呼吸、血氧饱和度等生命体征，给予持续小流量吸氧，同时开通静脉通道。对于血压较高者，给予药物降压，使血压稳定在 140/90mmHg（1mmHg≈0.133kPa）以下。

4. 技术与方法

（1）根据病灶位置选择患者体位，磁共振扫描病变区域，观察病变位置及其与周围组织脏器的关系。

（2）设计的穿刺点进针路线应避开神经、大血管及空腔脏器，测量进针深度和角度。

（3）常规消毒铺巾，用 2% 利多卡因局部麻醉。

（4）磁共振导引下，按预先测量进针深度和角度，用 20～22G Chiba 针分步穿刺入肿瘤内，穿刺针的数目可根据肿瘤形态及体积适当增减。

（5）消融剂选用无水乙醇或醋酸，肿瘤最大径 <3cm 者可注入无水乙醇，最大径 >3cm 者则采用醋酸作为消融剂，用量按注射用公式为 $D = 3/4\pi(R+0.5)^3$ 计算，其中 R 为靶病灶半径，加 0.5 是为了扩大消融范围以保证完全覆盖肿瘤边缘。根据公式，覆盖最大径为 3cm 的淋巴结需要乙醇总量为 32ml，最大径为 4cm 的肿瘤则需要 65ml，最大径为 5cm 者需 113ml 的乙醇使整个肿瘤去血管化。

（6）超液化碘油与消融剂的比例以 1:9 为宜。加入盐酸阿霉素 30～50mg，再根据不同的肿瘤类型加卡铂或洛铂，混合后制成乳剂缓慢注入。

（7）注射过程中每充满 1/3 病灶体积间断磁共振扫描，观察药物在淋巴结内的弥散情况，调整注入的量和穿刺点，要求尽量把全部病灶充满。

（8）根据患者耐受情况每次注射总量可以适当超过预算量，磁共振扫描显示消融剂充满全部瘤体并将包膜膨胀时则停止注射，将穿刺针保留在瘤体内 10min 以保持瘤体内张力并防止消融剂经针道外渗。

5. 术后处理 化学消融与物理消融相比，患者反应相对较轻，一般在治疗后无严重不良反应及并发症。

（1）术后卧床休息，常规给予抗炎、镇痛、止血等治疗，监测生命体征。

（2）如果消融剂刺激患者出现轻度疼痛者可局部注射 1% 利多卡因 2～3ml，少部分剧烈疼痛者可肌内注射盐酸哌替啶 50mg 及 1% 利多卡因 2～3ml 局部注射。

（李成利　肖越勇　于经瀛　李　肖　林征宇　丁　婷　宋冬梅）

第三节　肺癌与转移瘤消融治疗

一、肺肿瘤消融治疗的现状与应用

对不能耐受或不愿接受外科手术的患者，术后存在残留病灶或原位复发、多发扩散并远处转移的，以及拒绝接受放、化疗的患者，可以选择针对肿瘤局部进行原位灭活的微创治疗／减轻肿瘤负荷，解除患者痛苦或改善生活质量，延长生存期限，局部消融治疗即使对于 Ⅲ 期非小细胞肺癌（non-small cell lung carcinoma，NSCLC）患者的综合治疗方案也是受益的。

（一）肺肿瘤射频消融（RFA）

在 2000 年，Dupuy 等首先报道了经皮穿刺肺肿瘤射频消融的病例，揭开了射频技术应用于人体治疗肺癌的序幕。其原理是通过射频电极将高频交变电流（460～480kHz）导入肿瘤组织，使局部组织内极化分子相互摩擦、碰撞而产热，造成局部热损伤，温度高于 50℃ 即可形成组织凝固性坏死。而且，热效应可增强机体的免疫能力，并抑制残留病灶的生长；能够使热休克蛋白 HSP70 的表达上调，从而提高肿瘤免疫作用，诱导肿瘤细胞死亡。特别是由于肺部肿瘤周围正常含气肺组织具有良好的绝缘作用，加之肺部肿瘤组织的血流量低，散热困难，因此使能量充分聚集在病变部位，提高了治疗的有效率。

Beland 等报道了 9 例经皮 RFA 治疗 NSCLC，平均随访 17 个月，57% 患者无复发；平均随访 14 个月，43% 患者出现复发。中位无疾病生存期为 23 个月。射频消融同样的病灶耗时少于乙醇消融，毒性低于化疗栓塞，且单次消融的热损伤范围大于单次激光诱导间质热疗。

（二）肺肿瘤微波消融（MWA）

利用超高频电磁波使靶组织中的极性分子高速旋转而产热，使相对不耐热的肿瘤组织发生变性或凝固性坏死。较 RAF 相比，MWA 可同时放置多个电极，消融范围大，温度高，效果直接，可控性强。并且还可增加局部血流和淋巴循环，加快组织再生和修复能力，提高机体免疫反应。

Natharn 等对 45 例肺癌患者 78 个病灶在 CT 导引下进行微波治疗，随访 24 个月，41 例患者病情得到控制，4 例患者病情得到缓解。治疗成功率达 97.6%，复发率为 26.8%；复发 12 例患者中有 8 例为肺转移癌患者。微波与射频技术一样会因肿瘤侵及范围较大或受到周围血管"沉降效应"的影响，导致病灶消融不彻底，造成肿瘤残余、复发及转移的情况出现。

（三）肺肿瘤激光诱导间质热疗（LITT）

通过经皮穿刺将光纤导入到靶目标内发/散射激光并转变为热能，所产生的热能可造成激光束周围直径约 2cm 的球形凝固性坏死灶，肿瘤皱缩而不损伤周围组织。其具有以下特性：激光本身有良好的精确性，故治疗范围可控性强；内在性冷却探针可防止其光纤尖端周围组织炭化或气化，增加了能量蓄积；激光诱导间质热疗设备（光导纤维）与磁共振完全兼容，通过磁共振可以准确实时地监控消融过程和温度变化。

Bown 等首次报道了通过激光诱导间质热疗来治疗肿瘤。Weigel 等通过 CT 导引对 42 例肺癌患者 64 个病灶行激光诱导间质热疗，治疗后 CT 显示病灶纤维瘢痕组织形成，但较大病灶周边仍有残存癌组织，其中 51 个病灶得到有效灭活，未完全得到灭活病灶约 47% 位于底部肺组织。激光诱导间质热疗在中、短期疗效方面尚好，但由于国内外对其研究较少，远期疗效仍需多中心、大样本临床病例论证。

（四）肺肿瘤冷冻消融

冷冻消融对肿瘤组织损伤的机制包括冷冻结晶对细胞的直接损伤，以及造成病变区域微循环破坏、诱导周围细胞凋亡等间接损伤。并且能调控肿瘤抗原、激活并增加抗肿瘤免疫的能力，由此来抑制残留癌细胞。冷冻技术包括氩氦冷冻、液氮冷冻消融及二氧化碳冷冻消融。其中氩氦靶向冷冻消融技术（简称氩氦刀）兼具超低温和热效应双重功能，是利用焦耳-汤姆逊（Joule-Thomson）效应，通过置于靶区内的冷冻探针输出高压氩气（冷媒）快速冷冻，然后借氦气（热媒）在探针顶端急速释放膨胀而复温。通过冷冻-复温等循环加速肿瘤坏死。温度变化在针尖部位约 2cm 的长度内，刀杆有很好的热绝缘效果，不会对穿刺路径上的正常组织造成损伤。同时温差电偶直接安装在探针尖端，可连续对温度进行实时监测。与热消融相比，在治疗过程中患者疼痛不明显，并且由于周围小血管收缩闭塞，减少了出血的情况出现。

王洪武等对 634 例患者的 798 个病灶在 CT 导引下经皮穿刺行氩氦靶向治疗，冷冻 1 周左右 77.8% 可见空洞形成，术后 1 个月左右有效率达 64%，3 个月左右为 61.5%，6 个月达 66%，12 个月为 47%。患者氩氦消融术后随访 18 个月的存活率早期肺癌达 86%，III 期达 21.3%，IV 期 1 年的生存率达 9.1%。冷冻消融是目前治疗较大肿瘤的有效方法之一。

（五）肺肿瘤电化学治疗术（ECT）

在肿瘤内插入铂金电极，将其连接在直流电治疗仪上，在直流电的作用下使肿瘤组织产生一系列的电化学效应，阳电极区呈强酸性，阴电极区呈强碱性，以及直流电所产生的游离氯、氢和氧，这些化学变化能直接杀灭癌细胞。

瑞典放射学家 Nordenstrom 教授首先报道应用电化学成功治疗了 20 例肺癌（26 个肿瘤），取得了满意效果。国内辛育龄等应用电化学治疗 593 例中晚期肺癌患者，其中 391 例在 X 线或 CT 监测下完成。结果显示，1 年内近期疗效显示获完全缓解（CR）155 例（26.1%），部分缓解（PR）268 例（45.2%），未缓解（NR）89 例（15.0%），疾病进展（PD）81 例（13.7%）；CR 和 PR 评为有效，占 71.3%。远期随访结果显示，生存 1 年以上者共 508 例（85.6%），生存 2、3、4、5 年者分别为 74.1%、56.3%、39.1%、28.4%。ECT 相对而言应用较少，缺乏多中心实验研究支持。

（六）肺肿瘤不可逆电穿孔（irreversible electroporation，IRE）

不可逆电穿孔（亦称"纳米刀"）是一种新近发展的非热能组织消融技术，该作用机制是利用微秒级高压电脉冲击穿靶区肿瘤细胞膜形成不可逆性的微细穿孔，导致肿瘤细胞凋亡并被正常组织所代替，从而恢复其原来功能。IRE 具有治疗时间短，消融区域内管道结构、神经及周围组织无损伤，直接作用于癌细胞无冷、热能量损失等优势。

Fanta 等报道，对 2 例中央型肺癌患者行不可逆电穿孔治疗，随即行 CT 扫描显示病变消融成功，术后 6 个月未出现复发。

（七）肺肿瘤化学消融

化学消融是指经皮穿刺肿瘤组织将消融剂 / 肿瘤细胞毒性剂和蛋白凝固剂直接注入靶组织内部，造成细胞质凝固、脱水，蛋白质和核酸等生物大分子不可逆变性及肿瘤血管炎性栓塞而使病变局部缺血，共同导致凝固性坏死和纤维化反应。临床上以无水乙醇应用最多，经皮穿刺无水乙醇注射治疗能使肺癌组织大面积凝固性坏死，可达到"内切除"肿瘤的作用。乙酸具有较强的致蛋白质变性、组织间渗透性，更适用于局部注射治疗。与无水乙醇、乙酸相比，稀盐酸可达更强凝固效力且安全性最佳。

冯威健等在 CT 导向下经皮盐酸注射治疗周围型肺癌 20 例，有效率达 90% 以上，组织活检、PET/CT 检查证实肿瘤完全坏死。但是化学消融剂刺激性及腐蚀性较强，在治疗过程中渗入到周围对正常肺组织产生损害，而出现胸痛和剧烈咳嗽；消融范围可控性差，由于消融介质弥散不均匀，常常致较大病灶消融不彻底，需多次重复治疗，来提高肺癌治疗有效性。

（八）肺肿瘤组织间近距离放化疗

1. 组织间近距离放疗 具有较高的局部疗效和较少的不良反应，提高了肿瘤患者的生存率。其机制是利用放射性粒子所释放出的低剂量 γ 射线，持续地对靶区照射，可以造成肿瘤细胞 DNA 分子链和键的断裂，使组织细胞失去繁殖能力，从而达到治疗的目的。组织间放射性粒子植入治疗是在影像设备导向下并严格按照术前 TPS 制定的治疗范围，再精确地种植粒子，从而最大限度上地实现适形与调强治疗。

霍小东等报道了 247 例非小细胞肺癌患者 CT 导引下 ^{125}I 粒子植入治疗，1、3、5 年生存率分别为 82.8%、23.8% 和 11.5%，中位生存 24.8 个月。其中，Ⅲa 期 5 年生存率为 14.7%，中位生存期为 29.7 个月；Ⅲb 期 5 年生存率为 11.2%，中位生存期为 24.0 个月。1、3、5 年局部控制率分别为 92.2%、63.8% 和 25.7%。无长期严重并发症发生。

2. 组织间近距离化疗 指将化疗药物制成固体粒子制剂植入到肿瘤组织内从而起到局部治疗的作用。氟尿嘧啶缓释植入剂为细胞周期特异性抗肿瘤药，主要作用于细胞增殖周期的 S 期细胞来抑制 DNA 的生物合成，对其他期的细胞也有杀灭作用。

冯宇等对 96 例Ⅲ期非小细胞肺癌患者进行了分组治疗，比较了 ^{125}I 粒子 + 缓释化疗粒子植入组（$n=48$）和同期放化疗组（$n=48$）治疗的效果，发现 ^{125}I 粒子 + 缓释化疗粒子植入组 1、2 年生存率分别为 91.70%、66.67%，同期放化疗组分别为 62.50%、33.34%。两组的完全缓解率分别为 22.92% 和 10.42%，粒子植入组高于同期放化疗组（$P<0.05$）。组织间近距离化疗联合 ^{125}I 粒子植入治疗可以成为治疗肺癌的新方法，实现了肿瘤内部的放化疗结合，增加肿瘤细胞的放疗敏感性。

二、磁共振导引肺癌与转移瘤微波消融

肺癌及肺转移瘤是临床发病率高且病死率较高的恶性肿瘤，随着低剂量 CT 筛查的普及，其检出率进一步提高。外科手术是分期较早的肺癌的标准治疗方法，但创伤较大，且肺叶切除可能严重影响患者术后肺功能。微波消融治疗是一种重要的介入治疗方法，其原理是利用微波消融针于病灶区域产生的高温破坏肿瘤病灶，进而达到治疗肿瘤的目的。近些年来，微波消融逐渐应用于肺癌及肺转移瘤的治疗，在临床应用中显示出了良好的安全性、微创性、有效性及经济性。

（一）微波消融的机制

对靶肿瘤施以 915～2 450mHz 的高频电磁波，引起极性水分子快速旋转，使动能转换成热能，提升组织温度到 60℃ 以上时，导致组织细胞发生完全凝固性坏死，从而消灭目标组织。

（二）肺癌与转移瘤微波消融的临床应用

微波消融作为一种新的介入治疗方式，近些年不断发展并被逐渐重视。Wolf 等报道微波消融治疗肺癌患者 50 例，1、2、3 年生存率分别为 83%、73%、61%。我国学者叶欣等对 47 例Ⅰ期不能手术的非小细胞肺癌患者进行了微波消融治疗，中位随访时间 30 个月（7～70 个月），1、3、5 年的局部控制率为 96%、64%、48%，1、2、3、5 年的总生存率分别为 89%、63%、43%、16%，肿瘤最大径≤3.5cm 患者的 1、2、3、5 年生存率分别为 91%、72%、59%、36%。Kurilova 等报道 50 例结直肠癌肺转移的患者经微波消融治疗后，1、2、3 年的局部肿瘤无进展生存率分别为 93%、86%、86%。叶欣等采用微波消融联合化疗治疗晚期周围型非小细胞肺癌，结果显示，微波消融联合化疗组与单纯化疗组的 1 年生存率差异无统计学意义；微波消融联合化疗组的 2、3 年生存率高于单纯化疗组，差异有统计学意义（33.3% *vs* 17.5%，15.6% *vs* 5.0%）。

（三）微波消融的优点

微波消融具有消融速度快、范围大、可控性强等优点，在肺原发性肿瘤和肺转移瘤中具有良好的治疗效果。肿瘤的大小对治疗的预后有明显的影响，肿瘤越大预后相对越差，消融不完全是肿瘤局部进展的一个隐患。微波消融可以在短时间内造成大量的肿瘤组织坏死，受血供影响小，热沉降效应小，可以更好地治疗血管周围病灶。对于局部复发和肺部多处转移的患者，可以多次消融。微波消融联合化疗或免疫治疗可以进一步提高患者的生存率，其与其他治疗手段的联合治疗疗效需要更多的前瞻性研究来证实。

（四）磁共振导引肺癌及肺转移瘤微波消融

1. 适应证

（1）治愈性消融的适应证：治愈性消融是指通过热消融治疗，使局部肿瘤组织完全坏死，有可能达到治愈效果。

原发性周围型肺癌：①患者因心肺功能差或高龄不能耐受手术切除。②拒绝行手术切除；③其他局部治疗复发后的单发病灶（如适形放疗后）。④原发性肺癌术后或放疗后肺内寡转移。⑤单肺（各种原因导致一侧肺缺如）。⑥多原发肺癌，且双肺肿瘤数量≤3 个。肿瘤最大径≤3cm，且无其他部位的转移病灶。

肺部转移瘤如果原发病能够得到有效治疗，可进行肺转移瘤的消融治疗。单侧肺病灶数目≤3 个（双侧肺≤5 个），多发转移瘤的最大径≤3cm，单侧单发转移瘤的最大径≤5cm，且无其他部位的转移。对于双侧肺肿瘤，不建议双侧同时进行消融治疗。

（2）姑息性消融的适应证：治疗的目的在于最大限度减轻肿瘤负荷、缓解肿瘤引起的症状和改善患者生活质量，其适应证可以较治愈性消融适当放宽。如肿瘤最大径＞5cm 或单侧肺病灶数目＞3 个（双侧肺＞5 个），可以进行多针、多点或多次治疗，或与其他治疗方法联合应用。

2. 禁忌证 由于肺肿瘤患者对经皮热消融治疗具有良好的耐受性，术后肺功能几乎不受影响，因此除无法纠正的凝血障碍性疾病以外，肺部肿瘤局部热消融的绝对禁忌证相对较少。

（1）病灶周围感染性及放射性炎症没有很好控制者，穿刺部位皮肤感染、破溃者。

（2）严重的肺纤维化者。

（3）有严重出血倾向、血小板计数小于 $50×10^9/L$ 和凝血功能严重紊乱者。

（4）消融病灶同侧恶性胸腔积液没有很好控制者。

（5）肝、肾、心、肺、脑功能严重不全者，严重贫血、脱水及营养代谢严重紊乱，无法在短期内纠正或改善者，严重全身感染、高热（＞38.5℃）者。

（6）有广泛肺外转移，预期生存＜3 个月者。

（7）存在安装心脏起搏器等磁共振检查禁忌者。

3. 术前准备

（1）术前 2 周以内胸部增强 CT 作为消融前关键的影像评估。

（2）肺原发肿瘤消融治疗前应经皮穿刺活检或气管镜检查获得病理学诊断，考虑转移瘤但非典型转移瘤影像学表现,也应获得病理学诊断。

（3）完善血常规、凝血常规、肝肾功能、血生化、肿瘤标志物等实验室检查。

（4）预备止痛、镇咳、麻醉、镇静、扩冠、降压等药物及抢救药物。

（5）静脉复合麻醉前 12h 禁饮食。

（6）建立静脉通道。

（7）训练患者呼吸配合。

4. 器械准备

（1）磁共振系统准备：①操作室紫外线空气消毒至少 2h,磁共振扫描仪覆盖消毒外罩；②准备体表定位（鱼肝油栅栏格定位装置）或开启光学导航系统；③根据患者体型及病变部位选择不同型号柔性多功能表面线圈。

（2）微波消融系统准备：行磁共振导引下肺肿瘤微波消融时所用的微波天线均为磁兼容性的镍钛合金材料,如穿刺套管系统常用的规格有 14G 和 16G,长度为 10～15cm,磁兼容性微波天线的规格有 1.47、1.6、1.8、2mm,长度为 15～20cm。

5. 操作方法

（1）麻醉：根据病变的位置及患者的状况可行局部麻醉或局部麻醉联合静脉复合麻醉,麻醉前评估可参照美国麻醉医师协会（ASA）的分级标准,≤3 级的患者方可采用静脉复合麻醉。

（2）治疗计划：根据肿瘤的位置、大小、数目、形状及其与心脏大血管、气管等的关系,选择适当的体位及穿刺路径,初步确定消融方案及消融参数（病变最大径≤2.0cm：单天线单点消融；2.0cm < 病变最大径≤3.0cm：单天线单点消融或单天线多点消融；3.0cm < 病变最大径≤5.0cm：多天线多点消融；频率 2 450MHz、功率选择 40～60W、时间 5～10min）。

（3）扫描序列：实性结节,快速序列 PDWI、快速序列 T_2WI；磨玻璃结节,快速序列对比剂增强 PDWI；病灶位于下肺或肺外周,应用呼吸门控装置辅助以减少呼吸运动伪影对病灶显示的干扰。

（4）靶区穿刺：在磁共振两个垂直相交平面的图像导引下,应用磁共振透视辅助实时进针或采用步进式进针,准确将微波天线穿刺至靶区,并扫描确认位置理想。

（5）消融监测：根据预定的消融方案,开启微波消融。在微波消融的过程中,肿瘤组织在热消融下水分缺失表现为 T_2WI 低信号,而肿瘤周围的正常肺组织由于热消融对其的损伤,通常表现为 T_2WI 图像的高信号。应用磁共振任意平面成像的优点,在两个交互垂直的方位监测 T_2WI 高信号区域覆盖原病灶低信号区域超过 5mm,即可停止消融。

（6）术后即刻评价：行靶点区域呼吸门控装置辅助下的磁共振常规序列 T_2WI 扫描以评价术后即刻的消融效果,行呼吸门控装置辅助下的全肺 PDWI 扫描以评价是否存在气胸、血胸、肺内出血等并发症。

6. 注意事项

（1）根据肿瘤的大小、数目、位置决定需要导入的微波消融天线数量及型号,通过实时 MRI 扫描调整微波天线的位置和数量进行消融治疗。

（2）当穿过胸壁接近胸膜时,嘱患者屏气,快速导入微波天线到达病灶内或穿过肿瘤中心到达远端缘,通过两个交互垂直平面确认穿刺病灶成功。

（3）若采用套管技术,则用磁共振兼容性 16G 带芯穿刺针,将针尖穿刺入肿瘤内部后拔除内芯,再引入磁共振兼容微波 18G 天线并固定。

7. 术后处理 随着影像导引设备的发展与更新,经皮穿刺肺癌微波消融治疗术并发症的发生率较过去明显降低,并发症发生率的高低一般与下列因素有关：①穿刺针的选择,较粗的穿刺针尤其是较粗的微波天线并发症发生率高；②微波消融功率大小的选择,高功率微波消融极易引起气胸等并发症的出现；③影像导引设备的优劣与选择；④病灶部位与进针途径；⑤穿刺的次数；⑥病例的选择,凡有肺气肿的患者和年龄大者,并发症的发生率明显高于年轻而无肺气肿的患者。

监测生命体征 4h，术后 24～48h 行胸部 X 线片或 CT 扫描，观察有无迟发性并发症发生并记录。并发症分级参照美国介入放射学会（SIR）影像导引肿瘤消融国际工作组的标准，分为不良反应、轻微并发症及严重并发症。另按照发生时间分为即刻并发症（微波消融后≤24h）、围手术期并发症（微波消融后24h 至 30d）及迟发性并发症（微波消融后＞30d）。

（1）一般处理：术后嘱患者卧床休息 12～24h 时，密切观察病情变化，根据病情需要对症处理，并静脉滴注广谱抗生素以预防术后感染。

（2）并发症及处理：①气胸，经皮路径进行肺或纵隔病变穿刺并发症中发生率最高的为气胸，发生率为 10%～35%，通常为少量气胸，临床无需特殊处理。对原有肺疾患而产生明显临床症状者和气胸超过30% 者，应及时采用抽气或负压引流的方法治疗。②咯血及出血，术后小量咯血甚为常见，穿刺时损伤肺组织内微小血管，少量血液渗入到肺泡腔及支气管腔内被咳出，往往表现为痰中带血，临床无需特殊处理；穿刺通道或穿刺靶病变出血常见于使用粗微波天线和穿刺富血管肿瘤时，应立即注射止血药物或术中开启微波热消融止血，并密切观察病情变化，若有活动性出血且使用促凝血药物无效、伴有大量咯血及血胸时，须联合胸外科医师紧急处理。③疼痛，微波消融治疗术中疼痛多为常见，术后 6h 内可自行消失，无需处理；若出现剧烈疼痛，应考虑损伤肋间神经或皮肤软组织，除给予镇痛药外，还应给予抗生素等对症治疗。④感染，微波消融术后应常规应用广谱抗生素 2～3d 预防感染，一旦出现感染症状或体征应及时加大抗生素用量并根据感染细菌类型选用敏感抗生素。

8. 术后随访

（1）随访时间：术后前 3 个月，每月随访一次，2 年内每 3 个月随访一次；2 年后每 6 个月复查一次。

（2）随访手段：胸部增强 CT 及肿瘤标志物为常规随访手段，胸部增强磁共振（包含 DWI 等功能成像）可作为补充手段，条件允许可采用 PET/CT（3 个月以后）。记录患者的一般情况，如饮食、体重、KPS 等。

（3）疗效判定标准：微波消融术后由于消融周围的出血、水肿、渗出及炎症等因素，影像显示消融区域常大于原肿瘤区域，这种征象常持续 3～6 个月。后期影像评价多以术后 4～6 周的影像表现为基线。使用改良的实体瘤疗效评价标准（RECIST），完全消融：可表现为病灶完全消失、空洞、病灶纤维化、实性结节等多种形式，但增强 CT 扫描无强化，PET/CT 消融区域无核素浓聚或标准摄取值（standard uptake value，SUV）正常。不完全消融：提示靶肿瘤空洞形成不完全，有部分实性且增强 CT 扫描有强化；靶肿瘤部分纤维化仍存在实性成分，且增强 CT 扫描有强化；靶肿瘤呈实性结节，大小无变化或增大，伴增强 CT 扫描有强化；PET/CT 显示靶肿瘤消融术后仍有核素浓聚或 SUV 值增高。肿瘤局部进展：CT 检查提示靶肿瘤完全消融后，瘤周又出现散在、结节状或不规则的偏心性强化；PET/CT 检查提示消融后靶肿瘤无核素浓聚或 SUV 值正常后，再次出现核素浓聚或 SUV 值升高。

9. 典型病例　男性患者，46 岁，左肺占位性病变，穿刺病理学结果为肺腺癌，行肿瘤局部微波消融，如图 4-3-1 所示。

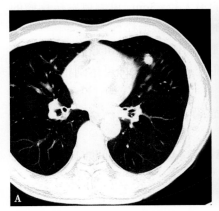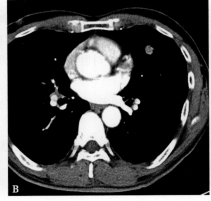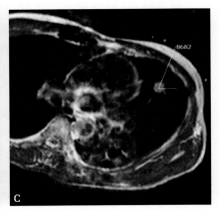

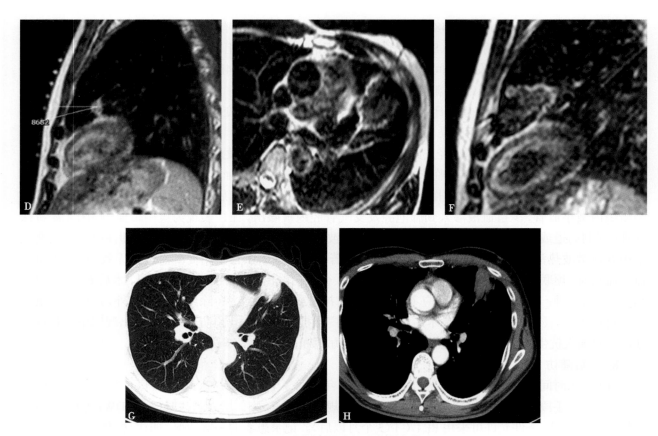

图 4-3-1　磁共振导引左肺癌微波消融

术前 CT 胸部肺窗图像（A）与强化 CT 图像（B）示左肺占位性病变；磁共振导引微波针穿刺，在横轴位（C）及矢状位（D）两个方位图像上设定穿刺方向；消融完成后磁共振图像，横轴位（E）低信号区为凝固性坏死区，矢状位（F）周边高信号为正常肺组织内渗出性改变，左肺肿瘤得到完全消融；消融术后 2 个月复查胸部肺窗图像（G）与强化 CT 图像（H）示原病变区域无强化。

三、磁共振导引肺癌与转移瘤射频消融

（一）适应证

1. 治愈性消融

原发性周围型肺癌：①患者因心肺功能差或高龄不能耐受手术切除；②拒绝行手术切除；③其他局部治疗复发后的单发病灶（如适形放疗后）；④原发性肺癌术后或放疗后肺内寡转移；⑤单肺（各种原因导致一侧肺缺如）；⑥多原发肺癌，且双肺肿瘤数量≤3 个。肿瘤最大径≤3cm，且无其他部位的转移病灶。

肺部转移瘤：单侧肺病灶数目≤3 个（双侧肺≤5 个），多发转移瘤的最大径≤3cm，单侧单发转移瘤的最大径≤5cm，且无其他部位的转移。对于双侧肺肿瘤，不建议双侧同时进行消融治疗。

2. 姑息性消融　治疗的目的在于最大限度地减轻肿瘤负荷、缓解肿瘤引起的症状和改善患者生活质量。如肿瘤侵犯肋骨或脊柱椎体引起的难治性疼痛，对肿瘤局部骨侵犯处进行消融，即可达到止痛效果。

（二）禁忌证

1. 病灶周围感染性及放射性炎症没有很好控制者，穿刺部位皮肤感染、破溃。

2. 严重的肺纤维化，尤其是药物性肺纤维化。

3. 有严重出血倾向、血小板 $< 50 \times 10^9/L$ 和不能纠正的凝血功能障碍者（凝血酶原时间 $> 18s$，凝血酶原活度 $< 40\%$），及服用抗凝、抗血管生成药物者。

4. 消融病灶同侧恶性胸腔积液没有很好控制者。

5. 肝、肾、心、肺、脑功能严重不全者，严重贫血、脱水及营养代谢严重紊乱，无法在短期内纠正或改善者，严重全身感染、高热（>38.5℃）者。

6. 有广泛肺外转移，预期生存<3个月者。

7. 眼球内异物、安装心脏起搏器、幽闭恐惧症等磁共振检查禁忌者。

（三）术前准备

1. 患者评估及影像学检查患者术前2周内行胸部CT或磁共振平扫+增强，明确肿瘤部位、大小、数目，了解肿瘤与邻近重要组织及器官的关系，必要时需完善相关检查（如PET/CT等）明确肿瘤分期，评估患者肺肿瘤消融治疗适应证。

2. 实验室检查术前常规行血常规、凝血功能、血型、肿瘤标志物及心电图等检查，排除消融禁忌证。

3. 术前1周内停用抗血小板药物，术前24h停用抗凝药物，贝伐单抗末次使用间隔1个月，如服用华法林抗凝药物患者需要术前停药，直至凝血指标正常。

4. 药品及监护设备准备。术前应准备麻醉、镇痛、止血、扩血管、升压、降压等药物及抢救药品，配备磁共振兼容性监护仪或简易的呼吸、心电门控装置。

5. 患者准备。患者及家属术前签署肺消融知情同意书。局麻患者术前禁水禁食4h，全麻患者术前禁食8h、禁水4h，必要时可口服镇咳药。术前常规建立静脉通道。进入磁共振磁体间前需移除患者身上所有金属物品。患者皮肤粘贴定位标记物（如鱼肝油、鱼肝油矩阵或磁共振专用定位器），体表覆盖扫描线圈。双侧大腿粘贴皮肤电极备用（双极针除外）。

6. 设备准备。射频消融主机需放置于磁体间外或磁体间5高斯线以外。连接好导线或延长电缆，调试好设备，然后断开电源。连接磁共振兼容监护设备或呼吸、心电门控装置，监测患者生命体征。

7. 术前训练患者呼吸，嘱平静呼气后屏气。可利用呼吸门控装置观察患者屏气状态，判断屏气时相是否一致。选择快速扫描序列FS-T_2WI（40~60s，层厚5mm）行全肺扫描。选择3D-T_1WI（10~15s，层厚3mm）序列后行靶区域屏气扫描。

（四）治疗计划

1. 确定肺肿瘤的部位、大小、数目、形态及其与邻近组织的关系。对于常规磁共振平扫显示不清病灶如肺部磨玻璃样阴影（ground glass opacity，GGO），必要时可行磁共振增强图像导引消融，提高病灶的显示率。

2. 根据术前扫描的磁共振图像，选择合适的体位（仰卧、侧卧或俯卧位），必要时使用真空垫固定体位。

3. 选择合适的穿刺路径及穿刺点体表定位。根据磁共振图像制定消融计划：①穿刺路径选择，尽量满足穿刺点到达肿瘤经过部分正常肺实质，能穿刺到肿瘤的最大截面，且无骨骼、大血管、大支气管或其他重要组织遮挡；②穿刺点体表定位，经皮穿刺通过预估路径到达病灶的皮肤进针点并标记；③测量进针角度及深度；④初步制定消融参数。必要时可采用消融的辅助技术。

（五）操作步骤及方法

常规消毒、套线圈无菌罩、铺巾、局麻（部分患者可行全身麻醉），尖刀片于穿刺点处做一2mm皮肤小切口，进针时嘱患者平静屏气，通过呼吸门控装置辅助判断患者屏气时相是否与扫描时一致。有条件者可使用光学导航技术模拟穿刺入路，利用磁共振透视功能实时监控穿刺进针过程。射频电极在磁共振各序列上均呈低信号，穿刺过程中有时会影响消融针尖的显示，需注意监测穿刺深度，尽量采取与大血管、气管平行进针路线。一般采用步进式进针法，扫描方向可采取与射频电极平行的斜冠状、斜矢状或斜横轴位，以显示射频电极全长。穿刺到位后，再次行FS-T_2WI及3D-T_1WI扫描确认针尖与靶病灶及周围重要组织的空间关系。确认布针满意后，连接射频电极与射频消融主机，依据不同消融设备采用合适的消融参数（温度、功率、时间等）进行治疗。射频消融后再次行磁共振扫描评估疗效，肿瘤较大者需调整射频电极位置，行多位点、叠加消融。消融完成后，行全肺FS-T_2WI扫描观察是否有即刻并发症。

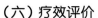

（六）疗效评价

1. 磁共振导引肺肿瘤射频消融术后即刻疗效评价

（1）完全消融术后即刻表现：T_2WI 上消融灶中央呈低信号，范围覆盖原高信号病灶区，周边见环状长 T_2 信号影环绕；T_1WI 上消融灶中央呈低信号，范围覆盖原低信号病灶区，周边见环状 T_1 高信号影环绕，超出原病灶 5～10mm；周边短 T_1 长 T_2 热损伤水肿反应带，呈典型"靶征"改变；DWI 上信号明显减低，考虑肿瘤完全消融。

（2）不完全消融术后表现：消融灶未完全覆盖原病灶，残留灶在 T_1WI 上呈等信号，T_2WI 及 DWI 序列上仍呈高信号。消融术后常规磁共振平扫即可较准确判断疗效，一般不需行即刻磁共振增强扫描。

2. 随访疗效评估 通常采用 CT 平描与强化作为肺肿瘤消融随访工具，磁共振扫描以消融后 4～6 周时的病灶为基线判断疗效。

（1）完全消融：病灶消失；磁共振完全形成空洞；病灶纤维化，可为瘢痕；实性结节缩小或无变化或增大，但磁共振增强扫描无强化征象；肺不张内的病灶磁共振增强扫描无强化征象。

（2）不完全消融（出现下列表现任何一项）：空洞形成不全，有部分实性，呈等 T_1 长 T_2 信号，DWI 上呈高信号，实性部分磁共振增强扫描出现结节状强化；部分纤维化，病灶部分纤维化仍存有部分等 T_1 长 T_2 实性成分，DWI 上呈高信号，且实性部分磁共振增强扫描可见强化；实性结节，大小无变化或增大，部分等 T_1 长 T_2 信号，DWI 上呈高信号，且伴磁共振增强扫描有强化征象。

（3）局部进展：3 个月后消融区内出现等 T_1 长 T_2 实性成分，DWI 上呈高信号，磁共振增强扫描可见强化，随访过程中实性成分逐渐增大，考虑局部肿瘤进展。

（七）术后处理

患者术后平车返回病房，术后禁食 4h，并常规给予吸氧、心电监护、补液、止痛、止血等处理，密切监测患者的生命体征。择期复查血常规、胸部影像学等指标。

（八）小结

目前国内外开展磁共振导引下肺肿瘤射频消融治疗研究较少，仍处于探索阶段。磁共振导引具有无电离辐射、软组织分辨率高、任意方位成像、对温度变化敏感、术后疗效评价准确等优点，且磁共振对于消融术后胸膜、胸壁软组织及邻近骨质、神经等损伤显示能力优于 CT，有望成为 CT 导引下肺肿瘤消融治疗的有效补充。

四、磁共振导引肺癌冷冻消融

射频、微波为代表的热消融及以氩氦刀为代表的冷冻消融均是在影像学导引下经皮穿刺肿瘤并以温度的变化导致肿瘤细胞坏死。冷冻消融因治疗过程中患者痛苦小、耐受性好、消融范围易监测等优点已被广泛应用。

（一）适应证

1. 原发性肺癌，周围型病灶，病灶数目≤2 个，肿瘤最大径≤3cm，无其他部位转移。

2. 肺部肿瘤最大径＞5cm 或单侧肺部病灶数目≥3 个，可选择多针组合或分次消融治疗，或作为综合治疗的组成部分。

3. 放疗等局部治疗后的复发病灶。

4. 原发性肺癌外科手术后复发病灶。

5. 单肺原发性或转移性肺癌。

6. 转移性肺癌，原发病灶已得到有效治疗或控制，可对肺部转移瘤进行冷冻消融治疗。

7. 美国东部肿瘤协作组（ECOG）评分 0～2 分。

8. 患者不能耐受手术切除或拒绝手术切除。

（二）禁忌证

1. 严重肺气肿、进针入路无法避开肺大疱等术后易发生急性进展性气胸风险的患者，或患者可能无法耐受穿刺后气胸者。

2. 有严重出血倾向、血小板 $<50×10^9/L$ 和不能纠正的凝血功能障碍者（凝血酶原时间 $>18s$，凝血酶原活度 $<40\%$），及服用抗凝、抗血管生成药物者。

3. 心、肺功能不全等不能耐受冷冻消融术者。

4. 肺心病、肺动脉高压、肺血管性病变、严重高血压未控制者。

5. 术中不能合作者（频繁咳嗽不能控制者、幽闭恐惧症者或严重疼痛不能保持恒定体位者等）。

6. 预期生存期 <3 个月者。

7. 安装心脏起搏器等磁共振检查禁忌者。

（三）术前准备

1. 术前强化CT或磁共振了解病灶与血管、周围重要器官组织的关系以及远处转移的评估。

2. 仔细阅读病史及相关影像资料，进行病例讨论，确定手术的实施方案。

3. 术前查血常规、凝血功能、肝肾功能、血糖、心电图、肿瘤标志物等，必要时进行 PET/CT 检查。

4. 术前与家属及患者谈话，增强患者的信心，排除患者对穿刺治疗的恐惧心理，争取患者最大限度的配合，谈话内容包括治疗的必要性、手术中可能出现的风险及并发症、冷冻消融的整个过程及其他可以选择的治疗方案，并签署手术知情同意书。

5. 术前锻炼患者呼吸配合，建议患者屏气选择在平静呼气末，以与呼吸门控装置采集图像的呼吸时相一致。

6. 伴有骨转移等情况导致疼痛的患者，术前给予镇痛药，以改善患者的配合能力。

7. 术前常规建立静脉通道，频繁咳嗽者术前口服镇咳药，精神过度紧张者术前给予镇静药物。

8. 穿刺前有明显饥饿感的患者，给予静脉补充能量，以降低术中发生低血糖及胸膜反应的概率。

9. 对接受抗凝、抗血小板药物治疗者应按照对应药物要求提前停用抗凝、抗血小板药物，以降低术中、术后出血的风险。

（四）导引方式

1. 磁共振透视导引的空间分辨率较低，主要适用于开放性磁共振环境。

2. 闭合性磁共振下介入操作通常应用常规磁共振导引技术。采用鱼肝油矩阵体表定位，应用多层快速序列进行扫描，在两个交互垂直的平面进行导引，分步进针直至穿刺针到达病变位置。

3. 光学导航系统辅助磁共振成像导引。参照第一章第一节"二、磁共振导航技术的特点"。

（五）快速序列选择

1. 推荐应用空间分辨率较高的快速自旋回波序列质子密度加权像（fast spin echo proton-density weighted image，FSE-PDWI）、快速自旋回波序列 T_2 加权像（fast spin echo-T_2 weighted image，FSE-T_2WI）能够清晰显示病变、穿刺针、肿瘤内及毗邻的流空血管。

2. 术中信号采集时应用呼吸门控装置以减少呼吸运动对成像质量的影响，并注意调整患者体位或者磁共振的相位/频率编码方向，以降低心脏和血管搏动伪影对成像质量的影响。

（六）操作步骤

1. 患者体位 根据病变位置、病变大小、病变与周围组织的关系，可灵活选择仰卧位、俯卧位或侧卧位，侧卧位时可应用真空充气垫辅助固定体位。

2. 定位 将鱼肝油胶囊矩阵固定于体表相应位置，应用横轴位及矢状位或冠状位两个交互垂直的平面进行扫描，以确定体表进针点、进针角度并测量进针深度，使用标记笔在相应的鱼肝油胶囊处进行标记。

3. 消融探针与设备测试 在体外无菌条件下，将冷冻探针针尖以上 3cm 浸入容器的 0.9% 氯化钠溶液中，开启消融与复温，观察是否有冰球形成及探针附近有无连续气泡产生、消融设备是否运行良好等，发现问题需及时更换消融探针或消融设备。

4. 消毒麻醉 局部手术区域常规消毒铺巾,采用1%利多卡因注射液于穿刺点局部麻醉,也可采用静脉麻醉或全身麻醉。

5. 穿刺布针 可根据治疗的目的与病灶大小选择单针、双针或多针消融。按照预定的布针方案,采用分步进针的方式准确穿刺至病灶内。

6. 消融治疗 以氩氦刀为例,治疗开始时氩气快速冷冻10~15min,氦气快速复温2~5min,重复冷冻复温2~3个循环。冷冻过程中间隔2~3min应用磁共振扫描以监测冷冻范围及与病灶的位置关系,要求冷冻冰球在MRI上显示的信号缺失区域超过病灶>1.0cm。

7. 术后观察与处理 消融后常规行呼吸门控装置辅助下的磁共振扫描,观察有无气胸、肺实质内出血、咯血、血胸等并发症,返回病房继续观察24h。常规应用血凝酶等止血药物1~3d,补液并碱化尿液,根据《抗菌药物临床应用指导原则》,必要时给予抗生素预防感染。

(七)并发症预防与处理

1. 气胸 气胸为最常见的并发症之一,发生率为20%~40%,一般于术中或术后迟发性出现,严重肺气肿或多针布针者常见。少量气胸大多不需要处理,胸腔内气体多在术后1周内可自行吸收。当肺压缩≥30%时或患者症状严重时,及时给予胸腔闭式引流处理。

2. 肺出血 穿刺入路的肺血管损伤会导致肺出血或咯血,小量咯血者应用止血药物缓解后可继续手术操作。患者出现大咯血时,应立刻终止操作,并将患者体位调整为穿刺侧在下方的侧卧位,给予垂体后叶素、酚妥拉明及血凝酶等药物处理,咯血通常都可以在短时间内缓解,如仍有咯血者可考虑支气管镜下止血或者支气管动脉栓塞术。

3. 胸腔积液 多为血胸或反应性胸腔积液;胸腔内出血相对少见,常见原因为穿刺损伤胸廓内动静脉、肋间动静脉及病变紧贴脏层胸膜。少量出血无需特殊处理,进行性出血需给予止血药物、胸腔闭式引流等处理,必要时输血、介入治疗或外科手术。反应性胸腔积液多于24h后出现,少量无需特殊处理,中等或大量反应性胸腔积液可行置管引流。

4. 皮下气肿 多见于中老年人合并气胸的患者,应行气胸置管引流,保持引流通畅并应用镇咳药物。

5. 支气管胸膜瘘 与热消融相比,冷冻消融导致胸膜瘘较少见,主要为冷冻消融过度所致,当肿瘤邻近胸膜,冷冻时间过长可导致胸膜损伤产生胸膜瘘,可行胸腔闭式引流,必要时外科手术治疗。

6. 冷休克 主要原因为长时间低温冷冻消融后,患者体温降低,继而出现血压下降、心率加快、出汗等表现。应及时采用复温措施,提高患者体温,并给予补充能量、吸氧、多巴胺药物治疗等措施。

7. 其他少见并发症 可出现空气栓塞、胸膜反应、针道种植转移、肋间神经损伤、血小板降低、肾功能损伤等少见并发症,需分别特殊处理。

(八)典型病例

男性患者,80岁,右肺鳞癌伴中度肺气肿,最大截面为5.2cm×3.2cm,行冷冻消融,如图4-3-2所示。

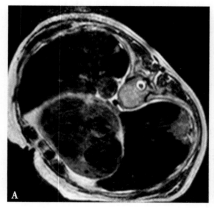 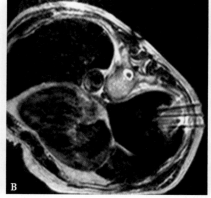 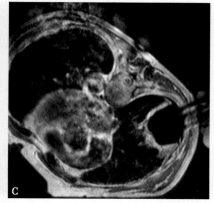

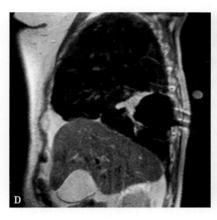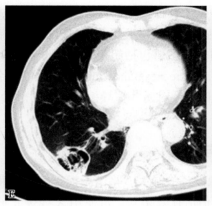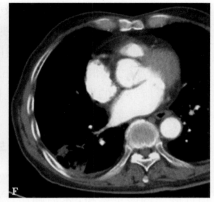

图 4-3-2　磁共振导引右肺鳞癌伴中度肺气肿冷冻消融

A. 磁共振扫描清晰显示右下肺肿瘤,5.2cm×3.2cm;B. 导引多支冷冻探针准确穿刺至病灶内;C、D. 开启冷冻消融后,冰球的信号缺失区完全包绕肿瘤;E. 术后 CT 扫描显示肿瘤形成空洞;F. 增强扫描肿瘤无强化,液化坏死。

（柳　明　何祥萌　许玉军　陈　锦　林征宇　李　肖　符　艳　李成利）

第四节　肝癌消融治疗

外科手术切除仍是世界范围内治疗肝癌的首选方案,也是延长肝癌患者生存期最有效的方法,5 年存率为 30%～50%,对于一些微小肝癌（肿瘤最大径≤2cm）,根治性治疗后 5 年生存率更是高达 90%。由于大多数患者合并有不同程度的肝硬化,部分患者不能耐受手术治疗。目前已经广泛应用的消融治疗,具有对肝功能影响少、创伤小、疗效确切的特点,在一些早期肝癌患者中可以获得与手术切除相类似的疗效。

在《原发性肝癌诊疗指南（2022 年版）》中,若患者的肝脏储备功能仍然良好,或肝癌患者处于Ⅰa、Ⅰb、Ⅱa 期,推荐治疗首选肝切除术。但我国的肝癌患者大多是由慢性病毒性肝炎或肝硬化进展而来,肝脏储备能力较差,而且由于肿瘤大小、数目、位置、术后高复发率等因素影响,能耐受手术治疗的患者比例远低于世界平均水平。对不宜或拒绝手术切除的患者,目前可采用多种非手术治疗方法。

近 20 年来,影像技术导引下的消融治疗具有创伤小、疗效确切、定位准确、选择性好等优势,能够提高肿瘤组织对放、化疗的敏感性,有助于减轻术前瘤负荷,可以有效解决术后残留或复发的问题,既是一种姑息性治疗,也可发展为一种早期小肝癌的根治性治疗。

已被国内外推荐为不可切除早期肝癌的根治性治疗手段,更可作为极早期肝癌（最大径≤2cm）的首选治疗方式,在一些早期肝癌患者中可以获得与手术切除相类似的疗效。局部消融治疗主要包括射频消融（radiofrequency ablation,RFA）、微波消融（microwave ablation,MWA）、冷冻消融（cryoablation）、激光诱导间质热疗（laser-induced interstitial thermotherapy,LITT）、经皮无水乙醇注射（percutaneous ethanol injection,PEI）、高强度聚焦超声（high-intensity focused ultrasound,HIFU）和不可逆电穿孔（irreversible electroporation,IRE）等。

美国肝病研究协会（American Association for the Study of Liver Diseases,AASLD）指南认为,RFA 和 MWA 适用于治疗最大径＜3cm 的肝肿瘤患者;欧洲肝脏研究协会（European Association for the Study of the Liver,EASL）指南指出,对于肝肿瘤最大径＜5cm 的患者,消融治疗是主要的治疗方式,具有较高的循证证据支持。2019 年版我国肝癌诊疗指南推荐局部消融治疗适用于:肝癌分期 CNLC Ⅰa 期及部分Ⅰb 期肝癌（即单个肿瘤、最大径≤5cm;或 2～3 个肿瘤、最大径≤3cm）;无血管、胆管和邻近器官侵犯以及远处转移,肝功能 Child-Pugh 分级 A/B 级者,可获得根治性的治疗效果。目前消融治疗已经成为除肝移植、外科切除外的第 3 种根治性治疗方案,其技术要求是:精细定位,精准穿刺,精确评价。

肝癌局部消融治疗的影像导引方式主要包括超声(ultrasound,US)、电子计算机断层扫描(computed tomography,CT)和磁共振成像(magnetic resonance imaging,MRI),各有优点及不足。其中磁共振导引是未来影像导引的发展方向,但是目前针对磁共振导引下肝癌消融治疗的研究仍然较少,尤其是随机对照研究更少。

一、肝癌消融治疗的现状与进展

目前实体肿瘤消融需要在影像设备的导引下将消融探针经皮穿刺放置于靶组织内,监控消融过程,估计肿瘤内能量蓄积,术后随访评估治疗效果等。可使用 X 线荧光透视、超声、CT、磁共振及立体定向导航等作为影像导引设备。X 线荧光透视存在可观的 X 线辐射,组织分辨率差;超声发射声波不定向、层面不是围绕患者移动、缺乏空间分辨率、不能显示器官后的结构并产生声影、极少穿透骨组织、消融后局部气泡会干扰坏死范围判断、区分软组织层面能力有限,虽然超声三维技术近年有了长足进步,但应用于临床仍需更加精确;CT 同样有 X 线辐射,无法实时导航、扫描时间长、仅可单层面轴位或轴旁成像,电子束 CT(electron beam tomography,EBT)虽较常规 CT 扫描时间显著缩短(30ms),但重建仍需 70ms。磁共振有多轴面成像、清晰的软组织对比、区域三维(3D)成像、准确的介入器械示踪、温度和流向敏感、无 X 线辐射等优点。匙孔成像、局域关注等技术的应用和开放式进入使磁共振成为近似实时的介入导引设备。

20 世纪 90 年代初出现的开放式磁共振已成为更符合介入操作要求的导引设备,磁共振除没有放射辐射外,还具备相当高的时间和空间分辨率,可提供最大的肿瘤与毗邻组织间的对比度,真正的多平面成像和三维导航。磁共振信号依靠氢质子饱和度和组织中化学键的类型,图像含有形态、物理和化学方面的特征信息,进行组织弥散和灌注成像可以更准确地评价治疗效果及确定治疗"终点"。尤其是 T_1 平扫上(无需增强)、T_2 加权像可精准判断坏死范围,尤其使用肝细胞特异性对比剂钆塞酸二钠可提高最大径≤1.0cm 肝癌的检出率,有研究显示,消融过程中磁共振可以显示术前 US 和 CT 未检出的肝癌灶,因此对消融治疗具有极高的临床指导价值。最重要的是能进行靶组织的实时温度检测。磁共振因其成像敏感性和弛豫机制的温度依赖性特别适于显示及控制组织的热能蓄积,这也是介入性磁共振在间质治疗中的应用基础。

磁共振能够显示热消融中组织 T_1、T_2 加权像信号的变化,T_2WI 信号减低是凝固性坏死的标志。钆对比增强磁共振图像与病理结果相关性良好,且病理对照研究表明磁共振可显示 2～3mm 的凝固性坏死区。

磁共振导引介入技术对使用的器械要求较高,必须是专门设计的磁共振兼容器械。近年来磁共振用于介入的各种软件和序列不断创新和完善,配有先进器械定位和用户界面的新的开放式磁共振设备使得几乎所有介入操作都能在近乎实时地成像检测下进行。目前有条件的医疗中心多以磁共振作为导引消融手术的首选。

(一)磁共振导引下肝肿瘤消融国内外现状

1. 低场强磁共振导引肝肿瘤消融　低场强开放式磁共振导引(RFA/MWA/LITT/Cryo)治疗肝肿瘤的安全性和有效性已得到证实(表 4-4-1)。1998 年,Kettenbach 等首次于 0.5T 开放式磁共振导引下为 7 例肿瘤患者(其中肝肿瘤 4 例,脑肿瘤 3 例)进行热消融治疗,首次报道开放式磁共振导引热消融的可行性。2000 年,Silverman 等报道 12 例患有 15 个肝肿瘤的冷冻消融,采用 0.5T 垂直开放的磁共振扫描仪(Signa SP,GE Healthcare,Milwaukee),选择 FSE 序列多层 T_1WI 和 T_2WI 用于监测 15min 冷冻,10min 解冻和重复冷冻。强调了两项"主要创新":一个是磁共振导引的经皮冷冻疗法可以安全地在肝脏中进行,另一个是使用磁共振来监控整个冷冻消融过程。

表 4-4-1　低场强开放式磁共振导引（RFA/MWA/LITT/Cryo）治疗肝肿瘤

发表年限	作者	实验设计	肿瘤类型	RFA/MWA/LITT/Cryo	磁共振类型	扫描序列	技术成功率
2000	Huppert 等	前瞻性研究（$n=11$）	肝肿瘤（$n=16$）	RFA	0.2T 开放式	快速 T_1 加权像序列	14/16（87.5%）
2002	Morikawa 等	前瞻性研究（$n=30$）	HCC（$n=8$）/肝转移癌（$n=22$）	MWA	0.5T 开放式	梯度回波序列	—
2003	Morikawa 等	回顾性研究（$n=138$）	HCC（$n=69$）/肝转移癌（$n=69$）	MWA	0.5T 开放式	梯度回波序列	—
2004	李成利等	回顾性研究（$n=14$）	HCC（$n=4$）/肝转移癌（$n=18$）	LITT	0.23T 开放式	CBASS（完全平衡稳态）梯度回波序列	22/22（100%）
2005	Hajime 等	回顾性研究（$n=8$）	肝转移癌（$n=11$）	MWA	0.5T 开放式	梯度回波序列	10/11
2007	李成利等	回顾性研究（$n=16$）	肝肿瘤（$n=26$）	Cryo	0.23T 开放式	CBASS（完全平衡稳态）梯度回波序列	26/26（100%）
2007	Clasen 等	前瞻性研究（$n=64$）	HCC（$n=19$）/继发性肝癌（$n=81$）	RFA	0.2T 开放式	T_1 加权像快速自旋回波序列 T_2 加权像快速自旋回波序列	85/87（97.7%）
2009	Maeda 等	前瞻性研究（$n=34$）	肝肿瘤（$n=51$）	RFA	0.4T 开放式	—	—
2010	Wu 等	前瞻性研究（$n=32$）	HCC（$n=36$）	Cryo	0.35T 开放式	T_1 加权像快速梯回波序列 T_2 加权像快速自旋回波序列	28/32（87.5%）
2011	Clasen 等	前瞻性研究（$n=20$）	HCC（$n=28$）	RFA	0.2T 开放式	T_1 加权像自旋回波序列 T_2 加权像快速自旋回波序列	20/20（100%）
2013	Fischbach 等	前瞻性研究（$n=57$）	肝肿瘤（$n=57$）	RFA	1.0T 开放式	T_2 加权像快速自旋回波序列	57/57（100%）
2014	Clasen 等	回顾性研究（$n=35$）	HCC（$n=24$）	RFA	0.2T 开放式	T_1 加权像自旋回波序列 T_2 加权像快速自旋回波序列	24/24（100%）
2019	Wang 等	回顾性研究（$n=37$）	HCC（$n=37$）	Cryo	1.0T 开放式	T_2 加权像快速自旋回波序列	37/37（100%）

RFA：射频消融；MWA：微波消融；LITT：激光诱导间质热疗；Cryo：冷冻消融。

　　2004 年李成利报道了 0.23T 开放式磁共振导引下经皮激光治疗肝脏恶性肿瘤的相关研究，评价了光学导航系统定位和磁共振实时监测热消融的能力，证实了开放式磁共振导引激光诱导间质热疗治疗肝肿瘤的可行性与安全性。2019 年发表的关于 37 例膈顶部肝细胞癌患者的冷冻消融治疗的相关研究显示，患者在 1.0T 开放式磁共振扫描仪（Panorama HFO，Philips Healthcare，Best，Netherlands）导引下，结合自由手透视技术成功完成肿瘤的冷冻消融。采用氩氦冷冻系统（CryoHit，Galil Medical Ltd，Yokneam，Israel）及其配备的直径为 1.47mm 的冷冻探针治疗 37 例肿瘤患者，病灶平均最大径为 2.7cm，使用 2～7 根冷冻探针，平均冷冻手术时间为 62.5min，术中及术后无严重并发症出现，转氨酶及总胆红素术后 7d 回复至正常基线附近，所有患者血清甲胎蛋白（alpha fetoprotein，AFP）术后 3～7d 均显著下降。对 37 例患者进行了 10～26 个月的随访（中位随访时间 21 个月），术后 6 个月及 12 个月，患者局部肿瘤进展率和总生存率分别为 2.7% 和 100%、5.4% 和 97.3%。在随访过程中，有 2 例患者复查磁共振显示消融区周边增强，对这 2 例患者进行了两次补充冷冻消融并进行 6 个月的随访，没有发现局部进展的证据。由此得出结论：磁共振导引下冷冻消融治疗膈顶部肝癌是安全、可行、有效的。

对于膈顶部肝肿瘤，磁共振导引及冷冻消融有其独特的优势：由于肺部气体、肋骨重叠、呼吸伪影等因素的影响，CT 及超声对于膈顶部的肝肿瘤显示欠佳，增加了影像导引的困难程度与手术风险；膈顶部肝肿瘤热消融方式患者疼痛程度增加，肿瘤完全性坏死与避免膈肌损伤的安全界限不好把握，因此磁共振导引下的冷冻消融为膈顶部的肝肿瘤消融提供了新的可能。研究的另一创新点在于自由手透视技术，术前采用介入性磁共振常规扫描序列确定进针点及进针角度后，采用透视序列即单激发的快速自旋回波序列（SS-TSE/SS-FSE，单激发自旋回波序列一般用于 T_1WI），时间分辨率则取决于 TR，比如 TR = 1 000ms，则时间分辨率为 1s，也就是 1 帧 /s。这种时间分辨率基本上可以满足动态监测和 MRI 透视，结合自由手技术确定切入点和穿刺过程，术中可近乎实时地显示针道的角度及深度。

2. 高场强闭合式磁共振导引肝肿瘤消融 国外 1986 年用闭合式磁共振实施了第 1 例磁共振介入手术，国内近年亦见这方面的报道。由于磁场强度高，图像质量好，成像速度快，可充分利用最先进的磁共振性能，如快速高质量灌注成像、弥散成像、功能成像、磁共振血管成像和血流量化分析，以及实时交互成像等。闭合式磁体呈封闭式，仅能允许患者单方向进入磁场，由于没有足够的手术空间，术者不能方便地接近患者是其缺点。与开放式磁共振不同，闭合式磁共振通过利用间歇性成像导引消融针置入肿瘤组织内，近年来，高场强闭合式磁共振导引下行热消融治疗肝癌也得到国内学者的关注，并对其安全性和有效性进行相关研究（表 4-4-2）。

2004 年，Mahnken 等报道 1.5T 闭合式磁共振导引 10 例肝转移癌患者进行 RFA 治疗，磁共振能很好地监测射频消融的过程和范围，证实该导向方式的可行性、安全性及有效性。2017 年，Hoffmann 等报道 1.5T 闭合式磁共振导引下对 18 例肝肿瘤患者（其中肝癌 7 例，肝转移瘤 11 例）进行 MWA 治疗，不会损伤消融灶周围的正常重要组织结构，可用于治疗多发肝肿瘤，且可行多次重复治疗，确认 1.5T 闭合式磁共振导引 MWA 治疗肝肿瘤的安全性及有效性。

2010 年，国内林征宇等报道 1.5T 闭合式磁共振导引下对肝脏恶性肿瘤射频消融，23 例（其中 HCC 11 例，肝转移癌 12 例）44 个病灶，肿瘤平均最大径为（3.3±1.8）cm，均采用磁共振兼容多极射频针在 1.5T 磁共振导引下进行射频消融治疗。术后磁共振扫描观察消融情况，消融灶完全覆盖原病灶，范围超出病灶边缘 0.5～1.0cm 为消融完全，射频电极针在磁共振图像上呈低信号，消融灶在 T_2WI 序列上呈低信号，周围可见薄层高信号环绕；T_1WI 序列上消融灶呈明显高信号。2019 年，吴伟达等采用 3.0T 磁共振导引下磁兼容多极射频 RFA 治疗 21 例乏血供原发性肝癌，共消融 29 个病灶，术中及术后出现心率下降、疼痛、少量出血等并发症（15/21，71.43%），平均随访（10.23±4.26）个月，局部复发 2 例（2/21，9.52%）。

闭合式的磁体系统对消融设备有一定的限制，间歇性成像带来的弊端使得无法对定位进行实时监控，患者呼吸运动或进针偏离预设轨道都可能引起"脱靶"现象。闭合式磁共振口径较窄（最大 70cm），操作者实施手术受到限制，同时对患者有较高要求，比如部分肥胖的患者无法接受该治疗，不适合闭气配合较差者等。

（二）磁共振热成像技术

磁共振除能显示病变的形态、大小等特征外，还能动态检测病变区域温度和能量的变化。消融过程

表 4-4-2 高场强闭合式磁共振导引（RFA/MWA）治疗肝肿瘤

发表年限	第一作者	实验设计（病例数）	肿瘤类型	RFA/MWA	磁共振类型	扫描序列	技术成功率
2017	Hoffmann	回顾性研究（$n=15$）	HCC（$n=7$）/转移癌（$n=11$）（$n=7/11$）	MWA	1.5T 闭合式	稳态自由进动透视序列	100%
2019	Weiss	前瞻性研究（$n=45$）	HCC（$n=45$）	RFA/MWA（$n=27/16$）	1.5T 闭合式	实时 T_1 加权像梯度回波透视序列	100%
2019	Guo	回顾性研究（$n=42$）	转移性肝癌（$n=83$）	RFA	1.5T 闭合式	FS-FRFSE T_2WI 3DDyn T_1WI	100%
2019	Peng	回顾性研究（$n=22$）	HCC（$n=27$）	RFA	3.0T 闭合式	脂肪抑制单激发快速自旋回波 T_2 加权像 脂肪抑制 T_1 加权像高分辨各向同性容积激发	100%
2019	吴伟达	回顾性研究（$n=21$）	HCC（$n=29$）	RFA	3.0T 闭合式	T_1WI/T_2WI	100%
2019	郭锐	回顾性研究（$n=34$）	转移性肝癌（$n=98$）	RFA	1.5T 闭合式	T_1WI/T_2WI	87.8%
2020	焦德超	前瞻性研究（$n=14$）	转移性肝癌（$n=23$）	MWA	3.0T 闭合式	T_1WI/T_2WI	100%
2020	Winkelmann	前瞻性研究（$n=21$）	肝肿瘤（$n=28$）	MWA	1.5T 闭合式	T_2 HASTE/T_2 FSE/T_1 Dixon VIBE	100%

RFA：射频消融；MWA：微波消融；LITT：激光诱导间质热疗；Cryo：冷冻消融。

中，温度监控有利于术式的进行，可提供详细、精准的影像指导以减轻或避免不必要的热损伤。在一定的温度范围内，T_1 弛豫、扩散系数、化学位移等对温度敏感的磁共振参数可被用来监测温度变化。质子共振频率（proton resonance frequency，PRF）测温法是最简单快速的磁共振温度监测方法之一。FLASH 是此方法最常用的梯度回波序列，多用于 Magnetom Open 等低场强磁共振系统。回波平面成像（echo-shifted FLASH，ES-FLASH）序列可用于高场强的磁共振系统。磁共振的温度监测序列能了解消融治疗过程中治疗区域周围的温度分布，有利于临床评价消融治疗损伤的大小和形状。经不同的扫描序列获得具有良好时间分辨率的温度图能明确不可逆的组织坏死，为消融治疗提供重要的监测手段。

Chen 等提出 0.35T 开放式磁共振下热成像采用一阶多项式拟合法进行相位漂移校正的可行性。Gorny 等首次于 1.5T 磁共振下应用 PRF 测温法进行肝肿瘤微波消融的温度监控，提出对操作流程以及设备进行合理调整可以优化成像质量，提高测温精度。对现有技术进行优化也不失为一种好的解决方案。除无创测温技术，温度敏感对比剂为基础的有创测温技术也正在发展。

（三）磁共振导引技术优势

磁共振任意方位成像的能力使术者更容易设计避开膈肌、胃肠道等重要结构的安全穿刺入路，并且利于术中多个方位监控消融范围，减少肝脏相邻器官损伤导致的并发症。磁共振具有软组织分辨率高、多序列成像、功能成像及特殊对比剂成像的优势；在术中定位最大径≤2.0cm（尤其是≤1.0cm）的肝癌方面具有显著优势，靶定结节，近乎实时的磁共振透视技术导引穿刺，消融 3～5min，可以根除最大径为 2cm 的结节灶。

二、磁共振导引肝癌激光诱导间质热疗

（一）磁共振导引肝肿瘤激光诱导间质热疗现状与进展

磁共振导引下的间质治疗是一种对人体深部肿瘤进行消融治疗的方法，与传统的外科手术相比，这些消融技术具有很多优势，例如可以降低死亡率和并发症发生率，费用低廉，适合实时影像导引，而且可以在门诊实施这些手术。

目前钕钇铝石榴石（ND-YAG）激光诱导间质热疗（LITT）已成功用于治疗肝癌和肝转移瘤。该技术是通过一条直径 0.4mm 的光纤在靶目标内发射激光并转变为热能，组织发生凝固性坏死，肿瘤皱缩而不损伤周围组织。光能可造成激光束周围直径约 2cm 的球形凝固坏死，内在性冷却探针可防止其光纤尖端周围组织炭化或汽化，同时增加能量蓄积。

肿瘤的热消融监测极其重要，为了保证治疗过程的安全性，必须监测靶组织内的温度分布，因为热消融技术的生物学效应主要依赖于肿瘤每一部分所达到的温度。磁共振弛豫机制的温度依赖性和磁共振的高度敏感性，使它特别适于显示和控制组织的热能蓄积（图 4-4-1），这是磁共振导引消融治疗中应用的基础。

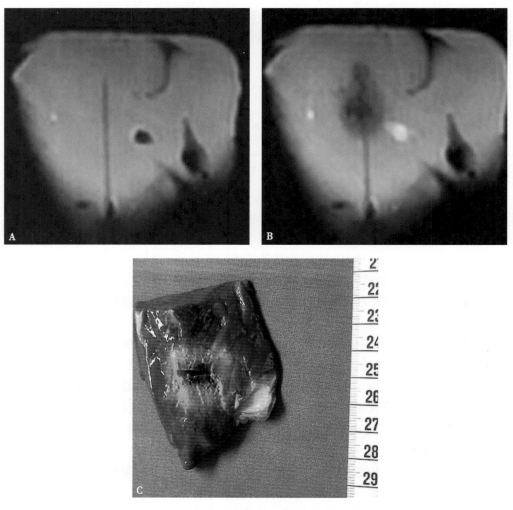

图 4-4-1　激光纤维导入猪肝脏内行激光诱导间质热疗

A. 光纤维导入猪肝脏；B. 激光能量消融后，磁共振显示局灶性信号丢失改变；C. 消融术后瞬间消融区凝固性坏死改变，周围伴有变性反应带。

激光诱导间质热疗范围的大小不仅与其能量蓄积有关,还取决于肿瘤的血供和周围正常肝实质的血管舒张反应,多光纤多点治疗可扩大消融范围。磁共振图像拥有与众不同的特征,能够显示热消融治疗中肿瘤组织 T_1 和 T_2 加权像的信号变化情况,在 T_2 加权像中信号减低通常可被用来作为凝固性坏死的标志。

激光诱导间质热疗(laser-induced interstitial thermotherapy,LITT)的成功依赖于激光探头的精确放置,靶组织的温度变化得到准确监控等多个方面。激光诱导间质热疗和射频消融两种技术都能有效控制组织内的能量蓄积,而前者的最大优势在于激光诱导间质热疗设备与磁共振完全兼容,通过术中磁共振可以准确、实时地监控消融过程和温度变化,保证了该技术的安全性和有效性。手术指征和患者的选择与射频消融相同。

Dick 等在开放式磁共振导引下,6 年内对 35 例肝脏恶性肿瘤患者进行了 125 次激光诱导间质热疗,使用 25W 激光 10~30min,由磁共振温度图准确控制具体消融时间。采用 T_1WI 彩色温度图结合磁共振增强扫描评价肿瘤消融区大小,平均每次消融肿瘤体积的 50.7%,平均生存时间 14.8 个月。由 LITT 治疗过的组织,依照其组织类型和病变大小的不同,在几个月内降解或完全被吸收。

术后疼痛常见,非类固醇类抗炎镇痛药物有助于控制由炎症反应引起的疼痛。并发症有被膜下血肿、胆瘘、胆道狭窄或梗阻、脓肿、胸腔积液、肿瘤种植等。

(二)磁共振导引肝癌激光诱导间质热疗临床应用

LITT 以激光为能量源,通过组织阻抗产生热能,热能的积累使组织加热从而导致蛋白质变性、肿瘤细胞坏死。由于加热时间短、消融范围稳定,比其他消融疗法更适用于高危部位(如邻近重要血管、胆囊、胆管、肺、心脏、胃肠道等)的肝癌。据报道,LITT 的局部有效性和远期疗效与 RFA 相当,尤其对于肝功能 Child-Pugh 分级 A 级肝硬化病变≤2cm 的患者中,5 年存活率与 RFA 相当。

1. 适应证与禁忌证

(1)适应证:①肝癌最大径≤5cm,或 3~5 个肿瘤、最大径≤3cm;②原发性小肝癌拒绝外科手术者,或单发肿瘤外科手术后发现切缘有残余或复发者;③转移性肝癌病灶超过 3 个无法外科切除,且原发部位肿瘤能够得到有效治疗者;④无血管、胆管和邻近器官侵犯;⑤肝功能 Child-Pugh 分级 A/B 级,或经保肝治疗达到该标准;⑥不能手术切除的最大径>5cm 的单发肿瘤或最大径>3cm 的多发肿瘤,可行姑息性消融或与经导管动脉栓塞化疗等其他治疗方法联合治疗。

(2)禁忌证:①一般情况差(ECOG 评分>2 分),或合并重要脏器如心、脑、肝、肾等严重功能障碍者;②肿瘤巨大或呈弥漫性生长;③肝功能 Child-Pugh 分级 C 级,经保肝治疗无法改善;④肝门部肿瘤,紧靠胆管主干或主支,有门静脉主干、一级分支或肝静脉癌栓;⑤活动性感染,尤其是胆系合并感染者;⑥不可纠正的凝血功能障碍及严重血象异常,有严重出血倾向者;⑦神志不清或精神障碍者;⑧有其他部位转移瘤无法得到有效治疗的患者。

2. 术前准备

(1)患者准备:①术前须出示近期 CT 和/或磁共振等影像资料,测定血常规、出凝血时间和凝血酶原时间,常规术前肌内注射止血药物,对个别焦虑患者适当给予镇静剂;②术前 1 周内停用抗血小板药物,术前 24h 停用抗凝药物,如服用华法林抗凝药物患者需要术前停药,直至凝血指标正常;③术前 4~6h 禁食,向患者及其家属详细说明激光诱导间质热疗过程和可能发生的并发症,取得患者的主动配合,包括训练好患者平静呼吸下屏气、体位保持等,穿刺部位备皮,去除所携带的金属异物;④建立静脉通道;⑤患者及家属(受委托人)签署知情同意书。

(2)器械准备

1)磁共振扫描仪:参照第一章第二节"二、磁共振介入系统的硬件设备要求"。

2)激光诱导间质热疗系统准备:行磁共振导引下肝肿瘤激光诱导间质热疗时所用的光纤为天然性磁兼容性材料,激光类型是钕钇铝石榴石激光(Nd∶YAG),波长 1 064nm;尖端带有激光头的激光纤维,直径 600μm。一个套管针,一根导丝,一个带有 15cm 长轴柄和 43cm 长尾端密封的套管系统;穿刺套管系统常用的规格有 18G,长度为 10~15cm。

3. 操作方法

(1)根据术前影像学所见,确定进针体位。一般选择俯卧位、仰卧位或侧卧位,必要时可应用真空垫辅助固定体位,尽可能让患者保持体位舒适,嘱患者保持体位不动。对于闭合式磁体,受磁体孔径限制,根据术前预估穿刺入路,固定患者体位时尽量让患者身体移向穿刺对侧,增加穿刺侧空间利于进针。

(2)患者肝脏体表覆盖表面线圈,训练患者呼吸,嘱平静呼气后屏气。利用呼吸门控装置观察患者屏气状态,判断屏气时相是否一致。

(3)粘贴体表定位标记物(如鱼肝油、鱼肝油矩阵或磁共振专用定位器)、自由手技术或者启动光学导航系统,选择快速扫描序列 FS-T$_2$WI(40~60s,层厚 5mm)行全肝扫描。选择 3D-T$_1$WI(10~15s,层厚 3mm)序列后行靶区域屏气扫描。

(4)同轴套管针经皮穿刺通过预估路径到达病灶的皮肤进针点,以标记笔标记;路径需满足穿刺点能穿刺到病灶的最大截面,无骨骼、大血管、空腔脏器或其他重要组织结构阻挡;分别测量进针角度以及深度,必要时还需测量穿刺路径上距重要组织结构的距离。

(5)不同角度的进针均依以上程序操作,18G 穿刺针的器械伪影持续的重叠显示在磁共振扫描图像上,最终导入病灶内或穿过肿瘤中心到达远端缘,通过两个交互垂直平面确认靶定病灶成功;根据肿瘤大小形态的不同选择多根同轴套管针穿刺达到病灶靶区,借助磁共振兼容性导丝(直径 0.038 inch),采用套管技术将激光纤维经导管通道插入病灶内,相邻的激光纤维需要有 1.5~2cm 的间隔距离,然后回撤保护性套管 2cm 暴露功能性激光纤维进行肿瘤适形消融。

(6)然后启动消融程序,依照肿瘤大小与位置采取个体化消融参数进行治疗,每次消融治疗采用最大光能 30W,不间断持续 10~20min(激光仪的最大输出光能为 100W),参照术中磁共振热成像变化情况,如图形变化、信号丢失强度和热弥散速度等,调节激光的能量和冷却率。

(7)利用后撤激光纤维(2cm)技术,进行新一轮的激光诱导间质热疗,而肿瘤完全被热消融覆盖并超过病灶边缘 5~10mm 后,停止激光能量的输送,终止治疗。

4. 注意事项

(1)穿刺针穿过肝包膜时,嘱患者屏气,穿刺应快速。

(2)操作轻柔,安全、准确地穿刺与放置激光纤维。

(3)热凝固范围需要超过肿瘤边缘 5~10mm,在巨大肿瘤中尽可能与肿瘤大小相一致。

(4)实时观察与监测热损害对肿瘤组织的治疗效果;避免损害邻近正常结构组织,如胆囊、胆管、肝和门静脉等。

(5)全部肿瘤烧毁引起蛋白质不可逆变性需要温度大于 60℃,若超过 100℃时,气化和炭化会造成远处结构不可预测性损害。

5. 术后处理

(1)一般处理:①卧床休息 24~72h,3d 内禁止剧烈活动;②给予保肝药物治疗;③给予抗生素静脉滴注 3d,预防术后感染;④必要时,给予止血药物治疗 1~3d。

(2)并发症及处理:严重并发症如肝、门静脉系统及胆囊、胆管损害罕见发生,肿瘤种植与肝脓肿也较少见,多为个案报道。①腹痛多为一过性,不需特殊处理或给予口服止痛药治疗;②发热多为 38℃左右,1~2d 可自行恢复,超过 38.5℃,可给予吲哚美辛栓肛塞退热或乙醇物理擦浴退热;③胸腔积液多为近膈顶部肝内肿瘤消融术后所致少量积液,无需处理;④腹腔积液少量,数日后可自行吸收。

6. 典型病例 男性患者,68 岁,肝内多发恶性转移瘤,行激光诱导间质热疗,见图 4-4-2 所示。

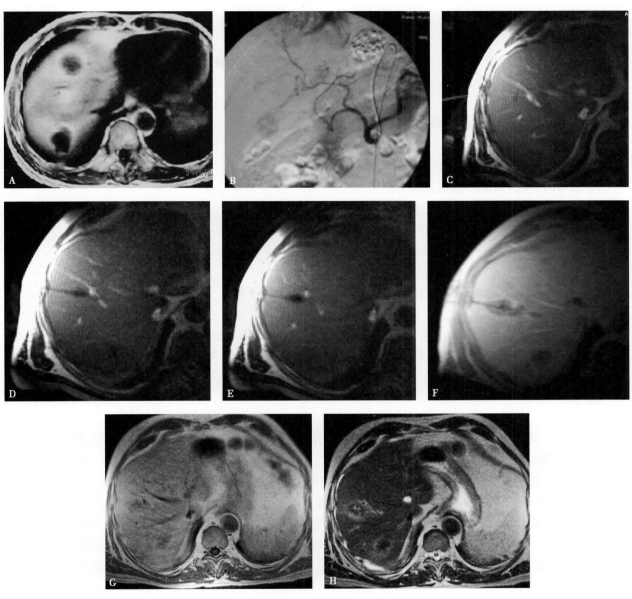

图 4-4-2　磁共振导引肝恶性转移瘤激光诱导间质热疗

术前肝脏磁共振（A）及肝动脉造影检查（B）示肝内多发病变。激光探针在光学系统的导向下准确穿刺至病灶内（C），开始治疗后，应用磁共振实时监测消融范围，可见 1min（D）、5min（E）及 10min（F）时，消融范围逐渐增加，直至覆盖全部肿瘤。术后 1 周磁共振 T_1WI-FE 序列（G）及 T_2WI-FE 序列（H）扫描示肿瘤被消融，周边环绕变性反应带。

三、磁共振导引肝癌射频消融

射频消融（RFA）是肝癌微创治疗常用的消融方式，其优点是操作方便、住院时间短、疗效确切、消融范围可控性好，特别适用于高龄、合并其他疾病、严重肝硬化、肿瘤位于肝脏深部或中央型肝癌的患者。对于能够手术的早期肝癌患者，RFA 的无瘤生存率和总生存率类似或略低于手术切除，但并发症发生率低、住院时间较短。

近年来，RFA 被公认为是不能手术切除的极早期肝癌（最大径≤2cm）的首选治疗方式，在一些早期肝癌（单发肿瘤，最大径 <5cm；或 2～3 个肿瘤，最大径 <3cm）患者中可以获得与手术切除相类似的疗效。早期肝癌的 RFA 治疗后 3、5、10 年总生存率分别为 60%～84%、40%～68%、27%～32%。

（一）适应证

1. 治愈性消融

（1）原发性肝癌：单发肿瘤，最大径≤5cm；多发（数目≤3个）肿瘤，最大径≤3cm。

（2）肝转移癌：原发病灶已得到有效控制、无肝外其他部位转移或肝外转移灶稳定、肝内病灶预期能完全消融。

2. 姑息性消融　目的在于最大程度地降低肿瘤负荷、缓解肿瘤引起的症状和改善患者生活质量，延长生存期。

（二）禁忌证

1. 眼球内异物、安装心脏起搏器、幽闭恐惧症等磁共振检查禁忌者。

2. 肿瘤弥漫分布者；肿瘤侵犯邻近空腔脏器者。

3. 肝功能 Child-Pugh 分级 C 级者；无法纠正的严重凝血功能障碍者。

4. 合并活动性感染，尤其是胆系感染等患者。

5. 顽固性大量腹水、恶病质者。

6. 心、脑、肺、肾等重要器官功能衰竭者；ECOG 评分 > 2 分者。

（三）术前准备

1. 患者评估及影像学检查。患者术前2周内行肝脏CT或磁共振平扫＋增强，明确肿瘤部位、大小、数目，了解肿瘤与邻近重要组织及器官的关系，必要时需完善相关检查（如PET/CT等）明确肿瘤分期，评估患者肝肿瘤消融治疗适应证。

2. 实验室检查。术前常规行血常规、凝血功能、血型、肝功能、肿瘤标志物及心电图等检查，排除消融禁忌证。

3. 术前1周内停用抗血小板药物，术前24h停用抗凝药物，如服用华法林抗凝药物患者需要术前停药，直至凝血指标正常。

4. 药品及监护设备准备。术前应准备麻醉、镇痛、止血、扩血管、升压、降压等药物及抢救药品，配备磁共振兼容性监护仪或简易的呼吸、心电门控装置。

5. 患者准备。患者及家属术前签署消融知情同意书。局麻患者术前禁食禁水4h，全麻患者术前禁食8h、禁水4h。术前常规建立静脉通道。进入磁共振磁体间前需移除患者身上所有金属物品。患者皮肤粘贴定位标记物（如鱼肝油、鱼肝油矩阵或磁共振专用定位器），体表覆盖扫描线圈。双侧大腿粘贴皮肤电极备用（双极针除外）。

6. 设备准备。射频消融主机需放置于磁体间外或磁体间5高斯线以外。连接好导线或延长电缆，调试好设备，然后断开电源。连接磁共振兼容监护设备或呼吸、心电门控装置，监测患者生命体征。

7. 患者术前训练。训练患者呼吸，嘱平静呼气后屏气。可利用呼吸门控装置观察患者屏气状态，判断屏气时相是否一致。选择快速扫描序列 FS-T_2WI（40～60s，层厚5mm）行全肝扫描。选择 3D-T_1WI（10～15s，层厚3mm）序列后行靶区域屏气扫描。

（四）治疗计划

1. 确定肝肿瘤的部位、大小、数目、形态及与邻近组织的关系　对于常规磁共振平扫显示不清病灶，必要时可行肝胆期磁共振图像导引消融，强调肿瘤浸润范围的准确评估和卫星灶的识别。

2. 根据术前扫描的磁共振图像，选择合适的体位（仰卧、侧卧或俯卧位），必要时使用真空垫固定体位。

3. 选择合适的穿刺路径及穿刺点体表定位　根据磁共振图像制定消融计划：①穿刺路径选择，尽量满足穿刺点到达肿瘤需经过部分正常肝实质，能穿刺到肿瘤的最大截面，无骨骼、大血管、大胆管、空腔脏器或其他重要组织遮挡；②穿刺点体表定位，经皮穿刺通过预估路径到达病灶的皮肤进针点并标记；③测量进针角度及深度；④初步制定消融参数。

4. 必要时可采用消融的辅助技术，如水隔离技术、人工腹水或人工胸水等。

（五）操作步骤及方法

1. 常规操作方法 常规消毒、套线圈无菌罩、铺巾、局麻（部分患者可行全身麻醉），尖刀片于穿刺点处做一 2mm 皮肤小切口，进针时嘱患者平静屏气，通过呼吸门控装置辅助判断患者屏气时相是否与扫描时一致。

（1）有条件者可使用光学导航技术模拟穿刺入路，利用磁共振透视功能实时监控穿刺进针过程。射频电极在磁共振各序列上均呈低信号。

（2）一般采用步进式进针法，穿刺过程中多次扫描以确保进针方向准确，扫描方向可采取与射频电极平行的斜冠状、斜矢状或斜横轴位，以显示射频电极全长。

（3）穿刺到位后，再次行 FS-T$_2$WI 及 3D-T$_1$WI 扫描确认针尖或子电极（伸展型）与靶病灶及周围重要组织的空间关系。

（4）确认布针满意后，连接射频电极与射频消融主机，依据不同消融设备采用合适的消融参数（温度、功率、时间等）进行射频消融治疗。射频消融后再次行磁共振扫描评估疗效，肿瘤较大者需调整射频电极位置，行多点、叠加消融。

（5）消融完成后，行针道消融、撤针。术后行全肝 FS-T$_2$WI 扫描观察是否有即刻并发症。

2. 水隔离技术 当病灶毗邻膈肌时，消融热量传导可能会损伤膈肌导致并发症的发生，这时可以应用水隔离技术避免膈肌损伤。

（1）16G 三棱型及钝头型套管针为穿刺组件，首先以 16G 三棱针穿刺至肝脏内，拔出针芯，替换为钝头型针芯，穿透远端肝实质至肝包膜（肝包膜因为质地较韧，钝头针会受到较大阻力而不易穿过），拔出钝头针芯，以 10ml 注射器推注 0.9% 氯化钠溶液打开肝脏与肝包膜之间的间隙，注入 0.9% 氯化钠溶液 200～300ml，形成水隔离带。

（2）磁共振扫描确定水隔离的位置及液体深度，水隔离带应将病灶及膈肌有效分离并达到 5mm 以上深度。

（3）水隔离成功后开启消融过程，消融术中持续缓慢推注 0.9% 氯化钠溶液至水隔离带内，直至消融完成，消融完成后可尝试将水隔离带内液体抽出，若不易抽出，可自行吸收。

（4）病灶毗邻胆囊或肠道时，也应采用水隔离技术达到保护正常器官的目的，磁共振扫描水隔离成功时方可开启消融过程。

（六）疗效评价

1. 即刻疗效评价 磁共振是目前唯一能清楚显示原病灶与消融灶关系的影像导引手段。消融灶完全覆盖原病灶，消融安全边界超出原病灶边缘 5～10mm 考虑完全消融。如病灶残留，则需行补充消融。

（1）完全消融术后即刻典型磁共振表现：T$_1$WI 上消融灶表现为特征性的"靶征"，外周高信号环（消融的正常肝组织）完全包绕中央低信号区（原病灶）并超出病灶边缘 5～10mm，外围见薄环状稍低信号水肿带。部分消融灶在 T$_1$WI 上见周边高信号环随时间的推移而信号逐渐增高现象。T$_2$WI 上消融灶呈低信号，周围可见薄环状稍长 T$_2$ 水肿带环绕，原病灶信号改变较为复杂，可为低、等、稍高信号，多数均低于消融前信号。DWI 上消融灶呈等或低信号，周边呈环状稍高信号。

（2）不完全消融术后典型磁共振表现：T$_1$WI 上周边高信号环未完全包绕低信号的原病灶，可见低信号缺口，"靶征"不完整，T$_2$WI 及 DWI 序列上残留灶仍呈高信号。射频消融术后常规磁共振平扫即可精准判断消融疗效，一般不需行即刻磁共振增强扫描。

2. 远期疗效评价

（1）完全消融：术后首次随访示消融灶内部或边缘无结节样强化考虑肿瘤完全消融，完全消融 T$_1$WI 上一般呈高信号，T$_2$WI 上信号较复杂，可呈低、等或稍高信号，增强扫描消融灶无明显强化。

（2）不完全消融：消融灶内部或边缘存在结节样强化考虑不完全消融，残留灶 T$_1$WI 上一般呈低信号，T$_2$WI 及 DWI 上呈高信号，增强扫描可见强化。原先判定为完全消融的消融区内在其后任何一次随访中出现有活性病灶,考虑为局部肿瘤进展。

磁共振导引下 RFA 手术对于乏血供肝癌的治疗具有更显著的影像学导引优势。不仅能准确定位并消融病灶,也无需通过对比剂检查,便能即刻评估病灶残留,其术后复发率更低,值得临床医师借鉴及推广。

(七)术后处理

1. 患者术后平车返回病房,术后禁食 4h,常规卧床 6h,腹带加压,并常规给予吸氧、心电监护、补液、保肝等处理,密切监测患者的生命体征。

2. 择期复查血常规、肝功能、凝血功能等指标进行评估。

(八)典型病例

女性患者,54 岁,结肠癌手术后综合治疗半年余,出现右肝转移,行射频消融治疗,如图 4-4-3 所示。

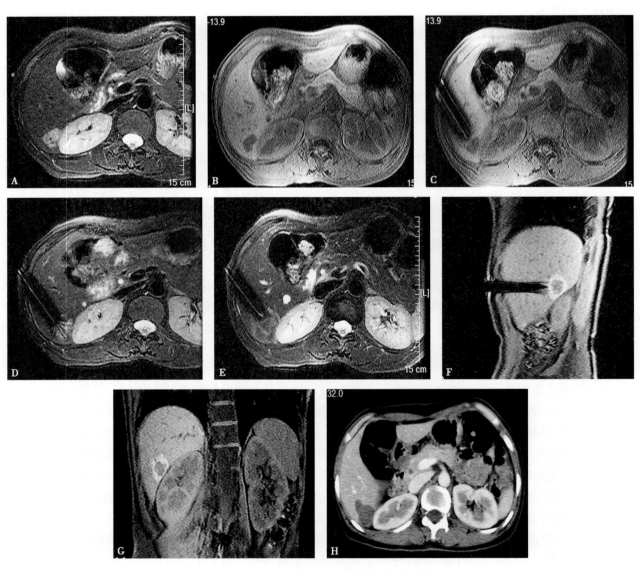

图 4-4-3　磁共振导引下右肝转移癌射频消融

肝脏 S6 包膜下一单发结节状稍长 T_1 稍长 T_2 信号影,最大径约 1.8cm,境界清楚,邻近右肾。体表右季肋区粘贴鱼肝油定位(A、B)。14G MRI 兼容性射频消融电极在 3D-T_1WI 序列导引下逐步进针,穿刺到达病灶旁(C),展开子电极 2.5cm,T_2WI 证实各子电极与病灶的关系(D),设定靶温 105℃,消融参数(150W,5.5min)。射频消融后即刻扫描,T_2WI 上原瘤灶信号减低呈稍低信号,周边可见稍高信号水肿带环绕,右肾无明显热损伤表现(E);T_1WI 上(横轴位 + 矢状位 + 冠状位)消融灶呈典型"靶征"改变,外周高信号消融灶完全包绕覆盖低信号瘤灶区,安全边界超过 5mm,提示病灶完全消融,予针道消融后撤针(F、G)。术后 3 个月复查 CT 增强扫描无强化(H),病灶完全消融,无活性。

（九）小结

磁共振导引下肝肿瘤射频消融具有软组织分辨率高、多方位多参数成像、血管流空效应、无电离辐射及即刻疗效评价精准等优势，在临床中应用将越来越广泛。

四、磁共振导引小肝癌微波消融

局部消融治疗由于具备治愈性、微创性、精准性、可重复性等优势，在原发性肝癌的治疗中越来越被重视，尤其是原发性小肝癌。微小肝癌和小肝癌是早期结节性肝癌的主要形式。目前我国对于两者的界定多依据卫生部《原发性肝癌诊疗规范（2011 年版）》：即单发肿瘤，瘤体最大径≤1cm 的肝癌为微小肝癌，单发肿瘤最大径≤3cm 或肿瘤数目为 2 个，最大径之和≤3cm 的肝癌为小肝癌。但日本学者将小肝癌的标准设定为瘤体最大径≤2cm。目前全球尚无统一标准。

近年来微波消融（MWA）应用比较广泛，在局部疗效、并发症发生率以及远期生存方面与射频消融（RFA）相比均无统计学差异。短时间内产生 65～100℃的局部高温，其特点是消融效率高、所需消融时间短、能降低 RFA 所存在的"热沉效应"。利用温度监控系统有助于调控功率等参数，确定有效热场范围，保护热场周边组织避免热损伤，提高 MWA 的安全性。

消融策略第 1 步就是在导向设备（US、CT、磁共振）上发现病灶，尽管 US 和 CT 是目前的主流消融导向手段，既往的研究表明，磁共振对小肝癌的检出率明显高于 US 和 CT。尤其是增强磁共振对小肝癌检出率在 92% 以上。磁共振具有软组织分辨率高、多序列成像、功能成像及肝细胞特异性对比剂 Gd-EOB-DTPA 造影强化扫描成像的优势，在术中定位最大径≤2.0cm（尤其是≤1.0cm）的肝癌方面具有显著优势，靶定结节，近乎实时的磁共振透视技术导引穿刺，消融 3～5min，可以根除最大径为 2cm 的癌灶。

本节主要探讨磁共振导引微波热毁损对最大径≤3cm 小肝癌的根治性消融策略。

（一）适应证

1. 符合中国临床肿瘤学会《原发性肝癌诊疗指南（2022 年版）》标准。

2. 拒绝或存在切除手术适应证者。

3. 肿瘤最大径≤3cm，病灶数≤2 个。

4. 无门脉主干侵犯。

5. 肝功能 Child-Pugh 分级 A/B 级。

6. 患者 Karnofsky 评分≥80 分。

（二）禁忌证

1. 肝功能 Child-Pugh 分级 C 级。

2. 严重的凝血功能紊乱，血小板计数（PLT）≤50×10⁹/L 或凝血酶原时间（PT）≥18s。

3. 严重的不可控制腹水。

4. 幽闭恐惧症患者。

5. 存在磁共振扫描相关禁忌证者。

（三）术前准备

1. 常规准备

（1）术前行心电图及实验室检查，如血常规、凝血功能、病毒血清学、血生化、肿瘤标志物等。对于有其他基础疾病患者，应补充相关检查。

（2）术前 1 周内禁止应用具有抗凝作用的药物，如服用华法林抗凝药物患者需要术前停药，直至凝血指标达标。

（3）术前 12h 禁食，穿刺部位备皮，排空膀胱，去除所携带的金属异物。体位选择要使患者采用尽可能舒服的姿势，告知患者相关磁共振介入中呼吸配合注意事项，学会短暂性闭气，配合扫描。

（4）建立静脉通道。

（5）对于病灶靠近肝包膜、膈肌下、无法配合闭气患者，建议有条件的医院可行喉罩通气或气管插管全麻下完成。

（6）患者及家属（受委托人）签署知情同意书。

2. 影像学准备

（1）术前1周内行上腹部增强磁共振检查，详细了解病灶及其周围结构情况，微小病灶常规磁共振显示不清，可使用肝细胞特异性对比剂 Gd-EOB-DTPA 造影磁共振扫描进一步确诊。

（2）多参数 MRI、动态增强 CT、超声造影或肝细胞特异性对比剂 Gd-EOB-DTPA 增强 MRI 等4项检查中至少有2项显示动脉期病灶明显强化、门脉期和／或延迟期肝内病灶强化低于肝实质即"快进快出"的肝癌典型特征，则可以作出肝癌的临床诊断；对于发现肝内结节最大径＞2cm，则上述4种影像学检查中只要有1项典型的肝癌特征，即可临床诊断为肝癌。

（3）有条件患者，可以首先行数字减影血管造影（DSA），以进一步排除微小转移灶。

（四）仪器要求

1. 磁共振导引设备　3.0T 闭合式磁共振（建议孔径 70cm）或介入专用 0.3～1.0T 开放式磁共振。本中心使用的是 Magenetom Verio 3.0T 闭合式磁共振（图4-4-4）。

2. 介入动态扫描序列　①T_1-vive-fs（层厚 3.3mm，TE 1.43ms，TR 3.92ms，FA 9，FOV 380mm×280mm）；②T_2-vibe-fs（层厚 4.5mm，TE 106ms，TR 1 000ms，FA 180，FOV 380mm×280mm）；③增强扫描在 T_1 加权像完成，每次均为单次闭气扫描，时间 16s。

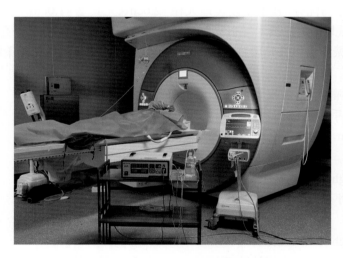

图4-4-4　3.0T MRI 介入手术室全貌

3. 微波消融器械　磁共振兼容 EC0-100E 系统；微波消融探针为 ECO-100AI13 型磁兼容微波刀（规格：1.8mm×150mm），微波能量传输线长度为 3.5m。

4. 心电监护系统　磁共振兼容性心电 Invivo 监护仪，如图4-4-5所示。

（五）操作步骤和注意事项

1. 患者体位　根据术前影像学及术中预扫描所见，确定体位；进行一组全肝脏标准体位和方向扫描，如横轴位、矢状位或冠状位等，明确病变与周围组织的关系，可灵活选择仰卧位、俯卧位或侧卧位，侧卧位时可应用真空垫辅助固定体位。

2. 体表定位　将鱼肝油胶囊矩阵固定于肝脏相应位置，应用横轴位及矢状位或冠状位两个交互垂直的平面进行扫描，以确定进针点、进针角度并测量进针深度，使用标记笔在相应的鱼肝油胶囊处进行标记。

3. 穿刺消融　患者提前建立静脉通路，右美托咪定（0.5μg/kg）和地佐辛 10mg 联合静脉麻醉，若需要全麻需要麻醉师配合完成，相关用药量咨询专业麻醉师。全麻建议喉罩麻醉下完成，操作简单快捷，

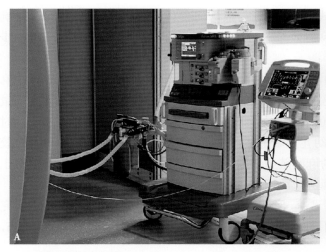
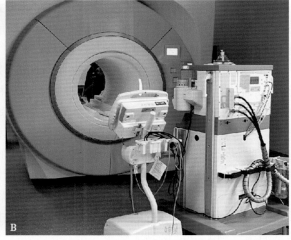
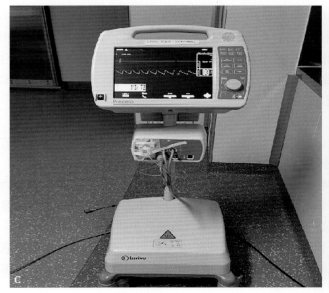
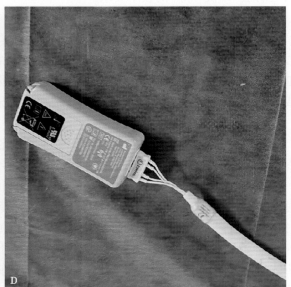

图 4-4-5　磁共振兼容性心电监护系统

A. 3.0T MRI 介入手术室配置的磁共振兼容性心电监护仪和麻醉剂；B. 磁共振兼容性设备靠近磁体；C. 磁共振扫描对心电监护无干扰；D. 无线监护探头。

必要时气管插管麻醉。根据病灶所在肝叶指定穿刺计划路径和体位，体表放置定位鱼肝油矩阵定位。先行 T_1WI、T_2WI、DWI 扫描定位肝内病灶，穿刺点消毒铺巾，2% 利多卡因局麻，一般情况下 T1WI 能够清楚显示肝内病灶，也可以在 T_2WI、DWI 导引下完成消融，需与 T_1WI 配合完成。必要时给予经肘静脉注射钆喷酸葡胺（Gd-DTPA）15ml，可在增强磁共振导引下，采用分步进针法刺入 16G 微波消融针（必要时再追加 15ml 对比剂），刺中病灶后，根据病灶大小和位置选择消融参数（厂家不同参数要求不同，本中心采用 40～60W/4～8min），水冷循系统降低杆温，技术要求为以 T_1WI 上高信号环完全覆盖中央低信号肿瘤及外周 0.5cm 以上（称之"靶征"）后停止微波消融，针道消融后拔针，停止麻醉。

4. 水隔离技术　参照第四章第四节"三、磁共振导引肝癌射频消融"。

5. 全麻问题　考虑到全麻的特殊性，特别做以下说明：

（1）精确消融的首要环节是获取高质清晰的磁共振图像。膈肌随呼吸运动可影响膈下肿瘤显示和穿刺路径，介入性磁共振扫描时间较 CT 扫描长（本研究为 16s，层厚 3.0mm），所以通过全麻控制呼吸来实现完美闭气是获取高质量磁共振图像的适宜方法。

（2）气管插管麻醉是临床上最常用的麻醉方式，但其插管与拔管均会对患者造成明显的刺激，影响患者血流动力学，术中常需通过肌肉松弛药物对麻醉效果进行维持，且术后麻醉清醒时间延长，进一步延长了消融手术时间和增加了患者费用。

（3）肝肿瘤微波消融手术时间短（10～20min），因此其麻醉要求"二快一好"，即麻醉诱导快，术中麻醉好，术后苏醒快。非去极化神经肌肉阻滞药肌松药罗库溴铵具有安全性高、起效迅速，疗效具有剂量依赖性，代谢产物主要经胆汁排泄，小剂量应用，短时间起效，可持续缓慢静脉滴注并根据患者反应及时调整，更适于短时高效手术，临床上在老年患者、幼儿患者的手术中都有广泛应用。喉罩是一种由橡胶与硅树脂罩组成、介于面罩与常规气管插管之间的麻醉装置，喉罩通气麻醉能够有效避免气管插管对于喉头、气管的刺激，不会对患者的血流动力学造成影响，适于"短平快"特点的消融治疗。

（4）七氟烷为一种新兴麻醉药物，其药效发挥迅速，麻醉恢复快，不会对呼吸造成明显刺激，本研究采用七氟烷术中维持麻醉效果，患者呼吸平稳，扫描图像质量好，且患者平均麻醉清醒时间为 9.35min，满足消融"二快一好"的技术要求。

（六）术后处理

绝大部分患者注意事项与 US 和 CT 导引下消融无异，术后返回病房进行心电监护，注意患者血压和心率变化。病灶位于肝包膜处，要密切观察有无出血可能。患者术后发热，可给予积极对症治疗，若白细胞明显升高伴发热，要进一步行影像学检查以除外肝脓肿发生可能，尤其是患者既往有胆肠吻合手术或严重糖尿病者，需注意消融后出现肝脓肿的情况。

（七）并发症处理及预防

1. 术后疼痛 本节主要针对小肝癌进行描述，一般患者无症状或症状轻微，给予对症治疗即可。若疼痛持续加重，尤其是靠近肝包膜病灶，需进一步进行 CT 或磁共振检查，除外包膜出血可能。

2. 术后发热 大部分患者无需特殊处理，嘱咐大量饮水，若体温超过 38.5℃，可给予解热镇痛药物对症治疗，对于持续高热伴血小板下降患者，需警惕肝脓肿发生可能，应行进一步影像学检查证实，必要时穿刺引流。尤其对于患者既往有胆肠吻合手术或严重糖尿病者，需注意消融后出现肝脓肿的情况。

3. 术后胸腔积液 该症状主要消融来源于肝顶部靠近膈肌处，或肿瘤与膈肌粘连，消融热损伤膈肌所致，一般给予对症支持治疗即可，嘱咐患者锻炼肺功能减少胸腔积液，给予镇痛药物对症处理，绝大部分患者 3～5d 可恢复正常，部分患者需配合穿刺引流。

4. 肝破裂出血 术后监测血压很重要，血压下降提示血容量下降，应该积极寻找原因除外消融出血可能。给予完善影像学检查，必要时行肝动脉造影明确诊断，并联合栓塞治疗。在少数情况下，消融可能会损伤门静脉，但需要考虑到这种情况，经皮穿刺门脉造影可提供最直接的证据。

（八）疗效评价

影像学评估如下：

（1）即刻疗效评估：微波刀在 T_1 和 T_2 上均表现为低信号，微波刀辐射头端显影较针杆纤细（长度16mm）。消融后 T_1WI 上病灶呈低信号，周围肝脏组织热消融灶表现为明显高信号，两者对比鲜明，呈同心圆状。T_2WI 消融区呈低信号，周围见高信号水肿带环绕，学术界称之为"靶征"，建议靶征需覆盖肿瘤及周边 0.5～1cm 以上为佳。

（2）远期疗效评估：消融手术后 1、3 个月时行肝脏对比增强 CT 或磁共振检查，了解病灶强化情况，如果病情稳定，以后每隔 3～6 个月进行影像学评估，直至病情进展。

（九）小结

原发性肝癌发病隐匿，侵袭性强，恶性程度高，因此早期诊断及治疗是提高 5 年生存率的关键。小肝癌局部消融治疗是可以与外科手术切除相媲美的根治性微创治疗方案，现已进入多个国内外临床指南。

消融治疗的技术核心主要包括病灶定位、穿刺针显示和消融范围评价。尽管主流的导向设备为 US 和 CT，但两者都存在一定的技术缺陷，前者对于特殊部位（膈顶、肝门）的病灶显示欠佳，尤其是重度肝硬化者；后者存在对患者的电离辐射，且对即刻的消融范围判断欠佳。磁共振对小肝癌的临床诊断灵敏度和特异性均较 US 和 CT 高，因此将磁共振对小肝癌的诊断优势转化成微创治疗优势值得进一步研究。

因为某些部位的肝癌，肿瘤体积小，加之呼吸因素的影响，T_1WI 上显影差，磁共振介入术中需给予经肘静脉注射钆喷酸葡胺，完成对小肝癌的显示，在增强磁共振导引下完成对小肝癌的定位穿刺，本中心发现，在外周静脉注射钆喷酸葡胺后，正常肝脏实质的强化可持续 10min 以上，小肝癌在强化的肝脏背景上表现为低信号影，与 CT 导引下的肝癌消融不同，碘剂在肝脏内动脉期（30s）、门脉期（30～60s）、延迟期（90s 以上），由于碘剂能快速进入血液循环，使得正常肝组织的强化程度明显下降，因此强化持续时间不如磁共振上持续时间长。这与磁共振能够捕捉敏感的钆喷酸葡胺信号有关，考虑到磁共振导引下消融，往往需要反复多次扫描，且扫描时间长，因此小肝癌延迟期的低信号与肝脏的高信号形成鲜明的对比，对于小肝癌定位有一定的帮助。

本中心数据显示，采用磁共振导引小肝癌微波消融，局部完全消融率接近 100%，局部复发率为 0.4%，远较 CT 和超声导引降低，这说明该技术不但安全可行，而且局部复发率极低，因此，磁共振导引下小肝癌消融未来极有可能作为微小肝癌的一线消融技术被广大指南和共识推荐，相信磁共振导引下小肝癌消融技术的春天马上就要到来。

（十）典型病例

【病例 1】男性患者，55 岁，肝顶部小肝癌，乙肝病史 10 年，AFP：159ng/ml，临床诊断为原发性肝癌，最大径 1.4cm，采用磁共振导引下根治性微波消融治疗，如图 4-4-6 所示。

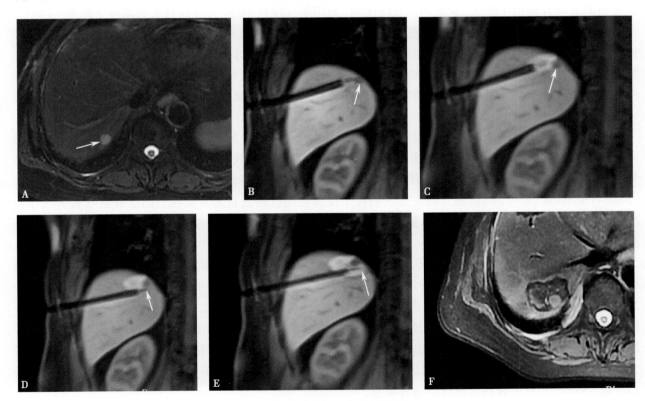

图 4-4-6 磁共振导引下右肝小肝癌微波消融

A. 术前 T_2WI 显示小肝癌位于膈肌下靠近包膜处，白箭头所示；B. 冠状位 T_1WI 显示穿刺针刺中肝内病灶；C. 选择参数 45W/4min 微波消融后，可见病灶上部靶征覆盖原病灶完全，病灶下部分消融不全；D. MRI 监测下显示穿刺针刺中未消融区域；E. 选择参数 45W/4min，微波消融后，靶征覆盖原病灶完全，停止消融；F. 术后 T_2WI 显示病灶消融完全。

【病例 2】男性患者，45 岁，肝右叶肝癌，慢性乙肝 10 余年，临床病理诊断原发性小结节性肝细胞癌，行磁共振导引微波消融治疗，如图 4-4-7 所示。

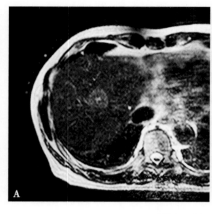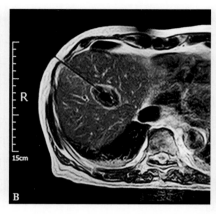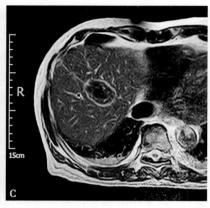

图 4-4-7　磁共振导引肝右叶 S8 段小结节性肝细胞癌微波消融

A. 肝右叶 S8 T_2 加权像高信号灶，病理诊断为小结节性肝细胞癌；B. 微波针靶向穿刺 S8 段癌灶中心，消融术中 T_2 加权像信号改变；C. 微波消融术后瞬间磁共振 T_2 加权像显示肿瘤完全凝固性坏死的低信号改变。

五、磁共振导引肝癌冷冻消融

冷冻消融是肝癌局部消融的常用方法之一，1963 年 Cooper 首先将冷冻消融应用于临床，20 世纪 80 年代以液氮作为冷媒的消融术开始应用于肝脏、前列腺等实体肿瘤的治疗。20 世纪 90 年代起氩氦冷冻系统研制成功并应用于临床，它采用针状冷冻器，利用氩气快速制冷，可使探针头处温度下降至 −140℃，而氦气可使靶组织温度从 −140℃缓慢复温至 20～40℃，氩氦冷冻系统的快速冷冻速率及复温性能优于液氮冷冻器。冷冻消融治疗肿瘤的主要作用机制为：①冷冻可以对靶组织进行物理性杀伤灭活；②冷冻能够引起微血管收缩、血栓形成，导致微血管栓塞；③冷冻会导致肿瘤细胞破裂及诱导特异性与非特异性的抗肿瘤免疫反应。肝肿瘤冷冻消融治疗的路径有经皮、腹腔镜及开腹 3 种方式，其中影像导引经皮入路应用最多。

目前国内采用的冷冻设备主要以美国或以色列进口的氩氦刀为主，另外，2010 年国产冷冻设备（靶向刀制冷系统）问世，并逐步在临床使用。氩氦刀需使用氩气、氦气这两种高压气体作为冷媒，其价格昂贵，这在一定程度上限制了氩氦刀在国内的普及和发展。国产冷冻设备（靶向刀）同样基于焦耳 - 汤姆逊（Joule-Thomson）效应，同氩氦刀的主要区别在于仅需使用价格便宜的常规压力的工业氩气和氮气作为冷媒制冷消融肿瘤组织，利用电加热复温完成热循环。但氩氦冷冻系统的快速冷冻速率及复温性能优于液氮冷冻器。

李成利等在高场强开放式磁共振自由手透视技术导引冷冻消融 37 例膈顶部肝癌临床实践中，37 例患者均成功施行磁共振导引下经皮冷冻消融手术，技术成功率为 100%。平均随访时间为 21.0 个月（10～26 个月）。在第 6 个月时，局部肿瘤进展率和整体生存率分别为 2.7%（1/37）和 100%（37/37），1 年时分别为 5.4%（2/37）和 97.3%（36/37）。杨继金等收集 2016 年 6 月 1 日至 2017 年 6 月 30 日于 CT 导引下行国产靶向刀冷冻消融治疗术的肝癌患者共计 41 例（52 个病灶），其治疗结果提示 41 个病例完全消融率为 90.2%，在平均约 8 个月的随访时间里，41 例患者全部存活，术后 3、6 个月的累积局部复发率分别为 17.1%、25.9%，所有患者均未出现严重并发症。

冷冻消融具有消融冰球边界清楚、参与激活机体肿瘤免疫功能、不损伤大血管等优势，而且对于原发性和转移性肝癌均适用，在联合其他方式的综合治疗时可以极大地改善患者的预后，因此在临床中获得越来越广泛的应用。

（一）适应证

1. 肝原发性肝癌或肝转移瘤单个肿瘤，最大径≤5cm；或 2～3 个肿瘤，最大径≤3cm。

2. 原发性小肝癌拒绝外科手术者，或单发肿瘤外科手术后发现切缘有残余或复发者。

3. 无血管、胆管和邻近器官侵犯。

4. 肝功能 Child-Pugh 分级 A/B 级，或经保肝治疗达到该标准。

5. 不能手术切除的最大径 >5cm 的单发肿瘤或最大径 >3cm 的多发肿瘤，可行姑息性消融或与经导管动脉栓塞化疗（transcatheter arterial chemoembolization，TACE）等其他治疗方法联合应用。

（二）禁忌证

1. 一般情况差（ECOG 评分 >2 分），或合并重要脏器如心、脑、肝、肾等严重功能障碍者。

2. 肿瘤巨大或呈弥漫性生长。

3. 肝功能 Child-Pugh 分级 C 级，经保肝治疗无法改善。

4. 肝门部肿瘤，紧靠胆管主干或主支，有门静脉主干、一级分支或肝静脉癌栓。

5. 活动性感染，尤其是胆系合并感染者。

6. 有严重出血倾向、血小板计数 $<50 \times 10^9$/L 和不能纠正的凝血功能障碍者（凝血酶原时间 >18s，凝血酶原活度 <40%）。

7. 神志不清或精神障碍者。

8. 有其他部位转移瘤无法得到有效治疗者。

9. 肝脏转移瘤，原发肿瘤无法得到有效治疗者。

（三）术前准备

1. 术前应详细询问病史并对患者进行全面检查，以评估患者全身情况及对手术的耐受性。

2. 术前常规行心电图、肝肾功能、血常规及凝血、肿瘤标志物等检查。

3. 术前充分沟通并签署冷冻消融治疗知情同意书，包括患者的病情、治疗的必要性、手术方式、并发症、预后及替代治疗方案等。

4. 完善术前影像学检查，2 周内的肝脏超声造影、强化 CT 或磁共振检查，必要时行 PET/CT 检查，用以明确病灶与血管、胆管及周围重要组织器官的关系，并预先设计进针路线、消融范围及冷冻探针组合模型。

5. 术前 0.5h 预防性应用止血、镇痛、镇静等药物，保留静脉通道。

6. 术前停止服用抗凝及抗血小板药物 1 周以上。

7. 对患者进行心理疏导并训练平静状态下屏气。

（四）导引方式

1. 磁共振透视导引 参照第一章第一节"二、磁共振导引技术的特点"。

2. 常规磁共振导引 常规磁共振导引采用鱼肝油矩阵体表定位，应用多层快速序列进行扫描（20～30s），在两个交互垂直的平面进行导引，分步进针直至穿刺针到达病变位置。

与磁共振透视导引相比，常规磁共振导引具有较高的图像信噪比、空间分辨率、软组织对比度及穿刺针伪影干扰小等优势，适用于最大径≤1.0cm 的肝脏小病灶。

（五）操作步骤

1. 根据病变的部位、大小选择合适的体位，可使患者采取仰卧位、侧卧位或斜位，俯卧位较少应用。

2. 术前超声、CT 或磁共振扫描，对比术前影像资料，必要时进行强化扫描，明确病变位置，设计穿刺路径及确定皮肤穿刺点并标记。

3. 术中实时监测患者血压、血氧饱和度、心率和心电图等。

4. 手术区域备皮、消毒、铺巾。

5. 麻醉方案可以选择局部麻醉或联合静脉镇痛、静脉麻醉、硬膜外麻醉或全身麻醉等；在 0.9% 氯化钠溶液中行低温冷冻探针测试，确保系统运行正常。

6. 依据病变的部位、大小及形态，合理选择冷冻探针的数目。多针组合时按照 1.5～2.0cm 间距适形排列。

7. 在影像设备的导引下，采用步进式穿刺，将单根或多根低温冷冻靶向探针准确穿刺至病灶内，并再次行影像学扫描确认探针处于目标位置。

8. 水隔离技术 参照第四章第四节"三、磁共振导引肝癌射频消融"。

9. 开启氩气低温冷冻消融治疗，冷冻过程中应用影像设备动态监测消融范围，可灵活调整消融针功率，使冰球覆盖超过病灶边缘 1cm 且不损伤毗邻的周围重要组织，冷冻通常持续 12～15min 后，开启氦气进行复温 3～5min，重复冷融治疗过程共两次。

10. 治疗结束后进行磁共振 FS-T$_2$WI 肝脏扫描，检测是否存在出血、肿瘤破裂等并发症。

（六）注意事项

1. 设计进针路径时，应注意避开肋骨、胃、肠及胆囊等结构，避免术中冷冻能量沿探针传递损伤空腔脏器，导致胆瘘及肠瘘。

2. 术前应锻炼患者呼吸配合，每次扫描时屏气幅度一致，平静呼气末屏气最常应用；包膜下肝癌，穿刺路径设计应经过部分正常的肝组织，减少肿瘤破裂出血及腹腔内播散的机会。

3. 治疗近膈顶部的肝癌，尽可能经肋膈角下方进针，避免探针经过肋膈角、膈肌，损伤肺组织，且冷冻过程中注意控制消融范围，必要时采取水隔离技术，勿伤及膈肌。

4. 靠近腹壁的病灶进行冷冻消融治疗，应在体表穿刺点敷温水囊，避免冻伤腹壁和皮肤。

5. 靠近胆囊及胃肠道的病变冷冻消融治疗时，术中监控病变使冷冻冰球外缘勿达到胆囊和胃肠，防止冻伤后穿孔。

6. 靠近大血管的病变进行手术时，需应用较多数目的冷冻探针，因大血管能够迅速带走冷冻能量，使冷冻冰球形成较小，影响治疗效果。

7. 最大径 3～5cm，但影像学检查显示边界不清呈浸润性生长的病灶，冷冻消融范围应相应扩大，超过病变显示范围 1.5cm。

8. 最大径＞5cm 的病灶，可通过多针穿刺和多点布针的方法尽可能适形、全面地消融病灶，也可根据情况行姑息性治疗，部分灭活肿瘤、减轻肿瘤负荷或延缓病情进展，以延长患者生存时间和提高生存质量。

（七）术后处理

1. 一般处理

（1）穿刺部位加压包扎、保温、卧床 24h。

（2）多功能心电监护仪实时监测生命体征变化。

（3）禁食 24h，保肝、止血及营养支持治疗。

（4）寒战发热、肝区疼痛、血清酶升高和血小板减少等不良反应经过对症处理多能短期内恢复正常。

2. 并发症防治 肝癌冷冻消融治疗的不良反应主要有术后寒战发热、肝区疼痛、血清酶升高和血小板减少等，并发症包括：感染、出血、胸腔积液、皮肤冻伤、肋间神经损伤、冷休克、胆瘘和肠瘘、肝功能衰竭等。充分术前准备、严格操作规范、准确定位与穿刺及术中动态监控是减少并发症发生率的重要方法。

（1）感染：主要有肝脓肿、穿刺点感染等。预防：严格无菌操作，术后可应用抗生素预防感染。

（2）腹腔内出血：常有腹胀、腹痛，严重时有冷汗/血压下降及休克症状。原因主要是肿瘤较为表浅，穿刺后肿瘤破裂，或者患者凝血功能差，肝脏穿刺点出血。预防：严格掌握适应证，对肝硬化凝血功能差的患者，纠正后再治疗，术前、术后常规给予血凝酶等止血药物肌内注射或静脉滴注。

（3）皮肤冻伤：冷冻消融治疗肝脏周边靠近肝包膜的病变较易出现，冷冻过程中能量沿探针传递对穿刺位点的皮肤和腹壁造成冻伤。在多针冷冻同一病灶时应注意拉开皮肤进针点的间距，避免多枚探针沿同一位点进针造成能量叠加加重冻伤。另外，在体表穿刺点敷温水囊也能够减少冷冻对皮肤和腹壁的冻伤。

（4）胸腔积液：肝肿瘤冷冻消融治疗常出现右侧反应性的胸腔积液，尤其是冷冻消融治疗近膈顶部的病灶。持续时间过长、反复出现的胸腔积液可于抽液引流后行胸膜粘连术。

（5）肋间神经损伤：肋间神经损伤可出现进针侧腹部疼痛，可应用止痛药物对症处理。

（6）冷休克：较少出现，必要时静脉或肌内注射地塞米松，并给予变温毯复温治疗。

（7）胆瘘、肠瘘：靠近胆囊及胃肠道的病变冷冻消融治疗时，术中监控病变使冷冻冰球外缘勿达到胆囊和胃肠，且术后禁食24h。术前穿刺路径的设计，严禁经过胃、胆囊及肠道。

（8）肝功能衰竭：主要原因是治疗前肝硬化程度严重，肝功能差，或者发生严重并发症（如感染、出血等）。应严格掌握禁忌证，肝功能Child-Pugh分级C级、大量腹水、严重黄疸等病例均为禁忌证，术后注意预防其他并发症的发生，预防感染，积极保肝治疗。

（八）疗效评价

1. 局部疗效评估的推荐方案　消融治疗后定期复查动态增强CT、多参数MRI扫描、超声造影和血清学肿瘤标志物，以评价消融效果。

消融效果可分为：①完全消融：经动态增强CT或磁共振扫描，或超声造影随访，肿瘤消融病灶动脉期未见强化或磁共振多模态与功能成像显示肿瘤组织灭活，提示肿瘤完全坏死；②不完全消融：经动态增强CT或磁共振扫描，或超声造影随访，肿瘤消融病灶内动脉期局部有强化，提示有肿瘤残留。完全消融后应定期随访复查，通常情况下每隔2～3个月复查超声、磁共振或CT，以便及时发现可能的局部复发病灶和肝内新发病灶。消融治疗具有微创、安全、简便、易于反复施行的优点，且能够有效地控制肿瘤进展。

2. 肿瘤标志物　血清甲胎蛋白、异常凝血酶原Ⅱ水平常作为评价指标，要求每2～3个月复查一次。

（九）典型病例

男性患者，56岁，肝右叶占位性病变，穿刺病理学结果为肝细胞癌，行冷冻消融局部治疗，如图4-4-8所示。

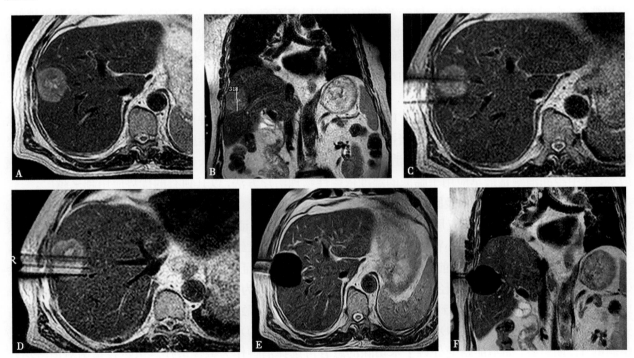

图4-4-8　磁共振导引肝细胞癌冷冻消融

A、B. 磁共振T₂WI横轴位与冠状位图像清晰显示病灶大小与位置；C、D. 磁共振导引下平行穿刺5根17G冷冻探针；E、F. 开启消融后，在横轴位及冠状位两个方位显示冷冻冰球的信号缺失区完全覆盖肿瘤。

（李成利　焦德超　柳明　张欣　鲁东　杨坡）

第五节 肾癌消融治疗

一、肾癌消融治疗的现状与进展

肾癌是来源于肾小管上皮细胞的恶性肿瘤，根据病理学特征不同可分为透明细胞癌、乳头状细胞癌、嫌色细胞癌、集合管细胞癌以及其他未分型癌。其中肾细胞癌（Renal cell carcinoma，RCC）最为常见，RCC 多起源于肾皮质，是继前列腺癌和膀胱癌后最常见的泌尿生殖系统恶性肿瘤。每年约有 40 余万患者被确诊为 RCC，并呈每年 2%～3% 的增长趋势。大部分 RCC 是通过查体影像检查发现的，约 10% 的患者因为出现血尿、腹痛及可触及的腹部包块而确诊。除此之外，约 20% 的患者因出现副瘤综合征，如血钙升高、红细胞增多、血压升高以及库欣综合征表现而确诊。

目前 RCC 的治疗主要包括外科手术切除、局部治疗如放疗或介入治疗以及全身治疗如靶向、化疗及免疫治疗等。根据病变的位置及分期可选择个体化治疗方案，对于病灶较为局限（如 TNM 分期 $T_{1\sim2}N_0M_0$）的患者，可考虑外科手术根治性切除术（radical nephrectomy，RN）。为了最大可能保留患者肾功能，可选择保留肾单位的部分切除术（partial nephrectomy，PN）。相对于外科手术根治性切除，保留肾单位的部分切除术后心血管事件发生率减低并且总生存率有所提高。但对于年龄较大或身体素质较差的患者，或确诊时已出现转移的患者，则失去外科手术的机会。随着介入治疗技术的进步，经皮介入治疗由于其微创性、安全性高逐渐被广泛应用于临床，尤其是肿瘤患者的治疗。

对于 RCC 患者，经皮介入治疗可在彻底消融肿瘤的同时最大程度地保留患者肾脏功能。由于其安全性及微创性，对于已经出现远处转移的患者，可将经皮消融治疗与内科治疗如靶向或化疗以及免疫治疗相结合，实现患者获益最大化。尽管新的治疗办法层出不穷，但对于晚期 RCC 患者，其生存期仍较低。

由于影像技术的发展，无症状肾癌的检出率逐年升高，国内有文献报道为 13.8%～48.9%，平均为 33.0%。根治性肾切除术一直是肾癌传统的治疗方法，肾癌的 5 年生存率未累及集合系统时为 64.7%，累及集合系统时仅为 45.5%。对于小肾癌和难以手术的患者则提倡保留肾单位手术（nephron-sparing surgery，NSS）。

近年来，一些临床研究证实，对于 T_{1a} 期肾癌和最大径 <4cm 的肾肿瘤，保留肾单位的肾脏部分切除术和根治性肾切除术疗效相同，且前者能保护大部分肾功能。NSS 包括腹腔镜部分肾切除术（经腹及经腹膜后）、肿瘤剔除术、冷冻消融、射频消融、高强度聚焦超声、微波消融、激光诱导间质热疗、间质光子辐射等，其中冷冻消融是最早应用于临床的温度依赖性物理治疗方法，以其独有的优势应用越来越广。

（一）肾癌消融常见技术及原理

随着消融技术的普及和应用，肾癌的治疗手段也随着适应证的变化逐渐从外科切除到消融治疗转变，尤其对于最大径≤4cm 的小肾癌，如 T_{1a} 期肿瘤，消融治疗已经逐渐成为 RCC 治疗的常用手段之一，并取得了良好的治疗效果。目前临床指南对消融治疗肾癌适应证选择标准尚不统一：美国泌尿外科学会（AUA）指南中认为，治愈最大径 <3cm 的肿瘤时消融治疗可作为外科手术切除的替代治疗方案；美国临床肿瘤学会（ASCO）指南中提到，消融治疗可在其能够完全消融肿瘤时作为手术切除的替代治疗方案；美国国立综合癌症网络（NCCN）指南和欧洲泌尿外科学会（EAU）指南中提到，对于因高龄或有其他合并疾病的 T_{1a} 期患者，如不能耐受外科手术切除的患者可选择消融作为替代治疗。虽然各指南对消融治疗应用范围及时机的标准尚不统一，但其治疗肿瘤的效果已经充分得到了肯定及认可。

目前最常用的 RCC 消融治疗手段包括：高温消融如射频消融、微波消融、HIFU 消融；常温消融如不可逆电穿孔（irreversible electroporation，IRE）、立体定向放疗；低温消融如冷冻消融等。

1. 射频消融（radiofrequencyablation，RFA） RFA 设备产生频率在 461kHz 的高频电流，通过消融电

极针释放到消融区域内，引起消融区内离子振荡、摩擦产生高温，导致细胞出现凝固性坏死及微血管血栓形成来灭活肿瘤细胞。当局部温度达到 60℃ 以上时即可引起肿瘤细胞蛋白质变性，通常我们使用的 RFA 设备可将消融温度维持在 60～90℃，既可保证肿瘤细胞发生凝固性坏死，同时又可避免局部组织炭化，是 RFA 的最佳温度。

RFA 是最早用于治疗 RCC 的消融技术，多用于 T_1 期 RCC 治疗，尤其是 T_{1a} 期肿瘤，5 年生存率可达 90% 以上。而 T_{1b} 期患者则相对较差，因此对于最大径≤4cm 的 RCC，RFA 可取得较可观的治疗效果。当然，也有研究证实，对早期肾癌 RFA 治疗疗效与肿瘤大小相关，对于最大径≥3cm 的病变患者生存期较 <3cm 的病变明显降低，因此，对于最大径 <3cm 的早期 RCC，RFA 可作为首选治疗方案。当然，由于 RFA 治疗的微创性及安全性，对于最大径较大的肿瘤，合并有患者身体情况较差、无法耐受外科切除手术时，也可作为推荐治疗方案。

影像技术导引下的经皮 RFA 治疗由于其操作较为简便，可重复性强，可对较大的肿瘤择期进行二次消融，增强肿瘤治疗效果。

2. 微波消融（microwave ablation，MWA） 微波消融通过产生频率为 900～2 450MHz 的电磁波，引起消融区域内水分子高速运动及摩擦，迅速产热引起消融区域组织发生凝固性坏死。其肿瘤灭活原理与 RFA 相似，主要是通过局部组织高温引起细胞凝固性坏死。

与 RFA 不同的是，MWA 受组织诱电率影响高而受组织导电率影响较低，且大部分肿瘤组织诱电率高于正常组织，因此对 MWA 较为敏感。MWA 温度升高相对 RFA 更快、温度更高且受热沉效应影响更小，消融效率更高；但相对而来的不良反应也较多，由于消融范围较大，对周围组织热损伤范围较广，尤其是肾肿瘤距离集合系统较近，进行消融时应特别注意。

李臻等报道了 TACE 联合 MWA 治疗的 13 例病理确诊的 RCC 患者，手术技术成功率为 100%。术后 1、3、6 个月完全缓解率（CR）分别为 84.6%（11/13）、76.9%（10/13）、75%（9/12），部分缓解率（PR）分别为 15.4%（2/13）、23.1%（3/13）、25%（3/12），客观缓解率（CR + PR）均为 100%。中位生存期为 29.3 个月，6、12、18、24 个月总生存率分别为 92.3%、92.3%、58.7%、58.7%。

3. 高强度聚焦超声（high-intensity focused ultrasound，HIFU） HIFU 利用超声波的可聚焦和组织穿透性，将体外超声波聚焦在体内的病灶内，通过高温杀灭靶组织内肿瘤细胞。其肿瘤杀伤效应类似于热消融，最终引起消融区域内组织凝固性坏死。

HIFU 在肾癌治疗中的应用并不像其他消融方式广泛，主要原因为体外 HIFU 治疗时，患者呼吸会影响治疗时对靶组织的精准定位，增加周围正常组织损伤风险，且治疗通路中脂肪组织对声能的吸收及富血供肾组织的热沉效应影响，使得消融不够彻底，易造成肿瘤复发。经腔镜 HIFU 虽然缩短了声通道的距离，但体内超声探头治疗受体积和活动范围限制，对较大肿瘤消融受限，因此使用并不广泛。

4. 冷冻消融（cryoablation） 冷冻消融是一种通过低温杀灭肿瘤细胞的消融技术，通过高压气体短时间内迅速膨胀产生的温度变化，破坏肿瘤细胞结构。目前最常用的冷冻消融技术为氩氦刀，消融时冷冻温度可达到约 −160℃，使细胞外基质迅速结冰，细胞内外渗透压改变，细胞皱缩，随后细胞内冰晶形成，对细胞器及细胞膜产生破坏。当复温时消融区域迅速升温，温度可达到约 40℃，再次对细胞造成二次打击。反复的冻 - 融循环使肿瘤细胞迅速崩解，最终达到肿瘤杀伤作用。除此之外，低温对血管内皮的损伤、血管收缩、组织缺血、微血栓及免疫反应等均可对肿瘤的杀伤起到积极作用。

与热消融不同，冷消融在超声、CT 或磁共振导引下可清楚显示冰球大小，术中更易控制消融范围，可避免损伤周围结构。但其同样会受到热沉效应的影响，且冰球边缘温度约 0℃，不能达到细胞致死温度，因此消融时应注意冰球应至少覆盖肿瘤边缘 1cm 正常组织。

5. 不可逆电穿孔（irreversibleelectroporation，IRE） 不可逆电穿孔是近年来逐渐兴起的肿瘤消融治疗技术，其利用高压短频电脉冲，在细胞膜上打出纳米级不可逆孔道，细胞内外环境失衡，最终引起细胞破裂死亡。

IRE 可应用于肾肿瘤的消融治疗，并且取得了一定疗效。与其他消融方式不同，IRE 属于常温物理消融技术，因此不受热沉效应影响，且由于其电穿孔消融特性，对于血管及集合系统等正常结构不会造成严重破坏，因此对于靠近上述结构的病灶，IRE 具有治疗优势。但由于 IRE 消融时需使用大量肌松药物，手术需在全麻条件下进行，因此对不能耐受全麻的患者，其应用受到一定限制。

6. 立体定向放疗（stereotactic body radiation therapy，SBRT） 肾细胞癌被认为是一种放疗抵抗性的肿瘤，在传统剂量分割（1.8～2.0Gy/F）照射时，其疗效欠佳。但随着研究发现，RCC 在单次高剂量照射时，其治疗效果明显提升。SBRT 是一种分次剂量高、分割次数少的大分割放疗模式，可在 RCC 的治疗中取得较好疗效。

除了对肿瘤 DNA 具有直接破坏作用外，SBRT 对肿瘤微环境内部分细胞及血管结构的调节作用也使其具有一定的远隔治疗效应。对于病灶较小，且靠近集合系统和肾血管的病变，SBRT 具有一定优势。对于原发肾癌其 2 年局部控制率可达 84%～100%。相对于其他消融技术而言，由于 SBRT 的无创性，对于身体状况较差，或凝血功能较差的患者更为适合。

（二）肾癌消融治疗方案选择

1. 肾肿瘤消融多以冷冻、微波、射频及 IRE 较为多见。

2. 肾肿瘤消融治疗多在影像导引下进行，大部分治疗采取经皮穿刺方式，也有部分治疗在外科开腹术中直视下穿刺完成。

3. 对患者要求而言，除 IRE 和 SBRT 外，经皮消融多采用局麻或静脉麻醉方式，而外科术中消融治疗多采用全身麻醉，因此不同术式中患者应首先能够耐受麻醉。

4. 经皮消融对患者凝血功能要求较高，通常患者需未使用或停用抗凝药物至少 1 周，PLT 在热消融及冷消融中有所区别，通常由于热消融本身具有止血作用，患者 PLT 可适当放宽，约 $\geq 50 \times 10^9$/L，而冷消融则对患者凝血功能要求更高。

5. 对于患者一般状况较差，单侧病变且病灶较小时，可考虑消融治疗。当病灶贴近肾脏血管或集合系统时，可首先考虑 IRE。对于多发肾肿瘤或伴有转移的患者姑息性治疗，也可以选择消融治疗。

6. 当患者伴有严重的肾衰竭、多器官功能衰竭、恶病质时，慎重选择消融治疗。如患者伴有严重凝血功能障碍、病灶周围有重要脏器结构阻挡无安全穿刺路径或病灶侵犯周围空腔脏器时应考虑外照射或全身治疗，消融治疗多不作为选择。

（三）术前准备

1. 影像学及实验室检查 术前应通过影像学检查明确病变与周围结构毗邻关系、病灶侵犯范围以及血供情况。术前心电图、血常规、生化及凝血功能评估消融治疗可行性。

2. 患者准备 术前停服抗凝药物至少 1 周，患者及家属签署知情同意书并进行心理疏导。术前建立静脉通道，预防性应用抗生素及止血药物。对于 IRE，应按照全麻手术标准准备。

（四）手术操作及术后护理

1. 术前根据患者影像资料进行穿刺路径规划，选择合适体位。

2. 麻醉后，根据病灶大小及位置进行"步进式"布针，进针时应尽量采取最短进针路径，并避开重要血管及其他结构，使有效消融区域能够完全覆盖肿瘤边界。

3. 通过影像学导引手段术中监测穿刺针位置，当布针完成后进行消融，术中间断通过影像学图像监测消融范围及程度。

4. 消融同时应注意实时心电监测。

5. 冷消融患者术中应采用温毯进行保温。

6. 对于病灶邻近周围肠管时，可在局部注射无菌空气或液体，对肠管进行物理分离，避免消融时温度过高/低引起肠管损伤。

7. 消融结束后拔除消融针，局部按压止血，粘贴无菌敷料并进行全腹部 CT/磁共振/超声检查，确定有无出血或其他相关并发症发生。

8. 患者安返病房后应进行持续生命体征及肾功能监测,预防性抗感染治疗,对于有出血或疼痛的患者应对症进行处理。

9. 肾癌冷冻消融术后释放出大量代谢产物,肌红蛋白、肌酸、肌酐等物质,其中大量肌红蛋白需肾小管滤过,在酸中毒、酸性尿情况下可沉积于肾小管,形成肌红蛋白管型,加重肾损害程度。需要进行碱化尿液,促进毒性物质的排泄,保护肾脏功能。

(五)并发症及处理

1. 热消融治疗 RCC 的并发症包括局部出血、集合系统损伤、输尿管损伤以及对周围组织的热损伤等。

由于 RFA 时热辐射范围无法在术中得到实时监控,消融区域内温度分布也难以得到监测,因此,对于肿瘤周围组织如肾盂、输尿管肾血管等,可能会产生不同程度的热损伤,因此消融参数设定、术中超声 /CT/ 磁共振实时或间断扫描监测对于预防并发症发生十分重要,间断性消融可根据术中影像学表现进行参数调整,避免热损伤出现。

术后即刻进行增强扫描或超声造影可帮助识别血管损伤,避免消融术后局部或腹腔内出血。在经皮消融治疗时,对于位置距离血管、输尿管等重要结构较近的病变,可通过气体隔离或水隔离技术将组织进行分离,避免消融时高温损伤上述正常结构。

2. 冷消融与热消融类似,但由于冰球范围较为明确,可在影像学扫描下进行监测,因此便于控制。

由于冰球边缘温度 −5～0℃ 对肿瘤细胞杀伤作用较弱,可能存在肿瘤边缘消融不彻底,因此布针时应特别注意冰球"有效"杀伤范围。

(六)肾癌的个体化治疗

无论是哪一种消融治疗方案,都存在着本身技术优势与不足,技术选择时应充分评估患者自身耐受能力、病灶特征、远期治疗收益及安全性等多个方面。在单一技术治疗效果欠佳时选择联合治疗方式。目前 RFA、MWA、SBRT、IRE 及冷冻消融都可在局部消融的同时不同程度地激活机体免疫效应,术后联合免疫治疗也取得了一定疗效。局部消融联合化疗及免疫治疗或多种局部手段联合在晚期肾癌患者的治疗中或许可取得更高治疗收益,但消融程度及联合治疗时机仍需要进一步探索。

二、磁共振导引肾癌冷冻消融

冷冻外科手术是最早应用于临床的温度依赖性物理治疗技术,冷冻消融治疗肾肿瘤最早始于 1968年。自 1961 年第 1 台冷冻消融设备问世,最初以液氮作为冷媒剂,越来越多不同部位的肿瘤应用冷冻消融技术得以治疗。然而,冷冻术中由于缺乏精确的导引方式,不能精确、完整地显示深部肾实质的损伤,这就不可避免地造成了消融不完全导致的局部复发及并发症的形成。近年来,磁共振兼容性氩氦冷冻装置已经应用于临床治疗恶性肿瘤。

(一)冷冻消融的机制

冷冻消融是应用高压、常温氩气及氦气直视或在影像导引下利用探针作用于肿瘤区域。其损伤机制是通过低温、冷冻、复温导致靶区液化性坏死。冷冻导致组织损伤的机制包括冷冻过程中对单个细胞的直接损伤及术后几小时到几天通过毛细血管造成的间接损伤,同时,冷冻还可以产生抗肿瘤免疫,包括以巨噬细胞和自然杀伤细胞(NK 细胞)为主的非特异性免疫及以 Treg 淋巴细胞减低、CD4$^+$T 淋巴细胞增多、CD4$^+$/CD8$^+$T 细胞比例升高为主的特异性细胞免疫。

冷冻对细胞的直接损伤是指低温时细胞的代谢与结构发生改变,伴发细胞内 pH 的改变、蛋白质的变性和细胞膜的破坏。冷冻温度达 0℃ 以下时,细胞间质内冰晶形成,细胞内外电解质改变、胞膜两侧渗透压平衡被打破,继而导致细胞脱水、细胞膜的损伤,−60～−50℃ 时细胞内形成冰晶,通过机械损伤造成细胞的直接死亡。冷冻通过脉管系统造成的损伤包括冷冻后小血管收缩,毛细血管迅速闭塞,微循环停止,细胞由于缺血而死亡。

Giampapa 实验研究表明，复温至 −20℃ 时靶组织内可见血管循环停滞。一些小血管复温 3～4h 后完全闭塞，较大管径血管可能 24h 后才闭塞，最终导致靶组织缺血坏死。但对于直径 >4mm 的血管，由于热池效应，能很好地耐受冷冻，使得近大血管的肿瘤根治成为可能。

在肿瘤的边缘区域，亚致死温度会诱导细胞凋亡，减少术后残留灶。肿瘤边缘因易残存，往往需要对其周围 1cm 以上的正常组织进行冷冻。研究发现，数次冷冻解冻过程可以扩大组织坏死范围，特别是在冷冻区的周边部分。形成相同直径冰球，第 2 次循环要比第 1 次所用时间缩短，较一次冷冻消融效果好。

（二）冷冻消融肾肿瘤的动物学基础研究

经皮冷冻消融治疗肾癌的实验性研究已在兔、猪肾上开展。Janzen 等研究猪肾脏冷冻灶的病理改变及其对集合系统的影响。对 11 头雌性猪行冷冻消融，共形成 13 个急性冷冻灶，10 个慢性冷冻灶，分别于冷冻术后 2h 及 30d 观察病理变化。Sung 等对 12 头雌性猪双侧肾脏行冷冻消融，术中使冷冻灶累及集合系统，并分别于术后当时、术后 1 个月及 3 个月分别观察病理变化。Shingleton 等对 3 头猪行冷冻消融，共形成 6 个冷冻灶，并于术后 7d 观察病理变化。

上述研究结果显示，急性冷冻灶（术后当时、术后 2h、术后 1 周）肉眼可见冷冻探针入路周围的出血。组织学切片苏木精 - 伊红染色呈明显的 4 个区带：中心区域是完全均匀的凝固样坏死，其外围是宽约 1mm 的中性粒细胞浸润带，浸润带周围是出血带，出血带外围是 1～4mm 宽的退变和纤维化区域。位于皮质的冷冻灶中心的完全凝固样坏死包括所有的组织结构：肾间质、血管、肾小球和肾小管。而位于肾实质深部紧邻肾髓质的急、慢性冷冻灶，可见其小叶间动脉部分保留，表现为内皮细胞层完整，平滑肌细胞核正常，动脉腔内无明显纤维素凝块。对集合系统的研究也表明，肾实质深部的急慢性冷冻灶泌尿道上皮结构部分保留。

慢性冷冻灶（术后 1、3 个月）肉眼表现为黄色的瘢痕收缩灶。组织切片可见中心坏死区周围肾实质纤维化及慢性炎细胞浸润，泌尿道上皮再生，伴有固有层瘢痕形成。术后 3 个月冷冻灶累及的集合系统完全由纤维瘢痕愈合。

（三）磁共振导引肾癌冷冻消融技术的优势

影像导引下肾肿瘤冷冻消融是新近应用于小肾肿瘤的治疗方法。这使得深部肾肿瘤经皮冷冻消融成为可能，常见的导引方式包括 US、CT 及磁共振。某些情况下，手术可以通过体外装置实施，较具有优势的是腹腔镜导引下的肾脏冷冻术。

1. US 具有很多优势，被认为是最早用于经皮肾脏冷冻消融的导引方式。超声应用范围广、价格较低，对患者及手术者没有放射性损伤，术中能够多平面成像，能够实时导引探针植入。但是超声的应用受手术者操作经验限制，并且其对组织的穿透力也不尽如人意。US 不能透过冰球，术中冰球表现为壳状强回声伴后方声影，这就使得临床医师不能清晰观察到冰球的完整形态及其与周围结构的关系，对需要多针治疗的较大的肿瘤，探针再次定位并达正确位置较为困难。尤其当病灶累及集合系统时，US 显示欠佳。同时，由于缺乏合适的声学参数，冰球内部的温度分布也无法监控。虽然超声三维技术近年有了长足进步但应用于临床仍需更加精确。

2. CT 是目前应用范围最广的肾肿瘤冷冻消融导引方式，因为它能够较好地分辨周围的组织，清晰地显示冰球形成情况，与周围正常组织相比，冰球在 CT 上表现为明显的低密度。虽然与磁共振导引方式相比，术中扫描时间短，总的手术时间少，但不可避免的是，CT 对患者及手术者有明显的放射性损伤。仅能进行单层面轴位或轴旁成像，并且术中需要平扫观察消融区域情况，由于影像学导引和定位脱节、扫描机架限制最佳进针路径的选择，经常造成靶点定位不准，治疗失败。

3. 磁共振具有明显的优势，磁共振无电离辐射，具有较高的时间及空间分辨率，对软组织显示清晰；任意层面成像，能够显示精细解剖结构，区分病变组织与周围正常组织；能清晰地显示冰球边界及形成过程，冰球质子弛豫时间不同于水质子，T_1、T_2 弛豫时间延长，多个磁共振序列上冰球显示为无信号，T_2WI

表现为明显的低信号；能够实现真正的多平面成像及三维导航；可以进行组织弥散和灌注成像以便更准确地评价治疗效果及确定治疗"终点"；最重要的是，磁共振能进行靶组织的实时温度检测，因其成像敏感性和弛豫机制的温度依赖性特别适于显示及控制组织的热能蓄积，从而为激光诱导间质热疗和冷冻消融治疗提供了最佳监控手段。

增强磁共振图像与病理结果相关性好，病理对照研究表明，磁共振可以显示 2～3mm 的凝固性坏死区域。目前，已经研制出所需时间较短且成像质量较好的术中扫描序列，但是磁共振导引方式仍存在一些缺憾：磁共振价格昂贵、手术时间相对较长，并且手术室内要除外金属干扰，例如植有心脏起搏器及其他金属植入物的患者不适宜此种手术导引方式，磁兼容性的手术器械也有待进一步研发。

4. CBCT。2010 年，Dyche 等首次将 CBCT 应用于泌尿外科的治疗中，对 CBCT 导引下经皮冷冻消融体外及活体猪肾模型的成像质量进行了研究，CBCT 潜在应用价值、安全性及较低的价格被认为是其优势，特别是 CBCT 可移动的 C 型臂 X 射线机利于探针的植入。除此之外，设备较小，能够在任何所需方位进行标准透视观察；手术花费少；手术者及工作人员所受的剂量与普通透视点片相仿。

Daly 等证实了 CBCT 术中扫描的射线剂量等同于或低于普通颅脑 CT 诊断性扫描的剂量，重复性较好。但实际上，CT 和 CBCT 导引下术者及患者实际放射剂量依赖于很多因素，没有精确的手术设计，所受放射剂量只能是推测。由于软组织分辨率低，CBCT 能够区分体外肾脏组织与水，但不能显示精细解剖；对于活体猪肾脏只能显示肾脏轮廓，对血管及集合系统显示不清；能够实时导引观察穿刺针位置及穿刺路径，但不能追踪冰球形成情况。相比之下，CT 及磁共振的导引方式更具有优势。CBCT 的另一个优势是，注入对比剂后，能够得到集合系统的三维图像，利于肾造口术及肾结石的定位。研究发现，相对于冷冻消融，CBCT 可能更适合应用于射频消融中。

5. 内镜及外科术中导引定位比经皮治疗要准确，但费用增加、损伤较大，患者恢复慢。

（四）肾肿瘤冷冻消融治疗的现状

Sewell 等对 103 例患者的 120 个肾肿瘤病变行磁共振导引的经皮冷冻消融治疗，肿瘤最大径为 1.1～7.5cm，术后随访 4～99 个月。91 例患者随访期间无复发，总生存率为 90.2%，肿瘤特异性生存率为 97%。

Silverman 等对 33 例患者的 40 个肾肿瘤行磁共振导引冷冻消融治疗，肿瘤平均最大径为 2.6cm（1.0～6.0cm），术中使用探针数目为 1～5 个。术后随访 3～43 个月，增强 CT 或磁共振病变无强化作为治疗有效的标准，其中仅 2 个肿瘤出现强化结节并经证实为肿瘤复发。

Gupta 等对 20 例患者的 27 个肾肿瘤行 CT 导引下经皮冷冻消融治疗，肿瘤平均最大径为 2.5cm，平均随访 5.9 个月，仅 1 例出现并发症。

Bassignani 等对 4 个肾肿瘤行超声导引冷冻消融，随访 3～13 个月，显示肿瘤特异性生存率为 100%。目前尚需长期的随访结果进一步证实冷冻消融治疗肾癌的疗效。

肾癌冷冻消融应用于临床时，并发症的发生率各家报道不同，综合文献报道冷冻消融尚未见严重并发症，都缺乏大规模循证医学的证据。Tsivian 等对 123 例患者进行经皮肾癌冷冻消融治疗，发现 26 例（21.1%）患者术后存在并发症。并发症较轻微，例如疼痛和感觉异常，多为 Clavien 系统分级 1～2 级（20.3%、5.6%，$P=0.001$），多因素分析证明，年龄及体重指数与并发症发生率呈负相关，而性别、肿瘤多发和术前合并症的存在增加了术后并发症的危险性。研究证实，经皮冷冻消融（percutaneous cryoablation，PCA）并发症较腹腔镜下冷冻消融（laparoscopic cryoablation，LCA）程度轻并且可能仅仅是暂时的，但其发生率高于 LCA，然而经统计学分析显示，最终手术方式的选择与并发症发生率无关。PCA 虽然是微创手术，大多数的并发症是轻微的，但是仍然有高达 3.6% 病例术后发生严重（Clavien 系统分级 3～4 级）并发症。

PCA 术后并发症发生率明显低于完全切除术或经腹腔镜保留肾单位手术，但是冷冻消融存在术后残留及复发率问题，这就限制了其在年轻、身体素质好的患者中的应用。因此，冷冻消融更多地被用于年老体弱的患者。多个研究中心证实 PCA 术后并发症发生率为 14.4%，且多为疼痛或感觉异常，与 Tsivian

等的研究结果相似。Bandi 等对 20 例 PCA 术后患者并发症发生率进行研究,发现 PCA 术后并发症发生率为 20%,并且有一半患者仅表现为腹部疼痛。与此类似,Hinshaw 研究了 30 例 PCA 患者,并发症发生率为 13%。值得注意的是,在他们的研究中,严重的并发症包括房颤、术中肠道损伤、需要保守治疗的呼吸窘迫。同样,侧腹部疼痛 / 感觉异常也占了 PCA 术后并发症的一半。

(五)磁共振导引肾肿瘤冷冻消融

1. 适应证

(1)最大径 <3cm 的实性肾肿瘤、存在高度手术风险的老年患者。

(2)孤立肾患者(曾行单侧新根治性肾切除术,现对侧出现转移)。

(3)双侧多发肿瘤患者,如具有家族遗传趋势肾多发肿瘤综合征(von Hippel-Lindau 综合征)患者。

(4)相对适应证为囊性肿瘤、位于肾门或肾内、最大径 <4cm 的年轻患者。

2. 操作方法

(1)术前磁共振扫描确定肿瘤大小、位置,若拟行消融的肿瘤位于肾上极靠近肋胸膜、输尿管、肠管或其他重要结构,术前有必要进行俯卧位 CT 或磁共振扫描,以明确周围结构,避免损伤。需要注意的是,肾周结构与体位关系密切。肠管及肋胸膜随着体位变化而不同,而输尿管及肾脏本身的脉管系统随体位变化改变不明显。

(2)术中选择合适的体位及进针路径,避免因损伤周围组织造成的并发症至关重要。

(3)磁共振导引下肾脏冷冻消融多选择背侧卧位,侧后路径穿刺。

(4)磁共振预扫描图像上确定体表进针点,常规消毒、铺巾、局麻后,磁共振导引下,单支或多支氩氦冷冻探针准确穿刺至病灶内,并行 CBASS 序列或 FE 序列确定穿刺针位置理想。

(5)开启氩氦冷冻装置,冷冻 - 复温两个循环(冷冻 12min,复温 1min×3 次),与射频消融不同,冷冻消融所需时间并没有临床明确规定,复温所需时间以能够无创伤地拔出探针为准。

3. 肾脏冷冻消融研究中存在的问题 多项研究结果显示,冷冻消融治疗小肾癌的研究来自同一个研究所,并且样本量少、术后随访时间短(平均 18.7 个月)。

与外科手术相比,冷冻消融显而易见的优势是能够更好地保护肾实质,避免了肾脏集合系统及肾组织结构重建。但对于术后肾脏功能的研究很少,大多数研究只是局限于术后激素水平的变化。对肾功能更精确的评价应该包括术前术后检测值,例如通过肾图观察肾小球滤过率的变化,以此从理论上印证冷冻消融的优势。

从肿瘤学的角度讲,冷冻消融最主要的问题是手术治疗有效的标准尚未明确。文献中也没有统一的标准定义冷冻消融术后肿瘤的复发。Adam 等将术后横断面扫描图像无强化、肿瘤体积减小定义为手术有效,手术失败包括术后≤6 个月内发现肿瘤消融不完全及术后 6 个月以后发现肿瘤复发、影像上显示强化。

大多数文献作者将影像学检查无强化定义为肿瘤治疗有效,但是有研究明确指出,即使对于没有强化的部分肿瘤,术后活检仍能检测到肿瘤组织。国内史德刚等提出对于靶区的消融疗效应该提出新的评价标准,即结合影像学和病理学制定的标准。

研究显示,术后手术区域常规行活检的缺失可能导致高估了手术有效率,事实上,基于大多数小肾癌的惰性的特征,术后长期随访(例如 10 年)对于预防临床及放射学复发是必要的。

总之,冷冻消融是治疗小肾癌的可选择的手术方式之一,其临床效果也已得到肯定。但手术后迹象、生物学意义、局部血供改变对患者即刻和远期疗效的影响亟待解决。证实冷冻消融是有效的替代部分肾切除术(NSS)治疗小肾癌的手术方式仍需要长期、可预见的、随机的临床试验加以证实。

(六)小结

目前对肾癌冷冻消融治疗效果多是中短期观察,远期疗效有待于大量随访观察。肿瘤是一种全身性疾病,在治疗过程中应注意综合疗法的应用,如何将局部冷冻消融与其他介入方法合理配伍等也是今后值得探讨的问题。随着科学技术的发展,新技术的进一步研究,冷冻消融联合动脉化疗栓塞术的双介入、动脉栓塞后射频治疗以及冷冻消融联合免疫抑制剂、免疫调节剂等综合治疗有望得到进一步推广,冷冻消融必然在恶性肿瘤的治疗中占据不可替代的地位。

(七)典型病例

【病例1】男性患者,82岁,右肾部分切除术,术后复查残余右肾癌,大小为2.2cm×2.1cm×3cm,行冷冻消融治疗,如图4-5-1所示。

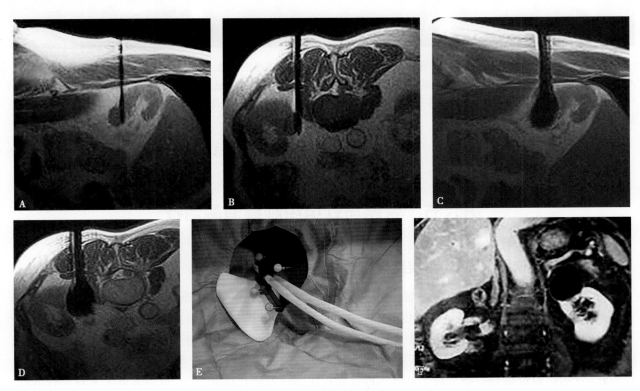

图4-5-1　磁共振导引残余右肾癌冷冻消融

A、B. 磁共振导引冷冻探针穿刺残余右肾癌内,冠状位与横轴位示靶定病灶内;C、D. 冠状位与横轴位的FSE-T$_2$WI显示冷冻冰球与病变关系;E. 冷冻消融术中图像;F. 消融术后1个月,强化CT示消融完全液化性坏死,未见异常强化病灶。

【病例2】男性患者,66岁,左侧肾透明细胞癌,选择磁共振导引左侧肾癌微波消融治疗,如图4-5-2所示。

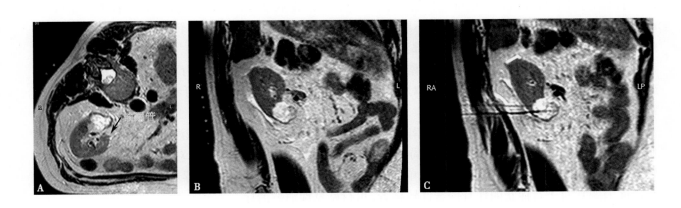

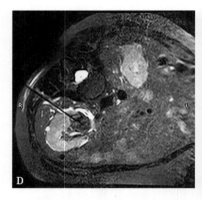
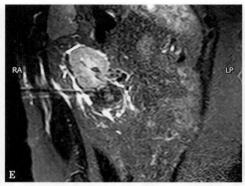
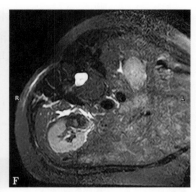

图 4-5-2 磁共振导引左侧肾癌微波消融

A. T_2WI 图像清晰显示病变与输尿管关系；B. 术前鱼肝油栅栏定位穿刺点；C. 磁共振兼容性微波消融针准确穿刺至病灶中心；D、E. 40W 功率 3min 消融后，术中磁共振横轴位与冠状位扫描监控消融范围，T_2WI 低信号改变，凝固性坏死；F. 术后 T_2WI 扫描见腹膜后少量渗血。

（许玉军 刘 超 陈 锦 林征宇 李忱瑞 李成利）

第六节 骨骼与软组织肿瘤消融治疗

一、骨骼与软组织肿瘤消融治疗的现状与进展

在骨骼肌肉系统中，治疗良性肿瘤和恶性肿瘤的传统治疗方式已经逐渐被经皮热消融所替代。骨样骨瘤是良性的，但常引起明显疼痛的皮质骨肿瘤，消融已经成为其标准治疗。在恶性肿瘤的背景下，骨是常见的转移部位，有近一半的癌症患者伴有骨转移。虽然患者可能获益于全身治疗（化疗、激素治疗或应用放射性药物和双膦酸盐），但更常见的是外照射放疗或止痛药物（阿片类药物和非甾体抗炎药）。尽管如此，骨痛仍很难得到控制。对于某些病理性骨折或即将发生骨折的患者，可能需要手术稳定骨结构。然而，晚期肿瘤和基础功能状态较差的患者通常不适合手术。消融已经在几项前瞻性临床试验中被证明对缓解骨转移性疼痛是有效的。

射频消融和冷冻消融治疗骨转移瘤已被证明可以减轻疼痛，改善日常生活能力，并减少阿片类止痛药的需求。消融也可能在肿瘤的治疗中发挥作用，如果不进行治疗，肿瘤会继续生长，并通过占位效应对邻近的重要结构进行压迫。

2018 年《骨肉瘤临床循证诊疗指南》提出，对于骨盆骶骨的骨肉瘤，手术切除无法达到外科手术边界的，可以通过计算机导航技术精确定位射频消融范围，对局部病灶进行治疗，从而缓解患者不适症状，减小手术创伤，改善患者生活质量；对于不愿进行广泛手术切除的患者和合并肺转移的原发骨盆骶骨骨肉瘤，也可以采取射频消融的方式进行局部治疗。

2020 版 NCCN《骨肉瘤临床实践指南》中提出，对于转移性软骨肉瘤，若为寡转移，转移灶可切除则建议手术切除，不可切除则建议放疗。对于出现广泛转移的病例，局部治疗可考虑手术、放疗或消融治疗，以缓解症状；全身治疗可考虑化疗。

2020 版 NCCN《软组织肉瘤诊疗指南》中指出，Ⅳ期软组织肿瘤（伴有区域淋巴结转移或远处转移）：单一器官发病肿瘤可局部治疗的，推荐局部消融治疗（射频消融或冷冻消融）；对于有症状的伴有侵袭性转移者，可行姑息性消融；肿瘤复发时，单一器官发生肿瘤可局部治疗的，推荐局部消融治疗（射频消融或冷冻消融）；对于有症状的伴有侵袭性转移者，可行姑息性消融治疗。

骨骼肌肉系统肿瘤中的大多数经皮热消融手术是在 CT 导引下进行的。虽然 CT 使用方便，并且很

容易与所有的消融技术兼容，但它并不是定位和定性骨和软组织肿瘤的最佳成像方式。尤其是在 CT 导引的射频消融或微波消融过程中，无法实时监测消融区的温度。此外，冷冻消融过程中产生的低密度冰球可能很难与硬化骨或低密度软组织结构相区别。与 CT 相比，磁共振非常适用于骨骼肌肉系统病变经皮介入治疗过程中的病灶检出和导引。利用磁共振温度成像，可以实时监测消融区，并避免损伤邻近的重要结构，如脊髓、神经根或周围神经。在冷冻消融期间，冰球在 T_1 和 T_2 加权磁共振图像中都能很好地勾画出来，并利用多平面成像很好地显示冰球与周围结构的关系。因此，磁共振是导引骨骼肌肉系统消融治疗的最佳方式。现介绍磁共振导引骨骼肌肉系统的现状与进展。

（一）磁共振导引骨骼肌肉系统肿瘤激光诱导间质热疗

骨骼肌肉系统肿瘤激光诱导间质热疗（laser-induced interstitial thermotherapy，LITT）在释放激光加温过程中，磁共振可以进行不同序列的监测。利用水质子共振频移的温度敏感性，将梯度回波采集的相位图像转换为组织温度变化，将得到的温度图以及预测的热损伤区域叠加在解剖图像上，并显示在监视器上以供实时评估。在导管附近设置高温控制点，以防止过热和保护纤维。在邻近的重要结构上设置低温临界点，以避免这些区域不必要的热损伤。消融后，进行增强扫描显示消融区为无灌注区域。磁共振温度成像评估的热损伤区域与增强后消融区的无灌注区域应该是相关的。在一项对 10 例转移性骨肿瘤患者进行的前瞻性研究中，KaMRIan 等收集并分析了磁共振温度成像数据，以确定观察到的温度与增强后磁共振确定的最终消融区大小之间是否存在相关性。假设由 60℃ 等温线的磁共振温度估计预测的消融区域将完全落在消融区域内。事实上，当等温区与消融区相对照时，显示出很强的相关性。初步结果提示，磁共振温度成像反馈可能替代激光诱导间质热疗治疗骨病变后的增强磁共振图像，因此，磁共振温度成像对消融区的监测和控制是有用的。

磁共振导引下实时磁共振温度成像激光诱导间质热疗可应用于硬膜外恶性压迫患者的多模式治疗。脊柱立体定向放疗（SBRT）正在被越来越多的人接受，并正在取代传统的外照射疗法来治疗脊柱转移瘤。尽管放疗区轮廓精确，对邻近结构的辐射急剧衰减，但放射性脊髓病的风险限制了对硬膜外肿瘤的有效剂量，这反过来又导致常规放疗的硬膜外复发率从 7%～26% 不等。目前关于 SBRT 后复发率的数据很少，但为了避免放射性脊髓病，必须减少对硬膜囊的剂量。通常，需要手术来切除硬脑膜附近的硬膜外肿瘤，以便减少放疗所需剂量。为了取代这种手术切除，Tatsui 等对硬脑膜附近的硬膜外肿瘤进行了激光诱导间质热疗，同时通过磁共振温度成像实时监测消融区。他们能够监测硬膜外肿瘤和硬脑膜交界处的单个像素的温度。在这个交界面上设置 50℃ 的温度上限，避免了对脊髓的热损伤。患者在消融后 3d 内还接受了 1～3 次的 SBRT。Tatsui 等认为，这种微创技术具有手术风险低、住院时间短、对肿瘤其他治疗影响小等优点。

（二）磁共振导引骨骼肌肉系统肿瘤冷冻消融

进行磁共振导引的肿瘤冷冻消融，需要使用与磁共振兼容的冷冻消融系统。根据肿瘤的大小，使用 2 个或更多的冷冻探针进行 2 个冻融循环，每次持续 10～15min，或者直到冰球达到所需的大小并覆盖预定的靶点。为了监测冰球的形成，使用 B-SSFP、HASTE 或 T_1WI 3D 梯度回波采集多平面图像。除了标准的轴位、矢状面和冠状面之外，还可以将图像以平行和 / 或垂直于单个冷冻探针的平面进行成像，以更好地显示冰球与相邻解剖结构的关系。在所有不同的脉冲序列中，冰球的大小大致相似，表现为低信号，并与骨骼、软组织或脂肪有明显的分界。B-SSFP 序列通常因其对病灶、周围解剖结构、血流和冰球进行快速而高分辨率显示而被首选。然而，当放置多个冷冻探针时，敏感伪影可能会模糊感兴趣的区域。在这些情况下，多采用 HASTE 或 T_1WI 序列来显示感兴趣区。

Tuncali 等报道了在磁共振导引下冷冻消融了 27 例邻近重要结构的骨和软组织转移瘤。19 例患者中有 17 例（89%）肿瘤相关疼痛得到成功缓解。局部无进展生存期为 3～18 个月，平均 5.6 个月。27 个肿瘤中有 22 个肿瘤（81%）被消融，没有损伤邻近的重要结构，包括脊髓、结肠、膀胱和尿道，这说明磁共振能够被成功地用来监控冰球的大小，使冰球的边缘与重要结构保持分离。

Ziev 等报道了 14 例脊柱转移瘤患者在磁共振监测下接受冷冻消融治疗。手术在先进的影像手术室中进行,同时使用 CT 和磁共振导引消融探针进入脊柱并实时监控冷冻消融。在 10 例硬膜外肿瘤患者中,有 7 例接受了术后影像学复查,其中 71% 的患者评估肿瘤负荷稳定或减轻,63% 的骨消融术患者在治疗后影像学检查提示观察到骨再生。患者在术前和术后均进行疼痛视觉模拟评分,消融后这些评分明显降低,且没有并发症发生。

Thomas 等对 2 例压迫神经的椎管内硬脊膜外肿瘤患者进行磁共振导引监测经皮冷冻消融,早期结果良好,发现支持骨再生,也成功达到神经减压,不需要开放手术切除和内固定融合术。但需要进一步的研究来确定神经减压的持续时间和再生骨的长期稳定性。

(三)磁共振导引骨骼肌肉系统肿瘤高强度聚焦超声治疗

与其他热消融技术相比,HIFU 的主要优点在于它能够快速加热靶区组织,而不需要插入任何探针,并且不会严重影响沿超声传播路径上的组织。治疗效果是通过热和非热相互作用机制获得的。超声可以通过黏性加热、声空化或它们的组合来非侵入性地产生不同的生物效应。在低强度时,声流可能很明显,但在较高强度时,黏性加热和声空化通常占主导地位;对于超过临界阈值的压力,由于蒸汽腔("气泡"或"空洞")的形成而发生空化。

聚焦超声通常由相控阵多元换能器产生,产生的波束从皮肤表面进入人体,穿过不同的组织到达靶区,将大部分能量传递到那里。根据靶区的吸收率、深度以及沿着超声传播路径(靶区之前)上组织的特性,可以将靶区组织加热到凝固性坏死。另一方面,未在近场或靶区中传递的能量仍然会影响远场(靶区之外)的结构。靶区组织内能量的真实沉积不仅取决于超声参数(例如声强、暴露时间等),还取决于组织特性、结构和功能状态。

术中磁共振可以使用通过磁共振测温功能近实时地监测靶区内的温度,并计算出治疗区域所接受的热量。磁共振导引聚焦超声(MRIgFUS)分别于 2007 年和 2012 年被 CE 和 FDA 批准用于治疗转移性骨肿瘤的癌痛。在 MRIgFUS 中,具有最大吸声能力的组织是最理想的靶区,而在骨骼肌肉系统中,皮质骨和高密度纤维组织就是具有最大吸声能力的组织。因此,用于骨骼的超声波功率通常很低,使得治疗对周围组织更加安全。此外,焦点大小可能很大,因为焦点可以放在皮质骨之后,以利用沿皮质面的热量分布(需要的超声波较少)。磁共振导引高强度聚焦超声(MRIgHIFU)最重要的优势是利用磁共振测温功能在术中监控治疗效果。

由于骨骼对超声波的高吸收而产生的热效应,在加热骨骼表面附近的软组织方面构成了一个持续的安全问题。中国的研究人员报道了超声导引 HIFU 治疗原发性恶性骨肿瘤的经验。Chen 等报道了超声导引聚焦超声(USgFUS)治疗 80 例原发性恶性肿瘤的非随机临床研究的长期随访结果:62 例骨肉瘤、1 例骨膜肉瘤和 3 例尤因肉瘤患者接受高强度聚焦超声治疗联合化疗,其余 14 例软骨肉瘤、恶性骨巨细胞瘤、骨膜肉瘤或组织学不明的患者仅行高强度聚焦超声治疗。69 例随访影像显示肿瘤完全消融,其余 11 例患者中,消融覆盖了大于 50% 的肿瘤组织。总的 5 年生存率为 51%,在 69 例完全消融的患者中,在随访期间(5～87 个月)仅有 5 例局部肿瘤复发。所有患者都经历了轻微的疼痛;其他不良事件中,28% 是严重并发症,其中 11 例患者需要手术,8 例患者表现为严重的周围神经损伤。在后一种情况下,受损神经与肿瘤边缘之间的距离小于 10mm,在高强度聚焦超声治疗中,建议 10mm 是避免神经损伤的合理安全界限。

意大利研究人员报道了 MRIgFUS 治疗良性骨肿瘤,尤其是骨样骨瘤的治疗,在有效性和安全性方面取得了出色的结果;特别是一项前瞻性多中心研究,包括连续 30 例非脊柱骨样骨瘤患者,报告了 90% 的临床完全成功率,没有不良事件。MRIgFUS 在骨转移瘤患者中仅发生 4%(4/112)的主要并发症,故此,MRIgFUS 治疗骨肿瘤是安全且有优势的。

磁共振导引骨骼肌肉系统肿瘤消融治疗具有显著的成像优势、导引优势和术中温度监控优势,是一种有前途的骨骼肌肉肿瘤局部治疗的有效手段,值得推广和进一步研究。

二、磁共振导引骨骼与软组织肿瘤微波消融

骨与软组织恶性肿瘤发病率逐年递增，同时骨也是恶性肿瘤最常见的转移部位之一，由此导致的肿瘤性疼痛、病理性骨折、高钙血症及脊髓神经压迫是晚期肿瘤患者致残的主要原因。如何以最小的创伤或代价缓解症状，从而改善患者的生存质量，并为进一步的内科治疗创造条件，成了我们需要认真思考的问题。基于此，我们采用经皮微波消融结合骨水泥注射及有限内固定的方法治疗有症状的骨肿瘤。

微波消融是肿瘤热疗学中的一种方法，其基本原理是利用微波电磁场热效应对肿瘤产生一系列灭活作用，包括直接杀伤、诱导凋亡、破坏肿瘤血管及促进免疫等。实体脏器肿瘤的微波消融已开展多年，具有一定的临床应用价值。由于骨组织为硬组织，其主要组成成分——胶原和无机盐可耐受更高的温度，能较好地保持生物力学强度，因此采用微波消融技术治疗骨肿瘤有其独特的优势和特点。

微波消融技术应用在骨肿瘤的治疗中已有 30 余年历史。在其发展历程中主要有 3 个方面的进步：①设备在改进，微波消融辐射器更加灵活高效、测温系统更加快速准确、自动化程度更加智能；②适用范围在增加，由初期仅用于原发恶性骨肿瘤，到目前在转移骨肿瘤、恶性软组织肿瘤和良性骨肿瘤治疗中也得到良好的应用；③手术和操作技术日趋规范，微波消融可作为独立的经皮微创治疗方式应用于部分良性骨肿瘤和骨转移癌，也可作为辅助的治疗方式应用于骨肿瘤术中止血、肿瘤灭活或为肿瘤切除边界提供安全保障。

（一）适应证与禁忌证

1. 适应证

（1）位置复杂、体积较小，但症状明显的良恶性肿瘤，可以通过微波消融完全灭活者：一般为肿瘤数量少于 3 个、肿瘤最大径 <3cm。

（2）原发或转移的恶性肿瘤，失去手术机会的姑息性治疗者。

（3）多发骨骼肿瘤，术中病变不易精确定位，影响彻底切除者。

（4）身体状况不允许开放性手术治疗者。

2. 禁忌证

（1）良性肿瘤体积较大，只有通过手术才能完全切除以防复发者。

（2）病变周围有重要的神经血管结构，微波消融不能避开对其损伤者。

（3）出、凝血功能障碍者。

（4）严重心、肺、肝、肾功能不全者。

（5）严重恶病质不能耐受手术者。

（二）术前准备

手术医师与患者进行细致的术前交流与沟通。详细了解发病经过、患者身体状况、患者症状体征以及治疗经过。了解患者的药物过敏史，特别是对局麻药物的过敏史。对患者进行系统查体，复习其影像学资料及实验室检查，避免不必要的穿刺与治疗；并制定拟实施的治疗计划，判断预期治疗效果和可能出现的不良反应等。

1. 患者准备

（1）术前血常规、凝血四项及肝、肾、心功能及血糖检查。

（2）心电图、胸部 X 线片、病变部位的 X 线片、CT 及磁共振。

（3）术前谈话，内容包括手术方法、过程及重要性、危险性和并发症，与家属签订手术知情同意书。

（4）儿童及配合能力较差的患者，建议在全身麻醉下进行穿刺及经皮微波消融治疗。全麻手术需术前 6～8h 禁食水，局麻手术者不需禁食水。

（5）根据患者情况使用镇静或止痛药物。

2. 器械准备

（1）5 高斯磁场环境下可安全工作的微波消融系统，如 ECO-100B 型微波智能型治疗仪。

（2）一次性磁兼容微波消融针，工作频率为 2 450MHz，一般直径为 1.4～3.2mm，长度 50～250mm，微波热凝器发射窗口长度为 1～2mm，消融针可连接冷循环。一次性微波消融针最大输出功率为 100W，实际消融毁损范围与组织质地及周边血供状况有关。

（3）若需同时进行骨水泥填充及经皮螺钉内固定，则需准备相应器械。

（4）敷贴、手术刀片。

3．药物准备

（1）1% 利多卡因 10 毫升。

（2）吸收性明胶海绵颗粒，直径 150～350μm 一盒。

（三）操作方法与注意事项

1．操作方法　根据病变的位置合理摆放患者的体位，一般取仰卧位或俯卧位。

（1）反复阅读术前影像学资料，X 片、三维 CT、磁共振等，明确病变部位，确定穿刺路径的长度、角度和穿刺点。选择穿刺路径时，要避开周围重要神经血管。进行术区常规消毒、铺巾及局部麻醉。

（2）根据需要做一个皮肤小切口，便于穿刺器械顺利地穿过皮下区域。

（3）在磁共振导引下进针（骨钻）穿刺。应用 8G 骨活检针穿刺，用手施加轻微的轴向压力并顺时针旋转骨钻，直至肿瘤中心。

（4）在保护好重要血管神经的前提下，经穿刺针通道将一次性微波消融针插入靶点。根据肿瘤的大小、形状、位置，选择合适的微波消融针型号及所需数目。医用微波频率高、波长短，因此穿透深度较浅，一般为 3cm 左右。当肿瘤较大时，可考虑使用多根微波消融针行矩阵式病灶灭活，术中需连接冷循环系统，以免造成皮肤烫伤，可应用温度检测探针监测消融区温度，若行脊柱肿瘤微波消融，监测椎管温度不超过 43℃。采用多针消融安全有效，使消融范围可完全覆盖肿瘤。综合考虑肿瘤性质、体积、内部结构及部位，灵活使用微波消融技术提高手术疗效。无论采用何种参数的微波消融设备，消融温度和持续时间是保证治疗效果的重要因素。

2．注意事项

（1）操作要轻柔，安全、准确地穿刺与放置微波消融针。

（2）对于骨样骨瘤等良性肿瘤的消融范围应包括瘤巢周围的硬化区，以减少术后复发的可能性。操作流程不标准、术中消融效果对术者个人经验的依赖性大以及肿瘤形态不规则等多种因素，导致部分肿瘤难以彻底灭活，增加术后复发率。

（3）要避免正常组织神经血管的损伤，浅表部位消融时应注意皮肤保温，避免皮肤烫伤。经皮穿刺微波消融时，需要连接冷循环系统。

（4）较大病变消融时应注意密切观察心电监护，肿瘤微波消融过程中，需要对瘤体内、瘤旁及周围组织进行实时多点测温。

（5）对于脊柱、骨骼系统肿瘤进行微波消融治疗时，应使消融范围完全覆盖病灶部位并超出病灶边缘 5mm，以彻底灭活病灶边缘的肿瘤细胞，避免术后复发。

（6）恶性肿瘤若同时结合其他的治疗手段，对于负重较大的部位，如脊柱和髋关节的病变，可同时注射骨水泥及经皮内固定等。微波消融后注射骨水泥时需要考虑到微波消融后病灶内温度较高，会大大降低骨水泥凝固时间，需待温度降至邻近正常时，再注入骨水泥。

（四）术后处置

1．一般处理

（1）卧床休息 24h，3d 内禁止剧烈活动。

（2）术前 30min 应用一次抗生素，预防感染。

（3）穿刺部位加压包扎，严密观察患者生命体征，如血压、心率、呼吸等。

2．并发症及处理　目前，对于微波消融的并发症发生率并没有确切的统计学数据，随着肿瘤体积的增大以及微波消融治疗时间的延长，并发症的发生率会随之增高，但严重并发症少见。

（1）疼痛：一般通过口服非甾体抗炎药即可缓解。

（2）发热：多在 38℃ 左右，多为一过性发热，若体温超过 38.5℃，应给予药物退热对症处置。

（3）出血：小血管损伤可引起少量出血，一般密切观察即可，无需处理，但穿刺操作宜仔细，避免大血管损伤。

（4）病理性骨折：病理性骨折是常见的并发症，发生率为 2.6%～13.3%。微波消融治疗骨肿瘤会降低骨强度，治疗过程中不仅需要考虑肿瘤的彻底消融和周围组织的保护，还需要考虑保存骨骼的成骨能力和生物学强度。因此，根据肿瘤的发病部位，可考虑同时行适当的内固定以降低病理性骨折风险。

（五）典型病例

男性患者，62 岁，肝胆管细胞癌右侧股骨颈转移，剧烈疼痛，夜间痛明显，行磁共振导引微波消融、骨肿瘤联合螺钉固定及骨水泥填充成形术，进行姑息治疗，如图 4-6-1 所示。

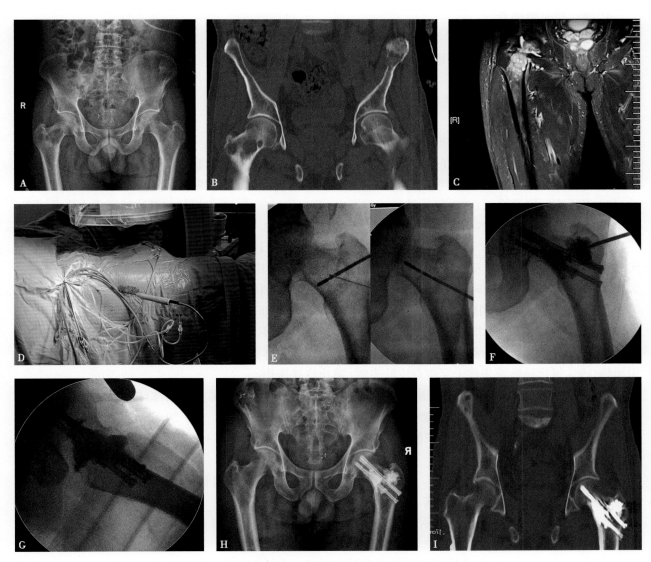

图 4-6-1　微波消融骨肿瘤联合螺钉固定及骨水泥填充成形

A～C. X 线、CT 及磁共振图像示右侧股骨颈区溶骨性破坏，病理证实为肝胆管细胞癌；D、E. X 线导引下行经皮穿刺微波消融，术中根据影像学资料，动态调整穿刺通路，辅助测温仪行消融区温度测量；F、G. 微波消融终止后，沿着消融通道行经皮螺钉固定及骨水泥填充成形术；H、I. 术后 6 个月复查未见局部肿瘤复发及骨折。

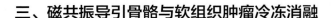

三、磁共振导引骨骼与软组织肿瘤冷冻消融

（一）适应证

1．拒绝外科手术截肢的患者或放化疗效果不佳者。

2．无法手术切除的原发或继发肿瘤。

3．手术切除后残留的病灶，或由于解剖关系难以切除者。

4．术后复发或转移的病灶。

5．较局限的良性病灶，如单纯骨囊肿、动脉瘤样骨囊肿、骨巨细胞瘤、嗜酸性肉芽肿、骨样骨瘤等。

（二）禁忌证

1．椎体转移瘤侵犯椎管内结构，冷冻消融易造成术后截瘫者。

2．广泛骨转移者。

3．肿瘤晚期，恶病质不能耐受手术者。

4．凝血机制障碍者。

5．穿刺部位有感染者。

6．心、肺等重要脏器存在疾患不能耐受手术者。

（三）术前准备

详见第四章第二节"四、磁共振导引肿瘤冷冻消融的现状与进展"。

（四）操作步骤

以 Cryo-HITTM 磁共振型消融治疗系统为例进行介绍：

1．通过转换装置连接氩氦气钢瓶和氩氦刀主机，并检查氩气压力和氦气压力，通过压力表连接控制台，根据手术计划将氩氦刀探针尾端接入插孔面板，检查连接是否牢固及漏气。

2．将所连接探针插入 0.9% 氯化钠溶液容器内，开启测试模式，观察探针前端冰球形成大小及速率，如出现问题及时更换冷冻探针。

3．按照手术规划路径，将患者摆设合适体位，并于扫描床上铺设恒温毯维持体温。在影像设备导引实时监测下将探针适形穿入病灶，冷冻探针多针组合情况下，其中心温度为最低，因此，对于小病灶（最大径 < 3cm）进行冷冻消融时多采取夹击布针进行根治性冷冻消融，对于大病灶（最大径 > 3cm）进行冷冻消融时，多根据肿瘤形态间距 2cm 均匀布针，以期尽量扩大冷冻范围，灭活肿瘤组织。

4．开启氩氦刀治疗系统，维持氩气压力在 3 200～3 800 磅 / 平方英寸（1 磅 / 平方英寸 = 6.895kPa），氦气压力在 2 000 磅 / 平方英寸左右，如压力不够及时更换气体贮存钢瓶。观察针柄处冰霜形成情况，采用加热 0.9% 氯化钠溶液袋敷于穿刺点皮肤表面，防止皮肤冻伤。

5．由于冷冻冰球在影像学上清晰可见，消融过程中可实时行影像监测观察冰球形成情况，如冷冻效果满意或者并且已邻近重要组织脏器，需及时停止治疗。一般采用冷冻 15～20min，加热 5min 为一个循环，整个消融过程一般推荐 2 个冷冻循环，也可根据消融情况自行添加一个循环。

（五）技术要点

1．对于管状骨内病变消融治疗，如骨皮质完整且较坚固，可先采用骨穿针钻透骨皮质后再插入冷冻探针进行冷冻，需注意保护邻近皮肤。

2．对于扁状骨如肩胛骨、肋骨肿瘤性病变，一般采用双排冷冻探针夹击冷冻策略，使冷冻区域涵盖整个病灶，必要时可联合其他微创技术如放射性粒子植入，提高疗效。

3．对于椎体病变，为避免冷冻消融伤及脊髓和神经，可在冷冻消融同时进行椎管内置管，注入过滤空气形成气垫，隔离温度以进行保护。

4．较大软组织肿瘤进行冷冻消融时，为避免肾功能受损，建议分次消融，并常规进行肾功能保护，如碱化尿液、鼓励饮水等，并常规监测患者肌酸激酶等生化指标和患者尿量。

5. 冷冻消融治疗后，在负重作用的影响下，治疗部位可发生骨折，发生率约为10%。一般在骨肿瘤冷冻消融治疗后4～8周发生，也可延迟至8个月后发生，需要因此进行预防性内固定处理防止骨折发生。

6. 发生于干骺端或关节面的骨肿瘤，冷冻如损伤骨骺结构，则可发生骨生长障碍。冷冻时应尽量避免损伤骨骺结构，但会增加骨肿瘤局部复发率。

7. 大关节旁的骨肿瘤，冷冻可能损伤关节软骨，日后逐渐发生变性性骨关节炎。主要病理改变为软骨退行性变性和消失，以及关节边缘韧带附着处和软骨下骨质反应性增生形成骨赘，并由此引起关节疼痛、僵直畸形和功能障碍。

8. 位于较大神经结构旁的肿瘤，如邻近臂丛神经和坐骨神经，术前建议进行神经重建，观察肿瘤和神经的关系及侵犯情况，制定手术计划，避免损伤神经结构。

（六）典型病例

【病例1】女性患者，50岁，右肾癌切除术后，定期复查过程中见右肾及邻近右侧竖脊肌区域新发病灶，实施冷冻消融治疗，如图4-6-2所示。

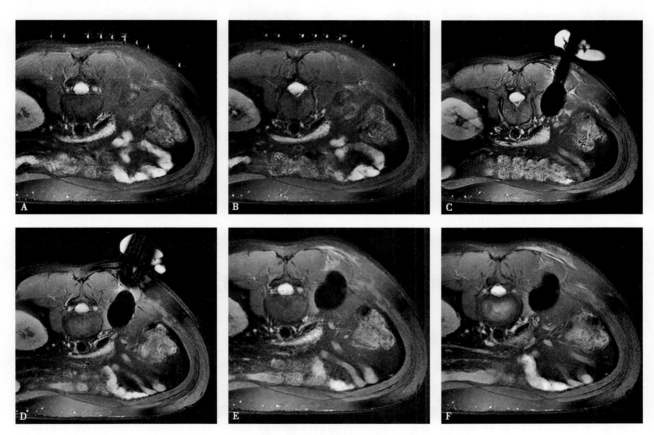

图4-6-2 磁共振导引软组织恶性肿瘤冷冻消融治疗

A、B. 术前磁共振 T_2 轴位图像示右肾区类圆形混杂信号影；C、D. 术中患者俯卧位，在 3.0T 磁共振导引下将两根冷冻消融探针穿刺到位后行冷冻消融治疗，术中磁共振 T_2 轴位图像示冰球呈椭球形低信号区，边界清楚，完全涵盖病灶范围；E、F. 术后即刻磁共振 T_2 图像，未融化冰球呈短 T_2 信号。

【病例2】男性患者，54岁，肺鳞癌伴 L_1 椎体转移，磁共振导引冷冻消融治疗转移瘤，如图4-6-3所示。

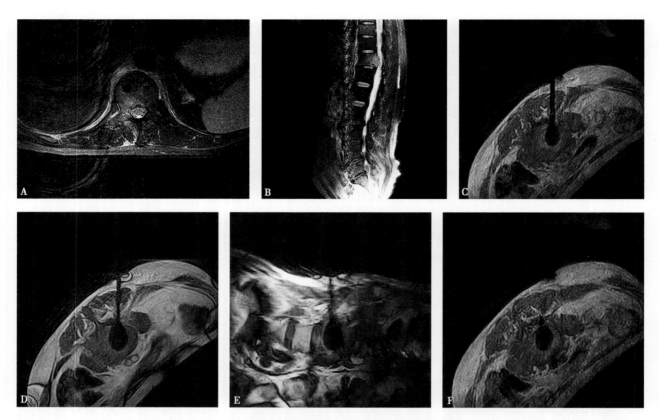

图 4-6-3　磁共振导引冷冻消融治疗 L₁ 椎体转移瘤

A、B. 磁共振显示 L_1 椎体异常信号占位；C～E. 术中磁共振监控冷冻探针冰球覆盖范围；F. 术毕拔针，术后磁共振扫描示冰球 T_2WI 低信号，消融范围覆盖病变。

（张　肖　张啸波　朱统寅　肖越勇）

第七节　前列腺癌消融治疗

一、前列腺癌消融治疗的现状和进展

前列腺癌是老年男性泌尿生殖系统常见的恶性肿瘤，在欧美国家男性肿瘤发病率和死亡率中分别占第 1 位和第 2 位。近年来，我国前列腺癌发病率逐年升高，且患者发病年龄呈下降趋势，晚期多可发生骨及其他多器官转移。常规治疗方法包括传统外科手术治疗及精准局部微创治疗，如激光、冷冻消融、射频消融、微波消融、纳米刀、光动力及碘 -125（^{125}I）放射性粒子植入等。然而传统的前列腺根治术后多可发生严重的并发症，如尿失禁及周围神经损伤造成的阳痿等。

研究发现，精准治疗主要病灶可获得与全腺体治疗相似的临床效果，且可保留部分正常前列腺组织，显著减少并发症。近年来，消融技术发展迅速，逐渐成为治疗前列腺癌的一线手段。局部消融治疗恶性肿瘤的机制主要为利用各种能量方式使癌细胞及其周围适当边界内的正常细胞发生不可逆损伤、凋亡及凝固性坏死。目前临床常用的前列腺癌局部消融技术主要为冷消融及热消融。冷冻疗法和高强度聚焦超声（high-intensity focused ultrasound, HIFU）是最常用的冷消融及热消融方法。

1963 年 Cooper 首先提出将冷冻消融应用于临床，20 世纪 80 年代以液氮作为冷媒的消融术开始应用于肝脏、前列腺等实体肿瘤的治疗，20 世纪 90 年代起氩氦冷冻系统研制成功并应用于临床，它采用针状冷冻器,利用氩气快速制冷,可使探针头处温度下降至 −140℃,而氦气可使靶组织温度从 −140℃缓慢复温至 20~40℃。实验表明,其快速冷冻速率及复温性能优于液氮冷冻器。冷冻消融的主要作用机制为:①冷冻对靶组织的物理性杀伤灭活;②冷冻引起微血管收缩、血栓形成导致微血管栓塞;③冻融导致肿瘤细胞破裂,诱导特异性和非特异性抗肿瘤免疫反应。冷冻疗法可降低患者在治疗过程中的痛感,应用更为广泛。消融具有微创、周围组织损伤小、恢复快等优点,但亦存在定位不准确、癌组织破坏不理想、癌灶残留等不足。

目前前列腺消融常用的导引方式有:超声导引、CT 导引及磁共振导引,其中最常使用的是超声导引和磁共振导引,在 20 世纪 90 年代初,超声导引聚焦超声消融技术作为一种无创手段对临床上多种肿瘤具有良好的治疗效果。然而超声导引下的聚焦靶向消融技术无法实时有效监测靶区的治疗温度,在治疗过程中对病变组织发生移位常难以监控,并导致周围组织及器官损伤等一系列并发症,在很大程度上限制了其在临床中的广泛应用。

磁共振导引下消融技术是在磁共振实时温度监测以及动态定位影像导引下,应用各种消融技术灭活靶目标及器官病变组织,对病变组织进行治疗,由于磁共振具有较高软组织分辨率及三维成像等优点,可精确界定肿瘤边界,从而降低对周围正常组织及神经的损伤,在治疗过程中可实时监测温度和治疗剂量,其主要优势在于无创、可实施磁共振三维成像及治疗过程中的实时温度监测等,并且可以实时反馈治疗信息和及时调整治疗参数,确保最大限度地减少并发症的发生。治疗后即可给予钆喷酸葡胺进行 T_1WI 增强扫描,对疗效进行准确评估。对疗效欠佳患者,后期可进行二次消融治疗,目前该治疗方法受到国内外研究者的广泛关注。

二、磁共振导引前列腺癌冷冻消融

前列腺癌冷冻消融根据手术径路可分为经尿道冷冻术、经腹冷冻术和经会阴穿刺冷冻术。因经尿道冷冻术并发症较多,现已很少使用。目前,最常用的是经会阴穿刺冷冻术。根据冷冻消融范围可分为全前列腺冷冻消融和保留神经的部分前列腺冷冻消融。根据患者冷冻消融治疗之前是否已行前列腺癌手术治疗或放疗,可将全前列腺冷冻消融分为初次冷冻消融和挽救性冷冻消融。

(一)适应证

1. 对于预期寿命 <10 年的局限性前列腺癌患者,或由于其他原因不适于行外科手术治疗的局限性前列腺癌患者。

2. 血清 PSA<20ng/ml。

3. Gleason 评分 <7 分。

4. 前列腺体积≤40ml;如前列腺体积 >40ml,先行新辅助内分泌治疗使腺体体积缩小。

5. 应用于姑息性局部治疗及挽救性局部治疗,冷冻消融可用于已经发生转移的前列腺癌患者姑息性治疗,以控制局部肿瘤发展,缓解由其引起的症状,也可以用于前列腺癌放疗后局部复发的挽救性治疗。

(二)禁忌证

1. 存在肺血栓栓塞症危险因素。

2. 凝血功能障碍、低血小板症。

3. 患者健康状况不能耐受麻醉。

4. 经尿道前列腺电切术后是手术的相对禁忌证。

5. 术后出现勃起功能障碍常见,对于有强烈保存勃起功能要求的患者应慎选冷冻消融。

(三)导引方式

前列腺多模态磁共振具有软组织分辨率高、多序列成像、功能成像及特殊对比剂成像的优势,在术中定位前列腺周围叶最大径≤2.0cm(尤其是≤1.0cm)的癌灶方面具有显著优势。不足之处是,磁共振手术中器械必须具有磁共振兼容性,价格相对昂贵,同时成像时间相对较长。

1. 磁共振透视导引　磁共振透视导引通常与自由手技术配合，采用单层快速序列扫描（1～3s），能够快速确定体表进针位点并设计进针路径。进针过程中，在磁共振透视近实时的导引与监控下，术者可以始终保持穿刺针于正确方向，直至准确到达前列腺内病灶。

磁共振透视导引具有近实时导引与监控的优点，有利于提高穿刺的准确性并显著缩短穿刺时间。

2. 常规磁共振导引　常规磁共振导引采用鱼肝油矩阵体表定位，应用多层快速序列进行扫描（20～30s），在两个交互垂直的平面进行导引，分步进针直至穿刺针到达病变位置。

与磁共振透视导引相比，常规磁共振导引具有较高的图像信噪比、空间分辨率、软组织对比度及穿刺针伪影干扰小等优势，适合应用于最大径≤2.0cm 的前列腺小病灶。

（四）操作步骤

1. 术前常规灌肠，全身或脊髓麻醉，取截石位。

2. 选择经直肠插入直肠内线圈或者磁共振介入专用体部线圈行磁共振导引，也可以选择经直肠内超声辅助导引下，根据所采用的冷冻手术系统，按术前计划，经会阴穿刺路径将适量冷冻探针插入前列腺内合适的位置，同时放置好温度探针。膀胱尿道镜检查确认探针位置无异常后，安装尿道保温装置。

3. 按顺序启动冷冻探针，同时采用超声及温度探测器即时监测，冷冻 - 复温循环 2 个周期。

4. 术中用 38～42℃温 0.9% 氯化钠溶液经尿道保温装置持续循环。

5. 术后尿管留置 1～3 周。

（五）疗效评估

术后 1、3、6、12 个月及之后每年对患者的排尿症状、控尿功能、勃起功能及生活质量进行评估。冷冻消融术后第 1 次 PSA 检查应在术后 6 周至 3 个月之间，之后 1 年内每 3 个月检查一次，1 年后每 6 个月检查一次，PSA 最低值小于 0.4ng/ml 的患者术后 24 个月复发率显著降低。建议采用磁共振作为影像学随访方法，治疗后 6 个月和 1 年时行磁共振检查，以后 5 年内每年检查一次。若怀疑临床复发或磁共振发现异常信号时，推荐超声导引下前列腺穿刺或联合磁共振可疑部位靶向穿刺活检。

（六）前列腺癌冷冻消融的并发症及处理

1. 术后并发症及处理

（1）尿潴留：术后拔除导尿管后，有可能出现尿潴留，考虑与局部组织水肿或者尿道损伤相关，可以重置导尿管，口服选择性 α- 受体阻滞剂，必要时行膀胱造瘘术。对于反复发生尿潴留患者，应行尿道膀胱镜检查，排除反复尿潴留是否与尿道腐肉形成有关。

（2）会阴部肿胀：会阴部肿胀较常见，与前列腺腺体肿胀导致血液及淋巴回流障碍，以及会阴部穿刺部位渗血有关。一般发生在冷冻手术后 1 周内，2 周左右可以缓解。结束手术时会阴部穿刺点压迫止血，术后应用抗炎利尿药物以及托举水肿的阴囊等方法可减轻会阴部肿胀。

（3）感染：常见为下尿路感染及急性附睾炎、急性睾丸炎，多与留置导尿管有关。术后加强导尿管护理、应用广谱抗生素可预防和治疗感染。会阴部感染或者脓肿比较罕见，往往与手术无菌操作不严有关。对于感染易感人群，可以考虑预防性应用抗生素预防感染；一旦发生感染，积极给予抗感染治疗，根据细菌培养及药敏试验结果用药。

（4）会阴部或肛周麻木和疼痛：与会阴部水肿、局部组织坏死引起的无菌性炎症及感觉神经冷冻损伤有关，往往为轻度的麻木和疼痛不适，患者可耐受或者服用非甾体抗炎药（如塞来昔布）可缓解。若出现剧烈疼痛，要注意会阴部感染的可能。

2. 早期冷冻消融的并发症及处理　目前由于影像技术的进步及尿道温热器、温差电偶的使用等，并发症的发生率有较大幅度的下降。其主要的并发症包括以下几种：

（1）勃起功能障碍：所有行全前列腺冷冻消融的患者术后几乎都会有勃起功能障碍，这可能是与冰球范围超出前列腺腺体，损伤了血管神经束，减少阴茎动脉的血液供应，损害海绵体神经有关。对于年轻的或希望维持勃起功能的患者，如果病情允许可选择保留神经的部分前列腺消融术，可有效保护患者的勃起功能，但必须严格把握适应证。

（2）尿失禁：冷冻消融引起尿失禁的原因包括冷冻消融直接导致的阴部内神经损伤、尿道括约肌损伤、尿道黏膜损伤、瘢痕形成导致的内括约肌功能损伤及膀胱逼尿肌功能不稳定等因素。

（3）尿道狭窄：术后引起尿道损伤，出现膀胱颈或尿道前列腺部的组织坏死脱落，形成尿道腐肉，继而出现瘢痕化，导致尿道前列腺部或膀胱颈狭窄。手术中采用减少尿道损伤的方法有利于减少尿道狭窄的发生；可以采用气囊扩张、尿道狭窄扩张或尿道狭窄切开手术进行治疗，但往往效果欠佳；反复治疗失败的患者可行耻骨上膀胱造瘘术。

（4）尿道直肠瘘：前列腺冷冻消融后尿道直肠瘘的发生率少见，一般不超过 0.4%，主要发生在挽救性冷冻消融的患者中。冰球不慎延伸到直肠黏膜，导致肠壁损伤，引发瘘管形成。部分尿道直肠瘘患者可使用 Foley 导尿管引流行保守治疗。而行挽救性冷冻消融的患者不考虑保守治疗，如果瘘管形成并形成上皮组织，可用电灼促进其自然愈合。一般于 4~6 个月待炎症消退后行瘘管修复术。在直肠和尿道之间注入 0.9% 氯化钠溶液以撑开前列腺与直肠间隙，能有效避免或减少冰球对直肠的损伤，防止尿道直肠瘘的发生。

（5）其他：其他并发症包括手术后盆底疼痛、膀胱颈部广泛冻结或冷冻探针深入精囊可能会导致输尿管口或输尿管末端冻结导致肾积水。

（七）展望

冷冻消融作为一种治疗前列腺癌的新兴技术，具有安全、微创、疗效确切及可重复治疗等特点，越来越多地为人们所接受。前列腺冷冻消融不仅对肿瘤细胞造成物理性损害，还能在一定程度上激发机体的抗肿瘤免疫反应，从而进一步增强其抗肿瘤作用。目前多数临床试验的随访时间也较短，缺少局灶冷冻消融的远期并发症、生活质量及患者生存等数据。今后高质量的比较局灶冷冻消融治疗与根治性前列腺切除术或全腺体放疗的临床研究，或比较不同局灶冷冻消融治疗手段的临床研究将有希望解决上述问题，为临床决策提供更多证据支撑。前列腺癌联合粒细胞刺激因子治疗有远处转移的非雄激素依赖性前列腺癌也取得了一定的效果。但是目前前列腺癌的冷冻消融还存在着较多问题，如尚缺乏统一的治愈标准和统一的适应证，冷冻消融远期疗效也缺乏更多的多中心报道。虽然人们想了很多办法如加热尿道、放置测温电偶等，但一些并发症如尿道直肠瘘等仍难以完全避免。冷冻消融与肿瘤免疫之间的具体联系有待进一步研究。更有效安全地保留神经的局部前列腺冷冻消融和冷冻消融联合抗雄激素治疗或联合其他治疗方式可能成为未来的发展方向。

三、磁共振导引经直肠途径前列腺癌靶向高强度聚焦超声治疗

（一）适应证

1．临床局限期（$T_{1a\sim2b}N_0M_0$）前列腺癌患者，穿刺活检病理 Gleason 评分≤7 分，病灶可在磁共振图像上显示并且最大径＜15mm。

2．前列腺相邻直肠前壁无钙化或钙化灶最大径＜2mm。

3．前列腺内部钙化灶最大径＜8mm，且不在治疗病灶区域内。

4．病变未侵犯前列腺包膜或神经血管束，距离直肠壁＜4cm。

5．前列腺外周带病灶与前列腺包膜接触面小于 5mm。

（二）禁忌证

1．有磁共振禁忌证，如安装金属植入物、幽闭恐惧症等。

2．对磁共振钆喷酸葡胺过敏或因严重肾功能不全，不能行磁共振增强检查。

3．严重的凝血功能异常，INR＞1.5；PSA＞20ng/ml。

4．无法行全麻。

（三）术前准备

1．麻醉师进行麻醉评估，判断是否可行常规全麻手术。

2．治疗时间应在上次穿刺活检术后6周后进行，以避免活检后出血干扰治疗。

3．结合近期前列腺磁共振扫描及穿刺活检结果，确定病变位置，并根据病变部位，选择术中导尿方式。病灶若紧邻尿道或位于尿道前方，则需行耻骨上膀胱造瘘术。

4．手术当日前12h禁食、水，行清洁肠道准备。

（四）设备与器械设备

1．磁共振兼容性麻醉机。

2．磁共振兼容性的心电监护仪。

3．高强度聚焦超声治疗床，主要包括发出聚焦超声波的探头及控制探头方向的控制器（图4-7-1）。

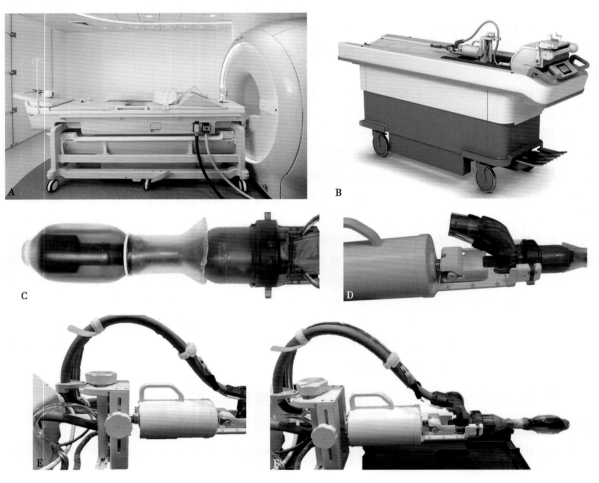

图4-7-1 高强度聚焦超声治疗系统

A．高强度聚焦超声治疗床与磁共振扫描仪；B．高强度聚焦超声治疗床，治疗所用的探头及相应控制器及治疗中水冷系统的控制面板；C．探头结构，黑色部分即为超声换能器，用于发出高能量超声波；D．显示探头与控制器的连接；E．显示控制器结构，螺母用于调节探头的高度及深度等，探头的供电电缆装置及治疗中用于降温的循环水冷系统；F．控制器及探头连接。

（五）操作步骤

1．患者先以仰卧位平躺于治疗床上，连接心电监护仪，右上肢留置18G套管针，建立静脉通道。

2．患者全麻后，利用脚架摆为截石位，扩肛后以超声凝胶剂涂抹直肠壁，将带有球囊的探头放进患者肛门内，固定在控制器后，移动治疗床，将患者移入磁共振仪器的磁体中央。

3. 采用快速自旋回波 T_2WI 序列进行三平面（轴位、矢状位及冠状位）定位扫描，确定球囊内的超声治疗探头位置合适，开始进行治疗规划，如图 4-7-2 所示。

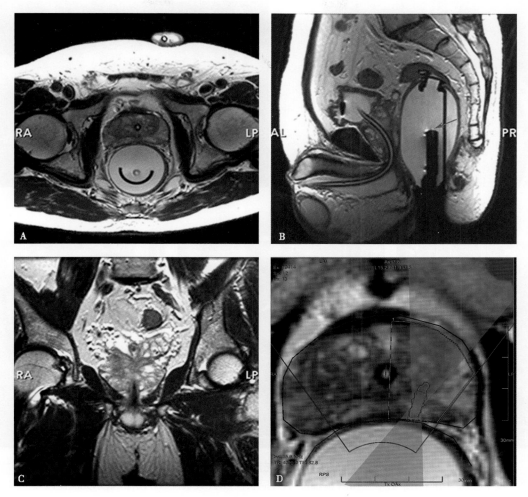

图 4-7-2　高强度聚焦超声治疗规划

A～C. 依次为轴位 T_2WI、矢状位 T_2WI 及冠状位 T_2WI，显示超声探头与前列腺关系，要求箭头所指的黑色换能器边缘达前列腺中部水平；D. 红色为直肠前壁，蓝色为前列腺包膜，黄色为给予治疗的靶病变区域。

4. 在高清轴位图像上一次勾画直肠前壁、前列腺包膜、靶病变区域（图 4-7-2）。

5. 添加治疗靶点于靶病灶内，再次验证前列腺是否有移位，若无移位则进入高强度聚焦超声消融模式，每进行一个靶点消融时，实时观察靶病灶、相邻直肠前壁温度曲线图及热量扩散图，以确保治疗的安全性及有效性，一般温度曲线达到 70～75℃时认为消融有效。对于温度未达标区域可重复进行消融（图 4-7-3、图 4-7-4）。

6. 全部添加的靶点消融结束后行磁共振增强扫描，明确最终消融范围，计算无灌注区体积（图 4-7-5）。

7. 待患者基本清醒后将患者从治疗床借助磁共振兼容的平板车移出磁共振扫描间，安全返回病房。

（六）术后处理

常规监测心率、血压、脉搏，依据治疗时是否损伤尿道，相应延长留置尿管时间。

（七）典型病例

男性患者，79 岁，PSA 为 8.76ng/ml，20 年前因右肾癌行右肾根治术，14 年前又行降结肠癌根治术，活检穿刺 GS 4＋3＝7，高强度聚焦超声治疗术后疗效评价见图 4-7-6。

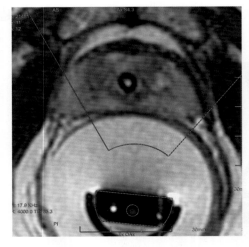

图 4-7-3　显示治疗靶点位置

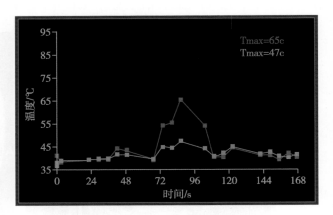

图 4-7-4　温度曲线图实时显示

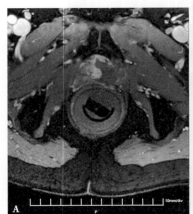
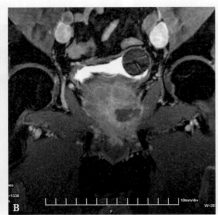
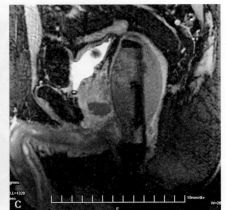

图 4-7-5　无灌注区图像

高强度聚焦超声治疗结束后增强 MRI 横轴位（A）、冠状位（B）、矢状位（C）图像，显示无灌注区域范围。

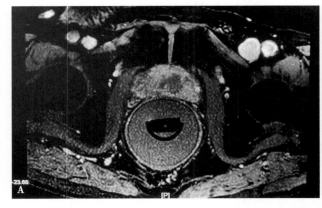
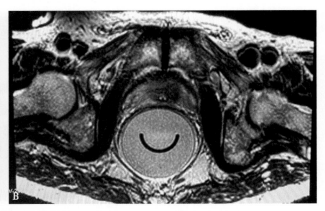

图 4-7-6　高强度聚焦超声治疗术后疗效影像学改变

治疗 1 个月后，PSA 水平降低至正常范围内。A. 箭头示靶病灶区；B. 治疗后靶病灶（箭头）呈凝固坏死。

（八）小结

磁共振导引高强度聚焦超声治疗，利用其磁共振对温度的敏感性，在治疗中能实时进行温度监测。温度值的定量和显示可通过彩色编码图像实时显示在治疗工作站上，确保温度保持在组织灭活的临界温度处,既能使病变组织发生凝固性坏死,又能减少对周围重要组织结构的损伤。

磁共振导引经直肠前列腺癌靶向高强度聚焦超声治疗是一种安全、准确、效果显著的新技术,具有广阔的临床应用前景。特别是对于那些想保留勃起功能,不愿行根治性前列腺切除术,又抵触放疗及内分泌治疗或化疗的患者来说,是一种不错的选择方式。

(谷　涛　于经瀛　许玉军　叶晓华)

第八节　乳腺肿瘤消融治疗

乳腺肿瘤的治疗方式包括外科手术及微创治疗。随着医疗设备的发展和患者美容需求的提高,包括旋切手术和消融治疗在内的微创治疗临床应用逐渐广泛。旋切手术存在内部创伤大、病灶残留及术后血肿形成风险高等缺点。经皮消融技术因出血量少、无手术瘢痕等优势,已逐渐应用于乳腺良性或保乳要求的恶性肿瘤治疗中。

影像导引的微创介入治疗是以影像技术为导引进行影像靶定和介入手术,明确疾病诊断,达到精确治疗目的。随着影像成像技术的发展,小的乳腺癌更早地被检出以及患者更高保乳美容效果的要求,Mauri等的 meta 分析报道了影像导引下的乳腺肿瘤消融治疗的有效率为 96%,可以与保乳外科手术治疗达到相同的疗效,故而近年来影像导引下的乳腺肿瘤消融治疗被广泛研究。在处理良、恶性乳腺肿瘤方面正逐渐成为外科手术的辅助或替代方法。相比较于旋切治疗,消融具有创伤更小、并发症少、可同时治疗多个病灶等优点。微创治疗乳腺肿瘤的方法正在逐步得到应用和推广,这些方法包括:激光诱导间质热疗、射频消融、微波消融、高强度聚焦超声、冷冻消融等。

一、乳腺肿瘤消融治疗的现状与进展

乳腺表面只有皮肤覆盖而无其他中间结构,可以根据手术需要改变形状,是消融治疗的理想部位。磁共振在显示乳腺软组织方面有着极大的优势,其无电离辐射,三维显示可精确地观察乳腺肿瘤的位置及范围,定位准确,对温度变化敏感,且时间和空间分辨率高,可对消融过程及温度进行实时监控并根据其做出适当的调整,精确地对消融术后即刻疗效作出评估。

温度敏感性是磁共振的独特优势,磁共振可用于监测消融治疗前、中、后的病灶变化和导引介入治疗,显示消融改变范围与肿瘤坏死区基本一致。因此,磁共振有能力来监测治疗的全过程管理。

(一)乳腺肿瘤激光诱导间质热疗

早在 1965 年 Minton 就报道了用激光治疗癌症的有效性,激光诱导间质热疗(laser-induced interstitial thermotherapy,LITT)是能被磁共振天然性兼容的微创治疗实体肿瘤的技术,LITT 将尖端可以发射激光的纤细光纤通过植入系统(通常情况下是磁兼容乳腺 19G 穿刺针)直接引入靶区。在治疗时打开光源,并将光纤与之相连。光能的聚焦主要是加热的过程,光纤的尖端作为一个点光源,用 <3W 的低能光源可以较长的时间(300~1 000s)控制病灶消融范围的逐渐扩大。

通常穿透乳腺组织使用的激光波长范围为 590~1 064nm。目前常用的激光器有两种类型:二极管激光器和 Nd:YAG 激光器。Nd:YAG 激光器在 1 064nm 的波长处激光能产生更高的能量,在波长为 1 000~1 100nm 处可以实现更高程度的组织穿透,主要被用于高血流灌注的软组织。二极管激光器波长在 800~980nm,比起 Nd:YAG 消融时间减少,这得益于其更高的水吸收系数。

磁共振导引下 LITT 允许在治疗过程中使用磁共振实时扫描监测组织内的温度变化,从而实现精确范围的热凝固,使周围的正常组织免受伤害。激光的热效应不仅可以破坏肿瘤细胞,还可以减少其增殖。Vogl 等对 1 例复发性转移性乳腺癌的患者行磁共振导引下 LA 术,在治疗后 1d 和 4 个月磁共振结果均显示肿瘤完全消融且无残留或复发征兆。

Korourian 等对 29 例乳腺癌患者在组织内激光凝固治疗后进行手术切除，发现 76% 肿瘤完全消融，标本的增殖细胞核抗原的活动性出现不同程度的降低，表明磁共振导引下激光诱导间质热疗可以安全有效地治疗最大径<1cm 的单一病灶的乳腺癌患者。

Harms 等报道磁共振导引与监测 LA 治疗 30 例乳腺癌和 12 例良性纤维腺瘤，采用彩色温度图结合钆增强磁共振图像评价肿瘤消融区大小，68 个治疗病灶中，60 个证实肿瘤完全消融，3~6 个月后肿瘤消失。

LITT 常见的并发症是皮肤、胸肌和乳腺周围组织局部烧伤，这些并发症能通过精确放置光纤和术中皮肤护理来避免，为了保护皮肤可用"长路径"方法到达病变，在治疗期间给皮肤滴冷 0.9% 氯化钠溶液；治疗末期，如果皮肤发红用冰块物理降温。

（二）乳腺肿瘤射频消融

射频消融（radiofrequency abaltion, RFA）是在影像学的导引下，将带鞘电极针经皮置入肿瘤组织内，电流以 400~800kHz 的频率交换方向，组织中的离子高频振动产生热摩擦，造成局部热伤，温度超过 50℃ 即可形成组织凝固性坏死。射频消融作为一种新技术已经成功地应用于肝、前列腺、骨和肾肿瘤的消融中，主要适于治疗最大径<5cm 的良、恶性肿瘤，动物试验证实了这项技术用于治疗乳腺癌的可行性。

目前关于磁共振导引 RFA 治疗乳腺癌的报道还较少。研究表明，RFA 主要应用于肿瘤最大径<2cm、在影像学上表现为边界清楚的局限性乳腺癌和在组织学上病理证实的乳腺癌患者，而不适用于浸润性小叶癌、浸润性导管癌及接受新辅助化疗的患者。Buark 等报道了超声导引的 RFA 治疗 10 例乳腺癌，随后行磁共振检查并手术切除。RFA 前的磁共振检查有 9 例肿瘤呈强化。RFA 后的磁共振检查 8 例没有残余病变的强化，且都显示出消融带；1 例经组织病理学证实的残余肿瘤的强化。

Yamamoto 等报道 29 例磁共振导引下乳腺癌 RFA 治疗的患者，通过磁共振检查以及 RFA 后，进行组织病理学检查，结果表明其完全消融率达 92.3%。赵玉年等对 12 例病理确诊的乳腺癌患者行磁共振导引下 RFA 治疗，结果显示所有肿瘤组织均发生坏死，病灶模糊或者消失，增强磁共振提示消融后肿瘤区域无强化，所有患者均达到完全缓解且未出现严重的并发症，同时术后随访 1 年，所有患者均生存。

磁共振导引的 RFA 治疗乳腺癌并发症罕见且轻微，包括皮肤或肌肉的烧伤及擦伤，为了减少这些不良反应，有一些研究建议排除距离皮肤或胸壁<1cm 的肿瘤，而轻微的不适可以采取局部麻醉和镇静来解决。

磁共振导引 RFA 治疗乳腺癌也是一种安全、可行的微创治疗方法，磁共振兼容的射频针已通过 FDA 的批准可以市场化，但若要将其应用于临床仍需更多的研究。

（三）乳腺肿瘤微波消融

微波消融（microwave ablation, MWA）是通过消融针前端的天线产生超高频微波场使周围极性分子产生振荡、摩擦生热，使周围区域温度升高。与射频消融不同的是，微波消融能够穿透所有生物组织，包括对电流具有高阻抗的骨骼、肺组织或干燥脱水的组织。这使得 MWA 能够在更大范围内持续加热。相同功率下 MWA 能在多种组织类型中产生更快、温度更高、更大的消融区。与其他乳腺微创治疗技术相比，MWA 利用短时间内升温，使靶区局部产生凝固性坏死，具有治疗时间短、患者疼痛少等特点，在乳腺良性肿瘤的治疗中更具优势。

乳腺肿瘤的经皮消融技术需要在影像导引下进行。适宜的乳腺影像检查方式不仅可以发现隐藏病灶，也能够精确导引进行肿瘤消融治疗。在影像学导引下进行穿刺定位，进而行消融治疗，对于乳腺结节的早期诊疗具有重要意义。目前的影像导引方式主要包括：乳腺钼靶（mammography, MG）、超声、锥光束乳腺 CT 及磁共振。MG 导引适用于超声显示不清、以钙化为主的临床触诊阴性乳腺病灶，但其定位准确性欠佳，无法进行实时观测。

超声导引能够实时观察消融探针位置，适用于多数乳腺病变的经皮消融治疗，张巍等通过对超声导引 109 例共 207 个经病理证实的乳腺结节 MWA 治疗的研究，认为其安全、有效、可行。Yu 等进行的 122 例患者共 198 个经活检证实的乳腺良性病变超声导引下 MWA 后平均 14 个月的随访研究中，认为其在病灶体积减小、触诊检查及患者美容需求方面有良好效果。Zhang 等对 182 例患者共 205 个乳腺良性病变 MWA 后 3、6、12 个月的超声、磁共振及组织病理学结果进行对照研究，结果表明，超声造影和增强磁共振评估 MWA 治疗乳腺良性病变的成功率分别为 87.32% 和 82.93%。但超声对深部结构显示欠佳，部分邻近胸壁侧病灶的消融难以实施。

锥光束乳腺 CT（cone-beam breast computed tomography，CBBCT）作为一种新型的乳腺成像方式，能够在不挤压乳房的情况下，实现重建层厚达 0.155mm 的高分辨率图像，提供不同方向上高分辨率及对比度的 3D 乳房影像，同时能够进行增强扫描，在一定程度上弥补现有成像方式的短板，从而进行精确导引定位。近期国内有学者首次报道 1 例 CBBCT 导引乳腺良性结节进行微波消融，作者认为通过术前 CBBCT 定位增强扫描能够清晰显示消融靶区范围及大小，便于路径规划及消融实施，随着消融的进行，术中、术后即刻 CBBCT 扫描能够显示消融区的密度变化情况，从而判断消融效果，控制消融功率及时间，做到一定程度上的适形消融。

磁共振导引适用于 MG 和超声均不能检出的乳腺病灶，但其对设备要求较高、费用高、手术时间较长，2002 年 Gardner 等首次将 MWA 技术应用于乳腺，认为其在乳腺癌治疗上是安全有效的。磁共振具备在进行三维导航多平面成像和同时可对肿瘤组织进行实时温度检测，对温度改变的敏感和强烈的组织对比度使其成为较理想的 MWA 的导引方式。

（四）乳腺肿瘤高强度聚焦超声

高强度聚焦超声（HIFU）是一种较新的非侵入性消融技术，通过超声探头产生的超声波透过乳腺软组织，靶向特定的肿瘤组织区域，通过高温效应、机械效应及空化效应使得靶区局部温度升高，焦点处产生高达 90℃ 的高温，导致细胞不可逆的损害，从而导致聚焦区域的肿瘤组织在短时间内发生凝固性坏死，同时其对焦点以外周围正常乳腺组织没有明显影响。此外，HIFU 还可以诱导热休克蛋白的生成，从而激活免疫系统释放免疫细胞，最终达到肿瘤免疫治疗的效果。

目前应用于临床的高强度聚焦超声治疗乳腺癌相关研究主要是通过超声和磁共振进行导引的。磁共振导引高强度聚焦超声治疗乳腺癌是根据测温序列对肿瘤部位的温度进行动态监控，根据温度改变对超声功率和能量辐照随时进行调整，当温度≥60℃时，根据以往的研究结果可确定消融组织发生凝固性坏死，这时便可停止辐照，控制治疗超声能量有效的同时又不会过度，从而确保了治疗的安全有效。而超声导引 HIFU 治疗乳腺癌主要是根据治疗区域的回声改变来反馈结果，不能对病变区域的温度进行实时监控，从而导致治疗过程中不能控制能量的释放，如果出现辐射剂量不足，则不能达到消融效果，最终导致残余的肿瘤复发而影响临床疗效，若辐射剂量过度则可能会引起治疗的安全相关问题。

Huber 等于 2001 年首次报道磁共振导引高强度聚焦超声治疗应用于浸润性乳腺癌的结果，1 例 Ⅱ 期浸润性导管癌患者被治疗，在消融后行增强磁共振检查肿瘤区域未强化，结果显示肿瘤已被成功消融，同时还可以看到围绕肿瘤边缘的高信号，之后手术切除肿瘤病理学也证实了消融术后病灶处有不同程度的坏死损伤。

Furusawa 等报道磁共振导引 HIFU 治疗后，53.5% 患者完全消融。Napoli 等评估磁共振导引高强度聚焦超声治疗浸润性乳腺癌患者的疗效，10 例患者在消融治疗后磁共振均提示消融灶区域无强化，且所有患者均在 21d 之内进行常规保乳手术，病理分析显示 10 例病灶中有 9 例在坏死区周围至少 5mm 的正常乳腺组织没有残留癌细胞。

磁共振导引 HIFU 的优点包括非侵入性、对肿瘤区域及周边组织显示的高分辨率，缺点包括治疗时间长（平均时间为 78～171min），定位易受呼吸影响，需要适度镇静。

（五）乳腺肿瘤冷冻消融

冷冻消融（cryoablation，Cryo）是唯一应用冷冻代替热导致肿瘤坏死的消融技术，其分为冷冻和解冻两步。首先，该技术最初用于结直肠癌肝转移，相对于其他技术对麻醉的要求较低，显微镜下结果与 RFA 和激光诱导间质热疗相似，中央区为透明坏死，周围为正常活细胞。

基于前期转移性肝肿瘤和乳腺良性肿瘤的重要治疗经验，磁共振导引下冷冻消融作为非手术技术用来治疗乳腺癌的前景值得研究，目前已有研究者证实了冷冻消融治疗小浸润性乳腺癌的可行性。Morin等报道了25例浸润性乳腺癌患者应用磁共振导引下冷冻消融的结果：由于仅有2个最大径<2cm的病灶，其所治疗的25例中13例（52%）完全消融，所有组织均被破坏并无组织学残留，且均未出现局部及全身性的严重并发症，而其余12例治疗无效，其中有10例是因为试验早期没有合适的冷冻针，或者是因为冷冻针在操作过程中形成泪滴样冰球，而另外2例是因为治疗不充分。因此认为磁共振导引下冷冻消融可安全有效地对侵袭性乳腺癌进行治疗，且在手术过程中可以根据MRI对阴性结果进行预测。

Pusztaszeri等对11例早期乳腺癌患者行磁共振导引下冷冻消融，仅有2例完全缓解，6例部分缓解。因此其认为冷冻消融不适用于导管内乳腺癌的治疗，消融后残余肿瘤组织相对于同等情况下的浸润性乳腺癌较高，原因可能是导管内乳腺癌可以很好地耐受局部的组织缺血，因此针对不同类型肿瘤需要不同的治疗方案。经消融后仅有部分坏死组织被人体吸收，但残留肿瘤组织与坏死组织难以区分，致疗效很难评估。

磁共振导引下消融技术凭借其微创、安全性高、疗效显著和不影响外观等优点，逐渐被更多的患者熟知和接受，是治疗小乳腺癌颇具应用前景的非手术技术。然而目前针对该技术还没有统一的适应证和禁忌证，但大部分研究认为其适应证包括：①拒绝做传统手术或传统手术不耐受；②单发肿瘤、边界清楚且无广泛导管内癌；③肿瘤最大径<2cm、距皮肤表面及胸肌边缘>1cm。禁忌证包括：有手术及磁共振禁忌的患者。并发症主要包括疼痛、肌肉及皮肤烧伤等，其中皮肤损伤最常见，可通过控制肿瘤与皮肤的距离及术中注射0.9%氯化钠溶液进行控制。

目前，磁共振导引下消融技术治疗乳腺癌还处于前期研究阶段，其疗效是否等同于传统保乳术尚需更大规模的多中心临床试验证实。随着磁共振设备的不断更新及不同成像序列的不断开发，磁共振已成为十分精确的动态监测和介入导引方式，相信在以后的研究中能有更大的突破性进展。

二、磁共振导引乳腺肿瘤消融治疗

（一）适应证

乳腺肿瘤消融治疗虽然应用前景比较广阔，但在适应证的把握方面国内外尚未达成共识和统一标准。国内学者主要针对乳腺良性肿瘤进行消融治疗，国外学者除对乳腺良性肿瘤进行消融治疗之外，还探索了针对乳腺癌的消融治疗。目前主要的适应证包括：

1. 病理确诊为乳腺良性肿瘤，最大径<4.0cm，肿瘤至皮肤/胸大肌距离>0.5cm。

2. 病理确诊为乳腺癌，患者拒绝手术治疗或不能耐受手术治疗，肿瘤最大径<2.0cm，肿瘤与皮肤和胸壁距离>1.0cm，影像学表现为边界清楚的局限性病灶。

（二）禁忌证

1. 磁共振检查禁忌及任何原因不能配合者。

2. 患有严重贫血、严重出血倾向、血小板减少症和不能纠正的凝血功能障碍者及服用抗凝药物者。

3. 对麻醉药物有过敏史的患者。

4. 处于急性感染或慢性感染急性期的患者。

（三）术前准备

1. 需在月经周期的第2周行消融术。

2. 术前行心电图及实验室检查，如血常规、凝血功能、病毒血清学、血生化、肿瘤标志物等。对于有其他基础疾病患者，应补充相关检查。

3. 术前1周内禁止应用具有抗凝作用的药物，如服用华法林抗凝药物患者需要术前停药，直至凝血指标正常。

4. 术前1周内行乳腺磁共振增强检查，详细了解病灶及其周围结构情况。

5. 消融治疗术前由医师详细讲解目的、过程以及所面临的风险,签署消融治疗同意书。

6. 准备材料与器械,如磁共振扫描仪消毒外罩,无菌一次性磁共振兼容多用途塑料罩,柔性多功能线圈,穿刺包,磁共振兼容性消融设备。

(四)操作步骤

1. 患者体表定位 采取俯卧位,将两个乳腺对准专用乳腺线圈,将乳腺专用矩阵固定于病变侧线圈外侧进行扫描。根据扫描图像标记肿瘤位置,通过其位置确定进针点、进针方向,并测量进针深度。

2. 操作流程

(1)将扫描床退出磁体,常规消毒、铺巾,将2%利多卡因和0.9%氯化钠溶液的混合物注入肿瘤周围处,形成液体隔离区。

(2)间隔5~10min,根据磁共振扫描选定进针点及深度,根据选定的进针点及较小的深度初次进针,而后行磁共振扫描,若进针位置及方向有偏差,则通过调整使方向正确后进针至乳腺肿瘤病灶,再次行磁共振扫描,直至确定穿刺针针尖位于预定穿刺靶点。

(3)根据病变大小、形状,选用直径合适的消融针,将消融针插入保护性套管,根据病变大小、位置选择合适的功率及消融时间进行消融。

3. 消融方式 磁共振导引下乳腺消融技术主要有:射频消融(radiofrequency ablation, RFA)、高强度聚焦超声(HIFU)、微波消融(microwave ablation, MWA)、激光诱导间质热疗(LITT)和冷冻消融(Cryo)。在临床应用过程中,首先要了解各种消融方式的优缺点,然后再根据乳腺肿瘤的病理、大小以及位置等特征来选择合适的消融方式(详细阐述见第四章第八节"一、磁共振导引乳腺肿瘤消融的应用现状与进展")。

(五)术后处理

1. 一般处理 消融后常规磁共振扫描,以观察消融区域的大小。患者术后如无明显不适,可1周后行磁共振复查。

2. 并发症的处理及预防 磁共振导引乳腺病变消融并发症包括疼痛、脂肪液化及皮肤或肌肉的烧伤与擦伤等,其中皮肤损伤最常见,可通过控制肿瘤与皮肤的距离及术中注射0.9%氯化钠溶液进行控制,故有研究建议排除距离皮肤或胸壁<1cm的肿瘤。

此外,肿瘤破裂是消融导致的严重并发症。

(六)疗效评价

1. 影像学评估

(1)近期疗效评估:在乳腺肿瘤消融术后1周内,进行磁共振常规检查及增强扫描、弥散加权成像等,评估有无残存肿瘤,对残存肿瘤给予再次消融术或其他干预方式。

(2)远期疗效评估:在乳腺肿瘤消融术后1、3个月时行乳腺磁共振检查,如果病情稳定,以后每隔3~6个月进行影像学评估。

2. 检验学评估

(1)近期疗效评估:在乳腺肿瘤消融术后1周内,行相关肿瘤标志物检测,如果肿瘤标志物较消融前呈倍数上升,需结合影像学排除残留,轻度上升不排除肿瘤细胞坏死释放肿瘤抗原所致。

(2)远期疗效评估:在乳腺肿瘤消融术后1、3个月时行相关肿瘤标志物检测,根据结果及结合影像学判断疗效,如果影像学稳定,相关肿瘤标志物水平明显升高,存在生化进展可能,必要时给予干预措施。如果相关肿瘤标志物水平在正常值,以后每隔3~6个月进行检测。

(七)典型病例

【病例1】女性患者,59岁,右侧乳腺外上象限病变,行磁共振导引冷冻消融治疗,如图4-8-1所示。

【病例2】女性患者,59岁,左侧乳腺包块较前进展,病理诊断为乳腺癌,行磁共振导引冷冻消融治疗,如图4-8-2所示。

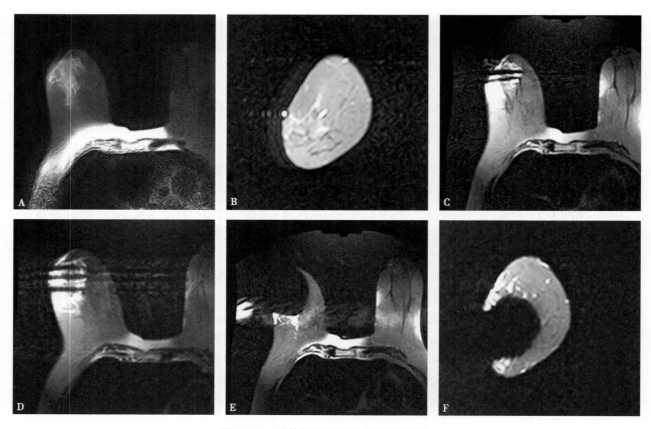

图 4-8-1　磁共振导引乳腺肿瘤冷冻消融

A. 磁共振 FSE-T_2WI 横轴位显示右侧乳腺病变；B. SPIR-T_2 示鱼肝油定位皮肤进针点；C、D. 磁共振 SPIR-T_2WI 横断位显示冷冻探针空间位置；E、F. 冷冻消融中，磁共振 SPIR-T_2WI 扫描监控，冰球呈无信号区。

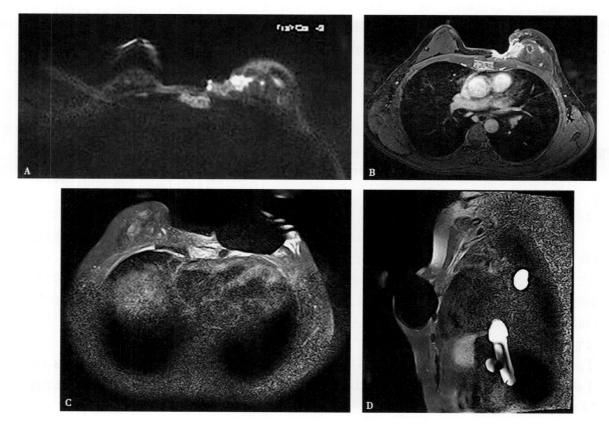

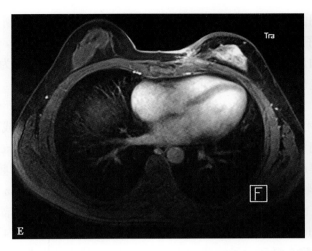
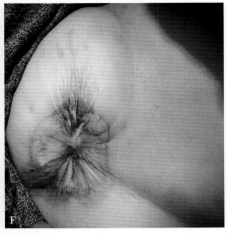

图 4-8-2　磁共振导引左侧乳腺癌冷冻消融

A、B. 术前 DWI 及强化 T_1WI 示左侧乳腺内下象限异常高信号肿块；C、D. 术中平行布针 3 针道冷冻消融，术中横轴位、矢状位显示冰球；E. 术后 1 年，强化 MRI 显示肿瘤无残留、无复发、无进展；F. 术后 1 年，皮肤瘢痕。

（八）小结

乳腺肿瘤消融较传统的外科手术具有靶向、微创、安全、高效、并发症少及花费少等优势。磁共振导引虽昂贵、耗时，却在显示乳腺软组织方面有着极大的优势，其无电离辐射，三维显示可精确地观察乳腺肿瘤的位置及范围，定位准确，对温度变化敏感，且时间和空间分辨率高，可对消融过程及温度进行实时监控并根据其做出适当的调整，同时可精确地对即刻疗效作出评估。

磁共振导向的温度消融可以联合可控的高强度聚焦超声精确的靶向系统治疗乳腺疾病。这是一个保乳治疗乳腺疾病完全正确的目标，可以联合适当的化疗或放疗达到彻底治愈的目的。

（李康安　鲁伦博　魏颖恬　刘永波）

第九节　子宫肌瘤和子宫腺肌症高强度聚焦超声治疗

一、子宫肌瘤和子宫腺肌症治疗的现状与进展

（一）子宫肌瘤的发生机制与临床表现

子宫肌瘤是子宫平滑肌组织增生形成的女性最常见的良性肿瘤，多发于 35～50 岁妇女，20 岁以下少见。育龄期妇女的患病率达 25%，尸解统计的患病率可达 50% 以上。子宫肌瘤的发病机制尚未明确，可能与遗传易感性、性激素水平和干细胞功能失调有关。传统的治疗手段主要是外科手术切除，随着医学科技的进步及社会的需求，微创治疗以其安全、有效、恢复时间短、并发症少等特点逐渐受到社会关注。

子宫肌瘤多数位于子宫体部（约 90%），少数位于子宫颈部（约 10%），根据子宫肌瘤的生长位置，分为肌壁间肌瘤、黏膜下肌瘤、浆膜下肌瘤及阔韧带肌瘤，国际妇产科联盟（International Federation of Gynecology and Obstetrics，FIGO）进一步细化分为 9 型：0 型：有蒂黏膜下肌瘤；Ⅰ型：无蒂黏膜下肌瘤，向肌层扩展≤50%；Ⅱ型：无蒂黏膜下肌瘤，向肌层扩展＞50%；Ⅲ型：肌壁间肌瘤，位置靠近宫腔，瘤体外缘距子宫浆膜层≥5mm；Ⅳ型：肌壁间肌瘤，位置靠近子宫浆膜层，瘤体外缘距子宫浆膜层＜5mm；Ⅴ型：肌瘤贯穿全部子宫肌层；Ⅵ型：肌瘤突向浆膜；Ⅶ型：肌瘤完全位于浆膜下（有蒂）；Ⅷ型：其他特殊类型或部位的肌瘤（子宫颈、宫角、阔韧带肌瘤等）。

子宫肌瘤的临床表现与生长部位、生长速度及肌瘤变性有密切关系，可表现为月经量增多、经期延长

甚至继发贫血，肌瘤较大时可压迫膀胱、直肠出现尿频、排便困难等症状。子宫肌瘤的影像学诊断方法主要包括超声及磁共振检查。超声检查是诊断子宫肌瘤的常用方法，具有较高的灵敏度和特异性，但对于多发性小肌瘤（最大径＜0.5cm）的准确定位和计数还存在一定误差。磁共振检查能发现最大径为0.3cm的肌瘤，准确辨别肌瘤的位置、数目和大小，是超声检查的重要补充手段。

（二）子宫肌瘤的子宫动脉栓塞微创治疗

子宫肌瘤的治疗方法主要包括3类：①手术治疗，包括经腹（腹腔镜或开腹）子宫肌瘤剔除术或子宫全切除术、宫腔镜手术和经阴道手术；②微无创手术或局部治疗，包括经导管子宫动脉栓塞术（transcatheter uterine artery embolization，UAE）、高强度聚焦超声（high-intensity focused ultrasound，HIFU）、射频消融、微波消融、冷冻消融和子宫热球治疗等；③药物治疗，包括促性腺激素释放激素激动剂（GnRH-a）、米非司酮、激素避孕药、氨甲环酸及非甾体抗炎药（NSAID），药物治疗只能缓解症状和暂时性缩小肌瘤。

子宫动脉栓塞术（uterine artery embolization，UAE）作为微创治疗手段之一，技术成熟，国内外应用广泛。子宫由双侧子宫动脉供血，并有丰富的侧支循环。子宫肌瘤为富血供肿瘤，其生长需要血液供应、雌孕激素及生长因子的刺激。肌瘤组织比正常子宫肌层血供丰富，能对血流产生虹吸作用，栓塞剂可选择性进入肌瘤的血管网内，滞留于肌瘤内，栓塞血管床，阻断其血液供应，使激素、生长因子等无法进入瘤体，导致肌瘤的缺血坏死、萎缩。正常的子宫肌层有侧支循环而能维持正常的细胞分裂生长，不会导致坏死。同时子宫动脉栓塞使子宫血流量减少，子宫内膜生长减慢，子宫异常出血减少。目前正常子宫肌层内栓塞剂的清除机制未明确。

UAE适用于有症状的子宫肌瘤患者，具体病例选择可遵循以下适应证：①症状性子宫肌瘤药物治疗效果不佳者，尤其适用于子宫异常出血患者；②肌瘤手术后复发；③体质虚弱或合并其他疾病不能耐受手术；④拒绝手术治疗；⑤巨大子宫肌瘤手术前栓塞。

UAE有导致卵巢功能衰退的报道，或因严重并发症导致子宫切除的可能，因此对于需要保存生育功能的育龄期妇女应慎重选择。

（三）高强度聚焦超声治疗子宫肌瘤

高强度聚焦超声（high-intensity focused ultrasound，HIFU）是利用超声波能够无损伤地穿透人体组织，将低能量、低强度的超声波束通过聚焦的方式，在超声波传播方向上汇聚成一个具有一定大小的高强度、高能量的焦点，产生热效应（主要效应）、空化效应、机械效应等；照射很短时间（0.25～1s）就出现局部温度达到60～100℃，从而导致焦点处的组织发生凝固性坏死，而不损伤焦点外的正常结构。HIFU治疗中，焦点只是一个点，而肿瘤病灶多为球形或者不规则的立体，首先对一个点进行损伤，然后多个点融合形成一个线性损伤，再由线到面最后到体，从而对肿瘤进行适形治疗，考虑到手术时间的长短、患者的耐受性等情况，一般对于过大或者数目较多的病灶，需要分次治疗。

磁共振导引下聚焦超声（MRI-guided focused ultrasound，MRIgFUS）治疗是在磁共振导引和监测下，将高强度超声波聚焦于瘤体组织内，产生65～85℃的高温，使肿瘤组织发生凝固性坏死，在精准消融瘤体组织的同时避免损伤周围正常组织。2004年美国FDA批准MRIgFUS用于子宫肌瘤的治疗，2013年我国国家食品药品监督管理总局批准MRIgFUS在症状性子宫肌瘤中的应用，大量实验研究和临床治疗论证了MRIgFUS治疗子宫肌瘤的安全性及有效性。

（四）高强度聚焦超声治疗子宫腺肌症的应用前景

子宫腺肌症是妇科最常见的疾病，是子宫内膜异位症的一种类型，指子宫内膜组织（腺体和间质）在子宫肌层内出现、生长、浸润、反复出血，继而引发疼痛、不孕及肿块等症状，是育龄期妇女的常见病和多发病，因为病灶的地方看不到明显的边界，所以就增加了治疗的难度，严重影响女性身心健康。子宫腺肌症的发病机制尚未明确，治疗方法包括手术治疗、介入治疗、药物治疗等，保守治疗方法疗效不确切，容易复发，子宫切除术仍是根治方法，但不适用于有生育要求或希望保留子宫的患者，因此子宫腺肌症的最佳保宫治疗方法尚在探索中。

高强度聚焦超声治疗主要以超声导引为主,超声导引的 HIFU 设备是超声实时成像,技术成熟,治疗效率更高;磁共振导引下聚焦超声(MRI-guided focused ultrasound,MRIgFUS)治疗是在磁共振导引和监测下,将高强度超声波聚焦于瘤体组织内,产生 65～85℃的高温,使肿瘤组织发生凝固性坏死,在精准消融瘤体组织的同时避免损伤周围正常组织。磁共振导引的优势在于磁共振图像清晰,并且是实时监测温控效果。

局限型子宫腺肌症的症状、影像表现与子宫肌瘤相似,近几年有学者将 MRIgFUS 治疗应用于局限型子宫腺肌症,病例筛选、术前准备及治疗流程借鉴子宫肌瘤,治疗效果比较满意,临床症状得到明显改善,子宫肌瘤症状严重度评分(symptoms severity score,SSS)在治疗后明显降低,子宫肌瘤症状及生活质量问卷(uterine fibroid symptoms quality of life questionnaire,UFS-QOL)评分升高。需要注意的是,子宫肌瘤呈膨胀性生长,边界清楚有假包膜,而局限型子宫腺肌症呈浸润性生长,边界不清没有包膜,病灶难以彻底消融,术后容易复发,因此术后需要长期管理,配合口服药物或放置左炔诺孕酮宫内缓释节育系统(曼月乐环)巩固治疗效果,降低复发率,改善患者的生活质量。目前临床实践证实,MRIgFUS 治疗子宫腺肌症是安全、有效的,但在病例筛选、术前辅助用药、术后规范管理等方面尚未达成共识,有待更多治疗病例和临床经验的积累。

二、磁共振导引子宫肌瘤和子宫腺肌症高强度聚焦超声治疗

(一)适应证

子宫肌瘤诊断明确,患者一般情况良好,能够耐受 2h 以上俯卧位,肌瘤磁共振平扫清晰显示,且满足以下条件:

1. 子宫肌瘤 T_2WI 信号较低,接近肌肉信号。
2. 子宫肌瘤位于肌壁间或为无蒂的黏膜下或浆膜下肌瘤(即 FIGO 分型的Ⅱ～Ⅵ型)。
3. 单发子宫肌瘤最长径≤10cm 或多发子宫肌瘤最长径之和≤10cm。
4. 子宫肌瘤与腹壁间无肠管阻挡或通过处理可消除肠管阻挡,具有安全治疗路径。
5. 腹壁皮下脂肪厚度≤4cm。
6. 腹壁皮肤到治疗靶区最远距离≤14cm。

(二)禁忌证

1. 绝对禁忌证

(1)子宫肌瘤诊断不明确、肌瘤恶变或子宫恶性肿瘤。

(2)子宫肌瘤合并子宫内膜癌或卵巢肿瘤。

(3)治疗区域皮肤或盆腔内急性感染。

(4)治疗区域皮肤较大面积瘢痕。

(5)严重的心、肝、肾等重要脏器功能障碍。

(6)严重的出、凝血功能障碍。

(7)无法使用镇静、镇痛等相关药物。

(8)具有磁共振增强扫描适应证(幽闭恐惧症、心脏起搏器植入、体内铁磁性金属植入物、钆对比剂不良反应等)。

(9)具有精神疾病或认知功能障碍,无法进行有效沟通。

(10)妊娠期或哺乳期女性。

2. 相对禁忌证

(1)子宫肌瘤 T_2WI 信号较高或高低混杂,或增强扫描血供丰富。

(2)带蒂的黏膜下或带蒂的浆膜下肌瘤(即 FIGO 分型的 0 型或Ⅶ型)。

(3)有生育要求,子宫肌瘤位于子宫角及输卵管区域。

（4）单个子宫肌瘤最大径＞10cm或者多发子宫肌瘤最大径之和＞10cm。

（三）治疗前影像学评估

MRIgFUS治疗并不适合所有的子宫肌瘤患者，因此筛选合适的患者非常重要。术前影像学评估主要基于磁共振表现。

1. 磁共振扫描规范　排除磁共振扫描适应证，检查前排空膀胱，扫描体位为俯卧位足先进，扫描范围以子宫为中心。常规扫描序列包括：① T_2WI：包括矢状位、冠状位和轴位扫描，层厚4mm，层间距1mm，能清楚显示子宫肌瘤的位置、数目、大小和信号，是判断能否进行治疗的最重要序列，有助于预测治疗效果；② T_1WI：矢状位或轴位扫描，层厚4mm，层间距1mm，有助于显示病灶内出血情况；③ DWI：轴位扫描，层厚4mm，层间距1mm，有助于预测治疗效果；④ T_1WI 动态增强：注射钆对比剂（0.1mmol/kg）后行矢状位或轴位动态增强扫描，层厚3～4mm，层间距0.5～1mm，可获得动态增强曲线，明确病变血供情况，有助于判断治疗的可行性并预测治疗效果。

2. 磁共振影像学评估　磁共振具有多方位、多序列成像优势，可明确子宫肌瘤诊断，明确子宫肌瘤的位置、数目、大小、信号、血供以及与周围组织的关系，对MRIgFUS治疗的可行性、安全性和有效性作出预判，在术前筛选患者中担任重要角色。

（1）明确子宫肌瘤的诊断：子宫肌瘤变性很常见，需要与肌瘤恶变或子宫恶性肿瘤进行鉴别，临床或影像高度提示肌瘤恶变、恶性潜能未定的子宫肌瘤、子宫恶性肿瘤、子宫肌瘤合并子宫内膜癌或卵巢肿瘤的患者，应根据临床评估积极进行手术治疗，不适合MRIgFUS治疗。

（2）明确子宫肌瘤的位置：根据生长位置不同，子宫肌瘤分为肌壁间、黏膜下、浆膜下及阔韧带肌瘤；FIGO分型更细化，分为9型。肌壁间肌瘤，对应FIGO Ⅲ～Ⅵ型；黏膜下肌瘤，对应FIGO 0～Ⅱ型；浆膜下肌瘤，对应FIGO Ⅶ型；阔韧带肌瘤，对应FIGO Ⅷ型。肌壁间肌瘤（即FIGO Ⅲ～Ⅵ型）是MRIgFUS治疗的适宜人群。带蒂黏膜下肌瘤（即FIGO 0型）、带蒂浆膜下肌瘤（即FIGO Ⅶ型）治疗后可能出现蒂坏死中断，导致肌瘤脱落在宫腔或腹腔内引起感染，因此不建议采用MRIgFUS治疗。对于无蒂黏膜下肌瘤（即FIGO Ⅰ～Ⅱ型），应结合患者具体情况进行选择：①无生育要求的患者可进行MRIgFUS治疗，治疗过程中注意保护子宫内膜，避免灼伤内膜导致持续阴道排液；②有生育要求的患者，由于MRIgFUS治疗可能损伤子宫内膜基底层，影响患者的生育功能，因此应特别慎重选择。阔韧带、宫颈和宫角肌瘤（即FIGO Ⅷ型）位置比较特殊，治疗时易损伤邻近组织，治疗后易导致宫颈管或输卵管粘连，因此不建议采用MRIgFUS治疗，尤其是有生育要求的患者。

（3）明确子宫肌瘤的数目：弥漫型子宫肌瘤不适合MRIgFUS治疗，多发子宫肌瘤（数目≥5个）通常不建议MRIgFUS治疗，但也要结合患者的年龄、症状、诉求和肌瘤大小综合考虑，对于围绝经期患者，症状严重需要临床干预但又不愿接受手术治疗者，可选择性治疗导致症状的肌瘤。

（4）明确子宫肌瘤的大小：MRIgFUS治疗时间与子宫肌瘤的体积密切相关，肌瘤体积越大，治疗时间越长，长时间的俯卧位会明显增加深静脉血栓的发生率，因此建议MRIgFUS治疗的子宫肌瘤最长径≤10cm。对于体积巨大的肌瘤，可采用两种治疗方案：①采用促性腺激素释放激素类似物（gonadotropin releasing hormoneanalogue，GnRHa）预治疗后再次评估；②分两个阶段治疗，每个阶段消融不同的肌瘤部分。单发最长径＜3cm的肌壁间或浆膜下肌瘤，往往没有症状，治疗无明显获益，因此不建议立即行MRIgFUS治疗，可随访观察。

（5）明确子宫肌瘤的信号和血供

1）T_2WI信号：T_2WI信号强度是决定子宫肌瘤是否适合MRIgFUS治疗的最重要磁共振指标。根据T_2WI不同信号强度，子宫肌瘤可分为3种类型（图4-9-1）。Ⅰ型：子宫肌瘤的T_2WI信号低于骨骼肌信号；Ⅱ型：子宫肌瘤的T_2WI信号高于骨骼肌信号，但低于子宫平滑肌信号；Ⅲ型：子宫肌瘤的T_2WI信号高于子宫平滑肌信号。T_2WI信号强度反映了子宫肌瘤的不同组织成分，Ⅰ型、Ⅱ型肌瘤含有较多的胶原纤维组织和较少的新生血管和含水量，易吸收超声能量，升温效果好，治疗成功率高。Ⅲ型肌瘤新生血管和含水量较多而胶原纤维组织成分较少,不易吸收超声能量,升温效果差,治疗成功率低。此外,T_2WI 信号均匀性也会影响 MRIgFUS 治疗效果,肌瘤变性时 T_2WI 信号不均匀,会对能量聚焦产生不利影响,降低疗效。

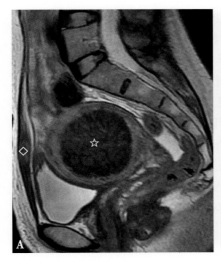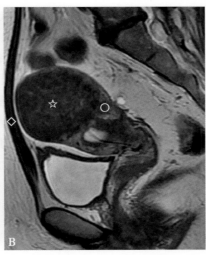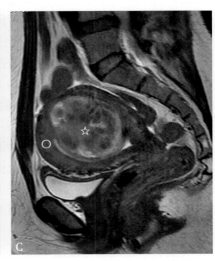

图 4-9-1 子宫肌瘤 T_2WI 不同信号强度的类型

A. Ⅰ型,子宫肌瘤(☆)的 T_2WI 信号低于骨骼肌(◇)信号;B. Ⅱ型,子宫肌瘤(☆)的 T_2WI 信号高于骨骼肌(◇)信号,但低于子宫平滑肌(○)信号;C. Ⅲ型,子宫肌瘤(☆)的 T_2WI 信号高于子宫平滑肌(○)信号

2)血供:血供是否丰富也是决定子宫肌瘤是否适合 MRIgFUS 治疗的重要因素。血供丰富的肌瘤,血流易将热量带离治疗区域,瘤体升温效果差,难以达到消融温度,导致 MRIgFUS 治疗失败。因此准确评估肌瘤血供,对预测治疗反应非常重要。对于 T_2WI 呈高信号的肌瘤,更应重视评估血供情况。在临床工作中,肌瘤的血供情况可采用 T_1WI 动态增强或 T_1WI 灌注成像进行评估。

(6)明确子宫肌瘤与周围组织的关系

1)肌瘤与皮肤的距离:不同设备的有效消融距离不同,选择患者时必须考虑肌瘤位于有效消融范围内,保证治疗效果。如果肌瘤与皮肤的距离超出有效范围,操作者可尝试以下方法:①使用更薄的声学耦合胶垫;②直肠内注胶将子宫和肌瘤推向腹侧;③清洁肠道后再次评估。

2)肌瘤与骶尾骨的距离:骨组织比软组织更易吸收超声能量,位于子宫后壁肌瘤若距离骶尾骨太近(≤4cm),消融过程中骶尾骨易吸收病灶后方残留能量产生高温,导致骶尾部神经因高温刺激产生疼痛甚至坏死,因此对此类患者应慎重考虑是否适合 MRIgFUS 治疗。操作者可尝试以下方法:①调整聚焦超声束的入射角度或降低能量来规避或减少骨的加热;②直肠内注胶将子宫和肌瘤推向腹侧。如果肌瘤位置较低靠近耻骨,可在治疗计划中进行设定规避,避免耻骨受热导致骨质水肿。

3)肌瘤与肠管关系:治疗路径中存在肠道是 MRIgFUS 治疗的适应证,肠道气体或肠内容物对聚焦超声存在全反射的特性,不仅影响治疗效果,也极易导致肠道损伤,确保治疗路径中无肠道组织是治疗成功的关键。操作者可采用以下方法:①治疗前避免产气、多渣食物,术前肠道准备,清除肠内容物及气体,减少治疗中肠道干扰;②治疗时子宫前方有肠管遮挡,可采用膀胱 - 直肠 - 膀胱(即膀胱内注 0.9% 氯化钠溶液或直肠内注胶)的方法推移肠管;③治疗时可调整聚焦超声束的入射角度以避开肠管。

(四)治疗前临床评估

MRIgFUS 治疗的临床评估需综合考虑患者的年龄、症状、生育要求、身体状况以及技术限制因素等。

1. 年龄 患者年龄是影响远期疗效的主要因素。不论采用肌瘤剔除术、子宫动脉栓塞术、MRIgFUS 治疗或其他各种消融术,子宫肌瘤在绝经前都存在复发可能,患者越年轻肌瘤复发的概率越大,围绝经期患者复发率较低,MRIgFUS 治疗的远期疗效更好。

2. 症状 无症状子宫肌瘤临床无需干预，一旦肌瘤引起月经量增多甚至贫血，压迫膀胱、直肠导致尿频、排便困难等，则需要进行处理。子宫肌瘤常为多发，如果数目较多无法彻底治疗，可以根据患者诉求选择导致症状的肌瘤进行 MRIgFUS 治疗。

3. 生育要求 对于无蒂黏膜下肌瘤（即 FIGO Ⅰ、Ⅱ型），MRIgFUS 治疗过程中治疗区域（region of treatment，ROT）温度较高，可能会损伤邻近子宫内膜基底层，影响患者的生育功能，因此对于有生育要求的患者，术前评估应充分考虑是否会影响生育功能，应特别慎重选择。

4. 患者身体状况 MRIgFUS 治疗属于无创治疗，对患者身体损伤远远低于手术治疗，但治疗过程中要求患者保持 2h 以上俯卧位，能与治疗医师有效沟通，因此要求患者神志清楚，一般情况良好，无严重的心、肝、肾等重要脏器功能障碍，无严重的出、凝血功能障碍，治疗区域皮肤或盆腔内无急性感染。

5. 其他技术限制因素 ①瘢痕组织：瘢痕组织中血管和神经末梢较少，纤维组织较多，更易蓄积热量，导致皮肤灼伤，如果治疗区域皮肤存在较大面积瘢痕组织，治疗过程难以避开或无法使用瘢痕贴，应谨慎选择 MRIgFUS 治疗；②皮下脂肪厚度：皮下脂肪厚度增大容易导致超声能量蓄积，阻挡超声束聚焦于病灶，导致皮下脂肪坏死和病灶消融不彻底，因此，皮下脂肪厚度超过 4cm 的患者，应谨慎选择 MRIgFUS 治疗。

（五）术前准备与注意事项

1. 详细了解病史，包括既往疾病诊治情况，是否有增强磁共振检查适应证，是否有基础疾病、下腹部手术史、药物过敏史及长期服用抗凝药物等。

2. 完善术前检查，包括血尿常规、凝血功能、肝肾功能、胸部 X 线片、心电图、肿瘤标志物、盆腔超声、盆腔磁共振平扫及增强检查、宫颈细胞学检查。

3. 签署知情同意书。详细告知患者 MRIgFUS 治疗的优势与不足、预期疗效、可能发生的并发症，了解患者的诉求，明确是否有生育要求，由患者本人和／或授权人签署 MRIgFUS 治疗知情同意书。

4. 术前基线评估。填写子宫肌瘤 SSS、UFS-QOL 评分。

5. 术前常规准备。①术前 3d 清淡饮食，术前 8h 流质饮食；②术前 1d 下腹部、会阴部备皮，清洁肠道；③术前 0.5h 留置导尿管，建立静脉通路；④有下腹壁瘢痕患者根据情况放置瘢痕贴。

6. 根据医院实际情况决定是否需要麻醉师参与，麻醉师应于术前进行麻醉评估。

7. 注意事项。①MRIgFUS 治疗应避开患者月经期；②长期服用抗凝药物者术前停药（根据患者具体情况和专科医师意见决定）；③术前超声检查排除下肢静脉血栓，预计治疗时间较长建议穿抗血栓弹力袜。

（六）操作步骤

1. 术前校准 术前常规进行治疗设备质量检测（daily quality assure，DQA），校准超声脉冲聚焦精度和温控情况。

2. 固定准备 根据患者体形、子宫位置选择胶垫的类型，放置治疗胶垫，注入去泡水覆盖治疗胶垫。注意检查治疗胶垫与治疗床之间是否存在气泡。

3. 扫描定位 患者取膝胸卧位，经肛门插管注入适量超声耦合胶（120～200ml），患者俯卧于治疗胶垫上，磁共振扫描获得三维定位图像（如配合 1.5T 磁共振使用需放置表面线圈），调整患者体位至满意后进行固定。注意检查患者皮肤与治疗胶垫之间是否存在气泡，患者皮肤是否存在皱褶。

4. 制定治疗计划 磁共振扫描获得盆腔矢状位、冠状位和轴位 T_2WI 图像，据此制定治疗计划，包括在矢状位 T_2WI 上勾画出皮肤线、耻骨、子宫前上方肠管、骶椎孔等解剖结构的边界，标注子宫轮廓，勾勒出治疗靶区（注意：治疗靶区边缘距子宫浆膜至少 1cm，距子宫内膜至少 5mm，尤其是有生育要求的患者）。

5. 校正 在治疗靶区内进行分次择期聚焦治疗，判断超声脉冲聚焦的精度和温控情况，如有偏差可进行位置和剂量的校正。

6. 治疗　进入治疗阶段,系统根据治疗计划计算出治疗靶区的体积和治疗体素的数目,再根据系统设定的参数逐一进行治疗。每个体素治疗时磁共振持续扫描并呈现实时解剖图像及温度曲线,有助于判断治疗效果。患者治疗时长与治疗体素的数目、患者配合程度、是否需要重复制定计划有关。治疗过程中要严密观察子宫、肠管的位置变化,位移较明显时应重新扫描定位更正治疗计划。

（七）围手术期管理

1. 术中处理　术中静脉持续输注葡萄糖盐溶液,防止患者长时间治疗导致低血糖。根据患者疼痛情况给予适量的镇静、镇痛药物和调整合理的治疗参数。患者出现骶神经刺激症状时,应及时调整超声脉冲聚焦的方向和能量。

2. 术后评估　术后常规行脂肪抑制 T_2WI,判断是否有腹壁软组织、盆腔内肠管壁和骨质水肿情况,然后静脉注射对比剂进行 T_1WI 增强扫描,测量消融部分的体积,并计算无灌注区体积比（Non-perfusion volume ratio,NPVR）。

3. 术后一般处理

（1）患者静卧休息。

（2）拔除导尿管及静脉留置针。

（3）观察患者一般情况、治疗区域皮肤是否灼伤以及下腹疼痛情况等,告知患者术后注意事项。

4. 并发症及预防和处理

（1）恶心、呕吐:通常是镇静、镇痛药物的不良反应,少数为消融疼痛引起的内脏反应。预防:避免过量使用镇静、镇痛药物,根据病灶情况采用合理的超声能量治疗。处理:通常在治疗结束后数小时可自行缓解,症状较重者可给予止吐药物等对症处理。

（2）下腹部疼痛:可出现在治疗过程中或治疗结束后,与治疗区域损伤坏死水肿有关。预防:治疗过程中给予适量的镇静、镇痛药物,多数患者可耐受。处理:治疗结束 8h 后可自行缓解,疼痛严重者可予口服止痛药物等对症治疗。

（3）阴道排液:部分患者术后会出现阴道排液,呈洗肉水样,与治疗过程中子宫内膜热损伤有关,通常在 2 周内可自行消失。预防:治疗中尽量避免损伤子宫内膜,建议治疗靶区边缘距离子宫内膜 5mm,有生育要求的患者更要避免子宫内膜热损伤。处理:保持个人卫生,禁止盆浴和性生活,避免继发感染,必要时给予抗感染处理。

（4）皮肤或皮下软组织灼伤:通常见于病灶较大、治疗时间较长的患者,主要由于治疗路径上长时间超声能量蓄积所致。预防:采用高能量治疗应延长系统冷却时间,关注患者治疗区域腹壁情况,避免长时间高能量持续治疗。处理:48h 内冷敷处理后短期内可以恢复;未缓解者可进行相关临床对应处理。

（5）骶神经损伤:少数患者治疗后会出现臀部和／或下肢放射状疼痛,通常由于病灶距离骶尾骨太近（≤4cm）,消融过程中骶尾骨吸收残留能量升温,导致骶尾部神经因高温刺激产生疼痛甚至坏死,一般经积极治疗后可恢复。预防:①术前经肛门插管注入适量超声耦合胶,使子宫和病灶尽量前移;②术前强调,若治疗过程中出现臀部和／或下肢放射状疼痛,应及时按下"停止"键中断消融治疗;③制定治疗计划时应精确勾画骶尾骨保护线;④患者出现骶尾部疼痛时,可尝试调整治疗参数,包括改变超声束的聚焦方向和降低超声能量等,若无效则中止相关靶点治疗;⑤适当控制治疗时间,避免能量长时间累积导致骶尾骨骨质水肿和神经损伤。

（6）月经改变:部分患者治疗后可出现月经周期、经期和经量的改变,与病灶靠近宫腔、子宫内膜热损伤有关。预防:治疗中尽量避免损伤子宫内膜,建议治疗靶区边缘距离子宫内膜 5mm。处理:通常为短暂性可自行恢复,无需特殊处理。如果长期存在,需妇科就诊检查,排除其他原因。

（7）感染:少数患者因消融范围大或靠近内膜,可能出现逆行感染,临床表现为发热、下腹痛等症状,实验室检查血象呈感染征象。预防:术后注意个人卫生,1 个月内禁止同房,避免盆浴,阴道排液时间较长者给予预防性抗感染处理。

（8）严重并发症：包括肠穿孔、子宫破裂等，罕见发生，国内未见相关报道。预防：术者应具有影像诊断学知识，经过规范化培训具备相应的资质，严格掌握适应证，遵照操作规范，以避免严重不良事件的发生。

（八）疗效评价

MRIgFUS 治疗后应常规进行疗效评估，包括近期疗效评估和远期疗效评估，时间为治疗后即刻、术后 3 个月、6 个月、1 年及之后每年 1 次，评估内容包括影像学评估和临床疗效评价，以明确治疗效果及确定后续治疗方案。

1. 影像学疗效评估

（1）近期疗效评估：MRIgFUS 治疗后立即行磁共振增强扫描，计算肌瘤 NPVR 评估消融效果：①完全消融，消融后即刻磁共振增强扫描 NPVR≥80%；②大部分消融，消融后即刻磁共振增强扫描 60%≤NPVR<80%；③部分消融：消融后即刻磁共振增强扫描 NPVR<60%。

（2）远期疗效评估：MRIgFUS 治疗后 3 个月复查磁共振增强扫描，计算肌瘤体积缩小率评估远期疗效：①疗效非常显著，消融后 3 个月肌瘤体积缩小率>50%；②疗效显著，消融后 3 个月肌瘤体积缩小率 20%～49%；③治疗有效，消融后 3 个月肌瘤体积缩小率 10%～19%；④治疗无效，消融后 3 个月子宫肌瘤体积缩小率<10%。

2. 临床疗效评估 临床疗效评估主要是远期疗效评估，评价指标包括 SSS 和 UFS-QOL 评分：①疗效非常显著，SSS 下降或 UFS-QOL 评分升高，超过治疗前分值的 50%；②疗效显著，SSS 下降或 UFS-QOL 评分升高，超过治疗前分值的 30%～49%；③治疗有效，SSS 下降或 UFS-QOL 评分升高，超过治疗前分值的 10%～29%；④治疗无效，SSS 下降或 UFS-QOL 评分升高，低于治疗前分值的 10%。

（九）典型病例

女性患者，44 岁，行子宫肌瘤 MRIgFUS 治疗，如图 4-9-2 所示。

（十）小结

MRIgFUS 治疗子宫肌瘤的安全性和有效性已得到临床证实，治疗局限型子宫腺肌症已取得初步成效，在临床实践中，必须遵循"合理筛选患者、规范治疗流程、预防减少并发症、加强术后管理"的原则，才能使 MRIgFUS 为患者提供更加安全、有效的治疗，真正体现 MRIgFUS 无创治疗的显著优势，造福于广大患者。

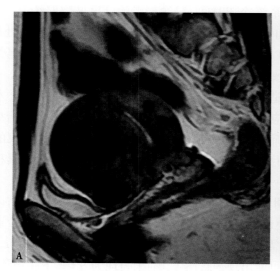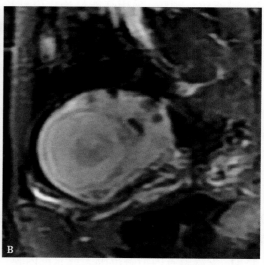

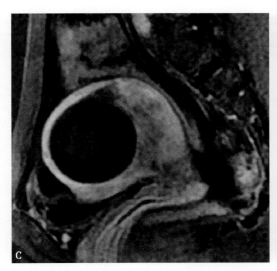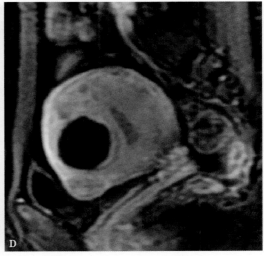

图 4-9-2　子宫肌瘤的 MRIgFUS 治疗

A. 治疗前子宫肌瘤的 T_2WI 信号高于骨骼肌信号但低于子宫平滑肌信号；B. 治疗前子宫肌瘤的血供较丰富，延迟期强化程度近似子宫平滑肌；C. MRIgFUS 治疗后即刻磁共振增强扫描，肌瘤完全消融，NPVR＝100%；D. MRIgFUS 治疗后 3 个月复查，肌瘤体积缩小率＞50%，疗效非常显著。

（叶晓华　谷　涛　于经瀛）

第十节　脑肿瘤消融治疗

一、脑肿瘤消融治疗的现状与进展

磁共振导引脑肿瘤微创治疗包括各种消融治疗，如激光诱导间质热疗、射频消融、冷冻消融（表 4-10-1）。主要应用于患者身体条件较差，不能耐受外科手术，脑内多发脑转移瘤无法手术，位于脑重要功能区或脑深部手术无法到达部位的肿瘤及手术中肿瘤可能与周围邻近正常脑组织无法用肉眼分辨的脑肿瘤。尤其是对于那些既不能耐受手术又具有放化疗抵抗的脑肿瘤患者来说，磁共振导引的肿瘤消融成为首要的选择。

磁共振导引冷、热消融治疗的独特优势是其温度敏感性，可以进行实时温度监测，软件通过独立的工作站可以实时地与磁共振机进行通信和传输。温度值的定量和显示可通过彩色编码图像或解剖图像叠加等温线来获得，等温线可用于估计所灭活病灶的大小，确保温度保持在组织灭活的临界温度处，既能够使病变组织发生凝固性坏死，又能够减少对周围的重要组织结构的损伤。术中 MRI 显示冷、热消融区在 T_1WI 和 T_2WI 上皆呈边界清楚的信号缺失区，容易与未经治疗的肿瘤组织及周围正常脑组织分辨清楚。

（一）脑肿瘤激光诱导间质热疗

激光治疗脑肿瘤最早始于 1983 年。2005 年，Schwarzmaier 等在 0.5T 开放式磁共振导引下对 16 例复发多形性胶质母细胞瘤（RGBM）行激光诱导间质热疗，结果显示，患者平均生存期为 11.2 个月，较文献报道的自然病程（＜5 个月）及化疗后生存时间均长。他们认为激光治疗可以作为 RGBM 的选择性治疗手段。

Schulze 等报道了用 0.5T 磁共振导引下激光治疗 15 例脑内幕上肿瘤，激光诱导间质热疗（laser-induced interstitial thermotherapy，LITT）后即刻，扫描观察中心坏死区尚不明显，周围见未完全坏死的组织所致的环状水肿带；3d 后，坏死区明显，染色逐渐缺失，边缘出现早期吸收。1 周后，边缘出现肉芽组织增生，周围水肿仍然明显。7d 后，水肿开始减轻，最终消融灶呈液化坏死灶。

表 4-10-1　脑肿瘤微创消融国内外应用现状

文献	临床病例*	动物实验*	场强	方法
Schwarzmaier，2005	16 胶质母细胞瘤		0.5T	LITT
Schulze，2004	15 胶质瘤		0.5T	LITT
Lenonardi，2002	24 胶质瘤		0.2T	LITT
Tacke，2001		11 猪	1.5T	Cryo
Merkle，2001		6 猪	0.2T	RFA
Miao，2002		12 兔	N	RFA
Gananadha，2004		8 羊	N	RFA
Song，2009		26 兔	0.23T	Cryo
Li，2009	6 转移瘤		0.23T	Cryo
Patel，2013	16 胶质瘤		1.5T	LITT
Jethwa，2012	20 胶质瘤		1.5T	LITT
Carpentier，2012	47 胶质瘤		1.5T	LITT
Coluccia，2014	1 胶质瘤		3.0T	FUS
Patel，2020	86 胶质瘤		1.5T	LITT
刘冰等 2017		28 兔	3.0T	Cryo
赵国光等 2020	1 胶质瘤		3.0T	LITT
贾旺等 2020	1 脑转移瘤		1.5T	LITT
赵国光等 2020	1 海马癫痫		3.0T	LITT
张凯等 2020	1 海马癫痫		1.5T	LITT

*该两列中数字为病例数／实验动物数。RGBM：复发多形性胶质母细胞瘤；N：无导引；LITT：激光诱导间质热疗；Cryo：冷冻消融；RFA：射频消融；FUS：聚焦超声。

　　Kahn 等及 Leonardi 等行磁共振导引的脑肿瘤 LITT 治疗后，均发现消融后第 1 周内，由于周围水肿及细胞毒性作用，病变范围增大；但 1 周后，开始吸收变小，约 10d 左右减小一半。但 Schwabe 等报道，LITT 治疗后，消融区在 10d 内体积增加 23%，最终呈周围伴含铁血黄素沉着的液化灶。

　　Schulze 等在综合分析了磁共振导引的脑肿瘤激光治疗中，所用能量、方法、消融后组织病理学特点、影像学表现及动物学及临床应用研究后，认为 LITT 是治疗位于外科手术不能到达部位的脑肿瘤的合适的微创治疗方法，同时它也可以用于位于脑表面的肿瘤治疗。它尤其适用于年老体弱的脑肿瘤患者。但是脑肿瘤的 LITT 治疗尚无明确的标准，需要临床进一步研究。

　　Carpentier 等报道了磁共振实时导引的 4 例脑转移瘤患者的 6 个肿瘤的 LITT 治疗，认为磁共振导引的脑转移瘤治疗是安全和可行的，短期观察，对 20% 的目前放疗后无效的患者，具有可靠的疗效；从长期角度来说，磁共振导引的 LITT 可以重复多次进行，而且可以联合其他治疗方法同时使用。

　　国内贾旺教授团队报道了国内首例 1 名 69 岁的女性患者进行磁共振导引下脑转移瘤 LITT；赵国光团队实施 1 例磁共振实时监测颅内海马癫痫病灶 LITT 手术治疗，认为在磁共振的实时导引和监测下，实现对脑深部病变的精准消融治疗。这是结合了影像学立体定向导航和微导管 LITT 的新技术，具有激光精准定位和温度可控的优点，应用于癫痫灶、海绵状血管瘤、胶质瘤、转移瘤和硬脊膜外转移瘤的治疗。通过术中磁共振的帮助，实现实时对病变组织（脑肿瘤、癫痫病灶、放射性坏死等）实施热疗，通过适宜、安全的温度和热疗范围，对病变组织给予精准消灭，同时不破坏病变周围正常脑组织和神经血管结构。

（二）脑肿瘤射频消融

Merkle 等报道了在 0.2T 开放式磁共振导引下射频消融脑组织的动物实验，实验中对 6 头猪的脑额叶行射频消融，该技术是安全、可行的，磁共振能很好地监测射频消融的过程和范围。

Gananadha 等对 8 只绵羊行颅脑射频消融，通过改变消融时间，从 1~5min，产生 1~3cm 的消融范围，认为 RFA 是相对安全和有效的技术，不会损伤消融灶周围的正常组织，可用于治疗多发脑肿瘤，且可行多次重复治疗。

（三）脑肿瘤冷冻消融

磁共振导引脑肿瘤冷冻消融治疗国外尚处于实验阶段，至今仅有少数文献的临床治疗报道。Tacke 等报道了在 1.5T 高场强磁共振导引下进行的猪脑冷冻消融治疗，术中用 2.7mm 的冷冻探针对 11 头猪脑额叶行冷冻消融。

李成利等进行的磁共振导引兔脑肿瘤冷冻消融并与术后即刻、3d、7d 及 14d 分别对病变区行磁共振和组织病理学检查。结果显示，磁共振能够精确区分冷冻和非冷冻的脑组织，冷冻过程中冰球的大小与病变范围有很好的一致性。冷冻消融后第 3 天，消融灶增大最明显，在所有的序列上，其增大均有统计学意义。冷冻后第 7 天，消融灶周围的水肿略有减轻，仅在 T_2WI 和 FIRS 序列上，其增大有统计学意义。但此时高信号的水肿周围可见薄的环状含铁血黄素沉着。冷冻消融后 14d，周围水肿基本消失，消融范围与冰球大小在所有的序列上均无统计学差异，周围的含铁血黄素环更清晰了。病理学显示，最初的 7d，消融范围增大是由于消融区域和其周围脑实质的反应性水肿造成的。

李成利等报道磁共振导引 6 例脑转移瘤患者冷冻消融，与热消融相比，冷冻消融最大的优势在于热消融后消融区域容积会增大，而冷冻消融术中实时可视化监控、患者安全耐受，术后组织坏死容积不再增加，减少了术后颅内压增高的程度。

（四）磁共振导航脑肿瘤切除术

术中磁共振能实时获得肿瘤切除程度及解剖结构变化信息，能减少术中并发症，提高手术切除率（表 4-10-2）。目前报道术中磁共振用于垂体瘤、颅咽管瘤、胶质瘤、脑转移、脑膜瘤、神经节细胞瘤、神经节胶质瘤、海绵状血管瘤、脑室内的肿瘤等的切除术。随着高场强磁共振应用于脑肿瘤治疗，各种功能成像也相继用于术中，如功能性磁共振、DTI、磁共振波谱成像等对于术中保护重要语言及运动功能区起到重要作用。

表 4-10-2　术中磁共振脑肿瘤切除

文献	病例数	场强	完全切除率	并发症 / 例
Zimmermann 等，2000 年	44	0.5T	36/44	6
Schwartz RB 等，1999 年	200	0.5T	111/200	2
Nimsky 等，2002 年	95	0.2T	24/95	3
Yrjänä 等，2002 年	27	0.23T	10/27	2
Martin 等，2000 年	30	1.5T	24/30	2
Hall 等，2005 年	39	1.5T	39/39	0
Christopher 等，2005 年	37	1.5T	37/37	0

Zimmermann 等对 44 例脑肿瘤患者行磁共振导引的脑肿瘤切除，其中 36 例（82%）完全切除，8 例（18%）大部分切除，术中影像显示残留的肿瘤组织侵及或包绕深部脑结构或运动 / 语言皮质功能区。术中钆喷酸葡胺对比剂增强扫描有助于判断高级胶质瘤、脑膜瘤和转移瘤的范围。本组有 1 例术中发现硬膜外出血，迅速处理后，患者未出现神经退变症状。6 例（14%）出现神经缺陷症状，其中 5 例是暂时的，

如轻度偏瘫、言语不流利。这部分患者的肿瘤位于靠近语言功能区（感觉性运动或语言皮质功能区）。1 例患者由于术后感染，不得不去掉骨瓣。

Martin 等用 1.5T 磁共振导引切除 30 例脑肿瘤，完全切除率为 80%（24/30），未完全切除的肿瘤包括 1 例胶质母细胞瘤（GBM），2 例星形细胞瘤，神经节神经胶质瘤、少突胶质细胞瘤和畸胎瘤各 1 例。上述脑肿瘤未能完全切除的原因或由于明显的脑水肿，或肿瘤累及言语皮质功能区，或由于术中出血过多。术后并发症：1 例术后感染；1 例海马切除术后伴发大脑脚梗死，导致轻度偏瘫，经物理治疗后明显缓解。

Nimsky 等利用 0.2T 开放式磁共振治疗 95 例脑胶质瘤的患者，术中在磁共振的实时导引下，增大了肿瘤的切除范围，肿瘤的总体切除率显著提高：Ⅰ级星形细胞瘤由 87% 提升至 100%；Ⅱ级星形细胞瘤的总体切除率由 25% 提升至 56%；Ⅲ级胶质瘤的总体切除率由 42% 提至 47%；Ⅳ级胶质母细胞瘤总体切除率由 21% 提至 24%。未能完全切除的肿瘤由于肿瘤的残余部分浸润至重要脑功能区，而对于大部分高级别胶质瘤之所以不能完全切除是因为手术以不出现新的神经功能缺陷为原则。40 例存在术前神经功能缺陷的患者，术后 30 例症状得以改善，只有 1 例患者症状加重；在 55 例术前无神经功能缺陷的患者中，3 例出现术后功能减退（2 例轻瘫、1 例失语）。

Yrjänä 等对 27 例脑肿瘤患者行 0.23T 开放式磁共振导引的脑肿瘤切除术，其中 20 例行术中超声，5 例在局麻下进行以便术中监测皮质活动情况，2 例行心电图（ECG）和深部脑电监测。术后有 2 例感染，10 例术后出现复发。复发患者主要是病变累及重要皮质功能活动区或高级胶质瘤因其浸润性生长而导致。

术中磁共振脑室内肿瘤切除术中，能实时获得解剖结构变化信息，术中脑脊液迅速流出，导致脑内组织结构关系较术前影像发生明显变化，因此术中实时磁共振对手术操作显得尤其重要。

（五）磁共振功能成像导引脑肿瘤治疗中的应用

Hall 等对 14 例邻近重要功能区脑肿瘤患者在用 1.5T 磁共振导引行肿瘤切除术前行功能性磁共振（fMRI）检查，确定运动皮质、语言皮质及记忆皮质功能区的位置，所有患者均未出现神经系统并发症。Nimsky 等对 37 例脑胶质瘤患者成功行术前及术中弥散张量成像（DTI），并在 1.5T 磁共振导引下行肿瘤切除术。结果显示，由于肿瘤切除导致的纤维传导束（DTI）成像显示术前及术中位置有明显的改变。最大的白质纤维束改变范围为 $-8 \sim +15\text{mm}$，传入纤维束的移位率为 29.7%，传出纤维束的移位率为 62.2%。因此，他们认为 DTI 不仅能用于术前计划，对于脑深部肿瘤切除的患者，术中的 DTI 成像对于术中导引也具有重要价值。

二、磁共振导引脑肿瘤冷冻消融

（一）适应证

1. 原发灶已控制或没有很好控制。

2. 1～2 个肿瘤且与周围组织界限清楚，病灶最大径 <5cm。

3. 预计生存期在 3 个月以上。

4. 没有严重高颅内压现象。

5. 患者一般状况好，KPS≥70 分。

（二）禁忌证

1. 病变性质不明者。

2. 严重心、肺、肝、肾功能不全者。

3. 出、凝血机制障碍，经过治疗不能好转者。

4. 肿瘤超过 2 个或单发肿瘤最大径 >6.0cm 者。

5. 有室管膜下或脑膜转移，肿瘤累及基底神经节核团者，肿瘤紧靠矢状窦者。

6. 肿瘤生长迅速者。

7. 装置心脏起搏器者。

8. 眼球内有金属异物者。

9. 动脉瘤术后存留金属银夹者。

（三）术前准备与治疗计划

1. 术前准备

（1）排除磁共振禁忌证：患者行强化 CT 或磁共振明确病灶与血管、周围脑功能区的关系以及远处转移，评估治疗的可行性。

（2）完善各项检查：包括心电图、胸部 X 线片、血常规、生化常规、凝血功能、血型、相关肿瘤标志物检测等。患者如有凝血机制障碍及血小板显著减低，应及时纠正，必要时术前输注血浆及血小板。

（3）口服抗凝药物患者：口服阿司匹林、氯吡格雷需停药 7d；波立维、华法林停药后，可改为低分子肝素，7d 后停用低分子肝素，可改为肝素，穿刺前 4h 停药。

（4）应用抗血管生成靶向药物患者如贝伐单抗等，需停药 6 周。

（5）术前谈话：与患者家属说明患者的病情状况、治疗的必要性及术中、术后可能出现的危险性和并发症并签订手术协议书。

（6）根据患者术前评估，给予必要的止血、抗感染及镇痛治疗。

（7）操作室紫外线空气消毒至少 2h。

（8）材料器械准备：磁共振扫描仪消毒外罩；无菌一次性磁共振兼容多用途塑料罩；柔性多功能线圈；穿刺包；消毒持针板与光学反射球（采用光学导航系统时专用），磁共振兼容性氩氦靶向冷冻探针（直径 1.47、2、3mm）；颅骨钻及直径 2mm 钻头；磁共振兼容的生命体征监护系统。

2. 治疗计划

（1）根据病变的位置及大小，确定手术的实施方案，包括进针路径，选用冷冻探针的型号及数量。对于最大径在 3cm 以内的病灶多选用 1 根直径 3mm 的冷冻探针或 2～3 根直径 1.47mm 的冷冻探针，而对于最大径在 3cm 以上的病灶建议采用多针融合技术。

（2）根据患者的头围选择不同型号的柔性表面线圈或介入性磁共振专用线圈。

（3）选择适当的磁共振兼容设备及术中光学追踪系统（如果有配备的专用导航设备）。

（4）磁共振扫描技术人员与介入医师就扫描序列、扫描时机、扫描时间进行充分沟通。

（5）选择适当的病变定位像层面，如冠状位、矢状位、横轴位或斜位；依据目的不同选择最佳的快速成像序列（磁共振透视成像使穿刺过程近乎实时显示）；必要时静脉注射磁共振对比剂增强扫描。

（四）操作方法和注意事项

1. 根据病灶的部位，患者采取侧卧位、仰卧位，柔性多功能线圈安置于邻近治疗病灶的头皮周围。

2. 导引方式

（1）光学导航系统辅助磁共振成像导引：将磁共振兼容的介入器械（穿刺针）固定在持针板上（安装有 2～4 个固定的发光二极管），介入器械的空间信息通过光学相机追踪其位置与方向并与磁共振图像实时融合，显示穿刺针针尖距离病变的信息；扫描平面可被自动化地定义为以实际针尖位置为中心的标准视图和以沿着或垂直于实际穿刺针方向来定向的斜视图（作为标准或斜侧视图称为在平面 0°，在平面 90° 及垂直平面），近乎实时地每 3～4s 图像更新，延迟 3～5s。在颅骨钻孔后进针导航过程中，连续进行两个交互垂直层面磁共振快速扫描，确定并及时纠正穿刺针的方向与深度；虚拟针的显示使得穿刺在近乎实时导航下进行，不易偏离目标。

（2）磁共振透视导引：通常与自由手技术配合，采用单层快速序列扫描（1～3s），能够快速确定头皮进针位点并设计进针路径。颅骨钻孔后进针过程中，磁共振透视导引具有近实时导引与监控的优点，利于提高穿刺的准确性和显著缩短穿刺时间，在颅脑病变穿刺活检中应用更为广泛。

（3）常规磁共振导引：采用鱼肝油矩阵体表定位，应用多层快速序列进行扫描（15～30s），在两个交互垂直的平面进行导引，骨钻钻孔后进针过程中采用分步进针法直至穿刺到达颅脑内病变。与磁共振透视导引相比,常规磁共振导引具有高的图像信噪比、空间分辨率、软组织对比度和冷冻探针伪影干扰小等优势。

(4)配备空间定位导航系统的磁共振介入系统:开启光学追踪导引系统,调整红外线立体相机方向,使其接受来自扫描机架及示踪器上反光球的信号进行自动校正。将穿刺针固定在光学导引持针板上,针尖置于示踪器上方的测针点上,将红外线立体相机对准示踪器及光学导引持针板上的反光球,启动软件测针,并将测得的针长数值与消毒钢尺人工测量值核对,误差不超过3mm即可使用。

(5)冷冻系统准备:保证充分的冷冻及解冻气体(氩气>3 500kPa,氦气>2 500kPa)、开启Cryo-HITTM操作系统的冷冻和解冻模式,探针进入靶定病变组织前,预先测试冷冻解冻系统功能及探针的可用性及安全性,需预先设定探针刺入过程应维持的温度(-20℃)。根据治疗计划选择导入的冷冻探针数量及型号。

3.操作步骤

(1)将扫描床退出磁体,常规消毒、铺巾,以1%~2%的利多卡因逐层麻醉至帽状腱膜(部分特殊患者可行全身麻醉)。

(2)间隔5~10min,水肿样皮丘吸收后固定头颅,采用外科骨钻钻取适当直径的颅孔(通常直径为2~4mm)。若所用外科骨钻是非磁共振兼容性器械,切记钻孔时需将扫描床移出至5高斯线外或使机器处于去磁状态。

(3)根据磁共振扫描确定穿刺角度和深度,多采用分步进针法插入冷冻探针;初次进针深度至硬脑膜外,行磁共振两个交互垂直方位扫描,如进针方向有偏差,则通过调整使方向正确后进针至颅脑病灶。

(4)再次磁共振两个交互垂直方位的扫描确定冷冻探针针尖是否位于预定穿刺靶点(推荐采用快速自选回波FSE序列扫描)。

4.治疗方法

(1)根据病变大小、形状,选用直径1.47mm的冷冻探针,将探针植入靶点后回撤保护性套管2cm暴露功能性冷冻探针进行治疗。

(2)开启氩气进行冷冻消融,冰球迅速形成,每隔1.5min获得横轴位和冠状位T_2加权扫描图像,以监测形成的冰球及冰球与目标肿瘤及邻近重要器官之间的关系。当冰球达到足够体积覆盖肿瘤全部并超出边缘大于或等于1cm,并完全执行两个周期时,冷冻探针被移除。

(3)术后采用脂肪抑制FSE-T_2WI序列轴位和冠状位扫描确认冷冻消融区域的大小和是否有消融后脑出血。

(4)所有患者均住院观察。冷冻消融手术后,对患者进行48~72h的观察,严密观察生命体征,观察是否出现冷冻消融术后并发症。

(五)术后处理

1.术后绝对卧床24~72h。

2.20%的甘露醇250ml,每日2次,快速静脉滴注,或呋塞米20mg静脉推注,每日2次。

3.地塞米松10mg,每日1次,静脉滴注。

4.术后连续应用抗生素静脉滴注5d,以防止感染等并发症。

5.术后定期行磁共振或CT平扫及增强扫描,评估治疗效果。

(六)常见并发症及处理

1. 出血 冷冻消融过程中肿瘤区形成"冰球",直径小于1mm的血管可闭塞,较大血管的血流亦减慢,因此,一般冷冻过程中不会造成较多的出血。

2. 感染 脑转移瘤术前及术后常规应用抗生素可防止感染的发生。

3. 脑疝 对于较大的转移瘤,冷冻消融术后可造成肿瘤体积的增大以及脑水肿的发展,可产生脑疝的危险。对于较大肿瘤可采取分次冷冻的方法,术后严密监测患者各项生命体征,以减少并发症的发生。

（七）疗效评价

1. 影像学评估

（1）近期疗效评估：在脑肿瘤冷冻消融术后 2～3d，常规进行磁共振常规检查及增强扫描、弥散加权成像等，多模态成像评估有无残存肿瘤，对残存肿瘤给予再次冷冻术或其他干预方式。

（2）远期疗效评估：冷冻手术后 1、3 个月时行脑部对比增强 CT 或磁共振检查，如果病情稳定，以后每隔 3～6 个月进行影像学评估，直至病情进展。

2. 检验学评估

（1）近期疗效评估：脑肿瘤冷冻消融术后 2～3d，行相关肿瘤标志物检测，如果肿瘤标志物水平较冷冻前呈倍数上升，需结合影像学排除残留，轻度上升不排除肿瘤细胞坏死释放肿瘤抗原所致。

（2）远期疗效评估：脑肿瘤冷冻消融术后 1、3 个月时行相关肿瘤标志物检测，根据结果及结合影像学判断疗效，如果影像学稳定，相关肿瘤标志物水平明显升高，存在生化进展可能，必要时给予干预措施。如果相关肿瘤标志物水平在正常值，以后每隔 3～6 个月进行检测，直至病情进展。

（八）典型病例

【病例 1】男性患者，51 岁，肺腺癌规范性放化疗 1 年，基底节区孤立性囊性转移瘤患者行冷冻消融局部治疗，如图 4-10-1 所示。

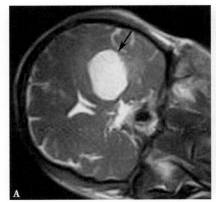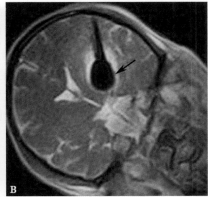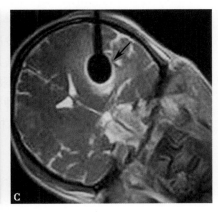

图 4-10-1　磁共振导引脑内囊性转移瘤冷冻消融

A. 基底节区孤立性囊性转移灶（箭头）；B. 冷冻消融术中冰球（箭头）形成；C. 冷冻冰球（箭头）完全覆盖肿瘤。

【病例 2】男性患者，19 岁，右侧颞叶胶质瘤手术切除后 4 次复发，行冷冻消融治疗，如图 4-10-2 所示。

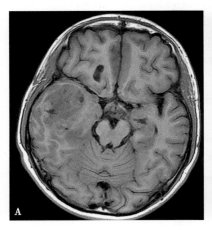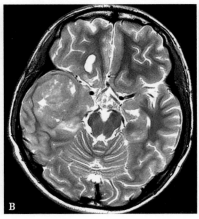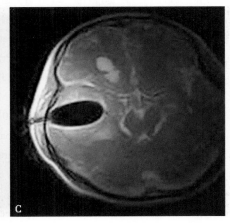

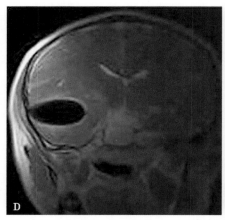
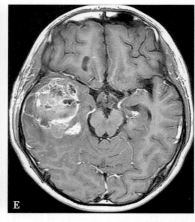
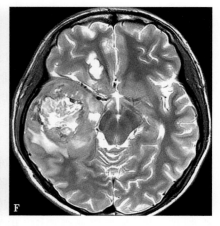

图 4-10-2 磁共振导引复发性脑胶质瘤冷冻消融

A、B. 术前 MRI 示右侧颞叶占位；C、D. 术中磁共振监控示冷冻冰球形成及消融范围；E、F. 术后 2 个月磁共振复查液化坏死形成。

（九）小结

脑肿瘤氩氦冷冻消融较传统的外科手术、放疗、化疗有许多优点，诸如：术中出血少；无明显脑水肿反应；诱导低温免疫反应。对于体积小、占位效应不明显的颅内肿瘤，可以应用磁共振导引，经皮钻颅孔，将氩氦刀插入瘤体中心实施冷冻。这种方法损伤小，但对于较大型、占位明显、不规则形状的肿瘤，有学者主张采用开颅、直视下冷冻并予切除的方法。氩氦刀是肿瘤治疗的一种新的、有效的工具。但因这种仪器价格昂贵，治疗费用高，限制了它的普遍应用，目前还只是在少数医院开展，在一小部分患者的治疗中得以发挥作用。另外，这种仪器问世时间尚短，目前还没有大宗病例的报道，对颅内肿瘤的治疗也还必须选择在远离脑干、中线结构等重要功能区的部位进行。其远期效果以及是否对人体有潜在的影响，目前还不十分清楚。

（李成利　何祥萌　王立刚）

参 考 文 献

1. 苏佰燕，范融，薛华丹，等. MRI 导引下聚焦超声术治疗症状性子宫肌瘤的安全性及有效性 [J]. 中华放射学杂志，2017，51（2）：149-153.

2. 叶欣，范卫君，王徽，等. 热消融治疗原发性和转移性肺部肿瘤专家共识（2017 年版）[J]. 中国肺癌杂志，2017，20（7）：433-445.

3. 子宫肌瘤的诊治中国专家共识专家组. 子宫肌瘤的诊治中国专家共识 [J]. 中华妇产科杂志，2017，52（12）：793-800.

4. 张啸波，肖越勇，张肖，等. CT 导引下适形冷冻消融治疗溶骨性转移瘤 [J]. 中国介入影像与治疗学，2017，14（2）：74-77.

5. 李冬瑞，于杰，梁萍. 微波消融在肿瘤治疗中的应用与进展 [J]. 中华医学杂志，2018，98（7）：555-557.

6. Bale R，Putzer D，Schullian P. Local Treatment of Breast Cancer Liver Metastasis[J]. Cancers（Basel），2019，11（9）：1341.

7. Gorny KR，Favazza CP，Lu A，et al. Practical implementation of robust MRI-thermometry during clinical MRI-guided microwave ablations in the liver at 1.5 T[J]. Phys Med，2019，67：91-99.

8. Li N，Wei X，Zhang Z，et al. Use Of Microwave Thermal Ablation In Management Of Skip Metastases In Extremity Osteosarcomas[J]. Cancer Manag Res，2019，11：9843-9848.

9. Moncion A，Harmon JS，Li Y，et al. Spatiotemporally-controlled transgene expression in hydroxyapatite-fibrin composite scaffolds using high intensity focused ultrasound[J]. Biomaterials，2019，194：14-24.

10. Rinzler ES，Shivaram GM，Shaw DW，et al. Microwave ablation of osteoid osteoma: initial experience and efficacy[J]. Pediatr Radiol，2019，49（4）：566-570.

11. Ronot M，Purcell Y，Vilgrain V. Hepatocellular Carcinoma: Current Imaging Modalities for Diagnosis and Prognosis[J]. Dig

Dis Sci, 2019, 64（4）: 934-950.

12. Uhlig J, Sellers CM, Stein SM, et al. Radiofrequency ablation versus surgical resection of hepatocellular carcinoma: contemporary treatment trends and outcomes from the United States National Cancer Database[J]. Eur Radiol, 2019, 29（5）: 2679-2689.

13. Wang L, Liu C, Liu J, et al. MRI-Guided Cryoablation of Hepatic Dome Hepatocellular Carcinomas Using 1-T Open High-Field-Strength Scanner[J]. AJR Am J Roentgenol, 2019, 12: 1-9.

14. Weiss J, Hoffmann R, Rempp H, et al. Feasibility, efficacy, and safety of percutaneous MRI-guided ablation of small（≤12mm）hepatic malignancies[J]. J Magn Reson Imaging, 2019, 49（2）: 374-381.

15. Yu J, Wu H, Meng XW, et al. Ultrasound-guided percutaneous microwave ablation of central intraductal papilloma: a prospective pilot study[J]. Int J Hyperthermia, 2019, 36（1）: 606-612.

16. Zhou W, Herwald SE, McCarthy C, et al. Radiofrequency Ablation, Cryoablation, and Microwave Ablation for T1a Renal Cell Carcinoma: A Comparative Evaluation of Therapeutic and Renal Function Outcomes[J]. J Vasc Interv Radiol, 2019, 30（7）: 1035-1042.

17. 陈凯, 方主亭. 热消融在肺癌中的应用和展望 [J]. 中华介入放射学电子杂志, 2019, 7（2）: 126-129.

18. 冯文秋, 迟红卫, 陈艳芳. 钆塞酸增强 MRI 对诊断小肝癌及其鉴别诊断的临床意义和应用价值 [J]. 肝脏, 2019, 24（9）: 1037-1040.

19. 郭锐, 林征宇, 陈锦, 等. 1.5T MRI 导引下经皮射频消融治疗结直肠癌肝转移疗效分析 [J]. 介入放射学杂志, 2019, 28（11）: 1100-1104.

20. 黄耀渠, 周守国, 王娟, 等. 磁共振导引聚焦超声术消融症状性子宫肌瘤的效果 [J]. 广东医学, 2019, 40（10）: 1409-1413.

21. 李成利. 磁共振介入应用与前景 [J]. 介入放射学杂志, 2019, 28（11）: 1017-1019.

22. 林昭旺, 林征宇, 陈锦, 等. 兔肝 VX2 肿瘤射频消融后即时 MRI 与病理相关性 [J]. 介入放射学杂志, 2019, 28（11）: 1076-1080.

23. 彭建扬, 翁志成, 吴伟达, 等. 3.0T MRI 导引下肝细胞癌射频消融术的可行性研究 [J]. 介入放射学杂志, 2019, 28（11）: 1062-1065.

24. 王湘杰, 褚永华. 磁共振导引高强度聚焦超声的乳腺射频线圈研究进展 [J]. 医疗装备, 2019, 32（17）: 193-195.

25. 吴伟达, 翁志成, 彭建扬, 等. MRI 导引下射频消融治疗乏血供原发性肝癌 [J]. 中国介入影像与治疗学, 2019, 16（9）: 540-544.

26. 易根发, 赵卫, 范宏杰, 等. 不同子宫位置子宫肌瘤的高强度聚焦超声消融效果分析 [J]. 介入放射学杂志, 2019, 28（3）: 280-283.

27. 周亮, 陈志贤, 潘忠保, 等. 超声导引下经皮微波消融与冷冻消融治疗高风险部位肝癌的对照研究 [J]. 中华介入放射学电子杂志, 2019, 7（3）: 190-196.

28. 陈锦, 林征宇, 林清锋, 等. MRI 导引下肺转移癌微波消融治疗 6 例 [J]. 介入放射学杂志, 2019, 28（11）: 1056-1061.

29. Liu C, Cao F, Xing W, et al. Efficacy of cryoablation combined with sorafenib for the treatment of advanced renal cell carcinoma[J]. Int J Hyperthermia, 2019, 36（1）: 220-228.

30. Abdelsalam ME, Ahrar K. Ablation of Small Renal Masses[J]. Tech Vasc Interv Radiol, 2020, 23（2）: 100674.

31. Chen J, Lin Z, Lin Q, et al. Percutaneous radiofrequency ablation for small hepatocellular carcinoma in hepatic dome under MRI-guidance: clinical safety and efficacy[J]. Int J Hyperthermia, 2020, 37（1）: 192-201.

32. Feddersen TV, Hernandez-Tamames JA, Franckena M, et al. Clinical Performance and Future Potential of Magnetic Resonance Thermometry in Hyperthermia[J]. Cancers（Basel）, 2020, 13（1）: 31.

33. Kirstein MM, Wirth TC. Multimodale Therapie des hepatozellulären Karzinoms [Multimodal treatment of hepatocellular carcinoma][J]. Internist（Berl）, 2020, 61（2）: 164-169.

34. Padala SA, Barsouk A, Thandra KC, et al. Epidemiology of Renal Cell Carcinoma[J]. World J Oncol, 2020, 11（3）: 79-87.

35. Shakeri S, Raman SS. Percutaneous Thermal Ablation for Treatment of T1a Renal Cell Carcinomas[J]. Radiol Clin North Am, 2020, 58（5）: 981-993.

36. Winkelmann MT, Gohla G, Kübler J, et al. MRI-Guided High-Power Microwave Ablation in Hepatic Malignancies: Initial

Results in Clinical Routine[J]. Cardiovasc Intervent Radiol，2020，43（11）：1631-1638.

37. Yakkala C，Denys A，Kandalaft L，et al. Cryoablation and immunotherapy of cancer[J]. Curr Opin Biotechnol，2020，65：60-64.

38. Zhu TY，Ai J，Nie CH，et al. Feasibility of computed tomography-guided irreversible electroporation for porcine kidney ablation[J]. J Cancer Res Ther，2020，16（5）：1125-1128.

39. 白玉，李长生，卢锡华，等. 地氟烷和七氟烷麻醉对长时间肿瘤手术后苏醒的影响 [J]. 中华医学杂志，2020，100（29）：2278-2282.

40. 焦德超，王朝艳，崔琳飞，等. 3.0T 闭合式 MRI 导引微波消融治疗肝转移瘤的可行性 [J]. 中国介入影像与治疗学，2020，17（8）：454-458.

41. 柳明，刘超，李成利，等. 影像导引肝癌的冷冻消融治疗专家共识（2020 版）[J]. 中国医刊，2020，55（5）：489-492.

42. 中华人民共和国国家卫生健康委员会医政医管局. 原发性肝癌诊疗规范（2019 年版）[J]. 中华消化外科杂志，2020，19（1）：1-20.

43. Leuchte K，Staib E，Thelen M，et al. Microwave ablation enhances tumor-specific immune response in patients with hepatocellular carcinoma[J]. Cancer Immunol Immunother，2021，70（4）：893-907.

44. Wah TM，Lenton J，Smith J，et al. Irreversible electroporation（IRE）in renal cell carcinoma（RCC）：a mid-term clinical experience[J]. Eur Radiol，2021，30：1-9.

45. 董金凯，吴世奎，付成伟. 小肾癌局部消融治疗的研究进展 [J]. 临床泌尿外科杂志，2021，36（4）：320-324.

46. 许凯豪，王艳萍，王朝艳，等. 喉罩全麻下闭合式 MRI 导引微波消融治疗膈下肝恶性肿瘤 [J]. 中国介入影像与治疗学，2021，18（3）：129-132.

47. 俞巍，张洪义，王鹏辉. 射频消融治疗肝癌的研究进展 [J]. 中国临床医生杂志，2021，49（4）：385-387.

48. 中华预防医学会肝胆胰疾病预防与控制专业委员会，中国研究型医院学会肝病专业委员会，中华医学会肝病学分会，等. 原发性肝癌的分层筛查与监测指南（2020 版）[J]. 临床肝胆病杂志，2021，37（2）：286-295.

49. 国家卫生健康委办公厅.《原发性肝癌诊疗指南》（2022 年版）[J]. 临床肝胆病杂志，2022，38（2）：288-303.

50. Hosten N，Stier A，Weigel C，et al. Laser-induced thermotherapy（LITT）of lung metastases：description of a miniaturized applicator，optimization，and initial treatment of patients[J]. Rofo，2003，175（3）：393-400.

51. Ni Y，Huang G，Yang X，et al. Microwave ablation treatment for medically inoperable stage I non-small cell lung cancers：long-term results[J]. Eur Radiol，2022，32（8）：5616-5622.

52. Zimmermann M，Seifert V，Trantakis C，et al. Open MRI-guided microsurgery of intracranial tumours. Preliminary experience using a vertical open MRI-scanner[J]. Acta Neurochir，2000，142（2）：177-186.

53. Nimsky C，Ganslandt O，Tomandl B，et al. Low-field magnetic resonance imaging for intraoperative use in neurosurgery：a 5-year experience[J]. Eur Radiol. 2002；12（11）：2690-2703.

54. Yrjänä SK，Katisko JP，Ojala RO，et al. Versatile intraoperative MRI in neurosurgery and radiology[J]. Acta Neurochir（Wien），2002，144（3）：271-278.

55. Martin AJ，Hall WA，Liu H，et al. Brain tumor resection：intraoperative monitoring with high-field-strength MR imaging-initial results[J]. Radiology，2000，215（1）：221-228.

56. Nimsky C，Ganslandt O，Hastreiter P，et al. Preoperative and intraoperative diffusion tensor imaging-based fiber tracking in glioma surgery[J]. Neurosurgery，2005，56（1）：130-138.

57. Bown SG. Phototherapy of tumors[J].World J Surg，1983，7（6）：700-709.

58. Schulze PC，Vitzthum HE，Goldammer A，et al. Laser-induced thermotherapy of neoplastic lesions in the brain--underlying tissue alterations，MRI-monitoring and clinical applicability[J]. Acta Neurochir，2004，146（8）：803-812.

59. Merkle EM，Shonk JR，Zheng L，et al. MR imaging-guided radiofrequency thermal ablation in the porcine brain at 0.2T[J]. Eur Radiol，2001，11（5）：884-892.

60. Mia Y，Ni Y，Yu J，et al. Evaluation of radiofrequency ablation as an alternative for the treatment of brain tumor in rabbits[J]. J Neurooncol，2002，56（2）：119-126.

61. Leonardi MA，Lumenta CB. Stereotactic guided laser-induced interstitial thermotherapy（SLITT）in gliomas with intraoperative

morphologic monitoring in an open MR: clinical expierence[J]. Minim Invasive Neurosurg, 2002, 45(4): 201-207.

62. Tacke J, Speetzen R, Adam G, et al. Experimental MR imaging-guided interstitial cryotherapy of the brain[J]. AJNR Am J Neuroradiol, 2001, 22(3): 431-440.

63. Schwartz RB, Hsu L, Wong TZ, et al. Intraoperative MR Imaging guidance for intracranial neurosurgery: Experience with the First 200 cases[J]. Radiology, 1999, 211(2): 477-488.

64. Gananadha S, Wulf S, Morris DL. Safety and efficacy of radiofrequency ablation of brain: a potentially minimally invasive treatment for brain tumours[J]. Minim Invasive Neurosurg, 2004, 47(6): 325-328.

65. FANG Y, CHEN W, LIANG X, et al. Comparison of long-term effectiveness and complications of radiofrequency ablation with hepatectomy for small hepatocellular carcinoma[J]. J Gastroenterol Hepatol, 2014, 29(1): 193-200.

66. Bureau of Medical Administration, National Health Commission of the People's Republic of China. Guidelines for diagnosis and treatment of primary liver cancer in China(2019 edition)[J]. J Clin Hepatol, 2020, 36(2): 277-292.

67. CHEN MS, LI JQ, ZHENG Y, et al. A prospective randomized trial comparing percutaneous local ablative therapy and partial hepatectomy for small hepatocellular carcinoma[J]. Ann Surg, 2006, 243(3): 321-328.

68. NG K, CHOK K, CHAN A, et al. Randomized clinical trial of hepatic resection versus radiofrequency ablation for early-stage hepatocellular carcinoma[J]. Br J Surg, 2017, 104(13): 1775-1784.

69. LAU WY, LAI EC. The current role of radiofrequency ablation in the management of hepatocellular carcinoma: A systematic review[J]. Ann Surg, 2009, 249(1): 20-25.

70. PENG ZW, ZHANG YJ, CHEN MS, et al. Radiofrequency ablation with or without transcatheter arterial chemoembolization in the treatment of hepatocellular carcinoma: A prospective randomized trial[J]. J Clin Oncol, 2013, 31(4): 426-432.

71. MORIMOTO M, NUMATA K, KONDOU M, et al. Midterm outcomes in patients with intermediate-sized hepatocellular carcinoma: A randomized controlled trial for determining the efficacy of radiofrequency ablation combined with transcatheter arterial chemoembolization[J]. Cancer, 2010, 116(23): 5452-5460.

72. KAGAWA T, KOIZUMI J, KOJIMA S, et al. Transcatheter arterial chemoembolization plus radiofrequency ablation therapy for early stage hepatocellular carcinoma: Comparison with surgical resection[J]. Cancer, 2010, 116(15): 3638-3644.

73. 中华人民共和国国家卫生健康委员会医政医管局. 原发性肝癌诊疗规范(2019年版)[J]. 临床肝胆病杂志, 2020, 36(2): 277-292.

74. Hosten N, Stier A, Weigel C, et al. Laser-induced thermotherapy(LITT)of lung metastases: description of a miniaturized applicator, optimization, and initial treatment of patients[J]. Rofo, 2003, 175(3): 393-400.

附录4-1 磁共振导引肝与肾肿瘤消融治疗知情同意书(供参考)

住院号/门诊号＿＿＿＿＿＿

姓名＿＿＿＿＿性别＿＿年龄＿＿科室＿＿＿＿＿＿＿床号＿＿＿＿＿＿

我确认无以下磁共振检查禁忌:(　　　)

1. 是否安装心脏起搏器？

2. 是否有眶内尤其是眼球内金属物？

3. 是否有电子耳蜗等神经刺激器植入史？

4. 体内是否有金属异物(如钢钉、银夹、金属瓣膜、金属支架、子弹、弹片等)？

5. 体内是否安装灌输泵(如胰岛素泵、化疗泵等)？

6. 是否有义齿、义肢、假发等？

一、病情诊断及拟实施医疗方案

1. 术前诊断:＿＿＿＿＿＿＿＿＿＿

2. 拟实施的医疗方案:＿＿＿＿＿＿＿＿＿＿＿＿

3. 实施本医疗方案的原因、目的及预期效果:＿＿＿＿＿＿＿＿＿＿

4. 其他可以应用的治疗方式:＿＿＿＿＿＿＿＿＿

5. 拟实施医疗及其风险和注意事项

(1) 穿刺经过部位感染(细菌、真菌、病毒等)或者败血症:局部穿刺点发生红、肿、热、痛,或全身感染如发热、寒战等。

(2) 出血:穿刺部位局部血肿形成,腹腔出血或者术中、术后出血、渗液、渗血、严重者发生失血性休克、低血容量性休克、心源性休克等乃至死亡。

(3) 心血管意外和其他无法预料的后果:术中或者术后可发生难以预料的情况,如高血压,全身及心、脑血管意外,心律失常,心脏压塞、心搏骤停乃至死亡。

(4) 栓塞:全身各脏器(心、脑、肺、肾及四肢)血管的栓塞、再栓塞、空气栓塞、手术致脱落栓子栓塞、穿刺针管等器械断入体内等的并发症,甚至导致死亡。

(5) 胆心反射、头晕、出汗、低血压休克。

(6) 穿刺针道肿瘤转移或者穿刺致肿瘤局部扩散和血行转移。

(7) 解剖结构异常或者其他原因(如肿瘤体积过大等)造成手术部分成功,或需分次手术。

(8) 术中因磁共振机器故障或者其他原因(如电力原因等)中止手术。

(9) 手术失败。

(10) 微波、射频、激光、冷冻等消融治疗导致的周围重要组织结构损伤:支气管胸膜瘘,皮肤损伤、膈肌损伤导致的膈瘘、胆瘘,胃肠道损伤导致胃肠瘘,输尿管损伤导致尿瘘,腹腔感染等。

(11) 其他:除上述情况外,本医疗方案尚可能发生的其他并发症或者需要提前请患者及家属特别注意的其他事项,如:＿＿＿＿＿＿。

二、医师声明

1. 根据患者的病情,患者需要上述诊断、治疗方案。该方案是一种有效的诊断、治疗手段,一般来说是安全的,但该方案具有创伤性和风险性,因此医师不能向患者保证方案的效果。一旦发生上述风险或其他意外情况，医师将从维护患者利益出发积极采取应对措施。

2. 我已经尽量以患者所能了解之方式，反复多次解释该方案相关信息，特别是下列事项：

- 实施该方案的原因、目的、风险；
- 并发症及可能的处理方式；
- 不实施该方案可能发生的后果及其他可替代诊疗方式；
- 如另有关于该方案的相关说明资料，我已经交付患者。

3. 已经给予患者充足时间，询问有关该拟实施医疗方案的问题，并给予答复（如无请填写"无"）：

_____

医师签名：_____　日期：_____年_____月_____日　时间：_____时_____分

三、患方声明

1. 我已充分了解本病损拟实施的医疗方案及其他可能替代的诊疗方式，自愿选择本项治疗方案。

2. 医师已向我解释，并且我已经了解实施该医疗方案的必要性、步骤、风险、成功率之相关信息。

3. 医师已向我解释，并且我已经了解选择其他医疗方案之风险。

4. 医师已向我解释，并且我已经了解该医疗方案的风险和不实施该医疗方案的风险。

5. 针对我的情况，我能够向医师提出问题和疑惑，并已获得说明。

6. 我了解该医疗方案可能是目前最适当的选择，但是其仍然存在风险且无法保证一定能够达到预期目的。

7. 我已经向医师如实介绍病史，尤其是与本医疗方案有关的病史。

8. 紧急情况处置授权。本人明白除了医师告知的危险以外，医疗方案实施中有可能出现其他危险或者预想不到的情况，在此我也授权医师，在遇到预料以外的紧急、危险情况时，从考虑本人利益角度出发，按照医学常规予以处置。

基于上述声明，我_____（填同意或不同意）对患者实施该项医疗方案。

患方签名：_____　　　　　　与患者的关系：患者之_____

日期：_____年_____月_____日

附录4-2 磁共振导引肺肿瘤消融治疗知情同意书(供参考)

住院号/门诊号_____

姓名_____性别____年龄____科室_____床号_____

我确认无以下磁共振检查禁忌:( )

1. 是否安装心脏起搏器?

2. 是否有眶内尤其是眼球内金属物?

3. 是否有电子耳蜗等神经刺激器植入史?

4. 体内是否有金属异物(如钢钉、银夹、金属瓣膜、金属支架、子弹、弹片等)?

5. 体内是否安装灌输泵(如胰岛素泵、化疗泵等)?

6. 是否有义齿、义肢、假发等?

一、病情诊断及拟实施医疗方案

1. 术前诊断:_____

2. 拟实施的医疗方案:_____

3. 实施本医疗方案原因目的及预期效果:_____

4. 其他可以应用的治疗方式:_____

5. 拟实施医疗及其风险和注意事项

(1)穿刺经过部位感染(细菌、真菌、病毒等)或者败血症:局部穿刺点发生红、肿、热、痛,或全身感染如发热、寒战等。

(2)出血:穿刺部位局部血肿形成,肺出血、咯血,严重时可导致窒息;或者术中、术后出血、渗液、渗血、严重者发生失血性休克、低血容量性休克、心源性休克等乃至死亡;消融导致的肺内血管损伤,引起即时或迟发性出血、窒息、死亡。

(3)心血管意外和其他无法预料的后果:术中或者术后可发生难以预料的情况,如高血压,全身及心、脑血管意外,心律失常,心脏压塞、心搏骤停乃至死亡。

(4)栓塞:全身各脏器(心、脑、肺肾及四肢)血管的栓塞、再栓塞、空气栓塞、手术致脱落栓子栓塞、穿刺针管等器械断入体内等的并发症。

(5)胸膜反应致心悸、胸部压迫、头晕、出汗、低血压休克;气胸、血气胸、皮下血肿,肺水肿、大咯血,严重时危机生命。

(6)穿刺针道肿瘤转移或者穿刺致肿瘤局部扩散和血行转移。

(7)解剖结构异常或者其他原因(如肿瘤体积过大等)造成手术部分成功,或需分次手术。

(8)术中因磁共振机器故障或者其他原因(如电力原因等)中止手术。

(9)手术失败。

(10)微波、射频、冷冻等消融治疗导致的周围重要组织结构损伤:支气管胸膜瘘,皮肤损伤、膈肌损伤导致的膈瘘等。

(11)其他:除上述情况外,本医疗措施尚可能发生的其他并发症或者需要提前请患者及家属特别注意的其他事项,如:_____。

二、医师声明

1. 根据患者的病情,患者需要上述诊断、治疗方案。该方案是一种有效的诊断、治疗手段,一般来说是安全的,但该方案具有创伤性和风险性,因此医师不能向患者保证方案的效果。一旦发生上述风险或其他意外情况,医师将从维护患者利益出发积极采取应对措施。

2. 我已经尽量以患者所能了解之方式,解释该方案的相关信息,特别是下列事项:

● 实施该方案的原因、目的、风险;

● 并发症及可能的处理方式;

● 不实施该方案可能发生的后果及其他可替代诊疗方式;

● 如另有关于该方案的相关说明资料,我已经交付患者。

3. 已经给予患者充足时间,询问有关该拟实施医疗方案的问题,并给予答复(如无请填写"无"):

_____

医师签名:_____   日期:_____年_____月_____日 时间:_____时_____分

三、患方声明

1. 医师已向我解释,并且我已经了解实施该医疗方案的必要性、步骤、风险、成功率之相关信息。

2. 医师已向我解释,并且我已经了解选择其他医疗方案之风险。

3. 医师已向我解释,并且我已经了解该医疗方案的风险和不实施该医疗方案的风险。

4. 针对我的情况,我能够向医师提出问题和疑惑,并已获得说明。

5. 我了解该医疗方案可能是目前最适当的选择,但是其仍然存在风险且无法保证一定能够达到预期目的。

6. 我已经向医师如实介绍病史,尤其是与本医疗方案有关的病史。

7. 紧急情况处置授权。本人明白除了医师告知的危险以外,医疗方案实施中有可能出现其他危险或者预想不到的情况,在此我也授权医师,在遇到预料以外的紧急、危险情况时,从考虑患者本人利益角度出发,按照医学常规予以处置。

基于上述声明,我_____(填同意或不同意)对患者实施该项医疗方案。

患方签名:_____   与患者的关系:患者之_____

日期:_____年_____月_____日

第五章 磁共振导引恶性肿瘤近距离放疗

近距离放疗（brachytherapy）是指通过人体天然的体腔（如阴道、鼻咽腔等）、管道（如食管、气管等）或术中插植等，将照射源置入肿瘤内部或附近，在肿瘤局部产生高剂量照射，而附近正常组织受照剂量很低的放疗技术。作为放疗的形式之一，因其将放射源置于需要治疗的部位内部或附近而得名，其名词来源于希腊字 Brachy，即"近"的意思，与远距离治疗（teletherapy）中 tele"远"是相对的。当代近距离放疗是一个较广的概念，包括腔内治疗、组织间插植治疗，广泛应用于宫颈癌、前列腺癌、乳腺癌、皮肤癌等癌症的治疗中。本章主要介绍与磁共振介入治疗技术相关的放射性粒子治疗的部分内容。

组织间近距离放疗历史可以追溯到 20 世纪初，1905 年居里夫人完成了第 1 例镭针插植治疗，这既是放射性核素治疗的开始，也是近距离放疗的起点。1909 年，Pasteau 和 Degrais 在法国巴黎镭生物学实验室给前列腺癌患者经尿道导管植入镭囊，成功进行了第 1 例前列腺癌近距离放疗。1917 年，纽约纪念医院 Barringer 采用手指肛诊指引，经会阴刺入导针，行前列腺放射核素治疗。1952 年，Flocks 首创术中组织间注射胶体金粒子治疗前列腺癌。1972 年，Whitmore 首次采用碘 -125（^{125}I）放射性粒子组织间植入治疗前列腺癌患者。20 世纪 90 年代中期，随着适应证选择标准的提高、计算机治疗计划系统（Treatment planning system，TPS）、术后分析系统和新的放射性核素的出现，使这一技术得以进一步发展和完善。随着新型的放射性核素的不断研制成功，超声、CT、磁共振、三维 TPS 的应用技术和植入技术快速提高，粒子治疗定位更加精确，剂量分布更均匀、更合理。

国外研究表明，^{125}I 粒子植入对早期前列腺癌有治愈作用，建议早期前列腺癌均应用粒子与全身化疗结合的方法进行治疗。在美国，前列腺癌目前的首选治疗方法为放射性粒子植入。目前国内学者于各种实体肿瘤中实验性植入 ^{125}I 粒子，如非小细胞肺癌、术后复发直肠癌、肝癌、胰腺癌及间叶组织肉瘤等，均取得极佳的疗效。因此 ^{125}I 粒子植入是可以应用到对放射敏感的恶性肿瘤治疗中。影像技术导引结合放射性粒子植入治疗计划的采用，使放射性粒子植入成为最"适型"的精准放疗，使近距离放疗成为了一种安全、可靠、高灵活性的治疗方式，成为临床上常用的治疗手段之一。

第一节 组织间近距离放疗的基础知识与应用

组织间近距离放疗是将放射源利用插植针引入到肿瘤瘤体内或被肿瘤侵犯的组织中，利用放射源释放出的放射线在最近的距离内，对肿瘤进行破坏的一种近距离治疗技术。组织间插植治疗的最大优点在于肿瘤组织本身得到高剂量的照射，而周围正常组织受量较小，对外照射难以控制的、难治的头颈部肿瘤具有独特的优势。放射性粒子植入治疗对头颈部、腹腔、盆腔肿瘤术后或放疗后复发及术中无法完全切除的肿瘤如脑瘤、胰腺癌和胆管癌等是最有效的治疗手段之一。

一、放射性粒子近距离放疗的物理学基础

一些核素能够自发的衰变释放出 α、β、γ 等粒子的性质称为放射性，具有这些特性的核素称为放射性

核素。放射性核素分为人工和天然两种，目前绝大多数为人工放射性核素。

放射性核素的原子核自发释放出 α、β 等粒子而转变为另一种核素的过程，称为核衰变，是放射性核素的本身特征。通常衰变前的原子核成为母核或母体，衰变后的原子核称为子核或子体。根据核素释放射线的种类，核衰变分为：α 衰变、β 衰变（包括 β+ 衰变、β- 衰变、电子俘获）和 γ 衰变。这些射线与物质的相互作用包括：光子与物质的相互作用、电子与物质的相互作用。其中光子与物质的相互作用有：①光电效应；②康普顿散射；③电子对的产生。而电子与物质的相互作用有：①电离和激发；②轫致辐射；③弹性散射。

选择适合于粒子近距离治疗的放射源需具备几个特征：①在组织间有足够的穿透力；②易于放射防护；③半衰期不要过长；④易于生产成微型源。作为暂时性插植，腔内及管内照射主要使用钴 -60（^{60}Co）。早期临床使用的放射性粒子主要有 ^{103}Pd、^{192}Ir、^{90}Y、^{125}I 等。由于 ^{125}I 放射源半衰期较长，发出的纯 γ 射线有很强的生物学杀伤效应，而且在局部产生处方剂量后，外周组织中迅速衰减，有利于杀伤肿瘤细胞而保护正常组织，因此，^{125}I 粒子是目前临床最常用的放射性粒子，大小为 4.5mm × 0.8mm，包壳为镍钛合金。表 5-1-1 列出了现代近距离放疗常用的放射性核素。其中 ^{137}Cs 目前已少用，因为其活度低、半衰期长且体积较大。

内照射射线剂量小，作用时间更长，治疗定位更准确（达到了真正意义上的图像导引放疗和适形放疗），对肿瘤局部作用剂量高，辐射半径小，对周围正常组织损伤极小，是一种非常好的局部治疗措施。

表 5-1-1　现代近距离放疗常用的放射性核素

核素	符号	半衰期
铯 -137	Cs	30.0 年
钴 -60	Co	5.26 年
铱 -192	Ir	74.2d
碘 -125	I	59.4d
金 -198	Au	2.7d
钯 -103	Pd	16.79d

二、放射性粒子植入的生物学效应

核射线的生物学效应可分为直接作用和间接作用。一方面，核射线可直接作用于靶细胞，使 DNA 的键断裂致细胞损伤称为直接作用。细胞受照射后产生的各种生物学效应包括：①亚细胞损伤，特别是染色体畸变；②加速失去分裂能力细胞分化；③延长细胞周期或延迟有丝分裂；④使肿瘤细胞丧失增殖能力等。另外射线作用于组织细胞中的水分子，使水分子电离或激发成为离子和有一不配对电子的原子、分子自由基。自由基使细胞核、细胞膜和机体酶系统的化学键断裂，造成细胞损伤、凋亡等，称为间接作用。这些作用导致细胞、组织、器官等的一系列功能障碍，产生一系列生物学效应。

放射性粒子植入与外照射放疗在放射生物学上的区别是剂量率不同。粒子植入后开始的剂量率仅为直线加速器的 1%，加速器为 2Gy/min，每周 10Gy；而 ^{125}I 为 0.001 3Gy/min，1 周后为 14.742Gy/W。剂量率的差别直接影响放射损伤的修复、肿瘤细胞的再氧合、再分布等。延长照射时间，使乏氧细胞有充分时间发生再氧合，使放射效果提高。放射性粒子具有非常低的剂量率，达到需要的处方剂量必须有足够长的照射时间。延长照射时间和低剂量率放疗均使正常组织损伤明显减少，但对肿瘤细胞杀伤作用没有任何影响。放射性粒子植入的最主要特点是局部适形治疗，肿瘤靶区高剂量，而周围正常组织受量较低，这就有效增加了疗效，减少并发症。

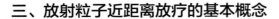

三、放射粒子近距离放疗的基本概念

（一）放射性粒子活度

放射性粒子活度是粒子所具有的放射性强度，肿瘤植入粒子的总活度应当根据治疗计划满足处方剂量的要求。

放射性活度的单位：一定量的放射性核素在单位时间内衰变的原子核数可描述为 dN/dt，dN 是 dt 时间里原子核发生衰变的数目。1977 年国际辐射单位和测量委员会建议：放射性活度的单位采用国际制单位秒$^{-1}$（s^{-1}），专名为贝克勒尔（Becqueral，Bq），简称贝克。$1Bq = 1s^{-1}$，它表示每秒钟内有一次核衰变。而传统的放射性核素强度单位是居里（Curie，Ci），1 居里的放射性活度表示每秒钟内有 3.7×10^{10} 次核蜕变，即 $1Ci = 3.7 \times 10^{10}Bq = 3.7 \times 10^{10}s^{-1}$。居里单位较大，通常采用较小的单位，如毫居里（mCi，$1mCi = 10^{-3}Ci$）、微居里（μCi，$1μCi = 10^{-3}mCi$）。

一般植入粒子的活度为 0.4～0.8mCi。活度单位为 MBq，$1mCi = 37MBq$。1mCi 能产生 182Gy，$1MBq = 4.92Gy$。

（二）放射性粒子的剂量率

放射性粒子的剂量率与活度有关，随活度下降，剂量率呈指数下降。任何时间的总剂量，必须结合剂量率。总剂量 = 初始活度 × 1.44 × 半衰期。不同粒子，处方剂量可用剂量率表示：^{125}I 160Gy 为 7.72cGy/h；^{125}I 144Gy 为 7.00cGy/h；^{103}Pd 115Gy 为 19.7cGy/h。

（三）放射性粒子半衰期

通常人们利用放射性核素的半衰期（$T_{1/2}$）描述其衰变的快慢，$T_{1/2}$ 指放射性核素的原子核数目衰变掉原来一半所需要的时间。不同种类的粒子，半衰期不同，临床适应证有所区别。^{125}I 的半衰期是 ^{103}Pd 半衰期的 3.5 倍，因此 ^{103}Pd 的总剂量时间是 ^{125}I 的 1/4。^{125}I 半衰期较长，正常组织耐受性好，防护要求较低，用于治疗分化较好的肿瘤。^{103}Pd 的半衰期较短，使受损的癌细胞修复减少，肿瘤的再分布减少，用于治疗分化差、恶性程度高的肿瘤。

（四）放射性粒子的剂量分布

放射性粒子植入后的剂量分布，取决于放射性粒子的种类、粒子活度、粒子数、粒子植入的位置。以上 4 个变量均可在不同的治疗计划中体现与调整。植入粒子后的剂量分布按放射源的距离平方成反比方式下降，源表面的剂量最高，随距离增加剂量迅速下降，距源 2～4cm 之间剂量减少为 80%～93%。

（五）放射性粒子植入的剂量

1. 匹配周边剂量（matched peripheral dose，MPD）　与肿瘤靶体积相同体积的椭圆形体积的等表面剂量。

2. 最小周边剂量（minimum peripheral dose，mPD）　靶体积周边绝对最小剂量。

四、放射性粒子近距离放疗在恶性肿瘤中的临床应用

放疗分传统的外照射和组织间照射。传统的外照射因放射野大、正常组织耐受量低，其疗效常受到一定的限制。永久性粒子植入是通过术中模板，在 CT、磁共振或超声导引下将放射性粒子植入肿瘤内，通过放射性粒子持续释放射线对肿瘤进行杀伤，目前临床常用的永久性植入治疗的粒子为 Au、I 和 Pd，其中 I 应用最广。

放射性粒子植入属于组织间内照射或微创介入性放疗，是近几年开展起来的治疗恶性肿瘤的新手段，主要是应用放射性粒子治疗计划系统（TPS）设计治疗方案，在 CT、磁共振或超声导引下将放射性粒子按肿瘤大小、形态植入肿瘤内或受肿瘤侵犯的组织中，通过放射性粒子发出持续、短距离的放射线，发出低能量 γ 射线的 ^{125}I 粒子直接植入肿瘤组织内，对肿瘤组织进行持续性的杀伤，而正常组织不受损伤或仅有微小损伤，达到治疗肿瘤的目的。

对于一些对常规放化疗不敏感的肿瘤，放射性粒子植入是一项重要的治疗措施，如前列腺癌，过去常用手术切除、放疗和化疗综合治疗，其效果并不理想。如今，可以不用手术，直接植入 ^{125}I 粒子，抑制肿瘤生长，达到常规治疗一样或更好的效果，而且保留了它的生理功能。另外，对于不愿行根治性手术以及一些无法手术的实体肿瘤患者，^{125}I 粒子植入也是不错的选择。此外，对于已发生转移的肿瘤患者（非广泛转移），选用 ^{125}I 粒子植入治疗，可达到有效控制转移灶生长，保持器官功能、减轻疼痛的目的；由于身体状况、肿瘤位置等因素影响，无法用手术切除的肿瘤，也可选用植入 ^{125}I 粒子治疗。

国内粒子植入治疗应用较多的恶性肿瘤包括前列腺癌、脑肿瘤、肺癌、头颈部肿瘤、胰腺癌、肝癌、肾及肾上腺肿瘤以及眶内肿瘤（恶性黑色素瘤、视网膜母细胞瘤等）、软组织肿瘤等，其适应证主要有：

（1）经病理诊断的恶性实体肿瘤，未经治疗的原发性癌，如前列腺癌、晚期喉癌。

（2）最大径在 7cm 以下的实体病灶；局部或区域性癌的延伸扩散部分，特别是累及重要组织、难以切除的癌，如进展期胰腺癌。

（3）局部进展期肿瘤，用粒子植入需结合外照射等综合治疗措施。

（4）局部进展难以用局部治疗方法控制，或有远位转移晚期肿瘤，但因局部病灶引起严重症状者，为达到姑息治疗目的，也可行粒子植入治疗。

（5）术中肉眼或镜下残留肿瘤病灶，复发或转移性癌，病灶较孤立，如直肠癌 Milers 手术后盆腔复发、肿瘤局部骨转移等。

（6）需要保留重要功能性组织或手术可能累及重要脏器的恶性肿瘤。

（7）外照射放疗后由于剂量或组织耐受等原因造成的癌残留灶。

（8）拒绝外科手术切除癌的患者。

（许玉军 刘 超 王立刚 丁 婷 李成利）

第二节 放射性粒子植入器械与影像导引技术

一、放射性粒子植入常用器械

（一）放射性粒子

密封粒子，包括放射源及储存容器，见图 5-2-1。

（二）放射性粒子植入治疗计划系统

放射性粒子治疗计划系统（treatment plan system，TPS）是为临床提供准确穿刺途径、安全照射剂量及计划验证等功能的计算机软件系统。术前它可以与 CT、磁共振等影像设备相链接，获取肿瘤断层信息并进行三维重建，根据肿瘤体积确定放射粒子的剂量；术中 TPS 系统可提供准确的穿刺路径以确保手术安全；术后通过复查的影像资料再次与 TPS 进行图像链接、三维重建，对比、评价粒子植入分布是否符合术前 TPS 规划的要求。

（三）粒子植入辅助设备

粒子植入针、施源器、模板等，有时如在超声、CT、磁共振等辅助或导引下行内照射治疗，尚需相应设备见图 5-2-2。

（四）防护装置

铅罐、防护屏、防护衣（如铅衣）、防护眼镜、铅手套等。

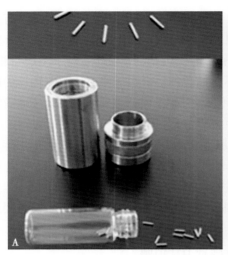
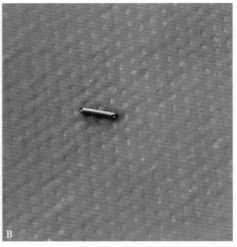
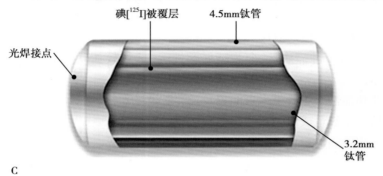

图 5-2-1　^{125}I 粒子源及储存容器
A. 粒子储存器；B. 粒子；C. ^{125}I 密封籽源（剖面图）

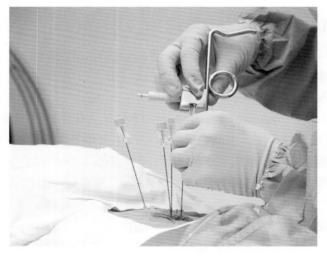

图 5-2-2　粒子植入辅助设备

二、放射性粒子植入影像导引技术

（一）CT 导引技术

CT 是放射性粒子治疗的最常采用影像导引手段之一，具有较多优势：

（1）CT扫描图像为灰阶成像，具有较高的密度分辨率和空间分辨率，并可通过窗宽、窗位的调整来清晰显示肿瘤及周围各种正常组织，如心脏大血管、肺动脉、肠系膜动脉等，有利于提高穿刺准确性。

（2）根据图像可设计恰当的进针路径穿刺至病灶，并通过薄层扫描清晰显示针尖位置。

（3）CT扫描方便储存资料，便于疗效判断。

（4）对于术前计划、术中实时计划调整、术后验证，CT图像都是适合的TPS依据资料。

另外，随着透视CT技术的发展，CT也可以实现实时透视以及获取三维图像，这种图像导引系统可以通过实时透视功能识别穿刺针的准确轨迹，并通过三维CT图像显示针尖在病灶的准确位置，从而提高穿刺准确性及效率。但目前临床常用的CT尚无法实现此功能，相对于其他导引手段，突出缺点是患者需要接受一定剂量的X线辐射。

（二）超声导引技术

超声导引放射性粒子植入技术已有30余年历史。由于超声可实时显像并能识别血管，穿刺过程中可有效避开血管和邻近脏器，因此具有操作简单、用时较短、给患者带来痛苦较小等优点。但由于超声固有的特征限制，超声无法穿过骨骼及气体，因此受骨骼或气体完全阻挡的肿瘤通常无法显示，也就无法用超声导引进行粒子植入。另外，超声的空间与组织分辨力不如CT或磁共振，肿瘤过大时超声无法完整显示肿瘤，尤其是深部边缘显示不清，容易导致粒子植入不均匀或漏植。但对于特殊部位的肿瘤超声导引仍有优势，如经直肠超声、浅表超声等。目前，超声导引主要用于前列腺癌、表浅肿瘤及一部分盆腔肿瘤。

（三）磁共振导引技术

^{125}I粒子采用镍钛合金包壳，具备磁共振兼容性，可在磁共振图像上显示，磁共振信号特征依赖于氢质子饱和度和组织化学键的类型，其图像含有形态、物理和化学方面的特征信息，随着技术的发展，磁共振系统已成功将影像导引技术推广到微创介入诊疗中，与CT、超声导引技术比较具有更多优势：①血管流空效应及流入相关增强效应可明辨血管与病变的解剖关系，可明确显示与病变相邻的血管和神经，从而准确掌握病灶和周围组织的特征。②具有远超CT与超声的软组织分辨力，能更清楚显示病变的特征；显示、分辨CT平扫难以显示的等密度病灶。③任意切面成像和多参数成像、多对比度成像、功能成像，提供多平面图像，不仅在轴位，还可以在冠状位、矢状位、斜矢状位等导引穿刺。④超快速成像序列，使MRI图像达到近乎实时显示，可作实时导引放射性粒子插植治疗。⑤无电离辐射及放射性伤害。

磁共振导引缺点是常规成像扫描速度慢，需要磁共振兼容的相关辅助设备与器械。

（四）SPECT/CT导引技术

SPECT/CT是将CT与SPECT有机融合在一起形成的SPECT/CT新型分子医学影像设备，实现了功能代谢显像与解剖的一体机融合，在此基础上的病变定位和定性诊断更准确。近年来在粒子植入工作中发现，在某些情况下如中心型肺癌伴发阻塞性肺不张的患者，常规CT和增强CT往往不能从不张的肺组织内准确地勾画肿瘤的边缘，使制定准确的TPS计划受到影响。而利用核医学显像剂，运用SPECT/CT行肿瘤阳性显像及断层融合显像，提供肿瘤、区域转移及远处转移灶的解剖及功能信息，提高诊断的准确性、灵敏度和特异性，优化了TPS计划。术后运用SPECT/CT进行疗效评价，能够较好地区分肿瘤坏死及残留灶，为进一步治疗提供依据。

未来SPECT/CT对^{125}I粒子植入靶向治疗恶性肿瘤的剂量动态评估与疗效对应关系研究：基于SPECT/CT的成像原理及^{125}I粒子放射特性，进一步探究SPECT/CT在^{125}I粒子植入术前计划及术后疗效评估中的重要作用，通过选择合适的能峰、能量窗宽及扫描速度，直观反映植入粒子在靶器官内的剂量分布及成像情况，结合粒子放射物理特性，构建个体化数学模型，量化放射性粒子植入区域的能量分布。建立放射性浓聚程度与剂量关联模型，可进一步优化术前治疗初始计划，为提高术后放射性粒子治疗疗效评估提供重要方法和依据。

（许玉军　鄢行畅　郭晓彤　符　艳　刘永波　李成利）

第三节 脑肿瘤 ^{125}I 粒子植入治疗

一、^{125}I 粒子植入近距离治疗脑肿瘤的现状与进展

脑胶质瘤为中枢神经肿瘤，以星形细胞瘤为主，约占颅内肿瘤的 50%。由于胶质瘤浸润性生长的特点，外科手术难以完全切除，术后放疗及化疗效果也不理想，绝大部分胶质瘤都会出现复发，而复发后的治疗更加困难，对于恶性胶质瘤患者如不予以治疗，从出现临床症状到死亡仅约半年时间。根据文献报道，胶质母细胞瘤复发后中位生存期仅为 3～6 个月，放疗后复发的脑转移瘤同样预后较差。目前临床上有效治疗方法仍然是手术结合放疗、化疗、分子生物学治疗和基因治疗。但总体临床效果均不甚理想，因此在胶质瘤的治疗上需要有新的突破。

（一）^{125}I 粒子植入近距离治疗脑肿瘤的历史资料回顾

放射性粒子植入近距离治疗自 1979 年开始应用于脑胶质瘤的治疗，在位于脑功能区无法外科手术切除的脑胶质瘤及复发性高级别脑胶质瘤的挽救治疗中显示出了疗效优势，文献报道胶质瘤患者可从 ^{125}I 粒子植入治疗中得到生存获益，并且不良反应发生率相对较低。Schwartz 等应用低剂量率（剂量率 11.8cGy/h，处方剂量 50Gy）^{125}I 粒子治疗复发性高级别胶质瘤，术后并发症发生率为 2.9%，放射相关毒性发生率为 8.8%（均为轻微），Ⅲ级胶质瘤 ^{125}I 治疗后的无进展生存期为 15 个月，生存期为 28.1 个月，Ⅳ级胶质瘤 ^{125}I 治疗后的无进展生存期为 6.2 个月，生存期为 9.3 个月。Warnick 等对 34 例复发性胶质母细胞瘤给予外科手术最大程度切除，术中直视下于切缘下脑组织内植入低活度 ^{125}I 粒子，手术腔内植入卡莫司汀晶片，术后无进展生存期达到 11 个月，中位生存期达到 15.9 个月。对于局限的、病灶体积比较小的复发性胶质母细胞瘤，低活度 ^{125}I 粒子植入可以获得较好的治疗效果。

（二）^{125}I 粒子植入治疗脑肿瘤的关键因素

放射性粒子植入治疗脑肿瘤可以提高靶区照射剂量，减少肿瘤周围正常脑组织的损伤。作为一种术后、外照射后的补充治疗，尤其是胶质瘤术后复发的治疗，为一种安全、有效、经济和可行的方法。

放射性粒子植入技术的准确性及术后剂量分布的适形性是影响脑肿瘤近距离放疗效果的重要因素，术后剂量学未达到术前治疗计划将会影响肿瘤局部控制并可能增加周围正常脑组织的损伤，应用安全、准确的方法精准实现术前治疗计划的剂量设计，是放射性粒子植入治疗脑肿瘤的关键。既往放射性粒子植入治疗脑肿瘤大多在 CT 导引下进行，但 CT 对于脑胶质瘤的实际边界显示欠清、导致术中定位不精确、靶区与剂量控制不规范、缺乏标准化的手术方案，故放射性粒子植入治疗在颅脑肿瘤的应用中受到较大限制。磁共振具有良好的软组织对比度、功能成像、多参数成像、任意方位成像等特点，在颅脑肿瘤病变范围确定、靶区勾画、路径设计、术中监控等多个方面具有显著优势，磁共振导引脑肿瘤 ^{125}I 粒子植入治疗较 CT 导引具有明显优势。

（三）^{125}I 粒子植入治疗脑肿瘤的应用进展

近些年来，3D 打印非共面模板被应用于辅助肿瘤的 ^{125}I 粒子植入治疗，已在头颈部、胸腹部、腹膜后等部位肿瘤的治疗中得到应用，大量研究结果证明通过 3D 打印非共面模板的辅助可以明显提高 ^{125}I 粒子植入的精准性及剂量分布的适形性。近几年，李成利等研发了"磁共振兼容颅脑活检专用钝性穿刺针、骨钻"，解决了颅脑穿刺活检易出血的安全性难题，将出血等并发症发生率由同类技术的 4%～12% 降至 3.5%；在此基础上优化利用"磁共振透视技术"，解决了颅脑病变穿刺准确性的难题，术中能够实时监测穿刺方向，使穿刺成功率达到 100%；尤其设计开发了颅脑专用的 3D 打印个体化导引模板，结合磁共振术中导引，建立了"3D 打印模板辅助磁共振导引颅脑肿瘤放射性粒子植入"治疗体系，用于 ^{125}I 粒子植入治疗脑肿瘤，挽救性治疗部分复发性脑胶质瘤，将此类患者中位生存期由 3～6 个月延长到 12.9 个月。解

决了 ^{125}I 粒子植入准确性及剂量分布适形性的技术难题，使颅脑肿瘤放射性粒子植入治疗更加标准、规范，显著提高了复发性脑胶质瘤、脑转移瘤等脑恶性肿瘤的治疗效果。磁共振与 3D 打印个体化模板联合导引是一种安全、准确、手术操作简便的 ^{125}I 粒子治疗脑肿瘤的新技术流程。

二、磁共振联合数字化 3D 模板导引 ^{125}I 植入治疗脑肿瘤

胶质瘤是颅内常见恶性肿瘤，占原发性中枢神经系统肿瘤的 43%～50%，且多呈浸润性生长，手术难以彻底切除，术后复发率高，预后差。放疗是恶性肿瘤综合治疗的重要手段之一。

放射性 ^{125}I 粒子植入治疗脑肿瘤的标准化流程应该具备下列条件：①病例选择适当；②术前勾画靶区并确定处方剂量（PD）；③确定粒子活度；④应用 TPS 制定术前计划，包括粒子总数、预设植入通道、剂量体积直方图（dose-volume histogram，DVH）、最大与最小照射剂量、平均照射剂量、靶区达到处方剂量（D）百分数（D90、D100）、处方剂量靶体积（V）百分比（V90、V100、V150、V200）、适形指数（CI）等客观评估数据；⑤使用 3D 植入个体化模板；⑥术后进行近距放疗剂量学评估。

（一）适应证

1. 病变位于脑主要功能区或危险区，预计开颅手术将导致严重神经功能缺失。

2. 患者因年龄、体力状态、基础疾病等原因不能耐受全麻的开颅手术。

3. 外科手术、放化疗后复发进展的恶性脑胶质瘤。

4. 规范性放化疗无效或进展单发性或寡转移瘤。

（二）禁忌证

1. 弥漫浸润性胶质瘤，多发性（>3 个）脑转移瘤。

2. 术前 1 周内血常规检查血红蛋白 <70g/L、有严重出血倾向、血小板 $<50×10^9$/L 和不能纠正的凝血功能障碍者（凝血酶原时间 >18s，凝血酶原活度 <40%），以及服用抗凝药物者。

3. 严重高血压未控制、严重心肺功能不全者。

4. 安装心脏起搏器等磁共振检查禁忌及意识不清不能配合者。

5. 术中不能合作者（不能控制的咳嗽、幽闭恐惧症患者）。

6. 考虑颅内血管性病变者。

（三）术前准备

1. 常规准备

（1）术前行心电图及实验室检查，如血常规、凝血功能、病毒血清学、血生化、肿瘤标志物等。对于有其他基础疾病患者，应补充相关检查。

（2）术前 1 周内禁止应用具有抗凝作用的药物，如服用华法林抗凝药物患者需要术前停药，直至凝血指标正常。

（3）术前 12h 禁食。

（4）颅骨钻孔与穿刺插植部位备皮，去除所携带的金属异物。体位选择要使患者采用尽可能舒服的姿势，并固定好头部（空气负压塑形垫），防止钻孔时头部滑动造成损伤。

（5）术前 0.5h 肌内注射苯巴比妥钠 100mg 以镇静和抗惊厥；必要时留置导尿管。

（6）术前 0.5h 快速静脉滴注脱水剂如甘露醇等，降低颅压，防止由于术中刺激脑组织，引发颅内压增高危象。

（7）对患者进行心理辅导，患者及家属须了解该病的危险性、诊疗方法的选择、粒子插植治疗的过程及重要性、危险性和并发症，并签订知情同意书。

2. 影像学准备

（1）术前 1 周内行颅脑增强 CT 及磁共振检查：详细了解病灶及其周围结构情况。

（2）粒子插植术前功能皮质的定位至关重要：功能影像学检查（弥散成像、波谱、灌注成像等）或 PET/CT 检查。

（3）辨认重要的脑功能解剖区域：在选择穿刺插植路径时尽可能避免损伤脑功能区，防止产生并发症。功能磁共振检查能够个体化确定皮质功能区与病变的关系，从而尽可能地避免损伤脑功能活动区。

3. ^{125}I 粒子植入术前 TPS 计划制定

（1）将术前增强磁共振 T_1WI 容积图像（层厚 1mm）输入放射性粒子治疗计划系统，行术前治疗计划制定，勾画靶区及危及器官。计划靶区设定为肿瘤病灶 T_1WI 图像的强化边界基础上外扩 1cm，放射性粒子活度为 0.4～0.8mci，处方剂量为 110～160Gy。

（2）TPS 计划设计实际要求包括：D90＞90%PD；V100＞90%；V200＜50%；CI（适形指数）＝1。

（四）设备与器械

1. 磁共振扫描仪。多采用具有开放式磁体或封闭式短磁体及可移动治疗床的磁共振。具体要求及常用设备可以参照第一章第二节"二、磁共振介入系统的硬件设备要求"。

2. 颅骨钻孔。电动骨钻，颅骨钻头直径 1.5～2mm。

3. ^{125}I 粒子植入专用穿刺针，必须是磁兼容性材料组成，具体成分及特点可以参照第一章第五节"一、磁共振兼容性介入手术器械装置及相关因素"。

磁共振兼容性钝头半球型粒子植入针，表面必须标有刻度，指示器械工作长度；标准化 18G 内径，50～200mm 长度。

4. 放射性 ^{125}I 粒子治疗计划系统（TPS）。

5. CT/磁共振图像融合系统（Syngovia 系统）。^{125}I 粒子植入术后 1d 行颅脑 CT 平扫，层厚 1mm，将 CT 骨窗 1mm 薄层图像与术前磁共振增强 T_1WI 容积图像（层厚 1mm）经过图像融合系统进行融合，融合图像输入 TPS 行术后剂量学验证，生成 DVH，得到剂量学参数 D90、D100、V100、V200 等。

6. 嵌入式数字化 3D 个体化模板组件设计与制备，如图 5-3-1 所示。

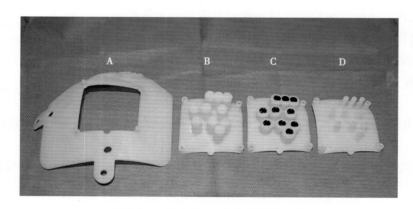

图 5-3-1 数字化 3D 个体化模板组件
A. 模板基座；B. 定位模板；C. 钻孔模板；D. 插值模板。

（1）将 3 个鱼肝油胶囊作为定位标记点放置固定于做好备皮准备后拟定手术区域的头皮上。

（2）按照预定手术体位行磁共振增强扫描，获得增强后 T_1WI 容积图像（层厚 1mm，DICOM 格式）。

（3）将增强后 T_1WI 容积图像（层厚 1mm，DICOM 格式）输入放射性粒子 TPS 中，行术前治疗计划设计，在颅脑磁共振强化 T_1WI 容积图像上勾画靶区及危及器官。确定穿刺路径、穿刺针数目、放射性粒子数目与空间分布。

（4）将增强后磁共振 T_1WI 容积图像（层厚 1mm，DICOM 格式）及 TPS 发送至模板设计与制作中心，采用 3D 打印机打印制作个体化 3D 非共面嵌入组合式模板。

（5）嵌入式 3D 打印非共面个体化 ^{125}I 粒子插植模板 组件包括基板、定位模板、钻孔模板、穿刺模板。定位模板、钻孔模板、穿刺模板为同等大小，均可嵌入基板中。

7. 植入枪、探针及高压消毒施源器。

8. 防护设备。铅罐、防护屏、防护衣（如铅衣）、防护眼镜、铅手套等。

9. 介入专用线圈。柔性多功能表面线圈或颅脑专用磁共振介入线圈。

10. 心电监护系统。磁共振兼容性心电监护仪。

（五）导引方式

磁共振联合 3D 打印非共面模板导引插植，术中将定位模板嵌入基板后放置固定手术区域，使基板上的定位标记点与头皮上的定位标记点重合，行增强磁共振 FSE-T$_1$WI 扫描，进行模板复位，必要时对模板位置进行微调。

模板复位完成后进行 ^{125}I 粒子植入术操作。

（六）快速序列选择

1. 与常规磁共振应用的诊断序列不同，颅脑病变进行磁共振介入诊疗时通常都是应用快速成像序列，具体内容参照第一章第三节"二、磁共振介入扫描序列"。

2. 如需磁共振增强扫描可在注射磁共振对比剂后使用快速场回波序列 T$_1$ 加权像（fast field echo T$_1$-weighted image，FFE-T$_1$WI）或快速自旋回波 T$_1$ 加权像序列进行成像，以更好地显示脑内病变范围及特点。

3. 术中及术后即可进行快速场回波序列 T$_2$ 加权像（fast field echo T$_2$-weighted image，FFE-T$_2$WI）或快速自旋回波 T$_2$ 加权像序列进行成像，以快速了解是否有急性出血改变。

（七）操作步骤

因脑肿瘤病变周围解剖结构复杂且重要，徒手穿刺难以实现精准插植，进而可能出现 ^{125}I 粒子植入的偏差及手术并发症的发生。为实现手术的准确性及安全性，需使用 3D 打印模板进行手术导引，以下为磁共振导引联合 3D 打印模板脑胶质瘤 ^{125}I 粒子植入术流程。

1. **患者体位** 根据术前影像学及术中预扫描所见，确定体位：进行一组 5～7 层的标准体位和方向扫描，如横轴位、矢状位或冠状位等，明确病变与周围组织的关系，可灵活选择仰卧位、俯卧位或侧卧位，侧卧位时可应用负压真空垫辅助固定头部体位。

2. **体表定位** 将鱼肝油胶囊矩阵固定于颅脑相应位置，应用横轴位及矢状位或冠状位两个交互垂直的平面进行扫描，以确定进针点、进针角度并测量进针深度，使用标记笔在相应的鱼肝油胶囊处进行标记。

3. **数字化 3D 个体化模板模拟定位** 将模拟 3D 打印模板放置并固定于拟手术区域，使模板上的定位标记点与头皮上的定位标记点重合，行增强磁共振 FSE-T$_1$WI 序列扫描显示肿瘤病灶及模板中的鱼肝油标记，如果模板方位与术前计划有偏移，则可对模板位置进行微调直至与术前计划一致。

4. **数字化 3D 模板定位** 标记模板位置，移除模拟插植模板，手术区域消毒后将相同但无菌的 3D 打印模板组件固定于标记的手术区域，再次行磁共振扫描确认与术前计划路径一致。放射性粒子治疗计划系统（TPS）确定穿刺路径、穿刺针数目、放射性粒子数目与空间分布，穿刺路径设计避开血管与静脉窦。

5. **打孔并插植** 将手术床拉离磁共振磁体至 5 高斯线外，以 2% 利多卡因局部浸润麻醉，以螺旋钻头通过钻孔模板于颅骨钻孔，钻孔完成后，更换钻孔模板组件为插植模板，18G 钝头磁兼容性粒子植入针沿插植模板导引进入肿瘤病灶内，行磁共振扫描确认穿刺到位后根据术前 TPS 计划植入 ^{125}I 粒子，如图 5-3-2 所示。

6. **验证处理** 粒子植入完成后行快速梯度回波序列 T$_1$WI 扫描，梯度回波序列能够放大金属 ^{125}I 粒子伪影形态，便于观察 ^{125}I 粒子分布，判断是否与术前计划匹配及有无脑出血发生。

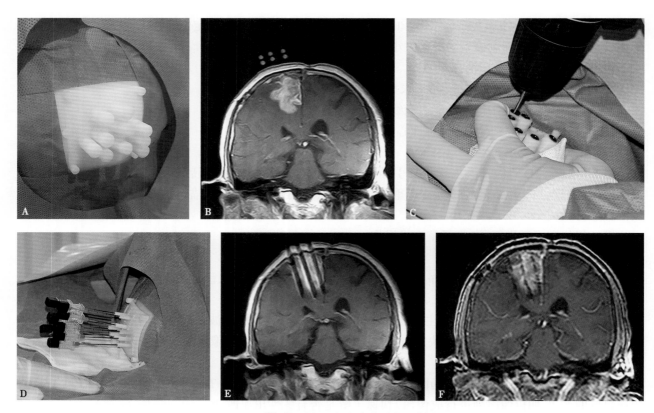

图 5-3-2　^{125}I 粒子植入治疗脑胶质瘤手术流程

A. 定位模板复位并固定于头皮手术区域；B. 术中磁共振图像显示肿瘤病灶及定位模板中的鱼肝油标记，相邻两个鱼肝油标记中心连线的方向即为穿刺进针方向；C. 通过钻孔模板进行颅骨钻孔；D. 通过穿刺模板导引穿刺针插植；E. 术中磁共振图像清晰显示穿刺针插植到位；F. ^{125}I 粒子植入完成后通过快速梯度回波序列 T_1WI 扫描显示 ^{125}I 粒子。

（八）术后处理

1. 一般处理

（1）患者术后如无明显不适，返回病房后常规给予心电监护。

（2）术后禁食 6h，并给予脱水药物及止血药物治疗。

（3）如神经系统症状较重时可加用激素治疗，必要时进行抗生素治疗［按照《抗菌药物临床应用指导原则（2015 版）》］。

（4）术后 24～72h 内复查颅脑 CT 或磁共振，观察有无迟发性脑内出血。

（5）将 ^{125}I 射性粒子治疗术中及术后相关并发症予以记录，根据 CTCAE 4.0（常见不良反应事件评价标准）评估治疗不良反应。

2. 并发症的处理及预防　磁共振导引脑肿瘤粒子植入术主要并发症包括脑出血、神经功能损伤及癫痫等。

（1）脑出血：粒子植入穿刺过程中要尽量避免出血的发生。穿刺针道出血，要操作仔细、轻柔，避开穿刺中可能损伤的血管，强调使用钝头粒子针。若术中少量出血，保留粒子针外套管尽量引流血液，避免形成颅内血肿。少量脑出血（≤5ml）为无症状性脑出血，无需外科治疗，一般在 3～5d 可自行吸收。为防止术后出血、水肿加重引起脑疝，粒子植入术后 24～72h 内应进行监测，常规行 CT 或磁共振检查，发现大量血肿形成应进行开颅或立体定向清除血肿。

（2）神经功能损伤：多继发于脑肿瘤粒子植入术引起的脑出血及进行性加重的脑水肿，位于重要神经功能区的脑肿瘤粒子植入术后出现的病灶周围水肿可引起神经功能损伤。暂时性神经功能损伤较为多见,少数可有持续性神经功能损伤,持续加重的脑水肿引起的神经功能损伤需外科开颅手术处理。为减少神经功能损伤的发生率,术中应尽量减少插植次数。对于术前存在严重脑水肿的患者,术前给予激素治疗可以有助于减少术后脑水肿加重的可能性。

（3）癫痫:脑肿瘤粒子植入术引起的癫痫发生率非常低,对于术前就有癫痫病史的患者,术前给予抗癫痫药物并达到足够血药浓度;存在持续大发作情况时,不宜行脑肿瘤粒子植入术。术后出现癫痫大发作时需及时给予抗癫痫药物对症处理,如静脉应用丙戊酸钠等药物治疗。

（4）漂移:插植术后出现脑肿瘤内粒子移位或远处漂移现象比较少见,主要由穿刺进入肿瘤内血管,随血流移动所致。

（九）疗效验证分析及随访

1. 术后 CT/磁共振图像融合

（1）^{125}I 粒子植入术后 1d 行颅脑 CT 平扫,获得层厚 1mm 骨窗图像。

（2）将 CT 骨窗 1mm 薄层图像与术前磁共振增强 T_1WI 容积图像（层厚 1mm,DICOM 格式）分别输入图像融合系统（Syngovia 系统）,进行图像融合。

2. 术后粒子照射剂量学验证

（1）融合图像输入 TPS 行术后剂量学验证,生成 DVH,得到剂量学参数 D90、D100、V100、V200 等。

（2）评估 ^{125}I 粒子植入术前、术后上述指标是否相符,计算肿瘤平均放射照射剂量,为后续治疗选择提供评估标准和循证医学依据。

3. 术后进行影像学随访及临床评价

（1）随访时间:粒子植入术后半年,^{125}I 核素第 3 个半衰期结束,其能量已释放 80%~90%,其能量为有效杀伤剂量;余下 10%~20% 的能量大约还需 220d 全部释放完毕,理论上已不具备对肿瘤细胞有效杀伤。因此,术后 180d,即 ^{125}I 粒子 3 个半衰期结束,进行对应影像学检查并测量瘤体大小,是 ^{125}I 粒子对肿瘤杀伤效果的最佳评价期。

（2）影像学随访:应用增强磁共振检查,当肿瘤进展与放射性坏死不易鉴别时,加做 3.0T 磁共振波谱及灌注扫描。

（3）根据神经肿瘤临床疗效评价标准（RANO）:①完全缓解（complete response,CR）;②部分缓解（partial response,PR）;③疾病稳定（stable disease,SD）;④疾病进展（progressive disease,PD）。

（十）典型病例

【病例1】男性患者,61 岁,胶质母细胞瘤外科手术、放疗、替莫唑胺治疗后 5 个月复发,采取磁共振联合数字化 3D 模板导引 ^{125}I 粒子植入治疗复发脑肿瘤,术后 10 个月随访肿瘤控制良好,如图 5-3-3 所示。

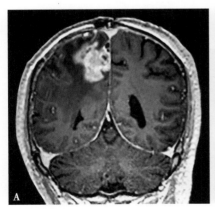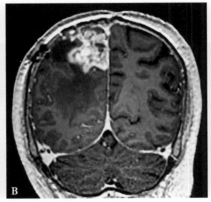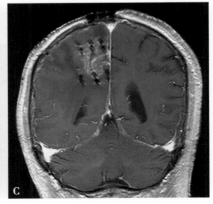

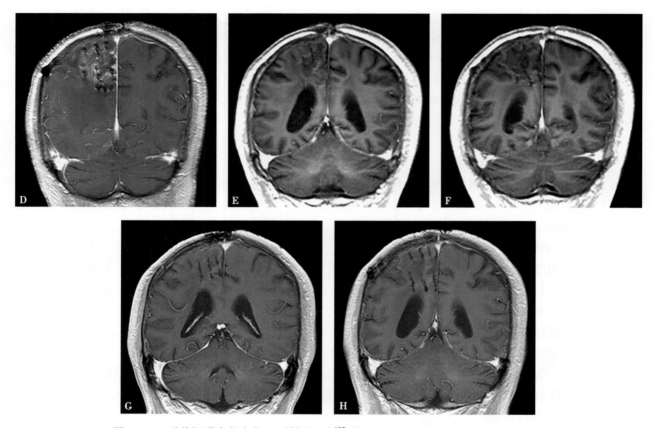

图 5-3-3　磁共振联合数字化 3D 模板导引 ¹²⁵I 粒子植入治疗复发性脑胶质母细胞瘤

A、B. 术前增强磁共振 T_1WI 冠状位图像显示肿瘤病灶；C、D. ¹²⁵I 粒子植入治疗后 2 个月增强 T_1WI 图像，显示病变强化程度明显降低；E、F. 术后 6 个月增强 T_1WI 图像，病变强化程度进一步降低，周边脑水肿明显减轻；G、H. 术后 10 个月增强 T_1WI 图像，病变无明显强化，周边脑组织未见明显水肿，提示肿瘤控制良好。

【病例 2】女性患者，64 岁，胶质母细胞瘤外科手术后半年、放疗、替莫唑胺治疗半年后复发，采取磁共振联合数字化 3D 模板导引 ¹²⁵I 粒子植入治疗复发性脑胶质母细胞瘤，术后 6 个月增强磁共振见肿瘤内部大范围坏死，脑组织水肿及中线移位明显减轻，疗效评估 PR，如图 5-3-4 所示。

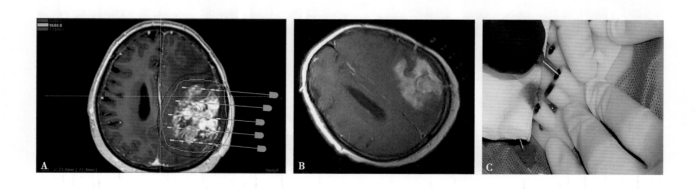

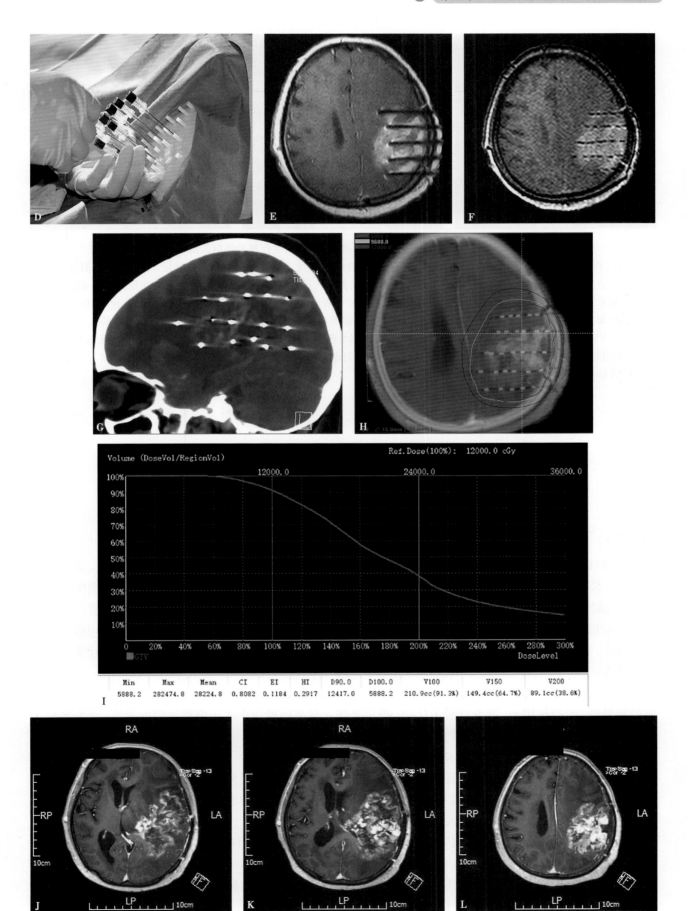

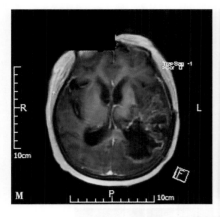
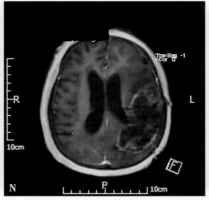
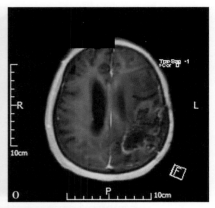

图 5-3-4　磁共振联合数字化 3D 模板导引 ^{125}I 粒子植入治疗复发性脑胶质母细胞瘤流程

A. 术前 TPS，处方剂量 120Gy；B. 术中磁共振图像显示肿瘤病灶及定位模板中的鱼肝油标记，相邻两个鱼肝油标记中心连线的方向即为穿刺路径方向；C. 通过钻孔模板进行颅骨钻孔；D. 通过穿刺模板导引穿刺插植；E. 术中磁共振图像清晰显示穿刺针方向与深度；F. ^{125}I 粒子植入完成后通过 T$_1$WI 快速梯度回波序列扫描显示 ^{125}I 粒子分布；G. 术后 CT（矢状位）显示 ^{125}I 粒子分布良好；H. 根据术后横轴位 CT/ 磁共振融合图像进行剂量学验证；I. 术后剂量验证 DVH，D90 124.2Gy，V100 91.3%，V200 38.6%，CI 0.81，EI 11.8%，达到术前计划要求；J～L. 术前磁共振图像，显示病变范围大，强化明显，脑组织水肿明显，中线向右侧移位；M～O. 术后 6 个月增强磁共振 T$_1$WI 图像，可见肿瘤内部大范围坏死，脑组织水肿及中线移位明显减轻，疗效评估部分缓解（PR）。

（何祥蒙　李成利　柳　明　许玉军）

第四节　肺癌 ^{125}I 粒子植入治疗

一、^{125}I 粒子植入治疗肺癌的现状与进展

　　放射性粒子植入治疗较传统外照射治疗优势明显，定位更准确，对周围正常组织损伤小，治疗时间短，与手术相比，未增加手术损伤及死亡率，目前已成为肺癌综合治疗的一项重要选择。近期国内外有关 ^{125}I 放射性同位素以及应用 ^{125}I 放射性同位素植入治疗非小细胞肺癌等恶性肿瘤的文献报道，^{125}I 放射性同位素植入治疗非小细胞肺癌在国内外的应用逐步开展，目前有多种植入方法日趋成熟，均取得较高的有效率。^{125}I 粒子植入治疗非小细胞肺癌的技术，器械和方法在逐步发展，是一种有效的治疗非小细胞肺癌的方法。

　　放射性粒子植入是一种局部治疗方法，由于其具有创伤小、靶区剂量高、适形性好、周围正常组织受照射剂量低、毒副作用小、并发症少等优势，近年来越来越多地被用于非小细胞肺癌的治疗，成为无法手术切除肺癌及肺转移瘤的潜在治疗选择。

　　肺癌的 ^{125}I 粒子植入治疗主要应用于：

　　1. 对于不适宜外科手术的肺癌患者，如果身体状况差、不能耐受外科手术，或者年龄较大拒绝进行外科手术的患者均可以进行 ^{125}I 粒子植入，对肿瘤进行局部治疗。对于晚期肺癌患者，如果失去外科手术机会，同样可以进行 ^{125}I 粒子植入治疗，给予姑息减瘤。

　　2. 对于高龄、肺功能差的患者，^{125}I 粒子植入治疗就作为优选的治疗方案，进行局部治疗来达到缓解局部症状的作用，从而提高患者的生活质量。适用于以下情况：

　　（1）中心型肺癌可以造成患者阻塞性肺不张、肺部感染，造成患者胸闷、憋气、呼吸困难患者。

　　（2）中心型肺癌或者纵隔淋巴结转移的患者。

（3）肺癌颈部淋巴结转移造成疼痛的患者。

（4）上腔静脉压迫引起上腔静脉压迫阻塞综合征的患者。

（5）神经压迫的患者。

（6）肺癌引起骨或椎体转移造成疼痛的患者。

放射性粒子植入治疗目前常用方法有外科术中行放射性粒子植入治疗，经皮 CT/ 磁共振导向下放射性粒子植入以及经纤维支气管镜下放射性粒子植入治疗等，其中 CT 是肺部放射性粒子植入经常应用的影像导引设备，还可以与共面模板及非共面模板联合应用以提高此项治疗的规范性及可重复性。

近年来，MRI 导引被成功应用于肺部肿瘤的微创诊断与治疗，其导引的放射性粒子植入治疗肺癌及肺转移瘤也同样安全、可行。

二、磁共振导引 ^{125}I 粒子植入治疗肺癌

（一）适应证

1. 对放疗敏感的未经治疗的原发性肺癌或者转移性病灶。

2. 患者拒绝行根治手术或无法外科手术切除，以及重要器官功能欠佳难以耐受手术切除的非小细胞肺癌。

3. 无法手术切除的肺癌或手术后复发无法再次手术的非小细胞肺癌。

4. 患者拒绝或不能耐受放、化疗的非小细胞肺癌及小细胞肺癌；照射效果不佳或失败的非小细胞肺癌及小细胞肺癌；放、化疗及其他方法治疗后进展的非小细胞肺癌及小细胞肺癌。

5. 肺癌肿瘤最大径≤7.0cm；肿瘤减负或缓解临床症状。

6. 原发肿瘤能够得到有效治疗的肺转移瘤，肺内转移性病灶失去手术机会。单侧肺病灶数目≤3 个，双侧肺总数目≤5 个。

7. KPS＞60 分，预期存活＞6 个月。

（二）禁忌证

1. 对放射线不敏感的肿瘤。

2. 一般情况差，严重心、肺、肝、肾等功能不全者以及生命体征不稳等不能耐受 ^{125}I 粒子植入术者；预计生存期＜6 个月。

3. 严重的出凝血功能障碍者，如术前 1 周内血常规检查血红蛋白＜70g/L、有严重出血倾向、血小板＜50×10^9/L 和不能纠正的凝血功能障碍者（凝血酶原时间＞18s，凝血酶原活度＜40%）及服用抗凝药物者。

4. 术前 1 周内应用具有抗凝作用的药物，如服用华法林抗凝药物患者需要术前停药，直至凝血指标正常。

5. 严重的全身感染者。

6. 一侧肺切除或者无功能；对侧肺癌；双肺弥漫性肺转移癌。

7. 严重肺气肿、进针路径无法避开肺大疱等术后易发生张力性气胸风险的患者，或可能无法耐受穿刺后气胸者。

8. 术中不能合作者（频繁咳嗽不能控制者、幽闭恐惧症患者或严重疼痛不能保持恒定体位者等）。

9. 眼球内有金属异物者；动脉瘤术后存留金属银夹者；装置不兼容磁共振的心脏起搏器患者。

（三）术前准备

1. 术前 1 周内强化 CT 扫描了解病灶与血管、周围重要器官组织的关系以及远处转移的评估。

2. 仔细阅读病史及相关影像资料，进行病例讨论，确定手术的实施方案。

3. 术前查血常规、凝血功能、肝肾功能、血糖、心电图、肿瘤标志物等，必要时进行 PET/CT 检查。

4. 术前指导患者呼吸配合锻炼，建议患者屏气时相选择在平静呼气末，以与呼吸门控装置采集图像

的呼吸时相一致。

5. 伴有骨转移等情况导致疼痛的患者，术前给予镇痛药，以改善患者的配合能力。

6. 术前常规建立静脉通道，频繁咳嗽者术前 15min 口服镇咳药，精神过度紧张的患者，术前 0.5h 给予镇静药物。

7. 穿刺前有明显饥饿感的患者，给予静脉补充能量，以降低术中发生低血糖及胸膜反应的发生率。

8. ^{125}I 粒子植入术前 TPS 制定

（1）勾画肿瘤靶区：根据术前胸部增强 CT、磁共振图像制定治疗计划，如肿瘤合并肺不张，可行胸部磁共振或 PET/CT 检查，以清晰区分肿瘤与肺不张病变。勾画临床靶体积，计划靶体积为临床靶体积外放 0.5~1.0cm，同时勾画肿瘤周边相关危及器官。

（2）计划靶区设定为肿瘤病灶 CT/ 磁共振图像的强化边界基础上外扩 1cm，放射性粒子活度为 0.4~0.8mci，处方剂量为 110~160Gy。

（3）将选定的粒子活度及处方剂量输入放射性粒子治疗计划系统（Treatment plan system，TPS），设计植入通道，计算粒子数目，并用导出的剂量体积直方图进行剂量评估。布针设计时，粒子与大血管及脊髓的距离均应≥1.0cm。

（4）在放射治疗计划系统（简称 TPS）进行临床验证的过程中，验证区标准包括：D90 > 90%PD；V100 > 90%；V200 < 50%；CI（适形指数）= 1。^{125}I 粒子植入靶区剂量 D90 为 120~160Gy。

9. 术前与患者及家属（受委托人）谈话，增强患者的信心，解除患者对穿刺治疗的恐惧心理，争取患者最大限度的配合，并锻炼患者配合呼吸的能力，以使扫描始终处于同一呼吸相。谈话内容包括治疗的必要性、手术中可能出现的风险及并发症、粒子植入的整个过程及其他可以选择的治疗方案，并签署放射性粒子植入治疗协议书及人体植入物协议书。

（四）设备与器械

1. 磁共振扫描仪 高场强磁共振设备通常应用 1.0T 水平开放式磁共振和 1.5T 短轴宽口径磁共振。参照第一章第二节"二、磁共振介入系统的硬件设备要求"。

2. ^{125}I 粒子插植穿刺器械

（1）粒子植入针特性：参照第一章第五节"一、磁共振兼容性介入手术器械装置及相关因素"。

（2）粒子植入针规格：18G 磁共振兼容性粒子植入针规格有三棱尖头、斜面尖头、半球型钝头，表面必须标有刻度，指示器械工作长度；18G 直径，50~200mm 长度。

（3）植入枪、探针及高压消毒施源器。

（4）防护设备：铅罐、防护屏、防护衣（如铅衣）、防护眼镜、铅手套等。

3. ^{125}I 粒子治疗计划系统（treatment plan system，TPS） 图像输入 TPS 行术后剂量学验证，生成剂量体积直方图（dose-volume histogram，DVH），得到剂量学参数 D90、D100、V100、V200 等。确定穿刺路径、穿刺针数目、放射性粒子数目与空间分布。

4. 3D 打印共面和 / 或非共面个体化模板 3D 打印非共面模板组件包括基板、定位模板、钻孔模板、穿刺模板。定位模板、钻孔模板、穿刺模板为同等大小，均可嵌入基板中。

5. 介入专用线圈 柔性多功能表面线圈或胸部专用磁共振介入线圈。"磁共振介入体部专用线圈"解决了体部磁共振介入中线圈信号采集与手术野冲突的难题。

6. 心电监护系统 磁共振兼容性心电监护仪。

（五）导引方式

磁共振透视导引的空间分辨率较低，故磁共振导引 ^{125}I 粒子植入术治疗肺肿瘤通常应用常规磁共振导引技术。

1. 采用鱼肝油矩阵体表定位 应用多层快速序列进行扫描，在两个交互垂直的平面进行导引，分步进针直至粒子植入针到达病变位置。

2. 磁共振联合 3D 打印非共面模板导引 插植术中将定位模板嵌入基板后放置固定于手术区域，使基板上的定位标记点与胸部皮肤表面的定位标记点重合，行增强磁共振 FSE-T$_1$WI 序列扫描，进行模板复位，必要时对模板位置进行微调。模板复位完成后，使用粒子植入针进行 ^{125}I 粒子植入术操作。

（六）快速序列选择

与常规磁共振扫描应用的诊断序列不同，肺内病变进行磁共振介入诊疗通常都是选择快速成像序列，但是不同类型的肿瘤选用的序列与之前章节介绍的有所不同。

1. 质地均匀的肺肿瘤 推荐应用空间分辨率较高的快速自旋回波序列质子密度加权像（fast spin echo-proton density weighted image，FSE-PDWI），质子密度加权像能够清晰显示病变、穿刺针、肿瘤内及毗邻的流空血管。

术中信号采集时应用呼吸门控装置以减少呼吸运动对成像质量的影响，并注意调整患者体位或者磁共振的相位/频率编码方向，以改善心脏和血管搏动伪影对成像质量的影响。

2. 伴有肺不张的中央型肺癌 推荐应用软组织分辨率较高的快速自旋回波序列 T$_2$ 加权像（fast spin echo T$_2$-weighted image，FSE-T$_2$WI），中央型肺癌通常在 T$_2$ 加权像上显示为等信号，而肺不张通常显示为 T$_2$ 加权像上的高信号。

（七）操作步骤

1. 患者体位 根据术前影像学及术中预扫描所见，确定体位；进行一组 5～7 层的标准体位和方向扫描，如横轴位、矢状位或冠状位等，明确病变与周围组织的关系，可灵活选择仰卧位、俯卧位或侧卧位，侧卧位时可应用真空负压垫辅助固定体位。

2. 体表定位 将鱼肝油胶囊矩阵固定于体表相应位置，应用横轴位及矢状位或冠状位两个交互垂直的平面进行扫描，以确定进针点、进针角度并测量进针深度，使用标记笔在相应的鱼肝油胶囊处进行标记。

3. 穿刺布源

（1）依据肿瘤的位置、大小及与肋骨的关系，可采用多针平行进针布源，也可以采用单针多角度伞形布源：多针平行进针时应选取横轴位图像显示的相对最宽的肋间隙，针道间隔 1.0cm。将扫描床退出磁体，常规消毒、铺巾，用 1%～2% 的利多卡因于穿刺点处逐层麻醉至胸膜，注意麻醉深度，避免进针过深引起气胸。根据磁共振扫描所确定的角度和深度进行穿刺，多采用分步进针法，扫描显示方向正确后，嘱患者于平静呼气末屏气，再进针至肿瘤远端。磁共振扫描显示位置准确后，用植入枪按术前计划植入粒子。

（2）3D 打印共面和/或非共面模板进针布源：①首先模拟定位，将 3D 打印模板放置并固定于拟手术区域，使模板上的定位标记点与体表上的定位标记点重合，行磁共振快速自旋回波序列质子密度加权像（Fast spin echo-proton density weighted image，FSE-PDWI）扫描显示肺肿瘤病灶及模板中的鱼肝油标记，如果模板方位与术前计划有偏移，则可对模板位置进行微调直至与术前计划一致；②标记模板位置，移除模板，手术区域消毒后将相同但无菌的 3D 打印模板组件固定于标记的手术区域，再次行磁共振扫描确认与术前计划路径一致；③以 2% 利多卡因局部浸润胸膜壁层麻醉，18G 磁兼容性粒子植入针沿插植模板穿刺进入肿瘤病灶内；④再送回磁体野内，行磁共振扫描确认穿刺到位后根据术前 TPS 计划植入 ^{125}I 粒子。

4. 粒子分布验证处理 粒子植入完成后行快速梯度回波序列 T$_1$WI 扫描，观察 ^{125}I 粒子分布、是否与术前计划匹配及有无肺出血发生。

（八）注意事项

1. 训练好患者的呼吸节奏，嘱患者于平静呼气末屏气，以与磁共振呼吸门控成像的时相一致。

2. 多针平行进针时应选取横轴位图像显示的相对最宽的肋间隙。

3. 穿刺入路要避开支气管及磁共振图像显示的流空肺内血管。

4. 肺门区肿瘤要熟悉解剖结构，充分利用 MRI 的血管流空效应，减少主要血管损伤的发生率。

5. 肿瘤伴有液化坏死的患者，植入的粒子容易出现移位，应避免在液化及坏死区域植入。

6. 双肺转移瘤患者，宜先行一侧肺的粒子植入，术后无气胸情况下，再择期处理对侧病灶。

7. MRI 难以清晰显示术中植入的粒子，术后需常规行胸部 CT 检查，获取图像后进行放射性粒子植入术的剂量学验证。

8. 将粒子植入术后 CT 图像输入 TPS 进行质量验证，根据术后验证的剂量体积直方图（dose-volume histogram，DVH）所计算的数据，判断粒子植入术的质量，预判粒子植入后的治疗效果。

（九）术后处理

1. 一般处理

（1）穿刺后常规行呼吸门控装置辅助下的磁共振扫描，观察有无气胸、肺实质内出血、咯血、血胸等并发症，返回病房继续观察 24h。

（2）术后 24h 行胸部 CT 扫描，确认有无迟发性气胸、肺出血、血胸等并发症发生，并观察放射性粒子的分布情况。

2. 并发症的预防与处理

（1）气胸：气胸是肺肿瘤放射性粒子植入术最常见的并发症，发生率为 10%～30%，多见于多针道平行布针时。少量气胸大多不需要处理，胸腔内气体多在术后 1 周内可自行吸收。当肺压缩超过 30% 时或患者症状严重时，及时给予胸腔闭式引流处理。

（2）肺出血：穿刺入路的肺血管损伤会导致肺出血或咯血，小量咯血应用止血药物缓解后可继续手术操作。患者出现大咯血时，应立刻终止操作，并将患者体位调整为穿刺侧在下方的侧卧位，评估后给予垂体后叶素、酚妥拉明及血凝酶等药物处理，咯血通常都可以短时间内缓解，如仍有咯血者可考虑支气管镜下止血或者支气管动脉栓塞术。

（3）血胸：胸腔内出血相对少见，常见原因为穿刺损伤胸廓内动静脉、肋间动静脉及病变紧贴脏层胸膜。少量出血无需特殊处理，进行性出血需给予止血药物、胸腔闭式引流等处理，必要时输血、介入治疗或外科手术。

（4）粒子漂移：粒子在术后可发生移位，迁延至远端细支气管，脱落游离至胸腔或进入血管漂移至其他器官。

（5）放射性肺炎：粒子种植区域周围的肺组织可出现局部放射性肺炎及小面积的肺纤维化，通常不需特殊处理，预防的重点是植入粒子的剂量要准确。

（6）其他少见并发症：可出现空气栓塞、胸膜反应、针道种植转移、肋间神经损伤等少见并发症，需个别特殊处理。

（十）典型病例

【病例 1】 男性患者，60 岁，左肺腺癌放化疗后 2 年进展，行 ^{125}I 粒子植入局部治疗，处方剂量为 120Gy，如图 5-4-1 所示。

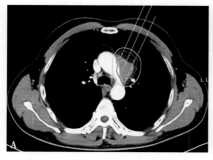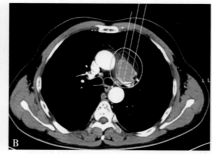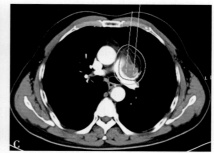

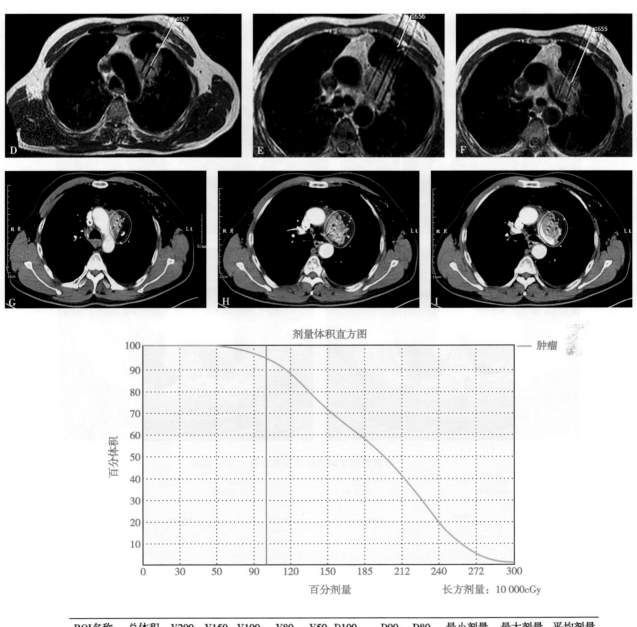

图 5-4-1 磁共振导引肺癌 ^{125}I 粒子植入治疗

A～C. 应用 TPS 勾画靶区,设计针道及布源数量;D～F. 术中利用磁共振的血管流空效应,清晰显示肿瘤与血管的位置关系,局麻下穿刺,按计划布针、布源;G～I. 术后复查胸部 CT,并再次应用 TPS 进行剂量学验证;J. 导出 DVH,与术前治疗计划匹配。

【病例 2】女性患者,61 岁,咳嗽、咳痰伴胸闷 1 年余。当地医院二次胸部 CT 及 PET/CT 示肺内病变进展,符合右肺上叶中央型肺癌并多发淋巴结转移,右肺上叶阻塞性肺不张,支气管镜检查病理示肺鳞癌;磁共振 T$_2$WI 加权像导引下中央型肺癌病灶内植入 ^{125}I 粒子治疗,处方剂量为 140Gy,术后采取 CT/MRI 图像融合技术进行 ^{125}I 粒子治疗剂量验证,如图 5-4-2 所示。

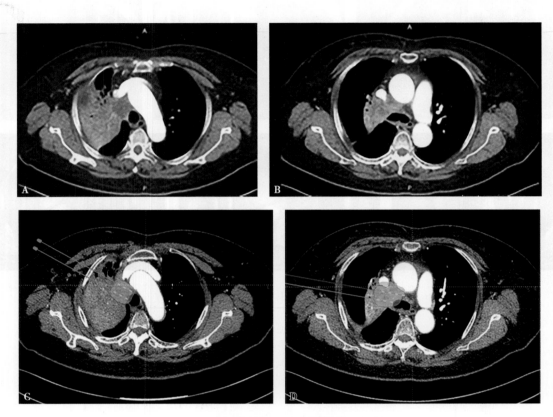

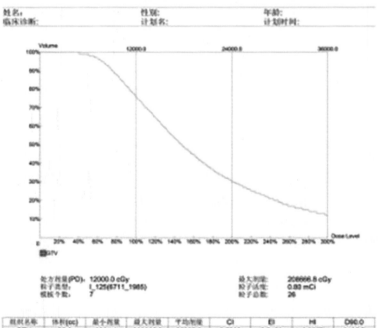

放射性粒子源治疗计划报告单　标识: chest

姓名:　　　　　　　　　　性别:　　　　　　　　　　年龄:
临床诊断:　　　　　　　　计划名:　　　　　　　　　计划时间:

处方剂量(PD):	12000.0 cGy	最大剂量:	208666.8 cGy
粒子类型:	I_125(6711_1985)	粒子活度:	0.83 mCi
模板个数:	7	粒子总数:	26

组织名称	体积(cc)	最小剂量	最大剂量	平均剂量	CI	EI	HI	D90.0
GTV	32.6	3304.1	208666.8	25369.0	0.5968	0.2150	0.3557	9106.7

组织名称	D100.0	V100	V150	V200
GTV	3304.1	24.7(75.8%)	15.9(48.9%)	9.9(30.4%)

E

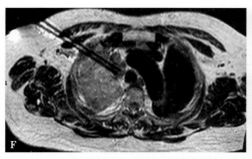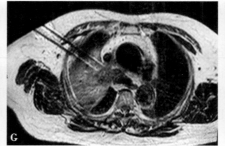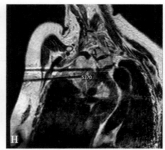

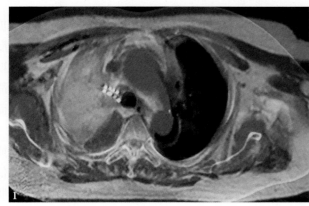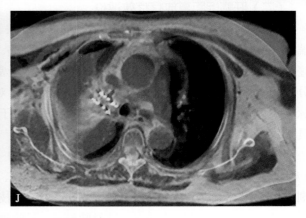

图 5-4-2　磁共振导引中央型肺癌伴肺不张 125I 粒子植入治疗

A、B. CT 强化扫描动脉期显示右肺上叶中央型肺癌伴尖段肺不张；C、D. 勾画肿瘤区（gross target volume，GTV）靶区；E. 依照 TPS 制定 DVH；F、G. 磁共振清晰分辨中央型肺癌病灶与肺不张组织分界，T₂WI 横轴位图像导引插植磁兼容粒子针进入靶区；H. 磁共振 T₂WI 矢状位图像导引插植磁兼容粒子针进入靶区；I、J. 术后磁共振与 CT 图像融合显示粒子在肿瘤内的空间分布，便于放射剂量学验证。

（柳　明　李　肖　李忱瑞　李成利）

第五节　肝癌 125I 粒子植入治疗

一、肝癌放疗的现状与进展

肝癌的主要治疗方式包括手术、介入治疗、放疗、化疗、分子靶向治疗等。目前，我国肝癌患者发现时多已达局部晚期或发生远处转移，多具有病毒性肝炎和肝硬化的背景，能手术切除者仅为 25%～30%，以及术后复发率高等多种因素，非手术疗法在肝癌治疗中成为主要选择。放疗是恶性肿瘤三大常规治疗手段之一。自从 19 世纪 90 年代伦琴发现 X 线起，放射线就逐渐成为了临床医师治疗疾病的重要工具。如今，放射线治疗肿瘤已有百年，远远超过了化疗的应用时间。统计表明，在整个恶性肿瘤的治疗中，外科手术可以治愈 22% 的恶性肿瘤，放疗则可以治愈 18% 的恶性肿瘤，有 60%～70% 的恶性肿瘤患者在整个治疗过程中，需要接受放疗。放疗分为外照射放疗和近距离放疗。

（一）肝癌放疗适应证

放疗作为局部治疗的一种方法，对恶性肿瘤进行精确的治疗，在肝癌的治疗中有较大的适用范围：

1. 无法耐受手术或者拒绝手术治疗，"立体定向放疗"可以应用于早期肝癌，其疗效与手术治疗相近。

2. 具备肝移植适应证，外照射放疗也可以用于等待肝癌肝移植术前的桥接治疗。

3. 有门静脉癌栓或者下腔静脉癌栓的患者，近距离放疗可以使门静脉或者下腔静脉癌栓缩小甚至消失,从而降低门静脉压力,不仅控制肿瘤的进展,还降低了由于门脉压力过高造成的消化道出血和腹水产生的风险。

4. 肝肿块较大(最大径>5cm)或者数目较多(超过3个)的患者,在评估患者耐受性的基础上,外照射放疗通常与介入、消融相配合,发挥各自的治疗优势,提高肿瘤的局部控制率。

5. 放疗可以增加肿瘤的"免疫原性",肝癌放疗联合免疫治疗可能成为肝癌治疗的有效方法之一。

6. 肝癌出现腹膜后淋巴结转移或者骨转移,粒子植入放疗可以缓解转移性疼痛,提高晚期肝癌患者的生活质量。

(二)肝癌近距离放疗疗效评价

原发性肝癌近距离放疗包括:^{90}Y玻璃微球疗法、^{131}I单克隆抗体、放射性碘化油、^{125}I粒子植入。^{90}Y玻璃微球经过肝动脉,进入肿瘤血管,发出β射线,杀灭肿瘤。国外回顾性研究比较86例巴塞罗那临床肝癌(BCLC)分期为B期的肝细胞癌患者,42例接受常规介入治疗,44例接受^{90}Y微球疗法,两者总生存期分别为18个月和16.4个月,差异无统计学意义。对BCLC分期为C期的肝细胞癌患者,如果伴发门静脉主干癌栓,则接受常规介入栓塞治疗有风险,由于^{90}Y玻璃微球不通过栓塞肿瘤血管而发挥作用,因而具有优势。

放射性粒子(^{125}I)植入是局部治疗肝细胞癌的一种有效方法,放射性粒子可持续产生低能X射线或γ射线,在肿瘤组织或受肿瘤侵犯的管腔(门静脉、下腔静脉或胆道)内植入放射性粒子后,通过持续低剂量辐射,最大程度杀伤肿瘤细胞。^{125}I粒子植入技术包括组织间植入、门静脉植入、下腔静脉植入和胆道内植入,分别治疗肝内病灶、门静脉癌栓、下腔静脉癌栓和胆管内癌或癌栓。陈凯和方主亭采用血管内植入^{125}I粒子条及支架联合介入栓塞治疗223例肝癌合并门脉主干癌栓患者,给予癌栓的放射剂量为138.6~159.9Gy,平均(150.4±4.6)Gy,中位生存期为(505.8±45.8)d,术后1、2年生存率分别为53.3%、36.9%。

Chen等开展的Ⅱ期随机对照、前瞻性临床试验发现,对于早期肝细胞癌,^{125}I粒子植入术与RFA联合治疗较单纯RFA治疗显著延长了患者1、3、5年的总生存率(100% vs 95.6%、86.7% vs 75%、66.1% vs 47%;$HR = 0.502$;$95\%CI$: $0.313~0.806$,$P = 0.003$),并降低患者1、3、5年的复发率(4.5% vs 14.8%、22.1% vs 35.3%、39.8% vs 57.4;$HR = 0.508$,$95\%CI$:$0.317~0.815$,$P = 0.004$)。

(三)放射性粒子植入治疗肝癌技术要求

影像学上的大体肿瘤体积(gross tumor volume, GTV)勾画应尽量参考多种影像学资料,肝内病灶的GTV勾画必须结合动脉相、静脉相互相参考;磁共振对肝内病灶显示较为清楚,PET/CT可以了解肝外病灶情况。局限于肝内、癌栓、肾上腺转移、肺转移等的GTV在影像学可见病灶的基础上外扩0~4mm。此外,还应尽量参考多种影像学资料,如多模态磁共振影像等。

国际通用巴黎系统标准要求植入的放射源活度均匀、相互平行、距离相等,各源中心应处于同一平面,这就必须有近距离放疗计划系统的导引。但即便有治疗计划系统,由于穿刺植入途径可能存在阻挡或需避开周围敏感器官以及操作手法误差,很难准确地植入肿瘤靶区,尤其是边缘区剂量的绝对均匀;此外,除^{125}I粒子条腔内植入外,组织间粒子植入后移位、迁徙甚至异位栓塞等并发症,尚缺乏有效防治措施。

(四)^{125}I粒子植入治疗肝癌的指南推荐

原发性肝癌诊疗指南(2022年版)推荐肝癌粒子植入治疗,包括组织间植入、门静脉植入、下腔静脉植入和胆道内植入,分别治疗肝内病灶、门静脉癌栓、下腔静脉癌栓和胆管内癌或癌栓。

肝癌伴门静脉癌栓(portal vein tumor thrombosis, PVTT),对于门静脉左支或右支癌栓、肝功能Child-Pugh分级B级以上者,TACE是目前控制肿瘤和门静脉癌栓进展的主要方法,对于门静脉主干癌栓伴有大量侧支循环形成者仍可酌情给予适量TACE治疗,采用门静脉支架植入并辅以三维适形放疗,或联合^{125}I粒子植入的近距离放疗也已经用于PVTT治疗的临床实践。

目前,肝癌的^{125}I粒子植入治疗主要在超声或CT导引下进行,磁共振导引植入方式应用尚少。尽管由于对设备及器械的要求较高导致磁共振导引尚未大范围临床普及,但是磁共振导引在肝癌放射性粒子植入应用中展现出了明显的优势及临床推广潜力。磁共振导引的优势主要在于利用其优秀的软组织对比度以及多参数成像方法,可以将肝癌病灶范围及肿瘤活性区域显示得更加清晰与明确,对于术前粒子植入治疗计划制定、术中导引具有重要价值,对于达到良好的剂量学目标具有关键性意义。

位于膈顶、胆囊旁、毗邻肠道等特殊部位的肝癌,伴有门脉癌栓的肝癌病灶,消融治疗有明显的局限性,^{125}I粒子植入治疗具有技术优势。^{125}I粒子植入因其适形度高、肿瘤周缘剂量骤减以及安全性较高等特性适用于肝癌的治疗,为肝癌的综合治疗提供了新思路。

二、磁共振导引^{125}I粒子植入治疗肝癌

肝癌的^{125}I粒子植入治疗主要在超声或CT导引下进行,磁共振导引植入方式应用尚少。对设备及器械的要求较高导致磁共振导引尚未大范围临床普及,其优势主要在于具有远超CT与超声的软组织分辨力,能更清楚显示病变的特征;任意方位成像的能力使术者更容易设计避开膈肌、胃肠道等重要结构的安全穿刺入路,对于术前粒子植入治疗计划制定、术中粒子植入达到剂量学目标具有关键性意义。

(一)适应证

1. 经病理学诊断为肝癌。

2. 具有可测量或可评价肝部病灶,最大径<7cm的实性肿瘤。

3. 预计生存期超过3个月。

(二)禁忌证

1. 肿瘤病灶有活动性出血者。

2. 严重高血压未控制者,严重糖尿病及严重感染者,严重心、肺、肝(转氨酶超过正常上限的3倍)、肾功能不全者,KPS<60分。

3. 无法纠正的严重凝血功能障碍(INR>1.5或活化部分凝血活酶时间超过2倍正常值或血小板计数<50×10⁹/L);中性粒细胞绝对值<1.5×10⁹/L,血红蛋白<90g/L。

4. 存在安装心脏起搏器等磁共振检查禁忌。

(三)术前准备

1. 设备及手术器械

(1)磁共振扫描仪:参照第一章第二节"二、磁共振介入系统的硬件设备要求"。

(2)介入专用线圈:柔性大开放手术野的表面线圈或大孔径的体部线圈,"磁共振介入体部专用线圈"解决了体部磁共振介入中线圈信号采集与手术野冲突的难题。

(3)18G磁共振兼容性穿刺针。

(4)放射性粒子治疗计划系统,图像融合系统。

(5)心电监护系统:磁共振兼容性心电监护仪。

(6)^{125}I粒子:长度4.5mm,直径0.8mm,半衰期为59.43d,放射性活度为$1.85×10^7$～$2.96×10^7$Bq(0.5～0.8mCi)。

(7)粒子植入枪、弹夹、探针。

(8)防护设施:铅衣、铅围脖、铅眼镜、铅罐、胸章剂量计量仪、便携式射线探测仪。

2. 患者准备

(1)术前完善血常规、肝功生化、凝血功能、心电图等基本检查,排除手术禁忌。

(2)进行呼吸训练,减少患者在手术过程中因呼吸活动度导致的穿刺偏差。

(3)静脉应用止血药物预防止血,静脉滴注止痛药物止痛治疗。

3. ^{125}I粒子植入术前TPS制定　将术前腹部增强CT或增强磁共振T$_1$WI图像或T$_2$WI图像(DICOM

格式)输入放射性粒子 TPS,行术前治疗计划,勾画靶区及危及器官。计划靶区设定为肿瘤病灶 T_2WI 或 T_1WI 图像的强化边界基础上外扩 0.5~1cm,放射性粒子活度为 0.5~0.8mci,处方剂量为 110~160Gy。

TPS 计划设计原则包括:D90>90% 肿瘤体积处方剂量;V100>90%;V200<50%。放射性粒子 TPS 同时包括确定穿刺路径、穿刺针数目、放射性粒子数目与空间分布。

（四）手术过程

1. 根据术前影像学及治疗计划,确定手术体位,可灵活选择仰卧位、俯卧位或侧卧位,侧卧位时可应用真空垫辅助固定体位。

2. 将鱼肝油胶囊矩阵固定于右侧腹部相应位置,进行一组 5~7 层的标准方位扫描,如横轴位、矢状位或冠状位等,明确病变与周围组织的关系。再应用矢状位或冠状位及横轴位两个交互垂直的平面进行扫描,以确定进针点、进针角度、进针深度,使用标记笔在相应的鱼肝油胶囊处进行标记。

磁共振透视导引也是肝脏病变介入治疗常用的一种导引方式,尤其是肝脏膈顶部位置的病变,具体操作方法见参照第一章第一节"二、磁共振导引技术的特点"。

3. 将扫描床退出磁体,常规消毒、铺巾,以 1% 的利多卡因逐层麻醉至肝包膜(部分对疼痛耐受性差的患者可行静脉麻醉)。应用 18G 磁兼容性穿刺针进行穿刺,采用分步进针法,行磁共振两个交互垂直方位扫描,如进针方向有偏差,则通过调整使方向正确后进针至肿瘤病灶内,再次行两个交互垂直方位的磁共振快速序列扫描确定穿刺针位于预定穿刺靶点。

根据术前计划依次将各穿刺针插植到位;对于位于肝表面的肿瘤,为减少穿刺出血的发生率,穿刺路径设计应避免不经过正常肝组织直接穿刺肿瘤。

4. 行磁共振扫描确认穿刺针到位后根据术前 TPS 植入 ^{125}I 粒子。

5. 粒子植入完成后行快速梯度回波序列 T_1WI 或 T_2WI 扫描,观察 ^{125}I 粒子分布以及有无出血并发症发生。

6. 术后剂量学验证　术后 24h 行肝脏 CT 及磁共振扫描,将 CT 及磁共振图像进行融合,将 CT/磁共振融合图像输入 TPS 行术后剂量学验证,生成 DVH,得到剂量学参数 D90、V100、V150、V200。

（五）术后处理

1. 一般处理　①卧床休息 24~48h,避免剧烈运动;②术后应用止血药物预防术后出血,保肝药物保护肝功能;③必要时给予抗生素治疗 3~5d。

2. 并发症及处理

(1) 出血:术中出现针道出血,少量出血可不做处理;出血量较多时应给予止血药物处理,可用血凝酶或明胶海绵混悬液针道内注射止血,心电监护密切监测患者生命体征。术后即刻磁共振扫描观察出血量变化,如无出血量增加,腹带加压包扎,返回病房卧床观察。

(2) 气胸:穿刺路径经过肺的患者易发生气胸。术毕拔针后,行磁共振或 CT 平扫,明确有无气胸及气胸范围等情况。气胸量<30% 的患者,如无胸闷、憋喘等不适症状,可予以低流量吸氧,监测脉氧。气胸量≥30% 的患者,需立即行胸腔闭式引流术。胸部数字 X 射线摄影(digital radiography,DR)或 CT 确定气胸引流完毕后予以拔管。

(3) 发热:部分患者术后出现发热,原因常见于肿瘤吸收热,低热时可给予物理降温,体温超过 38.5℃时,可采用吲哚美辛栓、地塞米松等药物退热治疗。反复发热时需排除感染,行血培养检查,根据血培养结果应用抗生素治疗。

(4) 放射性肝损伤:^{125}I 粒子对正常肝组织的放射性损伤较轻微,仅少数可出现转氨酶的一过性升高。术前、术后常规检查肝功能,出现异常者可予以保肝药物对症处理。

（六）术后随访

1. 术后每 3 个月复查肝脏强化 CT/磁共振,疗效评价按照 RECIST 1.1 评价肝内病灶,分为完全缓解(CR):靶区病灶消失,且无新病灶出现,至少维持 4 周;部分缓解(PR):靶区病灶最大径之和减少≥30%,

至少维持 4 周；进展（PD）：靶区病灶最大径之和增加≥20%，或其绝对值增加 5mm，或有新病灶出现；稳定（SD）：靶区病灶最大径之和缩小未达 PR，或增大未达 PD。

2. 术后每 3 个月进行血常规与肝功能检测，3 个月观察血清 AFP 水平。

3. 每 6 个月行全身骨扫描、腹部 CT 检查。

（七）典型病例

【病例 1】女性患者，67 岁，超声与 CT 检查发现肝左叶肝癌病灶，行 TACE 术后 1 个月余，肿瘤残余灶，磁共振导引 ^{125}I 粒子植入治疗，如图 5-5-1 所示。

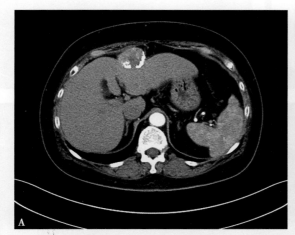
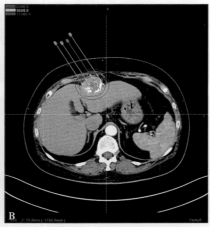
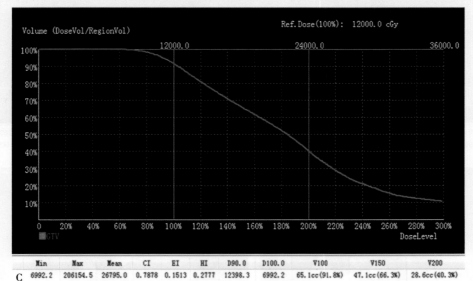
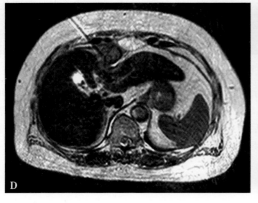
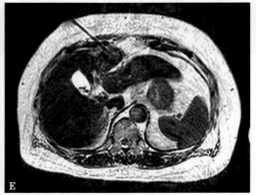

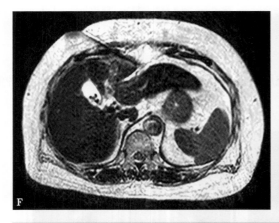
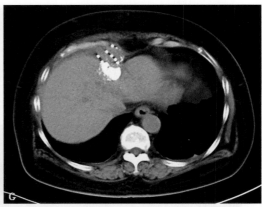

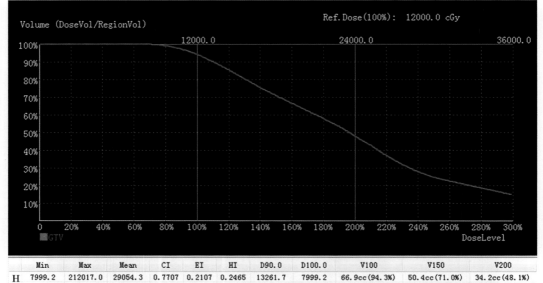

	Min	Max	Mean	CI	EI	HI	D90.0	D100.0	V100	V150	V200
H	7999.2	212017.0	29054.3	0.7707	0.2107	0.2465	13261.7	7999.2	66.9cc(94.3%)	50.4cc(71.0%)	34.2cc(48.1%)

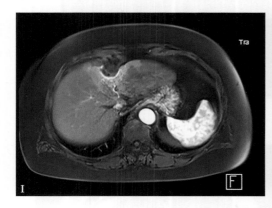
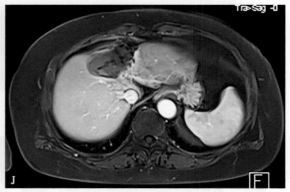

图 5-5-1　磁共振导引 ^{125}I 粒子植入治疗肝癌

A. 术前强化 CT 显示肝左叶肝癌 TACE 术后肿瘤残余；B、C. 术前勾画靶区，制定 TPS，处方剂量 120Gy；D～F. 磁共振导引磁兼容 18G 粒子平行针道插植；G. 术后 CT 扫描显示 ^{125}I 粒子分布；H. 术后 TPS 验证 DVH 显示剂量 D90 132Gy，达到术前计划目标；I. 术后半年复查，增强后 T$_1$WI 横轴位图像显示病灶控制良好；J. 术后 2 年复查，增强后 T$_1$WI 图像显示原病灶区域无强化，病灶得到彻底灭活。

【病例 2】女性患者，71 岁，肺非典型类癌外科术后 4 年，发现肝转移 6 个月，行 ^{125}I 粒子插植治疗，如图 5-5-2 所示。

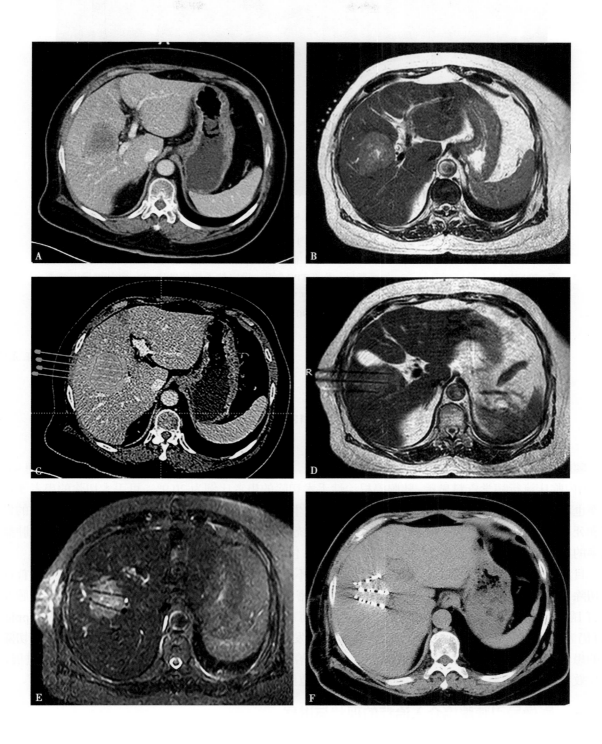

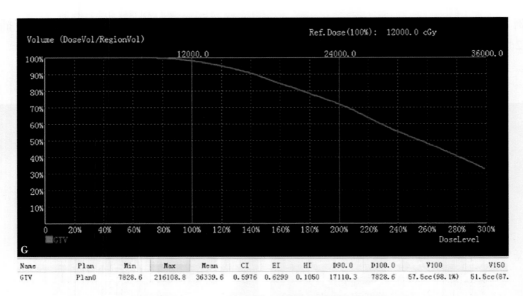

Name	Plan	Min	Max	Mean	CI	EI	HI	D90.0	D100.0	V100	V150
GTV	Plan0	7828.6	216108.8	36339.6	0.5976	0.6299	0.1050	17110.3	7828.6	57.5cc(98.1%)	51.5cc(87.

图 5-5-2 磁共振导引 ^{125}I 粒子插植治疗肝转移癌

A. 术前强化 CT 扫描显示肝右叶转移灶；B. 术中磁共振横轴位扫描显示病变与体表鱼肝油空间关系，确定进针点及穿刺路径；C. 勾画靶区，术前 TPS 制定，设定粒子插植针道；D. 磁共振导引磁兼容粒子针平行插植多针多排进至病灶内；E. 术中 T_2 抑脂图像可以显示低信号粒子影；F. 术后 CT 平扫显示高密度粒子分布；G. 术后验证 DVH，D90 171Gy。

（许玉军 柳 明 李成利 王立刚）

第六节 胰腺癌 ^{125}I 粒子植入治疗

胰腺癌是一种高度恶性肿瘤，起病隐匿，进展快，发现时多已至中晚期，预后极差，中位生存期<6个月，国内临床流行病学资料显示，胰腺癌根治性手术切除的患者比例为 20.9%，可手术切除的患者 5 年生存率也不超过 5%，而无法外科手术切除的患者平均生存期不到 1 年。近年来，世界范围内胰腺癌的发病率和死亡率均呈上升趋势，中国国家癌症中心最新统计数据亦证实，胰腺癌居中国城市男性恶性肿瘤发病率的第 8 位，居大城市人群恶性肿瘤死亡率的第 6 位。

目前胰腺癌的诊治现状依然严峻，胰腺癌分期不同，治疗方案选择也各不相同。早期胰腺癌首选手术切除。解剖位置的复杂性，许多重要血管与胰腺密切相邻，如下腔静脉、腹主动脉、肠系膜上动脉及静脉、门静脉及脾静脉等，胰腺癌极易侵犯上述血管而不能完全手术切除，胰十二指肠切除术（Whipple 手术）仍为目前主要手术方式，但手术难度大，术后易发生胰瘘等并发症。中晚期胰腺癌，失去手术切除机会的患者大多数选择姑息性化疗和放疗，联合靶向治疗和免疫治疗在胰腺癌的综合诊治中取得进展，但是疗效有限。近年来，中晚期胰腺癌介入治疗应用范围日趋广泛。

一、影像导引胰腺癌介入治疗的现状与进展

胰腺癌早期缺乏典型临床表现，待明确诊断时 90% 患者已出现局部侵犯进展及远处转移而无法根治性切除。目前 CT、US、磁共振及 C 型臂 X 射线机等多种影像导引下介入治疗已成为提高胰腺癌患者生存质量、延长生存期的重点研究方向之一。

（一）胰腺癌消融治疗

1. 无水乙醇消融（percutaneous ethanol injection，PEI） 1983 年，日本杉浦信之等首先报道 PEI 治疗

原发性肝癌，随后应用于多种疾病治疗。无水乙醇具有以下作用：①癌细胞变性、脱水和凝固，使肿瘤坏死，继而纤维化；②破坏肿瘤血管生成因子等；③促使肿瘤血管内血栓形成，导致凝固性坏死和纤维化反应。

胰腺癌生长较快，血管淋巴管丰富，解剖位置特殊，往往早期发生转移或直接向胰周侵犯，引起显著的上腹痛、腰背痛，而胰头癌最常引起胆总管下端梗阻，出现进行性阻塞性黄疸。无水乙醇注射瘤体均会有不同程度缩小，对原发肿瘤较小又不能耐受大手术的胰腺癌患者预后较佳，后腰背部疼痛短期内明显改善，生活质量也有所提高。但肿瘤的组织学特征、异质性、血管化程度以及包膜或分隔的存在均影响无水乙醇消融坏死灶的大小、形状及肿瘤复发率。

PEI 对胰腺癌所致阻塞性黄疸治疗效果不佳，这是因为胰腺癌所致胆总管下端梗阻是一种特殊的癌组织浸润胰内胆总管的方式，即环形壁内浸润。PEI 仅对肿瘤压迫胆总管所致阻塞性黄疸治疗有效，而对环形壁内浸润方式所致黄疸无效。

PEI 术后上腹有灼热感，数小时后消失，血清淀粉酶可有轻度升高，无急性胰腺炎表现。赵晨星等采用超声导引下胰腺穿刺直接注射无水乙醇治疗晚期胰腺癌，近期疗效较好，临床症状缓解明显，不良反应小，是晚期胰腺癌的一种姑息治疗。但化学消融疗效依靠液体弥散程度，若弥散力不足或不均匀则影响疗效，肿瘤内纤维组织间隔阻挡也影响弥散，所以当瘤体最大径＞3cm 时效果不佳，容易出现治疗盲区，远期疗效不十分理想。

2. 射频消融（radiofrequency ablation，RFA）　RFA 治疗实质性肿瘤是目前研究的热点，其对实体肿瘤的治疗作用已得到充分肯定。通过射频电极发出高频率的射频波，激发组织细胞进行等离子振荡，离子相互撞击产生热量，治疗区域温度达 50℃，中央温度达 80～100℃，快速有效地杀死局部肿瘤细胞。射频消融同时可使肿瘤局部血管凝固，进一步加重细胞缺血，延缓肿瘤生长，多血供的肿瘤因射频产生的热量易随血流而流失，发生"热沉效应"，影响肿瘤的毁损程度，导致热疗效果较差。

从理论上说，尽管正常胰腺组织的血供较丰富，但胰腺肿瘤多属少血供肿瘤，这种差别使得热消融时肿瘤组织更易固化坏死。目前，虽然 RFA 在肝癌和肺癌等实体肿瘤治疗上已经取得了较为满意的效果，但是在胰腺癌方面的应用尚少见报道。

Merkle 等曾报道磁共振导引下射频消融猪胰腺是安全的。RFA 治疗胰腺癌较困难且容易出现并发症：第一，解剖学上胰腺肿瘤特别是胰头肿瘤周围有胆总管、十二指肠、胃、横结肠及门静脉等组织，RFA 极有可能对它们造成热损伤；第二，胰腺癌的生物学特性上常呈弥漫性生长，包绕肠系膜上动脉等血管，并向后腹膜浸润生长，RFA 彻底消融肿瘤组织显得不切实际；第三，胰腺周围血管丰富，血流往往带走一部分热（热丢失），造成 RFA 对肿瘤的热损伤效应降低，并且 RFA 往往造成周围血管的损伤及胆总管的损伤。Matsui 等报道 RFA 治疗 20 例胰腺癌患者，2 例出现败血症休克及消化道出血等严重并发症。但对于不能行根治性切除的胰腺癌患者，在经 RFA 治疗后明显地延长了生存期。

3. 氩氦靶向冷冻消融　氩氦靶向冷冻消融是一种原位消融技术，将氩氦冷冻探针插入靶组织，或将致冷源直接作用于靶组织，将局部温度迅速降至临界（-180～-140℃）以下，使肿瘤细胞外与细胞内产生冰晶或形成易溶性结晶体，或破坏靶组织内（或邻近）血管，影响或断绝肿瘤的营养与氧供应，达到破坏靶组织的目的。热传导材料使探针冷却而套管针杆部和递送软管是绝缘的，不会对穿刺路径的正常组织造成损伤，温度探针监测到的温度变化及氩氦靶向冷冻时间可在液晶显示屏显示为温度、时间曲线，以便操作者及时了解氩氦靶向冷冻过程。

根据肿瘤大小在影像导引下将氩氦靶向冷冻探针经皮准确放置于病灶中心，一般小肿瘤可以单针治疗，较大的肿瘤可以多针组合适形治疗。对于早期的小肿瘤，氩氦靶向冷冻消融可作为手术的替代治疗，对于晚期较大的肿瘤可作为姑息治疗，增强综合治疗的效果，减少肿瘤负荷，减轻症状，提高生活质量，延长生存时间。易峰涛等报道术中氩氦冷冻消融治疗晚期胰腺癌，取得满意效果。另外在氩氦冷冻消融治疗中，还要注意"冷休克"的发生。

根治性手术好比大扫除，而氩氦靶向冷冻消融则可针对患者的局部病灶进行定点清除。影像导引与监控氩氦靶向冷冻消融是一种可以清晰地在术中和术后对治疗效果进行实时评价的微创介入技术。

（二）胰腺癌近距离放疗

超声、超声内镜、CT、磁共振导引下 ^{125}I 粒子植入术是指在局麻或全麻下，依据 TPS 确定靶区和粒子植入的数目，采用直接穿刺的方法将 ^{125}I 粒子植入到胰腺癌和转移病灶组织中，使肿瘤组织细胞团发生坏死的治疗方法。

1. ^{125}I 粒子植入治疗胰腺癌的机制　胰腺癌属于低氧性肿瘤，对常规放疗不敏感。^{125}I 密封籽源的源芯为含有放射性核素 ^{125}I 的钯（银）丝，半衰期为 59.4d，能持续性释放能量为 35.5keV 的 γ 射线。γ 射线是原子核受激辐射的，比 X 射线光子能量高、波长更短，穿透能力更强，可持续破坏肿瘤细胞的 DNA 合成，不同分裂周期的肿瘤细胞不间断地受照射，从而阻止肿瘤细胞增殖，同时还能杀伤胰腺肿瘤干细胞；同时 ^{125}I 粒子所释放的 γ 射线为低能量射线，有效照射距离在 1.7cm 左右，射线能量的衰减与距离平方成正比，不容易对周围正常组织造成损伤。

2. ^{125}I 粒子植入治疗胰腺癌技术要求

（1）临床上推荐的胰腺癌选择 ^{125}I 粒子活度为 0.4～0.6mCi/粒。

（2）肿瘤匹配周边剂量（MPD）为 80～145Gy，根治性治疗 MPD 为 145Gy。Perez 等报道其最小周边剂量为 136.6Gy，均超过 NCCN 指南推荐外照射放疗剂量，有利于胰腺癌的治疗。

（3）依据 TPS 或内镜超声三维成像系统计算出放射性粒子在瘤灶区及其周围空间的剂量分布，绘出 DVH 及粒子分布图。

（4）粒子数量计算依据 Cevc's 公式：计算总粒子数 =（长 + 宽 + 厚）/3 × 5 ÷ 每个粒子活度。

（5）根据 CT 平扫/增强、动态增强磁共振成像（DCE-MRI）、超声等影像，了解胰腺病灶大小、形态与周边组织器官如胰管、十二指肠、胃、门静脉等的关系。依靠 CT、磁共振或超声等影像技术导引下，穿刺途径避开重要血管、神经、淋巴引流区；^{125}I 粒子辐射覆盖胰腺肿瘤病灶功能范围，尽量辐射均匀，粒子分布均匀。

（6）术前仔细分析 CT/MRI 影像学资料，选择最佳的患者体位、进针路径（经腹部入路抑或经背部入路）。局麻和/或静脉麻醉下，术者手持 18G/19G（依据粒子的圆柱径线选择）的粒子穿刺针从进针点穿刺至距胰腺癌远端约 5mm 处，植入 1 颗粒子后退针 10mm，再植入 1 颗粒子，再退针直到距离肿瘤近端边缘约 5mm。各个穿刺点间隔 10mm 并尽可能保证所有粒子最后植入时立体空间距离为 10mm。

3. ^{125}I 粒子植入治疗胰腺癌的疗效评价　CT、磁共振或超声等影像技术导引下，胰腺癌与周围血管的关系一目了然，相比之下，针对胰腺癌的放疗，粒子植入治疗具有外照射放疗所不具备的优势：①治疗定位精确，与肿瘤形状非常吻合；②粒子种植范围之外，照射剂量迅速减少；③靶区剂量很高，且避开了胰腺周围十二指肠、结肠和胃等组织，使这些结构接受最小剂量的损伤；④计算机制订治疗计划，剂量分布更加均匀、合理。其与手术、化疗配合有互补作用，保护机体功能及形态的效应。

国外研究显示，^{125}I 粒子植入术能显著降低血清肿瘤标志物水平、减轻黄疸使肝功能得到明显改善，进一步提高患者临床疗效。2006 年，李振家等报道一组 10 例胰腺癌患者在 CT 导引下肿瘤内植入 ^{125}I 粒子，术后 3 个月时，5 例明显缓解，肿瘤缩小 50% 以上；3 例缓解，肿瘤、软组织肿块缩小 25%～50%；1 例轻度缓解，肿瘤缩小 1%～25%；1 例无效。王要轩等报道的 31 例行胰十二指肠切除 + 腹膜后放射性粒子植入治疗胰头癌，中位生存期达 29 个月。于聪慧等对 26 例胰腺癌患者行术中 ^{125}I 粒子植入，随访发现患者平均生存期为（12.0±5.1）个月，存活时间最长者达 21 个月，肿瘤局部控制率约为 79.1%，术后 1 周有 94.7% 的患者感觉疼痛缓解；李红伟等对 90 例胰腺癌患者行 CT 导引下 ^{125}I 粒子植入，结果显示，患者中位生存期为（11.0±0.7）个月，疼痛缓解率约为 42.2%，局部控制有效率达 61.1%。

盖宝东等汇总分析 35 篇发表相关放射性粒子植入治疗胰腺癌的论文，共计 541 例患者，TNM 分期为 Ⅰ 期 24 例、Ⅱ 期 127 例、Ⅲ 期 291 例、Ⅳ 期 99 例，结果显示，放射性粒子植入治疗患者的中位生存期为：

Ⅰ期、Ⅱ期 19.2 个月、Ⅲ期以上患者 12.8 个月，均超过传统治疗方法。

4. 前景　近 20 年来，^{125}I 粒子植入术逐渐应用到胰腺癌的治疗中，临床实践也证明了它在缓解患者疼痛、局部控制肿瘤进展、延长患者生存时间和改善患者生活质量等方面具有良好的疗效。依靠其创伤小、并发症少的优势，^{125}I 粒子植入将成为我国胰腺癌常规治疗手段之一。

（三）经血管途径胰腺癌介入治疗

血管内介入治疗胰腺癌技术，采用 Seldinger 插管技术将导管选择性插至腹腔干和肠系膜上动脉开口，经 DSA 造影确认后分别灌注化疗药物；对一些行动脉内持续灌注化疗者则多采用药盒系统进行经导管动脉化疗（TAI）治疗。TAI 治疗胰腺癌，首先是通过局部高浓度药物的细胞毒性作用克服肿瘤耐药性，并能抑制 TNF-α、IL-21、IL-26 的产生和释放，促使肿瘤细胞凋亡，抑凋亡基因 bcl22 表达减少，促凋亡基因 bax 表达增加，使肿瘤有不同程度的缩小。其次，局部栓塞剂的使用可产生肿瘤内的低氧环境，增加化疗药物的细胞毒性作用，促进肿瘤的坏死。再者，术后或复发的胰腺癌行 TAI 可杀灭残留的肿瘤细胞，控制肿瘤的局部生长和转移。最后，TAI 能改善患者局部和全身症状，延长生存时间，提高患者生存质量。灌注化疗药物同全身静脉化疗相比，TAI 治疗胰腺癌可能具有更好的临床缓解率及提高患者的生存率。

实验研究表明，血管介入治疗胰腺癌是一种疗效好、不良反应小的微创治疗方法。临床治疗中，胰腺癌血供复杂，加上大多瘤体为乏血供特点，对大多数胰腺癌患者而言，不适宜常规行 TAI 治疗，从而影响胰腺癌血管介入的总体疗效。

（四）影像导引方式

1. CT 导引技术　CT 导引下的各种微创治疗作为一种安全、微创、有效的方法，可用于全身各系统。

CT 扫描分辨率高，对比度好，可清晰显示病变大小、外形、位置以及病变与周围结构的空间关系；增强扫描可了解病变部位的血供以及病变与血管的关系，可精确确定进针点、角度和深度，避免损伤血管、神经和病变相邻的重要结构，提高微创治疗的精确度和安全系数。

螺旋 CT 扫描速度快，扫描范围广，扫描一次就可观察清楚穿刺针行径、针尖位置以及穿刺针和相邻结构的关系。但应注意到 X 线照射剂量，因此在操作时需穿防护铅衣，戴甲状腺围脖和防护眼镜。对于体表进针点需要用金属来定位，扫描后需要重建各个方位的图像来确定进针的方向及针尖的位置。对于小胰腺癌（目前倾向于肿瘤最大径≤2cm 的标准）其在 CT 平扫时多数呈等密度病灶，出现局限性胰腺轮廓改变或没有改变，仅少数表现为低密度或高密度而引起重视。对于中晚期胰腺癌，因其内常有坏死、液化，囊变表现为边界模糊之低密度影。

胰腺 CT 增强扫描对诊断胰腺癌有重要意义，胰腺的血供丰富，主要由腹腔干的分支以及肠系膜上动脉供血，胰腺癌相对于正常胰腺为乏血供病变。胰腺因其 CT 平扫组织间对比度不够清楚，不能给介入手术者提供足够清晰的图像，因而介入手术过程中很难达到准确、安全。增强扫描可提高组织对比度，但其强化图像显示病变时间短，需多次注入对比剂，不利于穿刺医师长时间操作，也给患者带来更大的风险。

2. US 导引技术　US 与其他影像导引技术相比具有多方面的优点：①病灶的准确显示，实时超声仪具有分辨率良好，可以准确显示病灶的精确部位，并且可以在人体表面找到最佳的进针点，不仅如此，还可以确定进针的部位、角度、方向和深度，超声能实时显示人体的不同解剖层次，保证针尖不刺破重要的器官、血管和胆道，随时调整针尖的位置和方向，以最佳的进针路线刺中靶目标，最大限度地减少穿刺的危险性；②操作简便、迅速，其他影像学设备导引下需要很长准备时间，且仪器移动可能性很小，而超声导引下既简便又迅速，治疗时间短和可重复治疗等优点给患者提供很大方便；③无放射性损伤；④费用低廉；⑤具有全程实时导引和实时监测的优势；⑥彩超不需注射对比剂就可以清晰显示血管及肿瘤内血流，利于穿刺布针，减少了出血、异位栓塞及重要结构损伤等并发症。

超声发现胰腺癌多呈局限性肿大，也可表现弥漫性增大；埋没在胰腺组织内的小肿瘤，边缘可无明显改变,仅表现胰腺轮廓向前突出。胰腺属于腹膜后脏器,解剖位置深,前方有胃肠道气体的干扰,后方有脊柱的影响,使胰腺癌早期不易发现,尤其对于 <2.0cm 的癌肿检出率均较低。胰腺癌早期症状缺乏特异性,胰腺癌使消化系统功能紊乱,胃肠道气体增多,对胰腺癌的探测易受干扰,且受操作者的经验等主观因素影响较大,由此图像不清晰,达不到精确穿刺。

3. 磁共振导引技术　磁共振有多个成像参数,能提供丰富的诊断信息,具有比 CT 更高的软组织分辨力,且无骨性伪影,能够清楚显示病变的位置、大小、形状、病灶内坏死区,便于了解组织的特性。磁共振血管流空效应及流入相关增强效应特征,无需对比剂即可明辨血管与病变周围结构的解剖关系,穿刺时可以轻易避开,多方向切面,可在任意方位做导引,最大限度地避免医源性损伤,对于靠近大血管、肝脏膈顶、腹膜后、盆腔等其他影像导引活检有难度的病变,磁共振导引定位更准确、安全,具有显示治疗组织的弥散、灌注、波谱等功能改变。

FS-T$_1$WI 中,胰腺癌与正常胰腺组织的对比最大,可以发现最大径 <1.0cm 的肿瘤。T$_2$WI 对显示胰腺内外的积液、囊肿有优势,胰腺癌可呈高、等或低信号。应用快速自旋回波 T$_1$ 加权序列扫描,正常胰腺组织为明显高信号,而胰腺癌多为低信号,极利于病灶检出,并有良好的胰周及后腹膜脂肪作为对比,对灶周侵犯及淋巴结转移显示更好。光学导航系统的红外线立体相机接收来自参照系统上的光学信号,输入计算机,即可自动计算出针长及针的三维空间位置,以虚拟针的形式覆盖显示在屏幕的图像上,使得穿刺在实时定位下进行,不易偏离目标。

总之,在治疗胰腺癌中多种微创治疗方法给人们提供了丰富的治疗思路,方法各有千秋,要根据患者的实际情况、治疗目的、技术的有效性来决定治疗方案的选择。

二、磁共振导引 ^{125}I 粒子植入治疗胰腺癌

胰腺癌是消化系统常见恶性肿瘤,以胰头部多见,恶性程度高,且早期极易发生转移。加之早期症状及体征隐匿,因而早期诊断困难,一旦确诊,仅有 10%～15% 的患者能够进行手术治疗,能行根治性手术的仅占 5%～7.5%。因此,胰腺癌的临床治疗仍然是个棘手的问题。随着放射粒子植入术的临床应用不断发展和完善,^{125}I 粒子植入近距离放疗逐渐成为进展期胰腺癌的一个新的、有效的治疗手段。

(一)适应证

1. 经病理证实手术不能切除的胰腺癌,预计生存期 >3 个月。

2. 不愿意和/或因其他伴随疾病不能接受根治性手术者。

3. CT、磁共振能显示胰腺癌及局部淋巴结转移者。

4. 胰腺肿瘤外科切除术后肿瘤病灶和/或瘤床位置残余。没有远处转移或即使有远处转移,但转移灶尚不危及生命者。

5. 无大量腹水,KPS≥70 分。

6. 预计生存期 <3 个月,为缓解持续性上腹部及腰背部疼痛,可慎重选择本治疗。

(二)禁忌证

1. 有证据表明肿瘤已广泛转移者。有远处转移且转移灶影响明显甚至危及生命。

2. 有严重出血倾向,凝血功能障碍。术前 1 周内血常规检查血红蛋白 <70g/L、有严重出血倾向、血小板 <50×10^9/L 和不能纠正的凝血功能障碍者(凝血酶原时间 >18s,凝血酶原活度 <40%)及服用抗凝药物者。

3. 肿瘤伴发急性胰腺炎、腹膜炎、大量腹水者。

4. 一般情况较差,不能耐受手术,恶病质,不能承受 ^{125}I 粒子植入术者。

5. 穿刺路径存在皮肤及皮下软组织感染或菌血症等全身性感染未得到控制者。

6. 磁共振检查禁忌,如眼球内金属异物、植入心脏起搏器或人工耳蜗等。

（三）术前准备

1. 常规准备

（1）完善实验室检查及心电图检查，患者如有凝血机制障碍及血小板显著降低，应及时纠正，必要时输注血浆及血小板。对于有其他基础疾病患者，应补充相关检查。

（2）术前 1 周内禁止应用具有抗凝作用的药物，如服用华法林抗凝药物患者需要术前停药，直至凝血指标正常。

（3）术前禁饮食 12h 以上，排空膀胱，去除所携带的金属异物。

（4）建立静脉通道。

（5）术前给予止血、抗感染治疗，提前 24h 应用奥曲肽等生长抑素药物抑制胰腺外分泌；如穿刺路径选择侧入路，则术前 24h 内禁食，清洁肠道，并给予静脉营养支持。

（6）术前与患者及家属（受委托人）谈话，增强患者的信心，解除患者对穿刺治疗的恐惧心理，争取患者最大限度的配合，并锻炼患者配合呼吸的能力，以使扫描始终处于同一呼吸相。谈话内容包括治疗的必要性、手术中可能出现的风险及并发症、粒子植入的整个过程及其他可以选择的治疗方案，并签署放射性粒子植入治疗协议书及人体植入物协议书。

2. 影像学准备

（1）术前 1 周行强化 CT 或者强化磁共振等影像学检查，明确病变最新进展，明确病变与腹主动脉、下腔静脉、腹腔动脉干、肠系膜上动脉及脾动静脉等大血管的位置关系，确定穿刺靶点及进针路线。

（2）必要时可行功能影像学检查（弥散成像、波谱、灌注成像等）或 PET/CT 检查，有利于确定病变范围，勾画靶区，保证靶区的治疗剂量，减少周围正常组织的辐射。

3. ^{125}I 粒子植入术前 TPS 制定

（1）将选定的粒子活度及处方剂量输入 TPS，设计植入通道，计算粒子数目，并用导出的剂量体积直方图进行剂量评估。布针设计时，粒子与大血管及脊髓的距离均应≥1.0cm。

（2）计划靶区设定为肿瘤病灶 CT/MRI 的强化边界基础上外扩 1cm，放射性粒子活度为 0.6～1.0mci，处方剂量为 140～180Gy。计划系统行术后剂量学验证。

（3）在放射治疗计划系统（TPS）进行临床验证的标准包括：D90＞90%PD；V100＞90%；V200＜50%；CI（适形指数）=1。^{125}I 粒子植入靶区剂量 D90 为 140～160Gy。

（四）设备与器械

1. 磁共振扫描仪　参照第一章第二节"二、磁共振介入系统的硬件设备要求"。

2. ^{125}I 粒子植入穿刺器械

（1）粒子植入针：磁兼容性材料组成，是由钛、镍、铬、钼、锰、铝、铁和碳等按比例组成的合金器械（应符合 GB 15982—2012 和 GB/T 16886.5—2003 的相关规定），不同成分制成的粒子植入针可影响穿刺针直径伪影的大小。磁共振兼容性粒子植入针均为被动显示设计，通过它本身的磁敏感性伪影来显示和定位的，它表现为一种线性信号缺失。

（2）粒子植入针规格：18G 磁共振兼容性粒子植入针规格有三棱尖头、斜面尖头、半球型钝头，表面必须标有刻度，指示器械工作长度；18G 直径，50～200mm 长度。

（3）植入枪、探针及高压消毒施源器。

（4）防护设备：铅罐、防护屏、防护衣（如铅衣）、防护眼镜、铅手套等。

3. 放射性 ^{125}I 粒子 TPS 图像输入　TPS 行术后剂量学验证，生成剂量体积直方图（Dose-volume histogram，DVH），得到剂量学参数 D90、D100、V100、V200 等。

4. 介入专用线圈　柔性多功能表面线圈或体部专用磁共振介入线圈。

5. 心电监护系统　磁共振兼容性心电监护仪。

（五）导引方式

胰腺位于腹膜后，病变位置往往较深，易侵犯累及周边血管，穿刺入路多存在肠管、血管等重要结构，因此对成像质量有较高要求。

1. 采用鱼肝油矩阵体表定位　应用多层快速序列进行扫描，在两个交互垂直的平面进行导引，分步进针直至粒子植入针到达病变位置。

2. 磁共振联合 3D 打印非共面模板导引　插植术中将定位模板嵌入基板后放置固定于手术区域，使基板上的定位标记点与腹部皮肤表面的定位标记点重合，行增强磁共振 FSE-T$_1$WI 序列扫描，进行模板复位，必要时对模板位置进行微调。模板复位完成后，使用粒子植入针进行 ^{125}I 粒子植入术操作。

（六）快速序列选择

参照第一章第三节"二、磁共振介入扫描序列"。

（七）操作步骤

1. 患者体位　根据术前影像学及术中预扫描所见，确定体位；进行一组标准体位和方向扫描，一般 11 层左右，包括横轴位、矢状位或冠状位等，明确病变与周围组织的关系，可灵活选择仰卧位、俯卧位或侧卧位，侧卧位时可应用真空负压垫辅助固定体位。

2. 体表定位　包括体表鱼肝油定位、磁共振透视扫描定位等（参照第一章第一节"二、磁共振导引技术的特点"）。

3. 穿刺　患者选择合适的体位后行磁共振预扫描，通过横轴位、矢状位或冠状位找到病变，标定靶点，磁共振兼容性鱼肝油定位栅栏格技术协助设定进针路径及体表的皮肤穿刺点。根据磁共振扫描图像定位显示的病变位置，穿刺路径选择皮肤至胰腺病变中央区最短距离，避开胰腺周围大血管及扩张的胆囊、胆总管。胰头、胰体病变多采用垂直方向进针，胰尾病变多采用水平或斜向进针。

4. 插植粒子布源

（1）多针平行进针布源：依据肿瘤的位置、大小及与路径肠管关系的关系，利用鱼肝油定位栅栏格技术，选取胰腺横轴位图像导引，针道间隔 1.0cm。

将扫描床退出磁体，常规消毒、铺巾，用 1%～2% 的利多卡因于穿刺点局部麻醉，注意麻醉深度，避免进针过深引起肝脏或胃体受损。

根据磁共振扫描所确定的角度和深度进行穿刺，多采用分步进针法，让腹腔内肠管自然滑过粒子植入针头，磁共振扫描显示方向正确后，嘱患者于平静呼气末屏气，再进针至肿瘤远端。磁共振扫描显示位置准确后，按术前计划植入粒子。

（2）3D 打印非共面模板进针布源：①首先模拟定位，将 3D 打印模板放置并固定于拟手术区域，使模板上的定位标记点与体表上的定位标记点重合，行磁共振快速自旋回波序列质子密度加权像（fast spin echo-proton density weighted image，FSE-PDWI）扫描显示胰腺肿瘤病灶及模板中的鱼肝油标记，如果模板方位与术前计划有偏移，则可对模板位置进行微调直至与术前计划一致；②标记模板位置，移除模板，手术区域消毒后将相同但无菌的 3D 打印模板组件固定于标记的手术区域，再次行磁共振扫描确认与术前计划路径一致；③以 2% 利多卡因局部浸润麻醉，18G 磁兼容性粒子植入针沿插植模板穿刺进入肿瘤病灶内；④再送回磁体野内，行磁共振扫描确认穿刺到位后根据术前 TPS 植入 ^{125}I 粒子。

5. 验证处理　粒子植入完成后行快速梯度回波序列 T$_1$WI 扫描，观察 ^{125}I 粒子分布、是否与术前计划匹配及有无胰腺周围出血或胰瘘发生。

（八）注意事项

1. 术前锻炼患者配合呼吸，每次呼气末憋气，幅度一致，必要时给患者扎腹带，以减少呼吸幅度。

2. 术前一定仔细阅片，设定穿刺路径及治疗计划，术中利用磁共振的血管流空效应，分辨血管结构，避免穿刺损伤血管。确定穿刺角度和深度，多采用分步进针法进行穿刺，穿刺过程中切忌一步到位，途经重要结构如血管、肝、胃和肠管等时要沿穿刺针多方位扫描，确保穿刺入路无重要结构时再继续进针。

若进针方向有偏差，则通过调整使方向正确后进针至病灶，再次行两个交互垂直方位的扫描确定穿刺针针尖是否位于预定穿刺靶点。

3. 胰头、颈部病变往往伴有胰管扩张，若术中误穿扩张的胰管，则应该将胰管中的胰液完全抽出后再行下一步治疗。

4. 穿刺途径若无法避开胃，则术前应禁食24h，确保在胃内无残留食物时方可穿刺经胃。

5. 前路穿刺有小肠时应缓慢进针，邻近小肠时，可采用颤动针尖刺激小肠法使肠管激惹蠕动避让，或用推压法挤压肠道，避免小肠损伤。

6. 严禁穿过结肠。

7. 肿瘤侵犯腹腔神经丛时常导致患者显著的腹背部疼痛，这种情况多建议后入路进针治疗，行粒子植入术后在腹腔神经节周围植入放射性粒子并行腹腔神经丛毁损术以缓解疼痛。

8. 胰头部肿瘤并发胆道梗阻时，应优先行胆道内支架植入术或胆汁外引流，待改善后再行粒子植入治疗。

9. 按照术前 TPS，将多支穿刺针进至病灶后，拔出针芯，按照 0.5～1cm 间距，于病灶内植入 ^{125}I 放射性密封籽源及氟尿嘧啶化疗缓释粒子。

10. 术后 24h 内进行剂量验证，必要时补种粒子，以保证治疗效果。

（九）术后处理

1. 一般处理

（1）穿刺部位加压包扎，卧床休息 24h。

（2）术后禁饮食 24h，应用静脉营养支持。

（3）术后 72h 内应用奥曲肽等生长抑素药物抑制胰腺外分泌，预防术后胰漏及胰腺炎的发生。

2. 并发症的处理及预防

（1）胰瘘：多为粒子植入过程中损伤胰管所致，应及时引流胰液，同时使用抑制胰酶分泌药物，多可治愈。做好影像学检查，寻找安全路径，穿刺过程中避免损伤主胰管是防止胰瘘最有效的手段。

（2）出血、感染：术前、术后常规给予巴曲酶等止血药物肌内注射或静脉滴注。术中一定注意识别血管，若术中误穿血管，不必过于紧张，因腹膜后间隙出血具有自限性，嘱患者制动，然后缓慢退针至血管外，不要急于拔除穿刺针，等待数分钟后缓慢拔除针芯，观察有无出血。若有出血可填塞明胶海绵并静脉应用止血药物等，同时监测血压、心率，静脉补充晶体液及胶体液。

严格执行无菌操作是防止腹膜后感染的关键。穿刺过程中应尽量避免经过肠管，尤其是结肠。对感染性病变，术后常规应用抗生素治疗。

（3）术后腹水：多为营养状况差导致的低蛋白性腹水，手术损伤较小的淋巴管，放射性损伤产生腹水，粒子植入导致肿瘤组织出现放射性水肿后压迫门静脉引起的短暂的门静脉高压性腹水。行腹水检查排除胰瘘，经充分营养支持及生长抑素治疗后腹水可逐渐吸收。

（4）粒子漂移：多由于穿刺过程中损伤肿瘤周围血管，粒子随血液流动到其他位置，多经肠系膜上静脉迁移至肝脏，随时间的推移，粒子放射性减低对正常组织不会造成较大的影响。

（十）典型病例

男性患者，58 岁，腹部疼痛 3 个月余，腹部强化 CT 发现胰头肿物，符合胰腺癌诊断，拟行胰头肿物 ^{125}I 粒子植入治疗，如图 5-6-1 所示。

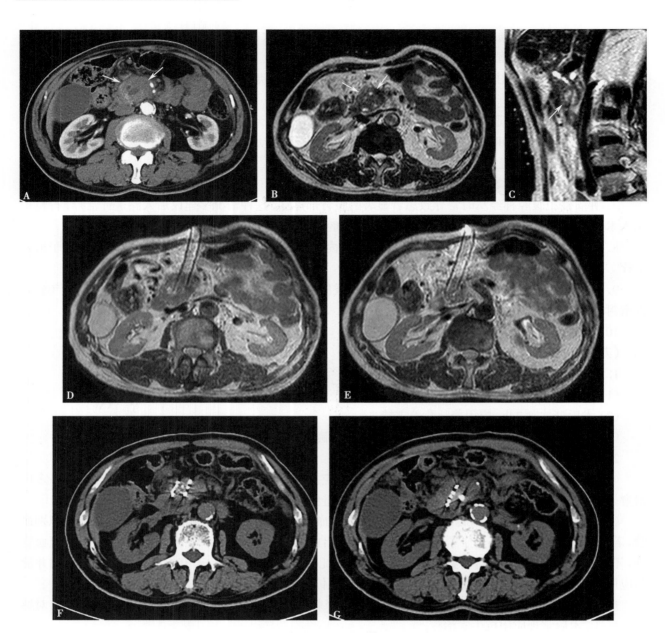

图 5-6-1　磁共振导引胰头癌 ^{125}I 粒子植入治疗

A. 腹部强化 CT 发现胰头肿物（箭头所示）；B、C. 磁共振导引胰头肿物 ^{125}I 粒子植入，术前扫描横断位与矢状位图像明确肿瘤位置与范围（箭头所示）；D、E. 术中扫描显示磁兼容 18G 粒子针准确穿刺至病灶内；F、G. 术后 CT 扫描显示植入粒子分布情况。

（许玉军　鲁　东　刘　超　李成利）

第七节　前列腺癌 ^{125}I 粒子植入治疗

　　前列腺癌在男性生殖系肿瘤中占有非常重要的地位，前列腺癌是老年男性最常见的恶性肿瘤之一，在世界范围内，前列腺癌发病率在男性所有恶性肿瘤中居第 2 位。在欧美国家发病率很高，近年来前列腺癌在我国的发病率呈显著增长的趋势。60 岁以上的发病率明显增长，高峰年龄为 75～79 岁，平均年龄为 72 岁。但由于前列腺癌患者自然病程较长，肿瘤生长速度相对较慢，老年人预期寿命较短等，疾病的缓解对许多患者意味着治愈。

国外研究表明，^{125}I 粒子植入对早期前列腺癌有治愈作用，建议早期前列腺癌均应用放射性粒子与全身化疗结合的方法进行治疗。在美国，前列腺癌的首选治疗方法现为放射性粒子植入。

一、前列腺癌治疗的现状与进展

前列腺癌的治疗需要个体化，根据自身疾病的进展情况，选择其中一种为主要的治疗方式，同时采取其他方法进行补救性治疗。

根据穿刺前 PSA、临床分期和穿刺病理 Gleason 评分可将前列腺肿瘤患者分为不同的危险级别，用于指导前列腺癌治疗和预后评估。

（一）前列腺癌治疗模式的选择

1. 保守治疗 主要治疗对象为已明确诊断前列腺癌，同时有机会治愈的患者。适用于不愿意或者体弱不适合接受主动治疗的前列腺癌患者。保守治疗需要面临肿瘤局部进展及转移的风险。

2. 根治性手术治疗 根治性前列腺切除术是治愈局限性前列腺癌最有效的方法之一。主要适用于前列腺肿瘤局限在前列腺内，并未突破前列腺包膜；预期寿命≥10 年者；没有严重的心肺疾病，身体状况良好能耐受手术；Gleason 评分<8 分的局限性前列腺癌，同时 PSA<20ng/ml 等。主要的手术方法包括开放式耻骨后根治性前列腺切除术和腹腔镜下根治性前列腺切除术，以及目前最流行的机器人辅助腹腔镜根治性前列腺切除术。

3. 放疗 主要包括外照射放疗（EBRT）和放射性粒子植入的近距离放疗。EBRT 是前列腺癌的根治性治疗手段，具有疗效较好、适应范围广、并发症较少等优点；国内外最常采用的近距离放疗是依据 TPS，将 ^{125}I 放射源密封后插植放入前列腺组织内进行照射，即永久性粒子种植治疗。

4. 内分泌治疗 主要指去除雄激素和抑制雄激素活性的治疗。其中包括手术去势即手术切除双侧睾丸；药物去势即人工合成的黄体生成素释放激素类似物如戈舍瑞林、曲普瑞林等，是目前雄激素剥夺治疗的主要方式；抗雄激素治疗包括比卡鲁胺、氟他胺等；雄激素合成抑制治疗如醋酸阿比特龙等。

5. 化疗 是去势抵抗前列腺癌的重要治疗手段。可以延长前列腺癌患者的生存时间，减轻疼痛，提高生活质量，延长总生存期。化疗药物主要以米托蒽醌为代表。

（二）前列腺癌放射性粒子植入

1972 年，Whitemore 等首创经耻骨后开放路径在前列腺内永久植入 ^{125}I 粒子行近距离放疗。1983 年，Holm 等采用经会阴直肠超声导引植入粒子，这一技术确保了放射性粒子在前列腺内的空间分布更加均匀，患者术后恢复更快，治疗效果更好。随着经直肠超声技术、新的放射性核素、计算机 TPS 的出现，放射性粒子植入技术逐渐完善，由于其临床效果肯定、并发症发生率低等特点，已成为的重要方法之一。

1. 近距离放疗前列腺癌的适应证

（1）同时符合以下 3 个条件为单纯近距离放疗的适应证：①临床分期为 $T_{1\sim2a}$ 期；② Gleason 评分为 2～6 分；③ PSA<10ng/ml。

（2）符合以下任一条件为近距离放疗联合外照射放疗的适应证：①临床分期为 T_{2b}、T_{2c} 期；② Gleason 评分为 8～10 分；③ PSA>20ng/ml；④周围神经受侵；⑤多点活检病理结果阳性；⑥双侧活检病理结果为阳性；⑦MRI 检查明确有前列腺包膜外侵犯。先行外照射放疗再行近距离放疗以减少放疗并发症。

（3）Gleason 评分为 7 分或 PSA 为 10～20ng/ml 者则要根据具体情况决定是否联合外照射放疗。

（4）近距离放疗（或联合外照射放疗）联合内分泌治疗的适应证：前列腺体积>60ml，可行新辅助内分泌治疗使前列腺缩小。

每个患者行粒子种植后都应进行剂量学评估，通常用 CT 进行评估。粒子种植后过早进行 CT 检查会由于前列腺水肿和出血而显示前列腺体积增大，此时作出的剂量评估会低估前列腺所受剂量。因此，建议种植后 4 周行剂量评估最合适。如果发现有低剂量区，则应及时做粒子的补充再植；如果发现大范围的低剂量区,则可以考虑行外照射放疗。

2. 前列腺癌近距离放疗的技术要求 对单纯近距离放疗的患者,^{125}I 的处方剂量为 144Gy,^{103}Pd 为 115～120Gy;联合外照射放疗者,外照射放疗的剂量为 40～50Gy,而 ^{125}I 和 ^{103}Pd 的照射剂量分别调整为 100～110Gy 和 80～90Gy。

行粒子种植治疗的所有患者在种植前均应制定近距离治疗计划,依据 TPS 给出预期的剂量分布。通常先用经直肠超声(TRUS)、MRI/CT 确定前列腺体积,再根据前述影像所描绘的前列腺轮廓和横断面来制定治疗计划,包括种植针的位置、粒子的数量和活度。术中根据剂量体积直方图(dose-volume histogram,DVH)放置粒子,术中随时调整因植入针的偏差而带来的剂量分布的改变。前列腺靶区处方剂量所覆盖的范围应包括前列腺及其周边 3～8mm 的范围。

3. 影像导引方式 包括经超声、CT 和磁共振。超声是常见的导引手段,很容易被外科医师接受。CT 主要用于计算治疗的射线剂量。磁共振的三维成像能力和优秀的软组织分辨率能更清晰地显示前列腺癌病灶,在这一方面较超声和 CT 导引更有优势。

Susil 等应用动物学实验研究了磁共振导引近距离放疗的价值,显示磁共振微创治疗技术能明确显示放射性粒子在前列腺内的位置和注射的液体药物的分布情况。Rubens 等报道 Brighamand Women's Hospital 应用 0.5T 开放式磁共振采用磁共振微创技术进行前列腺癌近距离放疗的临床应用情况,由于磁共振具有多平面成像能力,进针路径不受耻骨弓的限制,可治疗前列腺体积较大的患者。手术路径采取会阴途径,截石位,术中调节导管位置,计算靶区、直肠前壁和尿道的剂量体积直方图,当放射剂量分布达到满意程度时,退出导管,患者术后第 2 天即可出院。Landis 等探讨了 248 例磁共振导引的前列腺近距离放疗后急性尿潴留及其他并发症的风险,7% 的患者出现急性尿潴留,其中一半患者尿潴留经导尿术 2 周后好转,所有患者均在 6 周好转。除了前列腺体积巨大者,磁共振导引前列腺近距离植入治疗导引的急性尿潴留多是容积依赖性和自限性的改变。

二、磁共振导引 ^{125}I 粒子植入治疗前列腺癌

先前的多项临床研究显示了磁共振导引 ^{125}I 粒子植入治疗前列腺癌的可行性、安全性及有效性。

(一)适应证

1. PSA<10ng/ml。

2. 肿瘤分期≤$T_{2b}N_0M_0$。

3. Gleason 评分<7 分。

4. 国际前列腺症状评分<12 分。

5. 患者拒绝根治性手术、外照射放疗,前列腺体积<60ml。

6. 病理学诊断明确。

7. 预计生存时间>3 个月。

符合上述指征的病例被称为低危病例,可以接受单纯放射性粒子治疗。对于 PSA>20ng/ml 或肿瘤分期>T_{2b} 或 Gleason 评分≥8 分的患者(高危病例)需结合外照射放疗、内分泌等治疗。而介于上述两组之间的患者(中危病例),可以根据情况进行选择。另外,初次行放疗后复发的患者可将近距离 ^{125}I 粒子植入治疗作为补救手段。

(二)禁忌证

1. 急性前列腺炎症。

2. 严重高血压未控制者,严重糖尿病及严重感染者,严重心、肺、肝、肾功能不全者,KPS<70 分。

3. 术前 1 周内血常规检查血红蛋白<70g/L、有严重出血倾向、血小板<50×10^9/L 和不能纠正的凝血功能障碍者(凝血酶原时间>18s,凝血酶原活度<40%＝及服用抗凝药物者)。

4. 存在安装心脏起搏器等磁共振检查禁忌。

（三）术前准备

1. 常规准备

（1）完善实验室检查及心电图检查，患者如有凝血机制障碍及血小板显著降低，应及时纠正，必要时输注血浆及血小板。对于有其他基础疾病患者，应补充相关检查。

（2）术前 1 周内禁止应用具有抗凝作用的药物，如服用华法林抗凝药物患者需要术前停药，直至凝血指标正常。

（3）空腹 8h 以上，清洁灌肠。

（4）排空膀胱，插导尿管；去除所携带的金属异物。

（5）术前给予止血、抗感染治疗，建立静脉通道，

（6）术前与患者及家属（受委托人）谈话，谈话内容包括治疗的必要性、手术中可能出现的风险及并发症、粒子植入的整个过程及其他可以选择的治疗方案，并签署放射性粒子植入治疗协议书及人体植入物协议书。

2. 影像学准备

（1）术前 1 周行强化 CT 或者强化磁共振等前列腺影像学检查，明确病变最新进展，明确病变与髂主动脉、髂静脉、盆腔大血管的位置关系，确定穿刺靶点及进针路线。

（2）必要时可行磁共振功能影像学检查（弥散成像、波谱、灌注成像等）或 PET/CT 检查，有利于确定病变范围，勾画靶区，保证靶区的治疗剂量，减少周围正常组织的辐射。

3. ^{125}I 粒子植入术前 TPS　将术前 1 周内的前列腺磁共振 T_2WI 图像输入 ^{125}I 粒子 TPS，行术前治疗计划，以前列腺外周带为靶区，勾画靶区及危及器官。计划靶区设定为前列腺 T_2WI 图像的边界基础上向前和向外侧外扩 3mm，向头侧和足侧外扩 5mm，向后无外扩。选用活度 <0.8mCi 的 ^{125}I 粒子，处方剂量为 140～160Gy。

4. TPS 设计原则　D90>90% 肿瘤体积处方剂量，V100>95%，V150<60%，V200<20%，R100（直肠）<1cm³，U100（尿道）<400Gy。放射性粒子 TPS 确定穿刺路径、穿刺针数目、放射性粒子数目与空间分布。

（四）设备与器械

1. 磁共振扫描仪　参照第一章第二节"二、磁共振介入系统的硬件设备要求"。

2. ^{125}I 粒子植入穿刺器械

（1）粒子植入针及规格：参照第一章第五节"一、磁共振兼容性介入手术器械装置及相关因素"。

（2）植入枪、探针及高压消毒施源器。

3. ^{125}I 粒子 TPS　将前列腺磁共振检查图像输入 TPS，进行计划设计。

4. 嵌入式 3D 打印非共面个体化 ^{125}I 粒子插植模板　组件包括基板、定位模板、钻孔模板、穿刺模板。定位模板、钻孔模板、穿刺模板为同等大小，均可嵌入基板中。

5. 介入专用线圈　直肠内线圈、柔性多功能表面线圈或体部专用磁共振介入线圈。

6. 心电监护系统　磁共振兼容性心电监护仪。

7. 防护设备　铅罐、防护屏、防护衣（如铅衣）、防护眼镜、铅手套等。

（五）导引方式

1. 鱼肝油矩阵体表定位。

2. 磁共振联合数字化 3D 模板导引。

参照第一章第一节"二、磁共振导引技术的特点"。

（六）快速序列选择

参照第一章第三节"二、磁共振介入扫描序列"。

（七）操作步骤

1. 患者体位。根据术前影像学及术中预扫描所见，确定体位；进行一组横轴位、矢状位或冠状位的

扫描，明确前列腺病变与周围组织的关系：①选择直肠内线圈导引经皮入路：仰卧结石位；②选择经体部线圈导引经皮穿刺入路：仰卧位、俯卧位或侧卧位，侧卧位时可应用真空负压垫辅助固定体位。

2. 体表定位。

3. 穿刺计划。患者选择合适的体位后行磁共振预扫描，找到病变，标定靶点，确定体表进针点及穿刺路径，制定计划。

4. 磁共振导引下前列腺 ^{125}I 粒子植入有两种手术路径：第 1 种为经会阴穿刺植入，第 2 种为经坐骨大孔穿刺植入。以下为经会阴穿刺路径手术过程：

（1）患者取截石位或侧卧位。

（2）放置直肠内线圈，将磁兼容会阴模板贴附患者会阴部，如图 5-7-1 所示。

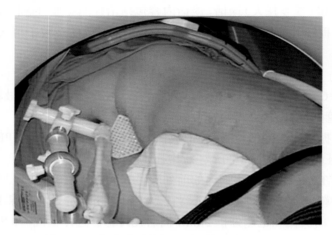

图 5-7-1　闭合式磁共振导引下直肠内线圈安置

（3）18G 磁兼容粒子植入针在 3D 非共面模板或磁共振兼容性鱼肝油定位栅栏格技术导引下穿刺进入前列腺病变区。

（4）磁共振扫描确认穿刺到位后根据术前 TPS 植入 ^{125}I 粒子。

（5）粒子植入术中与术后行快速梯度回波序列 T_2WI 与快速自旋回波序列 T_1WI 扫描，观察 ^{125}I 粒子分布，如图 5-7-2 所示。

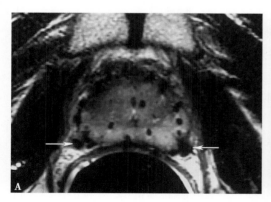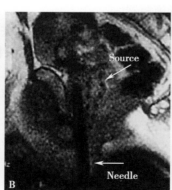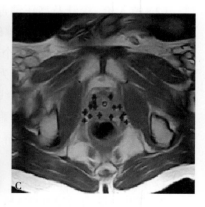

图 5-7-2　^{125}I 粒子在磁共振图像显示

A、B. 3.0T 磁共振术中快速自旋回波序列 T_2WI 显示 ^{125}I 粒子，呈低信号颗粒状改变；C. 术后 1.5T 磁共振快速自旋回波序列 T_1WI 扫描图像，^{125}I 粒子显示为低信号"星芒"样。Needle：粒子植入针、Source：^{125}I 粒子。

（6）取出直肠内线圈，拔出穿刺针，包扎穿刺点：当患者无法经会阴穿刺时，如因既往曾行直肠手术、存在直肠病变无法放置直肠内线圈，或患者因各种原因无法采取截石位，可采用经坐骨大孔穿刺植入法。

应用体部线圈,在磁共振导航或磁共振透视技术导引下,采取后入路,经过坐骨大孔,双侧分别进针至前列腺靶病变内。之后手术过程同以上(4)~(5)步骤。

(八) 术后处理

1. 一般处理

(1) 卧床休息 24~48h,避免剧烈运动。

(2) 禁食 6h。

(3) 必要时进行抗生素治疗[按照《抗菌药物临床应用指导原则(2015 版)》]。

(4) 一过性血尿及血精无需特殊处理。

2. 术后剂量学验证　术后 72h 行前列腺 CT 及磁共振扫描,利用 CT/磁共振图像融合系统(Syngovia 系统),^{125}I 粒子植入术后 1d 行前列腺 CT 平扫,层厚 1mm,将 CT 骨窗 1mm 薄层图像与术前磁共振增强 T_1WI/T_2WI 容积图像(层厚 1mm)经过图像融合系统进行融合,融合图像输入 TPS 行术后剂量学验证,生成剂量体积直方图(Dose-volume histogram,DVH),得到剂量学参数 D90、V100、V150、V200。

3. 术后随访

(1) 每 3 个月检测血清 PSA 水平。

(2) 每 6 个月行全身骨扫描、胸部 X 线片或 CT 检查。

(3) 每 3 个月评估患者的尿道及直肠不良反应。排尿及尿道症状根据美国放射肿瘤学会(American Society for Radiation Oncology,ASTRO)推荐分级:0 级为没有症状;Ⅰ级为轻度烧灼感,尿频(2~3 次/晚);Ⅱ级为中度烧灼感,尿频(4~6 次/晚),肉眼血尿;Ⅲ级为重度烧灼感,尿频(7~10 次/晚);Ⅳ级为尿道梗阻,需留置尿管。直肠并发症的判断根据美国肿瘤放射治疗协作组(Radiation Therapy Oncology Group,RTOG)推荐分级:Ⅰ级为里急后重,黏液便;Ⅱ级为间断直肠出血;Ⅲ级为溃疡;Ⅳ级为肠梗阻,肠瘘,需要输血。

(九) 典型病例

老年男性,76 岁,前列腺癌侵犯双侧精囊腺,行磁共振导引下 ^{125}I 粒子植入治疗(图 5-7-3),1 年半复查,局部病灶控制良好。

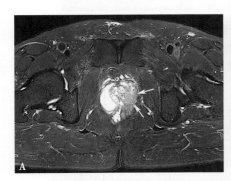
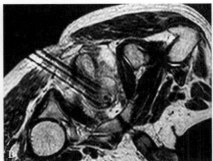
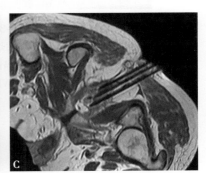
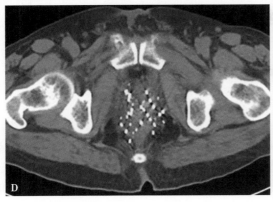
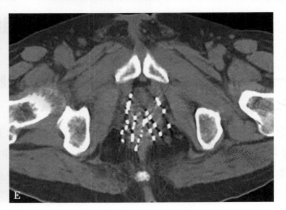

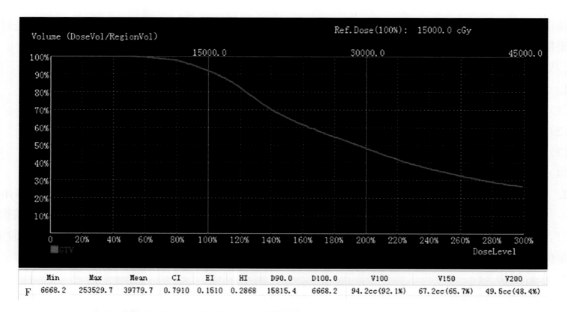

	Min	Max	Mean	CI	EI	HI	D90.0	D100.0	V100	V150	V200
F	6668.2	253529.7	39779.7	0.7910	0.1510	0.2868	15815.4	6668.2	94.2cc(92.1%)	67.2cc(65.7%)	49.5cc(48.4%)

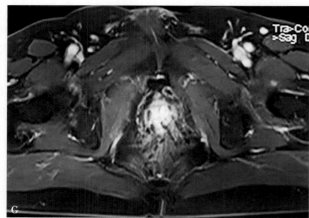

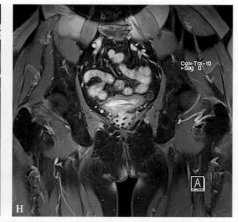

图 5-7-3 磁共振导引前列腺癌侵犯精囊腺 ^{125}I 粒子植入治疗

A. 术前抑脂 T_2WI 显示病灶范围(箭头所示);B、C. 磁共振导引下经双侧坐骨大孔路径进针插植;D、E. 术后 1 周内 CT 扫描图像显示 ^{125}I 粒子分布;F. 术后验证 DVH,D90 158Gy;G、H. 术后 1 年半复查,磁共振增强后 T_1WI 横轴位、矢状位图像显示病灶控制良好。

(许玉军 于经瀛 谷 涛 李成利)

第八节 恶性骨骼与软组织肿瘤 ^{125}I 粒子植入治疗

一、^{125}I 粒子植入治疗恶性骨骼与软组织肿瘤的现状

(一)骨骼与软组织肿瘤概述

原发恶性骨肿瘤多见于青少年和中年人,常见的是骨肉瘤、尤因肉瘤、软骨肉瘤、恶性纤维组织细胞瘤、脊索瘤等;骨转移癌多见于中老年人。软组织肿瘤是根据组织发生学中与其类似的成人组织类型进行分类的一组高度异质性的肿瘤。软组织肉瘤的特点为具有局部侵袭性、呈浸润性或破坏性生长、可复发和远处转移。骨与软组织肿瘤是严重危害人类健康及生命的疾病,近年来发病率逐渐上升,早期发现、

正确诊断、及时治疗对预后有重要的影响。磁共振是骨骼与软组织肿瘤重要的检查手段和制定手术方案的重要依据。

主要治疗手段包括手术、放疗、化疗和靶向药物治疗等，应根据适应证、患者体质和意愿等，个体化选择治疗方案，由多学科医师共同治疗。手术治疗是最主要的治疗手段，区域和远处转移应积极治疗。

^{125}I 粒子植入是恶性肿瘤综合治疗的一种有效技术，属于近距离放疗的一种。目前，国内研究表明，^{125}I 粒子植入可以应用到对放射敏感的恶性骨骼与软组织肿瘤治疗中；^{125}I 粒子是一种微型放射源，植入后在肿瘤内持续发射放射线，但照射距离非常短，直径只有 17mm，对肿瘤以外的正常组织影响非常小。影像技术导引结合放射性粒子植入治疗计划的采用成为临床上骨骼与软组织肿瘤的治疗手段之一。

（二）骨骼与软组织肿瘤的 ^{125}I 粒子植入

经微创（经皮穿刺）方式或手术将放射性 ^{125}I 粒子植入肿瘤内或可能受肿瘤侵犯的组织内，也可以植入到肿瘤转移淋巴结内。^{125}I 粒子衰变过程中发射出低剂量的 γ 射线，对肿瘤组织进行不间断的持续照射，能够杀死不同时期裂变的肿瘤细胞和肿瘤周围乏氧细胞，因此，可以有效地治疗肿瘤，防止骨骼与软组织肿瘤复发和转移。

1. 骨骼与软组织肿瘤近距离放疗的适应证

（1）恶性骨肿瘤手术后、放疗后复发，最大径≤5cm；脊柱转移癌，经过全身治疗病情稳定，预计生存期在 3 个月以上。

（2）软组织肿瘤手术后、放疗后复发，最大径≤7cm；皮肤无浸润、无破溃。

2. ^{125}I 粒子植入治疗骨骼与软组织肿瘤的粒子技术要求

（1）脊柱复发肿瘤：^{125}I 粒子活度为 0.6～0.7mCi；处方剂量为 130～150Gy，粒子距离脊髓 1cm。

（2）恶性或复发软组织肿瘤：^{125}I 粒子活度为 0.6～0.8mCi；处方剂量为 140～160Gy，皮肤红肿、浸润时粒子距离皮肤 1cm。腹膜后病变邻近大血管时粒子与血管间距 1cm。

（3）^{125}I 粒子植入治疗是通过影像导引技术将放射性粒子根据 TPS，精确地植入到骨骼与软组织肿瘤内，对肿瘤实施精确打击。^{125}I 粒子在靶区内的分布与术前 TPS 保持高度一致，剂量适形度最佳，优势为微创、单次、大剂量。粒子植入治疗属于放疗范畴，其基本原则遵循组织间近距离放疗原则，包括靶区确定、OAR（放疗危及器官，organ at risk）定义、处方剂量设定和 OAR 剂量限制等。

3. ^{125}I 粒子植入治疗骨骼与软组织肿瘤的疗效评价 ^{125}I 粒子植入到肿瘤里面，直接近距离攻击肿瘤细胞，持续低剂量放射，对不同分裂周期的肿瘤细胞进行不间断照射，提高了放射敏感性，有较高的放射生物效应。

杨智杰等报道 ^{125}I 粒子组织间植入治疗不可手术切除 9 例软组织肉瘤（共 10 个病灶）的疗效和安全性，粒子活度为 0.3～0.8mCi，周边剂量为 92～169Gy，结果显示，术后 6 个月肿瘤病灶局控率为 90%（9/10），体力状况评分（PS）由术前（1.6±0.7）分降为（1.1±0.6）分，差异具有统计学意义（$P=0.046$）；疼痛评分由术前平均 3.8 分降为 1.3 分，差异亦具有统计学意义（$P=0.026$），说明 ^{125}I 粒子植入治疗不可手术切除软组织肉瘤安全有效。黄学全等报道 15 例癌症多发椎体转移患者（共 43 个椎体），CT 导引下 ^{125}I 籽源植入近距离放疗，^{125}I 籽源总剂量由公式（长＋宽＋高）(cm)/3×5mCi 计算或"放射性粒子源植入治疗计划系统"计算获得；术后随访 3～30 个月，平均 12.3 个月，部分病例（18/32）临床症状消失，部分病灶（14/32）消失。江萍等报道超声导引下 ^{125}I 粒子植入治疗 29 例复发性头颈部软组织肿瘤，粒子活度为 0.35～0.80mCi（$1.30×10^{13}$～$2.96×10^{13}$Bq）。随访 3～42 个月，中位随访时间为 8 个月。术后剂量验证 D90 为 90～160Gy，中位剂量为 130Gy。1、2、3 年局部控制率分别为 53.1%、34.8%、17.4%，中位控制时间为 8 个月（95%CI：2.8～21.1）。1、2、3 年生存率分别为 54.1%、27.5%、27.5%，中位生存期为 8 个月（95%CI：7.6～18.3）。

在超声、CT、磁共振等导引下，应用穿刺技术将 ^{125}I 粒子植入肿瘤进行持久的放疗，治疗过程无疼痛，具有创伤小、靶心准、低剂量持续照射的优点，是目前最好的适形放疗，局部肿瘤控制率可达 90% 以上,很多骨骼与软组织肿瘤可达到根治。

二、磁共振导引 ^{125}I 粒子植入治疗恶性骨骼与软组织肿瘤

磁共振的任意方位成像能力和优秀的软组织分辨率能够清晰地显示骨骼与软组织肿瘤病灶的边界与范围,在这一方面较超声和 CT 导引更有优势。磁共振导引以无辐射的导引方式及创伤小、安全有效、靶区剂量分布均匀以及对周围正常组织损伤小等优点越来越受到重视。

(一)适应证

1. 病理证实为恶性肿瘤,包括原发和转移。

2. 病灶累及重要组织器官,无法进行根治性手术,以解除局部症状为目的。

3. 预防肿瘤组织局部复发。

4. 转移性肿瘤病灶失去手术机会。

5. 外照射放疗失败。

6. 预计生存期在 6 个月以上。

7. 患者一般状况好,KPS≥70 分。

(二)禁忌证

1. 病变性质不明。

2. 严重心、肺、肝、肾功能不全。

3. 凝血功能障碍,经过治疗不能好转。

4. 装置心脏起搏器者及体内有非磁兼容的金属异物。

5. 生存期不足 6 个月。

6. 肿瘤组织局部有活动性出血、破溃甚至感染。

(三)术前准备

1. 常规准备

(1)排除磁共振禁忌证:患者行强化 CT 或磁共振明确病灶与周围组织器官的关系,尤其是血管和神经,以及远处转移,评估治疗的可行性。

(2)完善各项检查:包括心电图、胸部 X 线片、血常规、生化、凝血功能、血型及肿瘤标志物检测等。患者如有凝血机制障碍及血小板显著减低,应及时纠正,必要时术前输血浆及血小板。

(3)停止服用抗凝药物及活血中药:口服阿司匹林、氯吡格雷及活血中药需停药 7d;硫酸氢氯吡格雷、华法林停药后,可改为低分子肝素,穿刺前 12h 停药;应用抗血管生成靶向药物患者等,需停药 3 周。

(4)术前与患者及家属谈话,说明患者的病情状况、治疗获益及术中、术后可能出现的并发症并签订知情同意书;根据患者术前评估,给予必要的止血、抗感染及镇痛治疗。

2. 影像学准备

(1)术前 1 周行强化 CT 或者强化磁共振等病变区域影像学检查,明确病变范围,与周围重要结构如大血管的位置关系等,确定穿刺靶点及进针路线。

(2)必要时可行磁共振功能影像学检查(弥散成像、波谱、灌注成像等)或 PET/CT 检查,有利于确定病变范围,勾画靶区,保证靶区的治疗剂量,减少周围正常组织的辐射。

3. ^{125}I 粒子植入术前 TPS

(1)将术前磁共振检查图像(T_2WI 或者 T_1WI 强化图像)输入放射性粒子 TPS 行术前治疗计划,勾画靶区及危及器官。计划靶区设定为骨骼与软组织肿瘤 T_2WI 图像的边界基础上向外扩 1cm, ^{125}I 粒子活度为 0.8~1.0mCi 的,处方剂量为 110~160Gy。

(2)TPS 设计原则:D90>90% 肿瘤体积处方剂量,V100>95%,V150<60%,V200<20%。放射性粒子 TPS 确定穿刺路径、穿刺针数目、放射性粒子数目与空间分布等。

（四）设备与器械

1. 磁共振扫描仪　参照第一章第二节"二、磁共振介入系统的硬件设备要求"。

2. ^{125}I 粒子植入穿刺器械

（1）粒子植入针：参照第一章第五节"一、磁共振兼容性介入手术器械装置及相关因素"。

（2）粒子植入针规格：多采用 18G 磁共振兼容性穿刺针，规格有三棱尖头、斜面尖头、半球型钝头。

（3）植入枪、探针及高压消毒施源器。

（4）磁共振兼容性破骨骨钻。

3. ^{125}I 粒子 TPS CT/ 磁共振图像融合系统（Syngovia 系统）　^{125}I 粒子植入术后行病变区 CT 平扫，将薄层图像与术前磁共振图像融合系统进行融合，融合图像输入 TPS 行术后剂量学验证。

4. 数字化 3D 模板　组件包括基板、定位模板、钻孔模板、穿刺模板。定位模板、钻孔模板、穿刺模板为同等大小，均可嵌入基板中。

5. 介入专用线圈　柔性多功能表面线圈或体部专用磁共振介入线圈。

6. 心电监护系统　磁共振兼容性心电监护仪。

7. 防护设备　铅罐、防护屏、防护衣（如铅衣）、防护眼镜、铅手套等。

（五）导引方式

1. 鱼肝油矩阵体表定位导引。

2. 磁共振联合数字化 3D 模板导引。

参照第一章第一节"二、磁共振导引技术的特点"。

（六）操作步骤

1. 患者体位　根据术前影像学及术中预扫描所见，确定体位；行横轴位、矢状位或冠状位扫描，明确病变与周围组织的关系。

2. 体表定位　将鱼肝油胶囊矩阵固定于体表相应位置，应用横轴位及矢状位或冠状位两个交互垂直的平面进行扫描，确定体表进针点。

3. 穿刺计划　患者选择合适的体位后行磁共振预扫描，通过横轴位、矢状位或冠状位找到病变，标定靶点，磁共振兼容性鱼肝油定位栅栏格技术协助设定进针路径及体表的皮肤穿刺点。

4. 穿刺布源　多针平行进针布源实施方案：体表定位，将扫描床退出磁体，常规消毒、铺巾，用 1%～2% 的利多卡因于穿刺点处逐层麻醉，注意麻醉深度。采用分步进针法，穿刺针进至病灶内，磁共振扫描显示位置准确后，按术前计划植入粒子。

5. 验证处理　粒子植入完成后行快速梯度回波序列 T_1WI 扫描，观察 ^{125}I 粒子分布、是否与术前计划匹配及有无出血或粒子遗漏区域发生。

（七）术后处理

1. 一般处理

（1）粒子植入术后，住院观察 24～72h，严密监测生命体征，观察是否出现粒子植入术后并发症。

（2）必要时术后应用抗生素，以防止感染等并发症。

（3）术后定期行磁共振或 CT 平扫及增强扫描，评估治疗效果。

（4）对于表浅的软组织肿瘤粒子植入，密切观察粒子植入对表皮的影响，是否有破溃迹象。

2. 并发症及处理

（1）出血：在穿刺过程中可能会穿刺到小的血管，造成少量出血，可给予静脉止血治疗。对于较表浅的软组织肿块出血可以适当压迫止血，对于位置较深的、较大的血管出血，必要时可给予血管介入栓塞治疗。

（2）感染：术前、术后常规应用抗生素可防止感染发生。

（3）皮肤破溃：粒子植入离表面皮肤至少 2cm。

（八）疗效评价

1. 影像学评估

（1）近期疗效评估：粒子植入术后 1～3d，常规进行磁共振常规检查或 CT 扫描评估粒子植入分布情况以及患者临床症状，如疼痛缓解情况。

（2）远期疗效评估：粒子植入术后 2、6 个月时行增强 CT 或磁共振检查，如果病情稳定，以后每隔 3～6 个月进行影像学评估，直至病情进展。

2. 检验学评估

（1）近期疗效评估：粒子植入术后 1～3d，行相关肿瘤标志物检测，如果肿瘤标志物较术前呈上升趋势，考虑与肿瘤细胞坏死释放肿瘤抗原所致。

（2）远期疗效评估：粒子植入术后 2、6 个月时行相关肿瘤标志物检测，根据结果及结合影像学判断疗效，如果局部影像学稳定，相关肿瘤标志物水平明显升高，存在其他部位转移可能，必要时给予全身 PET/CT 检查。如果相关肿瘤标志物水平在正常值，以后每隔 3～6 个月进行检测，直至病情进展。

（九）典型病例

男性患者，59 岁，肺癌多发骨转移，腰骶部疼痛数月余，逐渐加重，磁共振导引腰骶椎体转移瘤 ^{125}I 粒子植入姑息性治疗，如图 5-8-1 所示。

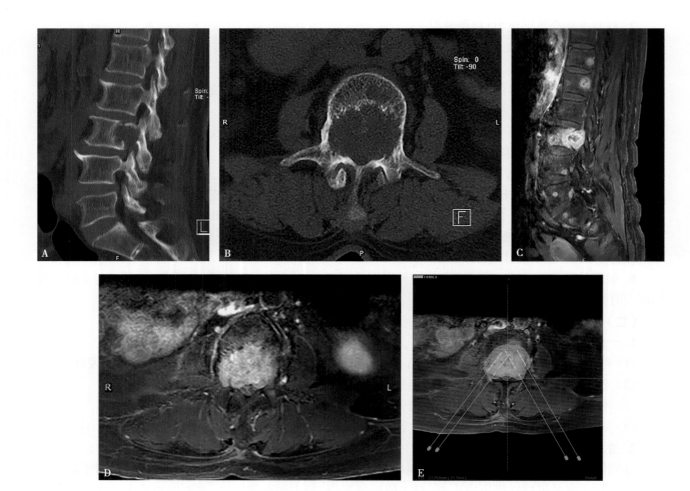

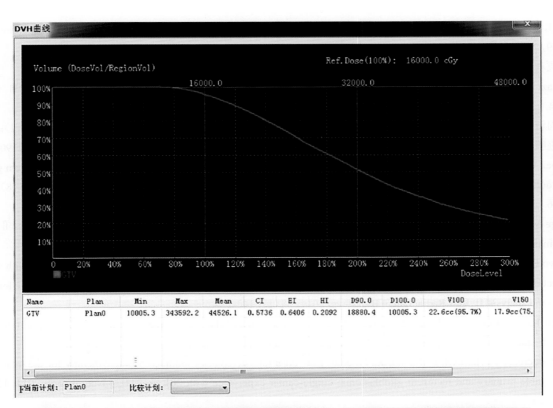

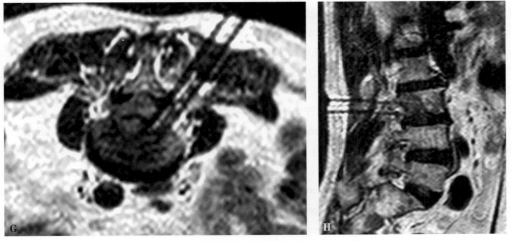

图 5-8-1　磁共振导引腰骶椎转移瘤 [125]I 粒子植入治疗

A、B. 术前 CT 扫描矢状位重建与横轴位示 L₃ 椎体后缘溶骨性骨质破坏；C、D. 磁共振 T₁WI 强化扫描腰骶椎多发富血供转移病变；E、F. 勾画靶区，设定进针路线，制定 TPS；G、H. 磁共振导引病变椎体磁兼容 18G 粒子针插植、布源。

（张　肖　张啸波　肖越勇　李成利）

参 考 文 献

1. 郭道宁，王鸿智，王东，等. 超声导向下经皮穿刺 [125]I 粒子植入治疗胰腺癌的临床运用 [J]. 中国超声医学杂志，2008，2008（1）：53-55.

2. 宋恬，殷士蒙，孙荣跃，等. 探讨介入治疗对晚期胰腺癌的疗效 [J]. 介入放射学杂志，2008，2008（6）：411-413.

3. 朱丽红，王俊杰，袁惠书，等. 放射性 [125]I 粒子组织间植入治疗软组织肿瘤 [J]. 中国微创外科杂志，2008，2008（3）：246-248.

4. Lv J, Cao XF, Zhu B. ^{125}I Radioactive Seeds Implantation Therapy for Hepatocellular Carcinoma[J]. Gastroenterology Res, 2009, 2(3): 141-147.

5. 李成利. 磁共振导引微创诊疗学 [M]. 北京: 人民卫生出版社, 2010.

6. Niyazi M, Siefert A, Schwarz SB, et al. Therapeutic options for recurrent malignant glioma[J]. Radiother Oncol, 2011, 98(1): 1-14.

7. 李锦新, 张启周, 栗国梁. ^{125}I 放射性粒子植入治疗骨转移瘤的临床观察 [J]. 影像诊断与介入放射学, 2011, 20(1): 55-57.

8. 张进明, 郑丽华, 王峰, 等. 放射性粒子植入治疗骨与软组织肿瘤的临床进展 [J]. 河北医药, 2012, 34(14): 2190-2191.

9. Lopez WO, Trippel M, Doostkam S, et al. Interstitial brachytherapy with iodine-125 seeds for low grade brain stem gliomas in adults: diagnostic and therapeutic intervention in a one-step procedure[J]. Clin Neurol Neurosurg, 2013, 115(8): 1451-1456.

10. Ruge MI, Kickingereder P, Grau S, et al. Stereotactic iodine-125 brachytherapy for the treatment of WHO grades II and III gliomas located in the central sulcus region[J]. Neuro Oncol, 2013, 15(12): 1721-1731.

11. Calvo FA, Sole CV, Cambeiro M, et al. Prognostic value of external beam radiation therapy in patients treated with surgical resection and intraoperative electron beam radiation therapy for locally recurrent soft tissue sarcoma: a multicentric long-term outcome analysis[J]. Int J Radiat Oncol Biol Phys, 2014, 88(1): 143-150.

12. Chen K, Chen G, Wang H, et al. Increased survival in hepatocellular carcinoma with iodine-125 implantation plus radiofrequency ablation: a prospective randomized controlled trial[J]. J Hepatol, 2014, 61(6): 1304-1311.

13. Kickingereder P, Hamisch C, Suchorska B, et al. Low-dose rate stereotactic iodine-125 brachytherapy for the treatment of inoperable primary and recurrent glioblastoma: single-center experience with 201 cases[J]. J Neurooncol, 2014, 120(3): 615-623.

14. Qin QH, Huang BS, Tan QX, et al. Radiobiological effect induced by different activities of(125)I seed brachytherapy in a hepatocellular carcinoma model[J]. Int J Clin Exp Med, 2014, 7(12): 5260-5267.

15. 刘建国. 碘 125 放射性粒子组织间植入治疗晚期恶性实体肿瘤 [J]. 医学临床研究, 2014(7): 1383-1384, 1385.

16. 卢鑫, 曾国斌, 林龙潜, 等. 经皮肝动脉碘油化疗栓塞联合 B 超导引下 ^{125}I 放射性粒子植入治疗巨块型肝癌 [J]. 中华普通外科学文献(电子版), 2014, 8(2): 125-129.

17. 石远凯, 郏博. 软组织肉瘤治疗进展 [J]. 中国肿瘤临床, 2014, 41(24): 1556-1560.

18. Schwartz C, Romagna A, Thon N, et al. Outcome and toxicity profile of salvage low-dose-rate iodine-125 stereotactic brachytherapy in recurrent high-grade gliomas[J]. Acta Neurochir(Wien), 2015, 157(10): 1757-1764; discussion 1764.

19. 任志午, 王国文. 软组织肉瘤的靶向治疗进展 [J]. 中国骨与关节杂志, 2015, 4(1): 38-41.

20. Xiang Z, Mo Z, Li G, et al. ^{125}I brachytherapy in the palliation of painful bone metastases from lung cancer after failure or rejection of conventional treatments[J]. Oncotarget, 2016, 7(14): 18384-18393.

21. Zheng L, Lv X, Shi Y, et al. ^{125}I interstitial brachytherapy for the treatment of myoepithelial carcinoma of the oral and maxillofacial region[J]. Brachytherapy, 2016, 15(2): 240-245.

22. 余春林, 崔新江, 曹贵文, 等. ^{125}I 粒子植入术治疗转移性骨痛的临床应用 [J]. 介入放射学杂志, 2016, 25(6): 515-518.

23. Walsh AA. Chemisorption of iodine-125 to gold nanoparticles allows for real-time quantitation and potential use in nanomedicine[J]. J Nanopart Res, 2017, 19(4): 152.

24. Zijlstra F, Moerland MA, van der Voort van Zyp JRN, et al. Challenges in MRI-only seed localization for postimplant dosimetry in permanent prostate brachytherapy[J]. Med Phys, 2017, 44(10): 5051-5060.

25. 房菲菲. CT 导引放射性 ^{125}I 粒子植入治疗肝癌的临床疗效 [D]. 济南: 山东大学, 2017.

26. 张帆, 黄毅, 马潞林, 等. ^{125}I 放射性粒子植入术联合间歇性内分泌治疗用于中高危非转移性前列腺癌的临床研究 [J]. 中华泌尿外科杂志, 2017, 38(6): 448-452.

27. Manders DB, Sims TT, Albuquerque KV, et al. Emphasis on Systemic Therapy in Women With Pelvic Bone Metastasis at Time of Diagnosis of Cervical Cancer[J]. Am J Clin Oncol, 2018, 41(11): 1137-1141.

28. 杨姣姣. 肾细胞癌立体定向体部放疗的研究进展 [J]. 中国肿瘤临床, 2019, 46(23): 1233-1236.

29. Liu S, Wang H, Wang C, et al. Dosimetry verification of 3D-printed individual template based on CT-MRI fusion for

radioactive 125I seed implantation in recurrent high-grade gliomas[J]. J Contemp Brachytherapy，2019，11（3）：235-242.

30. Nosrati R，Song WY，Wronski M，et al. Feasibility of an MRI-only workflow for postimplant dosimetry of low-dose-rate prostate brachytherapy：Transition from phantoms to patients[J]. Brachytherapy，2019，18（6）：863-874.

31. Yuan D，Gao Z，Zhao J，et al. 125I seed implantation for hepatocellular carcinoma with portal vein tumor thrombus：A systematic review and meta-analysis[J]. Brachytherapy，2019，18（4）：521-529.

32. He X，Liu M，Zhang M，et al. A novel three-dimensional template combined with MRI-guided 125I brachytherapy for recurrent glioblastoma[J]. Radiat Oncol，2020，15（1）：146.

33. Li J，Zhang L，Sun Z，et al. Iodine-125 seed implantation for residual hepatocellular carcinoma or cholangiocellular carcinoma in challenging locations after transcatheter arterial chemoembolization：Initial experience and findings[J]. J Contemp Brachytherapy，2020，12（3）：233-240.

34. 苏伟力，齐二朋，高元瑾，等. 超声导引放射性粒子治疗复发性肝癌的疗效及安全性评价 [J]. 中华医学超声杂志（电子版），2020，17（4）：296-299.

35. 中国医师协会放射性粒子治疗技术专家委员会，中国抗癌协会肿瘤微创治疗专家委员会粒子治疗分会. 放射性 125I 粒子植入治疗胰腺癌中国专家共识（2017 年版）[J]. 临床肝胆病杂志，2018，34（4）：716-723.

36. 国家卫生健康委办公厅. 原发性肝癌诊疗指南（2022 年版）[J]. 临床肝胆病杂志，2022，38（2）：288-303.

37. Warnick RE，Darakchiev BJ，Breneman JC. Stereotactic radiosurgery for patients with solid brain metastases：current status[J]. J Neurooncol，2004，69（1-3）：125-137.

附录 5-1 磁共振导引脑肿瘤放射性粒子植入知情同意书(供参考)

住院号/门诊号_____

姓名_____性别____年龄____科室_____床号_____

我确认无以下磁共振检查禁忌:(   )

1. 是否安装心脏起搏器?

2. 是否有眶内尤其是眼球内金属物?

3. 是否有电子耳蜗等神经刺激器植入史?

4. 体内是否有金属异物(如钢钉、银夹、金属瓣膜、金属支架、子弹、弹片等)?

5. 体内是否安装灌输泵(如胰岛素泵、化疗泵等)?

6. 是否有义齿、义肢、假发等?

7. 是否有幽闭恐惧症等?

一、病情诊断及拟实施医疗方案

1. 术前诊断:_____

2. 拟实施的医疗方案:_____

3. 实施本医疗方案原因、目的及预期效果:_____

4. 其他可以应用的治疗方式:_____

5. 拟实施医疗及其风险和注意事项

(1)手术中穿刺针道出血、脑出血,术中癫痫发作、脑梗死、脑疝可能需开颅手术治疗,甚至导致死亡。

(2)手术中、手术后可能因脑干功能障碍等导致长期昏迷、偏瘫、高热、应激性溃疡,植物生存等,以及呼吸功能障碍导致气道不畅、窒息、肺部感染;需要气管插管,甚至气管切开,出现相应并发症。严重水、电解质紊乱,心、肺、肝脏等重要脏器功能衰竭、多器官功能衰竭等。

(3)术后可能出现偏瘫、感觉障碍、失语、视力下降、失明、颅内感染、积气。

(4)术前症状无缓解甚至加重。

(5)放射性脑组织损伤或坏死,运动、感觉障碍,脑疝,死亡。

(6)针道转移,粒子漂移,血管痉挛甚至引起梗死。

(7)术后卧床可能出现下肢静脉血栓、肺栓塞等血管栓塞。

(8)麻醉意外,对比剂和其他药物过敏,心、肝、肺、肾等脏器损伤,严重者功能衰竭,引起死亡,极少部分病例可出现对比剂迟发不良反应。

(9)术中和术后发生难以预料的情况(如心肌梗死),造成危险,甚至死亡。

(10)术中因机器障碍或其他原因(如穿刺、插管困难、患者不能配合等)终止治疗。

(11)针道转移。

(12)术中心脑血管意外。

(13)其他不可预知的风险。

其他:除上述情况外,本医疗方案尚可能发生的其他并发症或者需要提前请患者及家属特别注意的其他事项,如:_____。

二、医师声明

1. 根据患者的病情,患者需要上述诊断、治疗方案。该方案是一种有效的诊断、治疗手段,一般来说是安全的,但该方案具有创伤性和风险性,因此医师不能向患者保证方案的效果。一旦发生上述风险或其他意外情况,医师将从维护患者利益出发积极采取应对措施。

2. 我已经尽量以患者所能了解之方式,反复多次解释该方案相关信息,特别是下列事项:

● 实施该方案的原因、目的、风险;

● 并发症及可能的处理方式;

● 不实施该方案可能发生的后果及其他可替代诊疗方式;

● 如另有关于该方案的相关说明资料,我已经交付患者。

3. 已经给予患者充足时间,询问有关该拟实施医疗方案的问题,并给予答复(如无请填写"无"):

_____

医师签名:_____　日期:_____年_____月_____日　时间:_____时_____分

三、患方声明

1. 我已充分了解本病损拟实施的医疗方案及其他可替代诊疗方式,自愿选择本项诊疗方案。

2. 医师已向我解释,并且我已经了解实施该医疗方案的必要性、步骤、风险、成功率之相关信息。

3. 医师已向我解释,并且我已经了解选择其他医疗方案之风险。

4. 医师已向我解释,并且我已经了解该医疗方案的风险和不实施该医疗方案的风险。

5. 针对我的情况,我能够向医师提出问题和疑惑,并已获得说明。

6. 我了解该医疗方案可能是目前最适当的选择,但是其仍然存在风险且无法保证一定能够达到预期目的。

7. 我已经向医师如实介绍病史,尤其是与本医疗方案有关的病史。

8. 紧急情况处置授权。本人明白除了医师告知的危险以外,医疗方案实施中有可能出现其他危险或者预想不到的情况,在此我也授权医师,在遇到预料以外的紧急、危险情况时,从考虑本人利益角度出发,按照医学常规予以处置。

基于上述声明,我_____(填同意或不同意)实施该项医疗方案。

患方签名:_____　　　　与患者的关系:患者之_____

日期:_____年_____月_____日

附录5-2 磁共振导引肺肿瘤放射性粒子植入知情同意书（供参考）

住院号/门诊号_____

姓名_____性别____年龄____科室_____床号_____

我确认无以下磁共振检查禁忌：（　　）

1. 是否安装心脏起搏器？

2. 是否有眶内尤其是眼球内金属物？

3. 是否有电子耳蜗等神经刺激器植入史？

4. 体内是否有金属异物（如钢钉、银夹、金属瓣膜、金属支架、子弹、弹片等）？

5. 体内是否安装灌输泵（如胰岛素泵、化疗泵等）？

6. 是否有义齿、义肢、假发等？

一、病情诊断及拟实施医疗方案

1. 术前诊断：_____

2. 拟实施的医疗方案：_____

3. 实施本医疗方案原因、目的及预期效果：_____

4. 其他可以应用的治疗方式：_____

5. 拟实施医疗及其风险和注意事项

（1）穿刺经过部位感染（细菌、真菌、病毒等）或者败血症：局部穿刺点发生红、肿、热、痛，或全身感染如发热、寒战等。

（2）出血/咯血：穿刺部位局部血肿形成，肺出血、咯血，严重时可导致窒息；或者术中、术后出血、渗液、渗血、严重者发生失血性休克、低血容量性休克、心源性休克等乃至死亡。

（3）心血管意外和其他无法预料的后果：术中或者术后可发生难以预料的情况，如高血压，全身及心、脑血管意外，心律失常，心脏压塞、心搏骤停乃至死亡。

（4）栓塞：全身各脏器（心、脑、肺肾及四肢）血管的栓塞、再栓塞、空气栓塞、粒子漂移导致血管栓塞、手术致脱落栓子栓塞、穿刺针管等器械断入体内等的并发症，导致心梗、脑梗、截瘫、大小便失禁等，甚至导致死亡。

（5）胸膜反应致心悸、胸部压迫、头晕、出汗、低血压休克；气胸、血气胸、皮下血肿，肺水肿、大咯血，严重时危及生命，甚至导致死亡。

（6）穿刺针道肿瘤转移或者穿刺致肿瘤局部扩散和血行转移。

（7）解剖结构异常或者其他原因（如肿瘤体积过大等）造成手术部分成功，或需分次手术。

（8）术中因磁共振机器故障或者其他原因（如电力原因等）中止手术。

（9）手术失败。

（10）放射性粒子植入后导致的放射性损伤：放射性肺炎、放射性食管炎、放射性脊髓炎、放射性脑炎、放射性周围神经炎、放射性血管炎等。

（11）其他：除上述情况外，本医疗方案尚可能发生的其他并发症或者需要提前请患者及家属特别注意的其他事项，如：_____。

二、医师声明

1. 根据患者的病情，患者需要上述诊断、治疗方案。该方案是一种有效的诊断、治疗手段，一般来说是安全的，但该方案具有创伤性和风险性，因此医师不能向患者保证方案的效果。一旦发生上述风险或其他意外情况，医师将从维护患者利益出发积极采取应对措施。

2. 我已经尽量以患者所能了解之方式，解释该方案的相关信息，特别是下列事项：

● 实施该方案的原因、目的、风险；

● 并发症及可能的处理方式；

● 不实施该方案可能发生的后果及其他可替代诊疗方式；

● 如另有关于该方案的相关说明资料，我已经交付患者。

3. 已经给予患者充足时间，询问有关该拟实施医疗措施的问题，并给予答复（如无请填写"无"）：

_____

医师签名：_____　　日期：_____年_____月_____日　时间：_____时_____分

三、患方声明

1. 我已充分了解本病损拟实施的医疗方案，及其他可能替代的诊疗方式，自愿选择本项治疗方案。

2. 医师已向我解释，并且我已经了解实施该医疗方案的必要性、步骤、风险、成功率之相关信息。

3. 医师已向我解释，并且我已经了解选择其他医疗方案之风险。

4. 医师已向我解释，并且我已经了解该医疗方案的风险和不实施该医疗方案的风险。

5. 针对我的情况，我能够向医师提出问题和疑惑，并已获得说明。

6. 我了解该医疗方案可能是目前最适当的选择，但是其仍然存在风险且无法保证一定能够达到预期目的。

7. 我已经向医师如实介绍病史，尤其是与本医疗方案有关的病史。

8. 紧急情况处置授权。本人明白除了医师告知的危险以外，医疗方案实施中有可能出现其他危险或者预想不到的情况，在此我也授权医师，在遇到预料以外的紧急、危险情况时，从考虑本人利益角度出发，按照医学常规予以处置。

基于上述声明，我_____（填同意或不同意）对患者实施该项医疗方案。

患方签名：_____　　　　与患者的关系：患者之_____

日期：_____年_____月_____日